超声血流动力学监测

主　编　王小亭　刘大为

副主编　何　伟　刘丽霞　武　钧　朱　然

人民卫生出版社
·北京·

图书在版编目（CIP）数据

超声血流动力学监测/王小亭，刘大为主编. —北京：人民卫生出版社，2021.4（2024.12重印）

ISBN 978-7-117-31436-7

Ⅰ.①超…　Ⅱ.①王…②刘…　Ⅲ.①超声波诊断-应用-血液动力学-监测　Ⅳ.①R541.104②R331.3

中国版本图书馆 CIP 数据核字（2021）第 056541 号

| 人卫智网 | www.ipmph.com | 医学教育、学术、考试、健康，购书智慧智能综合服务平台 |
| 人卫官网 | www.pmph.com | 人卫官方资讯发布平台 |

超声血流动力学监测

Chaosheng Xueliu Donglixue Jiance

主　　编：王小亭　　刘大为
出版发行：人民卫生出版社（中继线 010-59780011）
地　　址：北京市朝阳区潘家园南里 19 号
邮　　编：100021
E - mail：pmph @ pmph.com
购书热线：010-59787592　010-59787584　010-65264830
印　　刷：北京建宏印刷有限公司
经　　销：新华书店
开　　本：787×1092　1/16　　印张：23
字　　数：574 千字
版　　次：2021 年 4 月第 1 版
印　　次：2024 年 12 月第 4 次印刷
标准书号：ISBN 978-7-117-31436-7
定　　价：128.00 元

打击盗版举报电话：010-59787491　E-mail：WQ @ pmph.com
质量问题联系电话：010-59787234　E-mail：zhiliang @ pmph.com

作者名单（按姓氏笔画排序）

丁　欣　中国医学科学院北京协和医院
马新华　中南大学湘雅医院
王　翠　中国医学科学院北京协和医院
王小亭　中国医学科学院北京协和医院
王晓猛　徐州市中心医院
王敏佳　浙江医院
尹万红　四川大学华西医院
司　向　中山大学附属第一医院
吕立文　广西壮族自治区人民医院
朱　英　杭州市第一人民医院
朱　然　中国医科大学附属第一医院
朱炜华　昆明医科大学第二附属医院
刘　娜　首都医科大学附属北京同仁医院
刘大为　中国医学科学院北京协和医院
刘丽霞　河北医科大学第四医院
刘海涛　哈尔滨医科大学附属肿瘤医院
关　键　北京华信医院
汤　铂　中国医学科学院北京协和医院
许镜清　福建省立医院
杜　娟　山东大学齐鲁医院
杜　微　中国医学科学院北京协和医院
李　易　四川大学华西医院
李冬凯　中国医学科学院北京协和医院
李奕冉　中国人民解放军海军军医大学第
　　　　三附属医院(东方肝胆外科医院)
杨建刚　大同市第三人民医院
吴璟奕　上海交通大学医学院附属瑞金医院
何　伟　首都医科大学附属北京同仁医院

何怀武　中国医学科学院北京协和医院
张　青　中国医学科学院北京协和医院
张　倩　河北医科大学第四医院
张军伟　华北理工大学附属医院
张丽娜　中南大学湘雅医院
张宏民　中国医学科学院北京协和医院
陈　焕　中国医学科学院北京协和医院
陈秀凯　美国匹兹堡大学医学中心
陈铭铭　中国医科大学附属第一医院
武　钧　上海交通大学医学院附属瑞金医院
尚秀玲　福建省立医院
周　然　四川大学华西医院
周元凯　中国医学科学院北京协和医院
赵　华　中国医学科学院北京协和医院
段　军　中日友好医院
秦　瑶　四川大学华西第四医院
晁彦公　清华大学第一附属医院
黄　薇　中国医学科学院北京协和医院
黄　立　中南大学湘雅医院
黄道政　广东省人民医院
崔　嵩　大连市中心医院
韩晓黎　重庆医科大学附属第一医院
曾学英　四川大学华西第四医院
曾琴兵　清华大学第一附属医院
蔡书翰　武汉大学中南医院
潘　盼　中国人民解放军总医院
霍　焱　河北医科大学第四医院

主编助理:丁　欣（中国医学科学院北京协和医院）

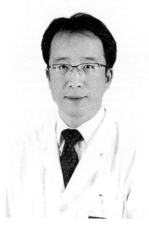

王小亭

教授,主任医师,重症医学博士,博士研究生导师。中国医学科学院北京协和医院保健 ICU 主任兼重症医学科副主任,北京重症超声研究会会长,中国重症超声研究组(CCUSG)常务组长,国家卫生健康委员会重症医学专业重症超声质量控制小组组长,中华医学会重症医学分会青年委员会副主任委员,中国医师协会心脏重症专业委员会全国委员,中华医学会 5C 培训师。在休克与血流动力学、感染性休克相关的心肌抑制等方面进行大量工作,是我国重症医学界早期开展重症超声临床与科研的工作者之一。现任《协和医学杂志》和《Critical Care Medicine(中文版)》编委。《中华医学杂志》《中华医学杂志(英文版)》《中华内科杂志》审稿专家,以及《中国临床医生杂志》编委等。

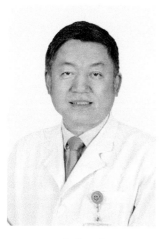

刘大为

主任医师、博士生导师,中国医学科学院北京协和医学院重症医学系主任,国家卫生健康委员会全国重症医学质量控制中心主任;享受国务院政府特殊津贴;是中华医学会重症医学分会第一届、第二届主任委员,获重症医学终身成就奖,是重症医学作为二级学科的重要奠基人,为重症医学的学科建设做出极大贡献,在国内外享有很高声誉。2005 年被美国重症医学院授予荣誉教授(FCCM)称号,是“卫生部有突出贡献的中青年专家”。曾获得国家科技进步二等奖,三次获得北京市科技进步二等奖,中华医学科技二、三等奖等多项科研奖项。目前担任国际杂志 Annals of intensive care 副总编,《中华内科杂志》副主编,《中华危重病急救医学》副主编,《中华重症医学电子杂志》名誉主编等。

前　言

重症超声,重症与超声的深度融合,互为动因和动力,带来的是以血流动力学为核心的重症医学的变革与创新,同时形成了超声血流动力学新理念和超声血流动力学监测的新方法。其中融合是根本!融合是各种因素参与,整合而聚集,共同运动,产生化学反应,升华出惊人的智慧与能量,创新与革新并举,推动事物的发生与发展。

超声与血流动力学的融合是重症理念,是血流动力学理念植入重症超声的过程。

超声在重症的应用发展过程中,首先是对血流动力学融合指标的认识。一个简单的动态的心脏四腔像,竟然可以是心脏各个腔室功能的融合评估。一个剑下下腔静脉,剑下四腔,一个肺部超声,仅仅三个定性评估的融合,血流动力学治疗的方向与重点已经凸显出来。若我们继续增加超声血流动力学的定性图像,再增加几个关键的测量,连续与动态的使用,同时,将超声血流动力学监测与其他血流动力学监测设备相关指标进行融会贯通,这就成为血流动力学监测发展的新乐章,进一步强化了重症血流动力学治疗的精准。

超声血流动力学的发展,是与重症理念思维高度契合的过程。血流动力学是重症理念的核心之一。从血流动力学看重症,经常是基于心肺损伤的全身多器官损伤,从氧输送器官到耗氧器官,血流具有优先等级;从血流动力学看重症超声是基于心肺超声的全身超声,而且恰恰是血流将全身连接在一起。更为重要的是,血流动力学已经到了器官化时代,基于重症医学理念,重症超声与超声血流动力学,互为动力动因,互相促进发展,因器官血流动力学而推动了血流动力学发展,并且经常突破重症认知。

超声血流动力学发展也具有创新的基础,因肺部超声而出的肺部 B 线,已经成为血流动力学中血流与器官关系的代表,肺部渗漏的先知者。林林总总,不胜枚举。

总之,超声与血流动力学基于重症与重症思维,两者深度融合,衍生出超声血流动力学的概念。超声血流动力学起于超声血流动力学监测,丰富血流动力学监测,推进血流动力学治疗,创新发展血流动力学,助力重症医学。

新时代,新梦想。一群热情投入血流动力学的热血重症医学人,共同领略重症超声的魅力,共同开启超声血流动力学的新篇章。

本书针对重症医学的专业人员编写,对其他专业的医务人员在超声血流动力学的学习上也有重要帮助。本书作者包括了我国重症医学的著名教授,更是包括了一些近年来在重症医学领域崭露头角,并痴迷于重症超声与超声血流动力学临床应用推广与科研创新的青年专家学者。作者们根据超声血流动力学监测在重症尤其是血流动力学治疗中的应用经验,查阅大量文献,力求从重症医学的角度,把超声血流动力学相关的基础知识、临床实践技能,在不同重症的应用特点,学术发展的重要位点等在全书中体现。

　　重症医学中血流动力学与重症超声发展迅猛,因而超声血流动力学发展也日新月异,所以由于时间与水平有限,书中一定有不当之处,恳请读者指正。

王小亭　刘大为

2020 年 3 月

目　录

第二篇　重症超声的临床应用

重症超声与血流动力学治疗

近些年来,随着重症超声的快速发展,重症超声已覆盖重症医学领域的各个方面,全面协助管理重症患者。血流动力学在重症医学中无处不在的理念已经深入人心。如何更好地实施血流动力学治疗一直是研究的热点及难点。将重症超声应用于血流动力学治疗,可以扩展血流动力学基础,将理论基础变得可视化,有利于优化重症患者的血流动力学治疗。

血流动力学(hemodynamics)是研究血液及其组成成分在机体内运动特点和规律性的科学。临床上通常应用对血流动力学指标的监测来揭示机体的生理或病理改变,了解病情的进展。在重症患者的治疗中,从最初的抢救复苏到疾病的僵持阶段再到恢复期,均需要血流动力学的评估及调整,因此血流动力学无处不在。

血流动力学治疗(hemodynamic therapy)是以血流动力学理论为基础,根据机体的实时状态和反应,进行目标导向的定量治疗过程。重症超声(critical ultrasonography)是在重症医学理论指导下,针对重症患者运用超声技术,以问题为导向的多目标整合的动态评估过程;是确定重症治疗,尤其是血流动力学治疗方向及指导精细调整的重要手段。

重症超声目标导向性及连续、动态的评估,正是血流动力学治疗的重要组成部分。超声可以对心肺结构功能、血管结构功能、血流运动及器官灌注(心脏、脑、肾脏、胃肠道)进行评估,而这些正是血流动力学的研究内容。因此,重症超声与血流动力学有着天然的联系,重症超声在重症血流动力学中有着重要作用,贯穿血流动力学治疗的全过程。本文将从以下几个方面分别对其进行阐述:

一、重症超声扩展与"挑战"血流动力学基础

重症超声可以扩展血流动力学的理论基础,将其变得可视化,赋予其更多内涵:

(一)腔静脉形态与中心静脉压力

腔静脉即中心静脉,研究发现腔静脉内径与中心静脉压具有很好的相关性。因此,在一定程度上通过超声评估腔静脉的内径及其形变,联合中心静脉压力监测,可以提示目前患者的容量状态。

(二)心肌收缩功能曲线与舒张曲线

根据心肌收缩功能曲线(即 Starling 曲线),随着扩容,患者每搏输出量增加,超声所测的左室流出道速度时间积分(velocity time integral, VTI)也在增加,根据扩容后 VTI 增加的幅度,可以估测心脏处于 Starling 曲线的位置;但在输液的同时,心脏舒张末容积也在增加,其增加过程亦是舒张充盈逐步受限的过程,表现为 E/A 的变化。在重症超声看来,就是 VTI 与 E/A 的同步变化。

（三）心肌收缩功能曲线与肺水肿曲线

随着输液的进行,心脏由收缩功能曲线的上升支移到平台支,同时可以看到肺水肿曲线(Marik-Phillips 曲线)由平台支移到上升支,此时监测肺部超声可看出 A 线逐步由 B 线替代,肺水逐步增加。因此将心肺超声联合在一起,就将心肌收缩功能曲线与肺水肿曲线关联在了一起。

重症超声也给我们对血流动力学的常规认识带来"挑战",即右心的特点造成 Starling 曲线与临床的距离。临床上通常基于心脏收缩功能位于 Starling 曲线的位置来评估容量储备,即通过输液获得心排血量增加的可能性,但是需要引起重视的是,如果没有好的右心功能,即使左心功能正常,仍然无法从右心获取足够的容量,甚至将因为右心功能异常引起室间隔左移造成左心受压,使心排血量进一步减少。因此,右心功能使 Starling 曲线应用范围变窄,即:正常的右心功能是应用 Starling 曲线评估容量储备的前提。所以,通过重症超声对右心功能的进一步评估,让我们明白 Starling 曲线并不等于容量复苏曲线。

二、容量状态—容量反应性评估—基于心功能的容量反应性

血流动力学的评估,始于容量,因此,需先评估容量状态。容量状态指患者的前负荷状态,即心功能处于 Starling 曲线的位置。容量反应性是指扩容后的效果,是对前负荷储备的评估,反映患者对容量的耐受情况,是前负荷和心功能情况的综合反应。容量状态与容量反应性密切相关,但并不能直接代表容量反应性,因为容量反应性还受到心功能状态的制约。同时,存在容量反应性并不代表需要扩容,只有在液体治疗能够获益的情况下才给予补液。

重症超声应用于容量反应性评估的指标有腔静脉的内径、变异度、形变指数,且腔静脉指标可在自主呼吸和心律失常患者中应用,但其准确度在腹高压和右心功能异常时需结合其他指标进一步评估。再有,基于心肺相互作用理论衍生出:肱动脉、三尖瓣、肺动脉瓣、二尖瓣及左室流出道流速变化。有研究证实呼气末阻断 VTI 变化对容量反应性的预测精确性等于或高于经典容量负荷试验,若将流速变化与 VTI 变化结合起来,预测精确性将提高,但这些指标的应用受限于机械通气患者。近年来,不少研究关注于"mini-fluid challenge",即:在 1 分钟内使用不多于 100ml 液体进行容量负荷试验亦可判断容量反应性,可避免大量液体的使用,降低容量过负荷风险。而实行迷你容量负荷试验时,应用 VTI 变化可准确预测容量反应性。

容量反应性的基础是:通过容量治疗提高体循环平均充盈压,从而增加静脉回流,但只有当左右心室均处于心功能曲线上升支时,才能通过增加心脏前负荷提高每搏输出量。因此容量反应性本质上就是心脏前负荷反应性,故有学者提出容量反应性评估应从心功能评估开始,即:首先快速筛选出需要进行容量反应性评估的患者,并且明确无需容量反应性评估患者的病因及治疗方向;其次,对需要进行容量反应性评估的患者进行右心功能、左心舒张和收缩功能、左右心同时受累程度和动脉张力的评估,最早筛出左右心不匹配情况,因为左右心必须匹配才能保证血液在心脏的正常流动,单纯右心衰竭和单纯左心衰竭都不利于反应性的评估;然后,根据左右心的评估结果选择容量反应性评估的方法;最后,根据评估结果直接制定血流动力学决策。而这一流程的实现可以通过重症超声来完成,通过上述多手段、多方位的评估流程,有助于实现血流动力学治疗的精准性。当然,该流程的临床获益仍需进一步验证。

三、对重症心脏认识的进步

心脏超声在定性和定量评估心脏功能方面有着不可替代的优势,心脏动力学是血流动力学的核心。近年来,由于重症心脏超声的飞速发展和普及,临床上对于重症心脏的认识更进一步,例如对右心功能的易受累性的认识促使临床重视右心管理,对左室舒张功能异常普遍性的发现形成重症特色的舒张功能不全分类,还有不同原因导致的左室收缩功能不全等。另外,因为重症心脏超声,临床对重症相关的动态左室流出道梗阻、脓毒性心肌病、应激性心肌病也有了更进一步的认识。

动态左室流出道梗阻:左室流出道梗阻在 ICU 中并不少见,但常被低估,伴或不伴有解剖易感因素的患者,都可因为诱发因素诱发动态左室流出道梗阻。诱发因素包括:突然降低的前后负荷或增加的心率和收缩力,这些因素均导致左室强烈收缩而明显缩小,诱发左室流出道梗阻。ICU 中大出血、疼痛、心律失常、血管活性药物、麻醉药物导致的低血压皆为常见诱发因素,若对此类患者进行常规强心或血管舒张剂治疗,将导致循环进一步恶化。因此,利用重症超声对休克患者评估左室流出道梗阻情况是必须的。

脓毒性心肌病:脓毒症患者有 40% 合并心肌抑制,且当其出现心肌抑制时死亡率可高达70%,超声有助于脓毒性心肌病的分类和相应机制的判别。脓毒症患者的心功能不全常是多因素混杂导致,对该类患者进行重症超声评估后可将其分为:①单纯左室舒张功能不全,可能由于基础高血压舒张受损所致;②单纯左室收缩功能不全,对于年轻患者来说应激性心肌病可能性大;③单纯右心功能不全,更多见于合并肺部感染、ARDS、机械通气患者;④左右室共同受累,出现于感染重的患者中可能才是典型的脓毒性心肌病。对于脓毒症患者的心脏来说,抑制和应激总是一同存在的因素,判别出不同机制,治疗才能更有针对性。另外,近年来利用斑点追踪心脏超声(speckle tracking echocardiography,STE)对脓毒症患者心脏应变功能的评估,能更早发现心功能的异常,这一部分仍需更多探索。

应激性心肌病:应激性心肌病以一过性的左室收缩功能障碍为特征,与急性冠脉综合征都表现为节段性收缩功能障碍,但是,急性冠脉综合征患者根据"时间就是心肌"的原则,有急诊开通血管的指征,因此可通过超声评估收缩异常节段与冠脉分布是否相关。同时,超声亦有助于应激性心肌病的分型,而不同型应激性心肌病将导致不同并发症。除此之外,有研究对临床非常严重的应激性心肌病患者进行随访,发现尽管整体左室射血分数已恢复正常,但局部左室收缩和舒张形变异常在急性期之后还持续存在,考虑与节段心肌水肿有关。因此,超声还可以用于应激性心肌病的预后随访。

总之,在临床血流动力学治疗过程中,寻求最适心排血量和最佳心脏作功状态是整个治疗策略的重要节点,对心脏结构和功能的全面评估至关重要。随着超声技术的不断发展,对重症心脏的认识也在不断进步。

四、休克与重症超声

重症超声可以基于对容量反应性的判断、心脏结构和功能的评估、肺部和血管情况的评估等鉴别不同类型休克,迅速窄化休克的血流动力学分型,帮助临床医师对其早诊断、早警示,进行有针对性的治疗。将心脏超声与其他部位超声相结合形成的超声流程可有效协助判断及除外休克可能原因。急诊低血压患者,即时超声比延迟超声可使误诊率由 50% 下降至 5%;而心脏超声的应用可以使急诊超过一半的 ICU 患者治疗方案改变或补充。在感染性休克指南中,推荐应用重症超声对血流动力学状态进行评估,可以改善脓毒症患者28天病死率。同时,休克初步评估及处理后,仍需观察和动态评估容量,重症超声可作为血流动力学不稳定治疗后反复评估的手段。因此,重症超声在休克的鉴别诊断、治疗随访中起到重要作用,被认为是休克患者血流动力学评估的一线手段。

五、ARDS 与重症超声

ARDS 与重症超声的关系始于肺部超声:肺部超声对肺部气化程度的评估与胸部 CT 具有很强的一致性。尽管 ARDS 肺部病变为非匀质的,即正常肺、水肿肺、实变肺同时存在,但实际是不同程度的肺水肿,因此,利用肺部超声对肺进行定性的影像学评估有利于 ARDS 的早期诊断,促进对病理生理学改变的认识。另外,肺部超声还可以评估肺复张和俯卧位操作的潜能,动态监测、指导肺复张及俯卧位操作。

另外,在 ARDS 患者中,右心功能障碍并不少见。ARDS 时的微血栓、动脉重构、低氧、酸中毒及炎性因子等多种因素均可导致肺血管阻力增加,引起肺动脉压力升高;而机械通气又会通过增加跨肺压、驱动压、肺应力等增加右心后负荷,这些肺内肺外因素协同造成右心功能障碍,称之为急性肺源性心脏病(acute cor pulmonale,ACP),而 ACP 的出现与 ARDS 的死亡率增高相关,严重右心功能障碍肺动脉压力升高导致的中重度卵圆孔开放分流亦不少见。为此,专家提出了右心保护通气策略。但即使如此,在实施肺保护通气策略后仍有23%的患者合并 ACP。因此,在实施右心保护通气策略过程中,应实时监测右心功能,临床上主要通过重症心脏超声来实现。可通过右心室舒张末面积(RVEDA)/左心室舒张末面积(LVEDA)>0.6 及室间隔是否存在矛盾运动(D 字征)等征象发现 ACP,并通过三尖瓣反流速度估算的肺动脉压力评估 ACP 的严重程度,可以对比治疗前后(如俯卧位)超声的改变来滴定治疗。也有学者尝试应用应力超声确定 ARDS 的最优化右心充盈压力,但仍需更多研究来验证。因此,专家建议在 ARDS 血流动力学管理中,重症超声是必不可少的监测手段。

总之,重症超声之心肺超声对于 ARDS 的诊断治疗和血流动力学管理有着极其重要的作用。

六、重症经食管超声心动图
(critical care transesophageal echocardiography,TEECC)

经胸超声心动图(transthoracic echocardiography,TTE)经常由于患者因素(如肥胖、心脏术后、高 PEEP、肺过度充气等情况)和疾病病情(如心内膜炎、主动脉夹层、心脏术后等)限制其部分临床应用,而重症经食管超声心动图(critical care transesophageal echocardiography,TEECC)通过自然腔道进入患者体内进行检查,能很好地避免外界因素干扰,提供优质的图像,且操作者依赖相对更低,具有更好的诊断能力及可重复性,因此近几年在重症超声领域也逐步占有一席之地。有研究得出,重症患者60%治疗策略的改变,其中48%单独因为经食管超声心动图(TEE)。TEE 的优势在于对于深部大血管、心脏瓣膜、腱索、左心耳等深部结构及心内分流等评估更准确,并且相对于 TTE 可以更好地评估上腔静脉及其变异度。在 ICU 应用 TEECC 的指征有:常规 TTE 检查困难时血流动力学的评估;心脏外科术后患者无法解释的低血压(局限性心脏压塞及心室间的左向右分流);无法解释的低氧血症(心室间的右向左分流,可通过盐水微泡注射验证);容量反应性的评估(上腔静脉变异度)。因常规

TEE 探头很难做到动态重复评估,近年来微型 TEE 探头的安全性研究日渐增多,应该是未来 TEECC 发展的一个方向。

七、器官血流动力学

血流动力学的治疗位点还包括保证器官与组织的灌注,重症超声除了对心肺功能进行评估外,还可以做到对器官血流的评估。

肾脏结构与血流:重症超声对急性肾损伤(acute kidney injury,AKI)管理,包括对整个循环的优化以保证肾脏需要的容量和压力、肾前性或肾后性病理状态原因的筛查,以及治疗效果的评估。重症超声可通过评估肾脏血流灌注来滴定选择肾脏合适的灌注压,其中肾血管阻力指数是目前临床应用最为广泛的指标。另外,增强超声可以在微血管水平明确肾脏血流的变化,但目前缺乏统一的定量评估方法,仍需进一步研究。

颅内高压与脑血流:颅内压监测是重症神经的重要内容之一,重症超声中视神经鞘直径(optic nerve sheath diameter,ONSD)认为与颅内高压有一定相关性,且扩张的 ONSD 会随着已升高的颅内压降低而减少,因此认为 ONSD 可动态评估颅内压变化。而经颅多普勒(transcranial doppler,TCD)、经颅彩色多普勒(transcranial color doppler,TCCD)也可实时监测脑血流变化,协助评估脑血管痉挛、充血与缺血,提供脑灌注信息,还包括脑血流自身调节功能。

胃肠道功能与血流:重症胃肠道超声通过检查胃肠壁的厚度、胃肠腔的大小、胃肠腔内容物、胃肠的运动等动态改变给临床治疗提供一定信息,还可引导鼻空肠营养管的置入、辅助急腹症诊断及腹腔积液评估穿刺等,亦有研究证明超声可辅助腹高压(intra-abdominal hypertension,IAH)管理,具有不错的前景。另外,应用超声评估肠系膜上动脉及腹腔干、门静脉、肝静脉等血管血流可以在一定程度上了解胃肠道血流情况,协助胃肠道血流动力学管理。

八、体外膜氧合(extracorporeal membrane oxygenation,ECMO)离不开重症超声

体外膜氧合(extracorporeal membrane oxygenation,ECMO)作为严重心肺衰竭的支持手段在重症医学领域应用日益增多,超声在此类患者的管理中起着重要作用。专家推荐 ECMO 团队中需有一名受过超声培训的医师。超声主要在以下几个环节协助 ECMO 的管理:

启动前评估:在 ECMO 启动前,根据患者的血流动力学进行全面的心脏超声检查,排除不需要紧急启动 ECMO 的一些情况,比如心脏压塞。另外,通过超声对左右心结构功能、心脏各瓣膜结构功能、主动脉、心包积液等进行评估,协助 ECMO 模式的选择[静脉-静脉(V-V)或静脉-动脉(V-A)],并排除需要手术干预的病理情况和相关禁忌证。

置管:①置管前:利用超声彻底检查血管解剖确定置管潜在风险,测量血管的直径,协助导管的选择。另外,超声可以评估股动脉的粗细,对于股动脉细小患者,应考虑放置远端灌注管以确保远端肢体的血供。②置管时:利用超声引导进行血管穿刺可减少相关并发症,同时可确定置管位置,并实时监测任何新的或增加的心包积液。

ECMO 期间的患者监护:①V-A ECMO:V-A ECMO 时,热稀释技术测量心排血量结果可能会被高估,且脉搏轮廓分析方法可能受到没有脉动性的限制,因此心脏超声的评估可能更为优选。应用超声监测心腔大小,以确定心室排空、主动脉瓣开放情况,帮助发现心腔内或主动脉内血栓。另外超声下的自发性红细胞显影存在提示较高的血栓形成风险。再者,心

脏超声可连续监测双心室功能,帮助 ECMO 流量调节。②V-V ECMO:超声可以帮助确定流量不足的原因:容量或是导管位置原因。另外,V-V ECMO 也需要评估心脏功能,尽早发现需要转 V-A ECMO 的情况。③V-A ECMO 和 V-V ECMO:超声还可以对这两种模式 ECMO 运行中出血、血栓、心包积液等并发症进行监测。

撤离:超声可用于指导 V-A ECMO 的撤离,但撤离具有高度的中心依赖性,缺乏明确的标准操作流程。一般认为当心功能出现恢复迹象时,可以考虑撤机。临床实践中,ECMO 流量下降期间需密切监测血流动力学和心脏超声变化。

撤离后:ECMO 撤离后的关注点之一是插管在位时未能发现的血栓或阻塞。

因此,超声在 ECMO 管理的每一步都有重要作用,虽然其技术本身可能未直接改善 ECMO 患者的预后,但有助于减少并发症,指导医师对患者的日常管理。目前仍需要制定相关指南来规范超声在 ECMO 管理中的使用。另外,在 V-V ECMO 支持期间右心功能的监测价值亦需进一步评估。

九、心脏基础的早期识别,对血流动力学影响

重症心脏超声可以通过对心脏结构和功能的评估,筛选出具有慢性基础疾病的患者,让临床医师对高危患者提高警惕并作好相关并发症的预防。脱机相关性肺水肿(weaning-in-duced pulmonary oedema,WiPO)是脱机过程中因胸腔内压的下降,导致静脉回流增多,引起左室充盈压上升而发生的急性心力衰竭。临床中 59% 的脱机失败与 WiPO 相关,因此应该引起重视。研究发现,WiPO 的发生与患者的前负荷状态相关,而既往慢性阻塞性肺疾病(COPD)、心脏病基础(包括心肌肥厚或扩张、心脏低动力及明显瓣膜异常)及肥胖的人群为其发生的独立高危因素,另外在老年患者中舒张功能不全有着惊人的普遍性,对于这类高危机械通气的患者,脱机前应用超声评估容量状态和左室充盈压(E/E'),必要时脱水至患者有容量反应性是目前推荐的血流动力学治疗手段。而对于一些有肥厚型心肌病、应激性心肌病、二尖瓣置换、高血压左室肥大或心房颤动等与动态左室流出道梗阻发生相关的解剖基础的患者,应重视前后负荷、心率及心脏收缩的管理,这些管理可以通过重症超声来实施。因此,通过重症超声对心脏基础的早期识别,可优化血流动力学管理。

十、预　　后

通过重症超声动态评估、实时指导血流动力学治疗能够改善患者预后。在血流动力学不稳定的患者中只有 50% 是有容量反应性的,对没有容量反应性患者扩容会增加肺水肿和组织水肿发生率,重症超声利用多指标联合评估容量反应性,指导容量管理,改善患者的预后;在休克患者的管理中,有重症超声引导评估治疗的患者会输入更少的液体、使用更多的血管活性药物及具有更高的生存率;在脓毒症患者中,Papolos 等人发现 TTE 的使用与住院期间包括脓毒症在内患者的较低住院病死率相关,而另一项基于 MIMIC-Ⅲ数据库的分析研究亦提示 TTE 检查与脓毒症患者 28 天病死率下降有关。有研究指出,应用重症超声后,有 21% 的诊断改变与 69% 的治疗改变。但需要强调的是:单纯监测手段的实施(如 Swan-Ganz 导管、超声)与指标获得本身并不改善患者的预后,只有对指标的合理解读并指导治疗才是改善患者预后的关键,这也是重症超声区别于普通超声的关键所在。

综上所述,重症超声集结构评价和功能监测于一体,可以定性和定量评估,且全身序列超声筛查使血流动力学的治疗更加目标化和规范化,超声无处不在地融合于重症血流动力

学治疗的方方面面,流程化的超声评估有利于临床管理。当然,超声亦有其缺陷,需要克服:①操作者依赖性强,不规范操作导致错误数据获取,只会误导临床诊疗;②超声数据需要正确的临床解读,重症超声并不是唯技术论,只有将正确的数据与相关理论结合并分析才能体现其应用价值;③作为"可视的"数据,超声对微循环方面的评估价值还需要更多的探索。基于以上,重症超声仍需要不断规范与完善,才能推动重症医学的整体发展。

（黄薇　王小亭　刘大为）

第一篇

基础知识与技术

第一章

腔静脉动力学

腔静脉系统分为上腔静脉系及下腔静脉系。上腔静脉系是由上腔静脉及其属支,收集头颈部、上肢和胸部(心和肺除外)等上半身的静脉血。下腔静脉系由下腔静脉及其分支组成,主要收集下半身的静脉血。腔静脉作为静脉回流系统的最终血管通路,在血流动力学上具有重要的意义,称之为腔静脉动力学,其定义为:通过各种方法研究腔静脉的内在压力、形状及各种影响其变化的因素,从而判断其与患者容量状态、容量反应性及心功能之间的相互关系。

由 Starling 定律可知,静脉回心血量代表心脏的前负荷,是心排血量的决定因素,在血流动力学监测中具有重要的意义。临床工作中,常用右房压和心室容积反映右心的前负荷。中心静脉压指的是右房压或者胸腔段腔静脉内的压力。生理情况下,中心静脉与右心房和舒张末期的右心室之间几乎没有阻力,故在心脏舒张末期,右房压和右室舒张压相等,因此,腔静脉压力可以反映右心的前负荷。

近年来,随着重症血流动力学理论的发展和推广,重症超声在重症疾病诊治中的应用,床旁即时超声(point of care ultrasound)探查腔静脉因其便捷、无创,已逐渐获得临床医师的青睐。加之,它可第一时间获得腔静脉相关数值,有助于临床医师对于重症患者做出快速的鉴别诊断,已成为临床判断及治疗患者的重要依据。

一、下腔静脉解剖及生理

下腔静脉(IVC)由左、右髂总静脉汇合而成。下腔静脉位于脊柱的右前方,沿腹主动脉的右侧上行,经肝的腔静脉沟并穿过腔静脉孔,开口于右心房。下腔静脉仅有小部分位于胸腔内,这也为剑突下层面探查下腔静脉形态提供了解剖基础。下腔静脉宽大壁薄,其形态易受跨壁压力的影响。因而下腔静脉变异率(ΔDIVC)与诸多影响跨壁压力因素相关,如呼气末正压(PEEP)、张力性气胸、心脏压塞、纵隔压迫、缩窄性心包炎、腹内高压、大量胸腔积液、右房压力(RAP)、血管内容量及血管顺应性等都会影响压力和跨壁压之间的关系,进而影响下腔静脉变异率。

下腔静脉的直径变化范围为 13~28mm,平均为 20mm。下腔静脉直径与身高,体重或体表面积没有显著关系,可重复性测量,观察者间误差小。

二、临床意义及应用

(一) 估测中心静脉压及右房压

中心静脉压(central venous pressure,CVP)及肺动脉楔压(pulmonary artery wedge pressure,PAWP)是临床上常用的经腔静脉获得的血流动力学参数。CVP 及 PAWP 常用于评价循环容量及心功能状态,因此无法作为独立前负荷指标。作为压力指标,其与心室和血管壁张力、组织渗出的形成密切相关。但因其压力指标的属性,也受患者病理生理改变(如肺动脉高压、腹腔高压等)和临床治疗过程(如机械通气、血管活性药物等)影响,其绝对值的意义有限。值得一提的是,在保证组织灌注的情况下,维持尽可能低的 CVP 有利于改善患者临床结局。

CVP 的获得有赖于中心静脉导管及漂浮导管的建立。侵入性操作及导管相关性风险(如感染、出血等)使得相关参数的获得缺乏可延续性和安全性。下腔静脉最终汇入右心房,床边超声快速探查下腔静脉形态能迅速判断右心房压力,推测 CVP 数值,进而间接反映患者容量状态,已成为重症超声评估血流动力学的起点。

Ciozda 等总结了 21 个关于 IVC 内径与 CVP 及 RAP(右房压)关系的研究,得出以下结论:①平静自主呼吸患者,IVC 内径与 CVP 及 RAP 大小存在中等强度相关(CC:0.76~0.91)。尽管相关指南推荐测量呼气末 IVC 内径(IVCe)用于估测 CVP 及 RAP,但 Ciozda 等分析得出,IVCe 在预测相关强度上并未优于吸气末 IVC 内径(IVCi)。与此同时,IVC 塌陷指数[IVCCI:(IVCmax−IVCmin)/IVCmax]亦与 CVP 及 RAP 大小存在中等强度相关(CC:0.66~0.93)。②对于机械通气患者来说,正压通气时胸腔内压增大,静脉回流减少导致 IVC 增宽,因而 IVC 内径难以有效预测 CVP 及 RAP 数值大小。③一些特殊情况下,IVC 内径难以反映 CVP 及 RAP 数值,如年轻运动员(IVC 平均值较高)。

对于自主呼吸患者,相关指南提出在右侧肋下切面进行测量时,如果内径<21mm,吸气时下腔静脉塌陷>50%,表示右房压为 3mmHg(1mmHg=0.133kpa);如果内径>21mm,下腔静脉塌陷<50%,表示右房压为 15mmHg;如果内径>21mm,下腔静脉塌陷>50%,或者内径<21mm,下腔静脉塌陷<50%,表示右房压为 8mmHg。

而对于机械通气患者,因为呼气末正压(PEEP)的存在,IVC 可能持续处于扩张状态,IVC 内径与 CVP/RAP 的关系存在不确定性。Bodson L 等人对此做了进一步解释(图 1-1):正压通气时,胸腔内压力增大,导致 IVC 较大幅度扩张,而此时 CVP 仅有轻度的上升;而在胸腔内压力进一步增大时,因 IVC 顺应性下降导致 IVC 仅出现小幅度增宽,而同时 CVP 则明显上升。这种非线性关系导致机械通气时难以通过 IVC 推测 CVP 大小。

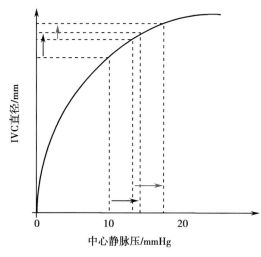

图 1-1 机械通气时 IVC 内径与 CVP 的关系

注:黑色箭头,胸内压增加时有容量反应性;灰色箭头,胸内压增加时,无容量反应性。

(二)预测容量反应性

容量复苏是患者出现循环衰竭的一线治疗方案。但对容量有反应性的患者仅占到一半左右。与容量不足所致的组织低灌注风险相比,容量过负荷同样可导致组织水肿及器官功能损害,可出现如心功能不全、肺水肿等加重病情变化的并发症。因而在进行快速补液前对容量反应性进行判断,有助于减少液体过负荷所带来的风险。

超声测量下腔静脉形态随呼吸变化是一种非侵入性,易于获得的,可用于预测多种患者状态下的容量反应性的方法。超声评估下腔静脉变异率具有优于其他容量反应性指标的优势,它是非侵入性的,廉价的,广泛可用的,可以通过短时间的培训获得,并且可以结合心脏与肺部超声制定患者容量管理方案。

下腔静脉属于胸腔外有扩张性的血管,穿过膈肌后,下腔静脉即汇入到右心房,故下腔静脉的跨壁压力接近于 RAP。对于自主呼吸患者,在吸气相,胸腔内压力的下降传导至右心房,这导致 IVC-RAP 压力梯度的增高,静脉回流增多,IVC 直径减少,呼气相则直径增加;而对于机械通气患者,静脉回流及 IVC 的变化则正好相反。在血容量不足的情况下,胸腔内压力变化对 IVC 压力的影响更明显,可导致更大的直径变化。这也为呼吸所致下腔静脉变化用于判断容量反应性提供了生理学基础。

1. 对于机械通气且自主呼吸微弱的患者,因其满足心肺交互的基本条件,为下腔静脉变异率准确作为容量反应性指标提供了基础。机械通气患者吸气相时,当胸腔内压力上升大于腹腔压上升,下腔静脉的扩张,这种扩张程度实际上反映了 IVC 接受更多液体的能力(前负荷储备能力)。Barbier 等人研究表明,下腔静脉可扩张指数[dIVC(distensibility index of the IVC)= Dmax−Dmin/Dmin]可用于判断机械通气患者容量反应性。当 dIVC≥18% 时说明患者存在容量反应性,其敏感性及特异性均大于 90%。相同条件下得出类似结论的还有 Feissel 及其同事,其研究表明下腔静脉变异率 ΔDIVC 可有效预测容量反应性,[ΔDIVC =(Dmax−Dmin)/((Dmax+Dmin)/2)],当 ΔDIVC 阈值取 12%,其阳性预测值 93%,阴性预测值 92%。需要说明的是,以上两项研究给予患者的潮气量均≥8ml/kg,而 ARDS"肺保护性通气策略"所需小潮气量可导致胸腔内压力变化减少,故小潮气量情况下,下腔静脉变异率是否有同等预测意义尚需相关研究证实。

心律失常患者无法满足心肺交互条件。张宏民等研究机械通气合并心房颤动患者的结果表明,dIVC≥18% 评价控制通气患者容量反应性,其灵敏度 57.1%,特异度 89.9%,dIVC 同样可作为判断容量反应性的指标。

值得一提的是,对于机械通气保留自主呼吸(辅助呼吸状态)的患者,血流动力学相关动态参数的有效性明显下降。首先,其血流动力学效应较控制通气或无机械通气患者更为复杂;Kimura 及其同事证明这类患者下腔静脉变化可能受到膈肌移动与胸部移动的影响。其次,保留自主呼吸的机械通气患者的潮气量变化和胸腔内压力改变并无一致性。因而对于非控制通气模式的机械通气患者,下腔静脉变异率用于推测患者容量反应性尚需进一步研究。

2. 对于自主呼吸患者,研究下腔静脉变异率的目的不在于评估其扩张能力,而在于评估因胸腔内压下降而腹腔压力升高时 IVC 的塌陷程度。此时,下腔静脉直径的变化简单地反映了 CVP 与胸腹腔压力梯度范围的相互关系;换句话说,当 CVP 非常低或者胸腔内压力明显变为负值,下腔静脉可能会塌陷。

通过自主呼吸患者下腔静脉直径的变异率指导液体复苏尚缺乏充足证据。Muller 等将下腔静脉塌陷率(cIVC)定义为,[(Dmax−Dmin)/Dmin]×100%,发现 cIVC 大于 40% 通常与容量反应有关,但小于 40% 仍不能排除有容量反应性;而另一项 14 例患者的小型研究报告了 cIVC≤15% 时,具有 100% 的阴性预测值。为了降低自主呼吸胸腔内压变化不均一的影响,相关研究通过指导患者使用深度标准吸气法的同时测量 cIVC-st(标准呼吸状态下下腔静脉塌陷率)来预测容量反应性。深度标准吸气即继发于被动呼气后短暂(<5 秒)连续的吸

气动作(可产生−5～−10mmH$_2$O 的口腔负压),且潮气量不超过最大吸气量。使用标准呼吸法可避免假阳性结果出现,并减少假阴性率。Preau S 等人发现 cIVC-st≥48% 可精确预测脓毒症和急性循环衰竭患者的容量反应性(敏感性 0.84,特异性 0.9)。而用同样的吸气方式,Bortolotti P 等人在研究合并心律失常自主呼吸患者 cIVC-st 预测容量反应性的研究中亦得出类似结论,当 cIVC-st>39% 可说明患者存在容量反应性,灵敏度为 93% 和特异度 88%;吸气相 IVC-st<11mm 则患者无容量反应性,灵敏度为 83% 和特异度 88%。

3. 下腔静脉直径作为静态指标,仅在 IVCmax(最大下腔静脉直径)处于正常范围极值时可提示患者容量状态。一项 Meta 分析得出,处于低血容量状态的患者,其 IVCmax 平均值为 15mm;而当 IVCmax≥25mm 时,Feissel M 等发现仅 2/16 个患者存在容量反应性。

4. 考虑到下腔静脉用于准确预测容量反应性需满足不同条件,因而引入其他超声参数有助于更好地指导患者容量管理。肺部超声可以快速准确地识别患者过度复苏时发生的早期肺水肿,从而有助于提供进一步扩容的风险-效益信号。利用肺部超声的两种特征性表现 A 线优势和 B 线优势,创造评估肺水肿可能性和引导液体输注的条件。A 线优势表明干燥的小叶间隔和低或正常的左心房压,而 B 线优势与肺泡-间质综合征相关,通常与肺水肿相关。通常是使用 BLUE 方案进行肺部超声评估。通过下腔静脉形态评估容量反应性,加以肺部超声评估肺部渗出,可一定程度上防止液体过负荷所带来的危害。

综上所述,可基于下腔静脉形态变化及肺部超声声像作出容量复苏流程(图 1-2)。

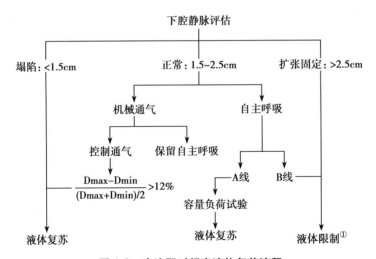

图 1-2　床边即时超声液体复苏流程

注:①应排除心脏压塞、肺动脉高压等所致高 RAP,或排除感染所致局灶性 B 线。

三、操作方法及注意事项

相关指南推荐标准剑突下层面测量点应在下腔静脉与肝静脉交界点,接近右心房开口 0.5～3.0cm 处,并在呼气末时垂直于下腔静脉长轴进行测量(图 1-3)。

该测量经超声基础培训后即可获得。但在一些情况下,如剖腹探查术后、心脏术后摆放纵隔引流管、重度肥胖和饱腹患者中,该层面难以取得。可取代的办法就是右侧腹腋中线经肝层面获取下腔静脉图像(图 1-4)。

张青等认为,剑突下与右侧腹腋中线超声观测纵切面下腔静脉内径变异度存在差异,无

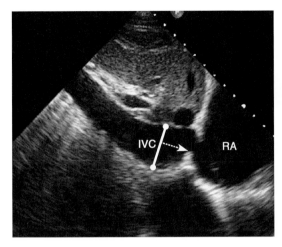

图 1-3　标准剑突下层面经长轴测量下腔静脉直径
注：IVC，下腔静脉；RA，右心房。

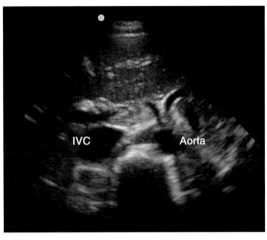

图 1-4　右侧腹腋中线经肝层面观察下腔静脉

法相互替代；但剑突下和右侧腹腋中线横切面、不同呼吸周期下腔静脉的长径、短径及下腔静脉内径形变指数（shape change index）有良好的一致性，两个部位的测量可以相互替代。导致两个侧面存在测量差异的原因在于，下腔静脉塌陷方向并非完全垂直或水平塌陷，而是与水平面呈115°角发生（图 1-5）。

值得注意的是，IVC 直径的呼吸变化由静脉顺应性、右心房压力和胸腔内压随呼吸变化的幅度决定。静脉顺应性增加（如脓毒症中的血管麻痹），低 RAP（如低血容量），或异常呼吸导致胸腔内压变化幅度增大（如呼吸窘迫，呼吸作功增加）将增加下腔静脉直径随呼吸变化率，这些情况下腔静脉变异度与容量反应性可能无关。同样，静脉顺应性降低（如腹腔高压），高 RAP（如右心室舒张功能障碍，心脏压塞，张力性气胸，高呼气末正压，缩窄性心包炎）或异常呼吸导致胸腔内压变

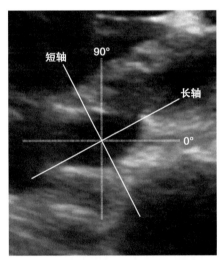

图 1-5　下腔静脉塌陷的最大轴线是沿水平面115°方向发生形变

化幅度减少（如低潮气量通气策略，胸部开放）会降低下腔静脉直径的呼吸变异性，也与容量反应性无关。

（许镜清　尚秀玲　张青　丁欣）

第二章

右 心 功 能

第一节 右心的解剖结构与病理生理特点

一、右心的解剖结构特点

右心分为右心房和右心室,血液通过腔静脉回流至右心房,经三尖瓣流进右心室,再经肺动脉瓣进入肺动脉、肺毛细血管进行氧合。随着对右心认识的提高,右心结构和功能的评价在血流动力学治疗过程中起到十分重要的作用。

(一)右心房的解剖结构特点

右心房位于左心房的右前方,呈不规则卵圆形,其长轴近似垂直位。前部为心房体,由原始心房演变而来,其壁内有许多带状肌束(梳状肌)向后连于界嵴;后部分为静脉窦,由原始静脉窦发育而成,上下腔静脉和冠状静脉窦开口于此。解剖上把右心房分为6个壁,上壁被上腔静脉口占据,下壁有下腔静脉口和冠状窦口,前壁有右房室口通向右心室,后壁呈凹槽状,为介于上下静脉口之间的静脉窦后部,内侧壁主要为房间隔,外侧壁即心房体和静脉窦侧面的部分。右心房与左心房通过内侧壁房间隔相隔,卵圆孔是房间隔中部的一个开放区,位于胚胎期原发间隔与继发间隔的交界处。卵圆孔通常由原发间隔的一个薄片所覆盖。出生前,由于血流是从右到左,使卵圆孔持续开放。出生后,建立了正常的肺循环,由于心房内压力的增加,迫使原发房间隔的薄片压在卵圆孔的表面,而使卵圆孔闭合。正常人有20%比例卵圆孔发育不全或薄弱,这种解剖结构特点也会导致在右心房压力增高,卵圆孔重新开放,而出现右向左心内分流。

右心房具有壁薄、腔大的特点。在整个心动周期中,右心房具备三个功能:收缩期容纳上下腔静脉及冠状静脉窦血液的储存器功能。舒张早期,右心房具有借助右心室的抽吸作用被动的将血运输到右心室的管道功能;舒张晚期,右心房主动收缩将血进一步泵入右心室的助力功能。随着右心室压力的增加,逐渐出现三尖瓣关闭不全,右心房增大,右房细胞发生肥大、凋亡、变形、坏死及纤维化等结构重构。故此右心房大小和压力的改变是循环血流动力学评估的重要内容。

(二)上下腔静脉与窦房结的解剖特点

上腔静脉开口于静脉窦上壁,两者交界处的心外膜下有窦房结。上腔静脉口下方,腔静脉窦后壁稍隆起的部分为静脉间嵴(Lower 结节),胎儿的 Lower 结节明显,具有引导静脉血液流入右心室的作用,成人则不显著。下腔静脉前缘为下腔静脉瓣,胎儿时该瓣具有引导血液经卵圆孔流向左心房的作用,出生后该瓣逐渐退化,留下一瓣膜残痕。腔静脉壁内有心房肌细胞延伸,这一特殊结构被称为腔静脉肌袖(venal cacal sleeves),功能类似瓣膜,防止心房收缩时,血液回流入静脉系统。

窦房结是卵圆形的柱体(成人的窦房结体积约为 15mm×5mm×1.5mm),位于右心房外膜上,上腔静脉进入右心房的后方。窦房结内含有丰富的神经纤维。窦房结内的儿茶酚胺含量很高,同时存在着高度的抗乙酰胆碱活性。说明窦房结除自身发生冲动外,其功能必然接受交感及副交感神经的控制。

在右心房和下腔静脉之间存在着心肺感受器(又称低容量感受器)。感受器为心内膜下有髓迷走神经纤维。当右心房容量减少,感受器发出冲动,传递到下丘脑,导致抗利尿激素的产生增加,导致尿量减少,血容量增加。低容量感受器分为两型:A 型为心房收缩时心房壁的张力,B 型为心房充盈时心房壁的牵张力,不同的受体在心房充盈和收缩的不同阶段感受容量的变化。

(三) 右心室解剖结构特点

正常的右心室位于胸骨后,心腔的最前方。右心室的形状复杂,与圆锥形的左心室相比,更近似于三角形。从心脏的前方看,右心室包绕着左心室;从心尖看,右心室的边缘就是心脏的边缘;从心脏横截面看,右心室为心月形。室间隔的弯曲使右心室流出道在左心室流出道的前方,出现了流出道的交叉。这一重要的解剖关系是超声探查先天性心脏病的重要依据(比如大动脉转位)。位于室间隔上方的肺动脉瓣是心脏瓣膜中位置最高的,位于第二、三肋软骨后方。肺动脉瓣是右室最高标志,三尖瓣是右室的右边缘。

肺动脉瓣和三尖瓣把右心室腔分为流入道部分、心尖小梁部分和流出道部分。右心室流入道部分从三尖瓣到心室壁的乳头肌。三尖瓣是血液从右心房流入右心室的通道,是右心室入口。右房室口呈卵圆形,其周缘有致密结缔组织构成的三尖瓣环围绕,三尖瓣(tricuspid valve)基底附于该环。按位置分别称前瓣、后瓣、隔侧瓣。瓣膜垂向心室腔,并借许多线样的腱索与心室壁上的乳头肌相连。在三尖瓣的瓣叶中,隔瓣是重要的标志,隔瓣的多个腱索附着在室间隔的右室面。当心室收缩时,由于三尖瓣环缩小以及血液推动,使三尖瓣紧闭,因乳头肌收缩和腱索牵拉,瓣膜不会翻向心房。鉴于三尖瓣环、三尖瓣、腱索和乳头肌在结构和功能上的密切关联,常将四者合称三尖瓣复合体(tricuspid complex)。肺动脉瓣是右心室流出道的标志,在肺动脉瓣和三尖瓣之间是心室漏斗肌肉皱褶,心室漏斗皱褶在室间隔边缘形成室上嵴,继续向上形成右心室流出道的肺动脉瓣下漏斗部。右心室前壁和上壁形成了肺动脉漏斗部,直至肺动脉瓣。区分流入道和流出道的受累,可能对于了解重症血流动力学右心功能不全具有重要意义。

室间隔大部分由心肌组成,小部分由纤维膜组成。室间隔膜部是最薄弱的地方。室间隔缺损在膜部周围发生,称为膜周部缺损。右室的形状也受到室间隔位置的影响。右室在正常的压力负荷和电生理状态下,无论在收缩期还是舒张期,室间隔向右室弯曲,表现为右心室包绕左心室。当右心室后负荷增加,右心室增大,室间隔变平,形成 D 字征。

右心室心肌组织是由心肌纤维、细胞基质和心肌纤维细胞形成的三维网络结构。这些纤维束不仅形成心脏的形状,而且在收缩过程中产生心室收缩力。了解有关右心室肌纤维排列可以帮助我们更好地理解右心室功能。右室心肌浅层和心外膜心肌纤维几乎排列在一个方向,与房室沟平行,包绕肺动脉漏斗部。在心脏的胸肋骨面,浅层心肌纤维斜向心尖部,跨室间沟延伸组成左心室浅层心肌纤维;在心脏隔膜面,浅层心肌纤维轻微转角度,形成左心室的浅层心肌纤维。在右室心尖部,右室浅层心肌纤维呈螺旋式排列形成右室深层和心内膜下的心肌纤维,进一步排列组成心室腔,深层的心肌依照从心尖到心底的方向纵向排列。左右室心肌纤维的连续性是右室游离壁受到左室运动牵拉和左右心室协调运动的解剖基础。心肌纤维的连续性、室间隔和心包促成了左右心室之间的相互作用。

在正常的心脏,右室壁厚度是 3~5mm,主要分为两层,圆周排列的浅层心肌和纵向排列的深层心肌。左心室壁较厚,心肌纤维分为三层,浅层的斜型心肌纤维和纵向排列的心内膜下肌纤维,在此之间,主要是环形肌纤维,中间层环形肌纤维是左心室收缩的主要力量,由于存在特殊的心肌纤维结构,左室的运动形式更加复杂。右室也存在螺旋纤维,但是右室心肌没有中间层,所以更加依赖于心脏的长轴收缩,由于心肌纤维构成的差别也导致右心室的长轴收缩能力更强,而左心的短轴收缩能力更强。最为重要的是右心室的游离壁由横行肌纤维构成,明显薄于左心室,这种独特的解剖结构使得右心室对压力和容量的负荷均比较敏感,前负荷和后负荷的增加均会导致右心室内压力升高,使得右心室体积增加。为此右心体积的增大,往往是右心功能受累的第一表现。右心室增大可通过室间隔和心包导致左心室舒张受限,增加左室充盈压而导致血管外肺水增加。右心功能在肺水肿的生成机制中起着承前启后的重要作用,可通过左右心室间的相互影响使左心舒张受限,只要右心流量变化超出肺循环和左心适应性匹配范围,均会导致肺水肿增加。

（四）右心供血动脉特点

右心主要由冠状动脉供血。冠状动脉源自升主动脉的左右冠状动脉窦,右心主要由右冠状动脉和左冠状动脉的前降支供血,冠状动脉分支垂直穿过心肌,在心脏的收缩期被挤压,甚至血流中断,所以,心肌的灌注取决于主动脉压和舒张期的长短。心肌的灌注压等于舒张压减去室壁张力,由于右心室心肌较薄,收缩力量较弱,对冠脉的挤压作用较小,右冠状动脉血流量的增减程度比左冠状动脉小得多。

右心的解剖结构决定了右心的功能及病理生理的变化,熟悉右心的解剖结构,有利于我们更好的理解右心,理解血流动力学。

二、右心的病理生理特点

由于右心特殊的解剖和生理功能,右心功能极易受累并陷入自主恶化循环,导致严重血流动力学后果。重症相关的各种疾病如肺部病变、不同原因致肺血管收缩、急性呼吸窘迫综合征或不合理的机械通气等均导致急性肺动脉压升高,右心后负荷过高;左心功能不全时通过肺血管传递,引起肺循环阻力增高,增加右心后负荷;不合理的液体治疗或由于肾功能不全,液体无法排出时导致的急性容量过负荷;右心冠状动脉缺血、脓毒症、药物毒物损伤、心肌病或外科手术直接损伤等均可导致右心收缩、舒张和前后负荷的改变,而出现右心功能不全。右心从代偿到失代偿进展非常迅速,如肺动脉压急剧升高引起右房压和/或右室压快速升高,导致静脉回流受阻,中心静脉压力急剧升高,扩张的瓣环导致三尖瓣关闭不全,进一步增加右心前负荷,右心室增大,通过室间隔压迫左心室,影响其充盈,导致左房压升高,进一步促使肺动脉压上升,可引起右心和左心灌注进一步下降,进一步加重右心功能不全进入到自主恶化的恶性循环。同时,由于心排血量下降,器官静脉回流压力增高,外周各脏器组织的有效灌注压降低,造成组织器官缺血缺氧,将对机体造成严重不可逆的影响。

可见,由于右心受累后极易进入到自主恶化的恶性循环,同时由于心室间相互作用的机制,通过评估右心功能可进一步理解左心功能,并协调心室间的相互关联,因此在重症血流动力学治疗过程中,右心功能的评估管理具有重要作用。急性循环衰竭的患者,右心功能的评估决定着血流动力学监测的选择,如急性呼吸窘迫综合征同时出现右心功能受累或急性肺高压,可能需要在超声评估基础上,第一时间选择肺动脉漂浮导管进行连续监测。在治疗过程中通过评估右心功能,可发现血流动力学受累或不稳定的关键原因,因为不同类型的休克右心受累情况明显不同,直接影响着临床治疗方案的制定与实施。在重症血流动力学治疗过程中,由于右心解剖结构的特点,决定了其病理生理改变特点,故无论监测评估还是治疗,右心功能管理均是关键环节。

(马新华 张丽娜)

第二节 右心功能的常规评估方法

右心房接受静脉血液回流是血流动力学的开始,体循环平均充盈压与右心房的压力梯度是静脉回流的动力。右心房的压力影响因素众多,包括容量状态、心房的顺应性,心包压、右心室的压力及功能状态。右心室为肺脏和左心递呈容量,需要克服肺动脉阻力。右心室泵血进入肺动脉,根据右心室的心肌特点,右心室后负荷是影响右心功能的常见原因。在急性肺动脉高压的情况下,右心室迅速增大,导致急性右心功能不全,继而通过左右心室的交互作用,影响左心。因此,右心功能的评估具有重要的临床价值。临床上常规评估右心功能的方法包括中心静脉导管、漂浮导管、心脏超声、磁共振、核素扫描等。下面将重点介绍除心脏超声以外的几种常规评估方法。

一、中心静脉导管

中心静脉导管前端放置在上腔静脉右心房入口可以监测中心静脉压(central venous pressure,CVP)。中心静脉压是临床上常规监测的项目,反映了右心回流和右心泵血之间的相互关系。若心脏射血能力强,能将回心的血液及时射到动脉内,中心静脉压则低。反之由于心力衰竭等原因造成的射血能力下降则会导致中心静脉压变高。在上腔静脉测得的 CVP波形有其特定组成部分。"a"波是在心动周期中的第一个正向波,当窦房结为起搏点时,它代表心房收缩,该波的高度取决于心房的收缩力和心房、右心室和上腔静脉的顺应性。第二个正向波为"c"波,这个波很小,往往很难看到。它是右心室开始收缩时三尖瓣处血流流入心房所形成,也可能是静脉回流的血液突然碰撞关闭的三尖瓣形成的反射波所致。第三个正向是"v"波。它是在心室收缩期由心房充盈形成的。"v"波的幅度大小取决于每次心脏搏动后的回心血量(每搏回心血量)和右心房及上游静脉血管的顺应性。当三尖瓣关闭不全时,反流量也可影响"v"波的大小(图2-1)。利用CVP评价心脏前负荷和心脏功能需要了解其可能的影响因素,例如常见的围心腔周围压力如腹内压、胸腔内压、心包压力的改变以及机械通气等呼吸因素的影响。像 Frank 一样,用心脏做离体实验,CVP 可以准确评估心脏的

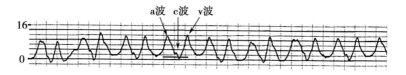

图 2-1 CVP 波形

前负荷。在完整的循环中,CVP由回心血量和心功能相互作用决定。心排血量与机体代谢相匹配,在心脏顺应性无改变情况下,心功能越强,CVP越低,表示心脏不需要过度扩张来获得较高的心排血量。心功能下降时则相反。通过Starling机制,自身回心血量增加使心排血量增加,这就意味着CVP和前负荷均增加。正常情况下,静脉回流和心脏功能同时增加,CVP和前负荷均变化较小。

因此,CVP或许不能精确评估心脏的前负荷,但是CVP增高肯定是异常的。而影响CVP增高的因素又是相对固定的,逐一进行排查后可以帮助快速明确CVP增高的病因,找到异常环节所在。可见临床上CVP仍然是反映右心功能的简单实用指标,尤其是动态变化趋势具有更加重要临床意义。

二、肺动脉漂浮导管

肺动脉漂浮导管,也称Swan-Ganz导管(图2-2),1970年由Swan和Ganz首先研制成顶端带有球囊的导管,临床常用于各种血流动力学异常的监测和治疗。

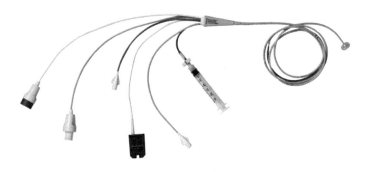

图 2-2 肺动脉漂浮导管

常用的肺动脉漂浮导管有四腔和六腔漂浮导管。经典的四腔Swan-Ganz气囊漂浮导管全长110cm,每10cm有一刻度,气囊距导管顶端1mm,可用0.8~1ml的空气或二氧化碳气充胀,充胀后的气囊直径约13mm,导管尾部经一开关连接一个1.5ml的注射器,用以充胀或放瘪气囊。导管顶端有一腔开口,可做肺动脉压力监测。在距导管顶部约30cm处,有另一腔开口,可做右心房压力监测。在距顶部4cm处加一热敏电阻探头,就可做体温监测和心排血量的测定。漂浮导管放置到位后,可以监测右房压(RAP)、肺动脉压(PAP)和肺毛细血管楔压(PCWP)。RAP反映了静脉回流和心脏功能的相互作用。PAP反映右心室后负荷。PCWP反映了肺毛细血管压力、肺静脉压、左房压和左心室舒张末期压力。通过热稀释原理,从右心房注入4℃盐水,放置在肺动脉里的热敏电阻探头感知温度,获得热稀释曲线,计算心排血量,了解患者心脏功能。进一步可以计算出肺循环阻力(PVR)。根据mPAP(平均肺动脉压)、PCWP、PVR等参数,可以对肺动脉高压进行分型。根据肺WEST分区,肺动脉压、肺静脉压和肺泡压之间的关系,漂浮导管的前端应放在WEST分区的3区。Swan-Ganz导管在放置和留置过程中需要警惕相关并发症的发生。随着对血流动力学的认识,重症患者的右心功能不全、舒张功能不全,左右心相互作用复杂,患者对漂浮导管的滴定监测需求会越来越多。

(马新华 张丽娜)

第三节　重症超声评估右心功能

右心功能的评价在血流动力学治疗中已经逐渐被认识,且重要性愈发凸显。右心功能不全在重症患者中并不少见,临床上可见于急性肺源性心脏病,严重感染导致右心功能不全,急性右室梗死等。虽然血流动力学异常按照休克类型分为四大类,但是在每一类型的休克中都离不开右心功能的评估与管理。如常见的典型的梗阻性休克,不管是肺栓塞还是心脏压塞,右心的评估都是关键所在;心源性休克虽然是以左心泵功能异常最为常见,但由于心室相互作用的机制,左右心相互影响,离不开对右心功能的判断;感染性休克是分布性休克的最常见原因,不仅仅导致左心功能异常,右心损害也十分常见;即使是看起来相对单纯的低容量性休克,在容量管理过程中,也需要注意液体过负荷对右心的损害。心脏超声是床旁评估右心功能的重要手段,正是由于重症超声的广泛应用,使得右心功能的评价得以在肺动脉漂浮导管的基础上将心脏结构与功能紧密结合,同时也使得左右心室的相互作用阐释的更加明确。

一、右室解剖与右心功能的关系

右室的解剖结构决定了右心的功能与左室有很大的区别。右室位于左室的前面,在胸骨后面,其结构较不规则,从前面看类似于三角形,横断面类似于半月形,导致其容积、功能的评价比左室困难。右室的射血能力有 20%~40% 左右来自左室收缩时的辅助。因为肺动脉压力明显低于主动脉,右室室壁厚度较左室薄,收缩力量弱,右室质量只有大约左室的四分之一。正常情况下,室间隔无论在收缩期和舒张期都是凸向右室的。

右室心肌明显较左室薄,收缩力弱,等容收缩期很短,射血时间长,难以耐受急剧的后负荷增加,因此跟左室相比,右室容易受到后负荷的影响。与左室不同的是,右室室壁顺应性好,对急性扩张耐受力较好。右室对冠脉血流也很依赖,与左室不同,右室是收缩期、舒张期都有灌注,因此维持足够的血压对右室灌注很关键,尤其是在右室的前后负荷增加时。右室室壁厚度增加是右室压力增高的结果,有时也可见于浸润性和肥厚型心肌病。右室厚度最佳测量切面是剑突下四腔切面,利用二维或 M 型超声测量右室游离壁的厚度,正常应小于5mm,注意测量时应在舒张末期,要把肌小梁和心包脂肪与心室壁区别开,室壁厚度增加提示右室压力负荷增加。选择剑突下切面的原因是可以使声束垂直于室壁,且能除外右室肌小梁等的影响。测量时需注意与心包外脂肪鉴别。另外,右心与左心共同存在于一个心包中,右心无法向外快速扩张,一旦右心室内压力升高,其压力就会通过与左室共用的室间隔传导到左室。其实,左右心室的心肌纤维结构是相连的,导致二者的功能互相影响,即使在没有心包的情况下,二者的相互作用也同样存在,只是程度有所不同。所以虽然表面上看起来右心力量较左心明显弱小,但一旦右心受累,左心会受到严重的影响,表现为休克甚至心搏骤停。

二、右心功能的评估应充分理解各种评价指标的临床意义

正常情况下,肺循环系统的阻力很小,且由于胸腔内负压的辅助作用,使得对右室的功能要求较低即可满足循环需要。病理情况下,如正压通气的应用、急性呼吸窘迫综合征、肺栓塞等均可导致右室后负荷增加,如右室功能明显下降,可导致左心室前负荷不足,引起循

环衰竭。因此右室功能的评价至关重要。而且,右心功能的评价对于前负荷及容量反应性的评估也至关重要。毫无疑问,肺动脉导管可以作为评价手段,但心脏超声是目前评估右心功能的最好的手段。

右心功能评估分为定性和定量评估。对于右室功能的定性判断,可以在胸骨旁长短轴和心尖四腔切面观察右室的形状变化。常用的定性判断标准包括右室明显扩大和室间隔的矛盾运动。正常情况下,右室的心尖部分在心尖四腔心切面无法观察到,如果右室心尖部分能够看到,甚至都高于左室心尖,就是右室扩大,负荷明显增加的标志。

右室大小的测量应在心尖四腔心切面,如基底部直径舒张期在 3.5cm 左右,右室中部舒张期横径 3cm 左右,而右室的舒张末面积与左室舒张末面积比值不超过 0.6。

(一) 右室扩大是右室舒张期过负荷的表现

虽然左右心室的容积接近,但二者的形状不同,短轴上可以发现左室呈圆形,而右室呈半月形。因此二维切面无法准确地测量右室容积。经胸心脏超声心尖四腔心切面上,一般是左室构成心尖的部位,如果右室取代左室构成心尖时,提示右室至少是中度扩大。

定量的方法包括在心尖四腔心切面测量右室横径和面积。测量的前提是经过调整确认所测量切面需达到右室横径最大,具体调整方法是使四腔心切面的十字交叉及心尖均清楚显示。其中右室基底部横径>42mm,心室中部横径>35mm 提示右室扩大。更好的评价右室扩张的方法是在四腔心切面测量左右心室的舒张期横径比值。如果右室与左室横径比值超过 0.6 即为右室轻度扩大,而二者比值超过 1.0 则为右室重度扩大。另一个较常用的定量的方法是在心尖四腔心切面测量右心与左心的舒张末面积比值,正常值 0.36~0.6。当比值 0.7~0.9 为右室中等扩张,大于等于 1 时为严重扩张(图 2-3)。

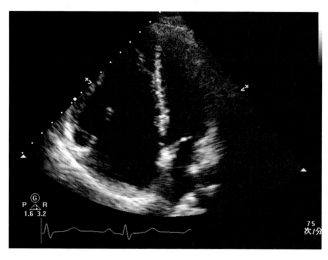

图 2-3 右室扩大

(二) 室间隔矛盾运动多是右室收缩期过负荷的标志

正常情况下,左室的压力在整个心动周期持续超过右室,室间隔始终是凸向右室,使得左室的短轴切面上始终呈圆形。右心功能不全时常出现右心前负荷和/或后负荷的变化,通过对室间隔的评估,可以对右心功能异常有比较准确的定性评价,为下一步的治疗提供治疗启示和方向。

室间隔矛盾运动是心室相互作用的表现。最常见和最严重的影响血流动力学的右心功能不全多是后负荷急剧升高所致,这时右室的前后负荷都会增加,以后负荷增加为主。室间隔会在收缩末期左移最为明显,其发生机制是由于右室后负荷增加,右室射血时间延长,导致左室进入舒张早期时,右室射血仍未结束,这时左右心室的压力差达到最大,使得室间隔明显左移。进入舒张期时,右室与左室的压力差减小,但是由于后负荷增加的原因,前负荷也处于过多的状态,室间隔很难恢复正常,仍处于略左移的状态。这时由于右室后负荷增加程度的不同,室间隔的左移的时长和程度有所不同。超声是发现室间隔的矛盾运动的最佳检查方法。当室间隔矛盾运动的病因是急性肺栓塞或急性呼吸窘迫综合征(ARDS)时,可以较早出现,当病因是左心功能不全时,可以出现在病程的后期。右室重度扩大或轻度扩大伴有室间隔矛盾运动均有病理意义。右室过负荷可以定性也可以定量进行评价。定量评价是测量左心室收缩期离心指数(EI)。具体测量方法:在左室短轴乳头肌切面,测量左室的两条径线,一条与室间隔垂直,其长度为 D_1,另一条与 D_1 垂直,长度为 D_2,$EI = D_2/D_1$(图 2-4)。

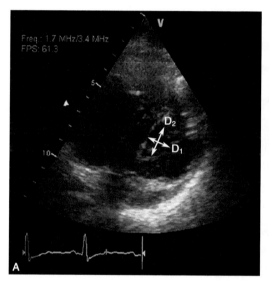 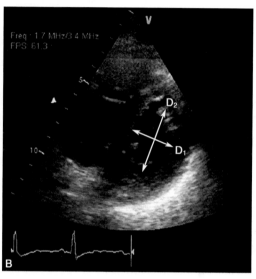

图 2-4 离心指数
注:A. 收缩期;B. 舒张期。

在临床工作中,应结合心电图和心脏超声左室短轴切面的 M 型超声,进行仔细鉴别。对于单纯右室前负荷增加的患者,右室的压力可以在舒张期超过左室,并且在舒张末达到最大,但是在收缩早期,左室的压力迅速上升,使得室间隔迅速右移,左室在横截面恢复为圆形。所以,收缩早期室间隔的形态及左室短轴的形状是右心功能不全病因的重要标志。同时,室间隔左移,与心包积液、右房增大共同成为反映肺动脉高压患者预后的重要指标。

(三)根据下腔静脉内径及其变异度评估右室舒张末压力

对于自主呼吸的患者,下腔静脉内径小于 2.1cm,呼吸塌陷大于 50%,估测右房压力 0～5mmHg;下腔静脉内径大于 2.1cm,呼吸塌陷小于 50%,估测右房压力 10～20mmHg;在上述两种情况之间时,则估测右房压力 10～20mmHg。对于重症患者,尤其是呼吸机辅助通气的患者,利用这种方法判断右室舒张末压力比较困难,但是如患者已经通过中心静脉导管进行压力监测,将压力与腔静脉的内径及变异情况相结合进行判断是前负荷评估的非常重要的方法(图 2-5)。

但是,应用下腔静脉内径及变异度评价右室前负荷时,极端值的价值更大,过高或过低

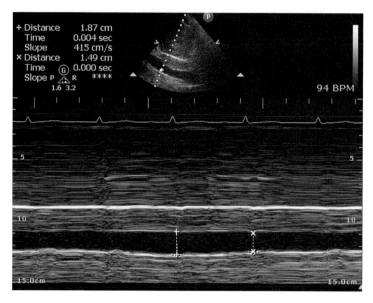

图 2-5 下腔静脉内径测量

提示意义明显。但是当利用下腔静脉变异度判断患者的液体反应性时,一定注意患者是否控制通气,潮气量是否够大,有无腹腔高压等情况。有研究指出,对于严重右心功能不全的患者,应用下腔静脉变异度判断容量反应性价值有限。

(四)根据三尖瓣反流频谱峰值速度估测肺动脉收缩压

如患者存在三尖瓣反流,在右室流入道切面或心尖四腔心切面利用连续多普勒测量三尖瓣的反流频谱,根据伯努利方程可估算出肺动脉收缩压(PASP),PASP = $4V^2$+右房压。需要注意,反流速度的测量受到测量角度的影响,因此测量角度应尽量平行于反流束,这就要求从不同切面显示三尖瓣,尽量找到最高的反流速度。另外此方法受到右心收缩功能的影响。欧洲指南指出,应用三尖瓣反流测量肺动脉压力时,三尖瓣反流速度在 2.9m/s 和 3.4m/s 之间(估测 PASP 37~50mmHg)或在 2.8m/s 以下但有右室肥厚或右室扩张的表现时,考虑为"肺动脉高压可能";当三尖瓣反流速度在 3.4m/s 以上时(估测 PASP 大于 50mmHg),诊断为"肺动脉高压"。由于应用血流频谱对压力的判断会受到测量角度的影响,因此为保证测量准确性,尽可能从不同切面进行测量,找到最大的反流速度。

(五)右室 dp/dt

dp/dt 是判断心室收缩功能的重要的无创判断方法,虽然在左室收缩功能评价方面用的更多,但对于右室也适用。方法是利用连续多普勒清晰显示出三尖瓣反流频谱,测量出 1m/s 和 2m/s 速度之间的时间,根据 bernoulli 方程即可计算出 dp/dt,dp/dt<400mmHg/s 提示右室收缩功能不全。

(六)右心功能的组织多普勒与 RIMP 评价

组织多普勒能反映心肌的运动速度,与其他方法相比,对前负荷依赖的程度较低,而且也能定量地评价心肌的收缩和舒张功能。可以利用这种方法测量右室游离壁的组织运动速度,测量部位多选择右室游离壁的基底部,这个部位测得的收缩峰速度不但反映右室的收缩功能,也是右室心肌梗死患者预后的评价指标之一,其正常值为 11cm/s。S' 也容易测量,可靠性重复性较好。S'小于10cm/s反映右室收缩功能不全。与其他的指标相关性也较好。

右室心肌作功指数（RIMP）是反映心肌功能的指标,反映右室的整体功能,正常状态下,脉冲多普勒RIMP>0.40,组织多普勒RIMP>0.55。由于其图像可靠性及可重复性,三尖瓣瓣环以及右室游离壁基底部是判读右室功能的较理想部位。常用方法是利用脉冲多普勒在心尖四腔心切面,测量右室的长轴收缩期移动速度。取样容积应放置于三尖瓣外侧瓣环处,S'对应的速度即为最大速度。测量时需测出等容收缩时间,等容舒张时间,射血时间。需注意:在右房压增加时,等容舒张时间缩短,导致RIMP准确性受影响。

1. **三尖瓣瓣环运动** 三尖瓣瓣环收缩期位移(tricuspid annular plane systolic excursion, TAPSE)。TAPSE是评估右心长轴运动功能的指标。正常值应在15mm以上。COPD的患者,TAPSE是死亡率的独立危险因素。而且该指标在重症患者中的优势在于对图像质量要求较低,而且测量容易,准确反映右室的长轴功能。小于16mm反映右室收缩功能不全。测量方法是:在心尖四腔心切面,M型超声测量,把取样容积放在三尖瓣瓣环的位置,测得三尖瓣瓣环从舒张末期到收缩末期的移动幅度(图2-6)。虽然测量的是长轴的功能,但这个指标与其他反映右室收缩功能的指标相关性很好,例如RV EF(右室射血分数),RV FAC(右室面积变化率)。

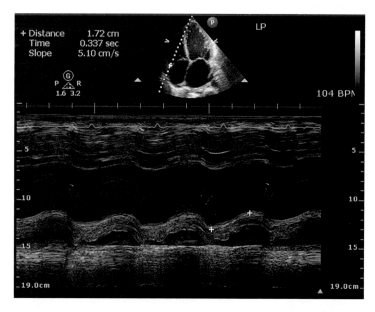

图2-6 TAPSE的测量

2. **右室面积变化率(FAC)及右室舒张功能** 能较好地评价右室的收缩能力。FAC小于35%提示右室收缩功能不全。选择心尖四腔心切面,测量时需注意,无论在收缩和舒张期右室心尖部和侧壁均能完整显示,描记内膜时肌小梁要包括在心腔内。右室的舒张功能的超声参数包括三尖瓣流入血流的脉冲多普勒图谱,三尖瓣环的组织多普勒图谱,肝静脉血流的脉冲多普勒,以及下腔静脉的内径和变异度。其中较为重要的是E/A,E/e'以及右房的大小。而且这些参数的获取均应在平静呼吸情况下呼气末获取,或至少取连续5个数值的均值。

三、重症超声对不同右心功能不全类型的评价作用

造成右心功能不全的原因很多,但是原发右心心肌病变较少见。更多的右心功能不全多是继发于其他疾病。右心功能不全经常是肺动脉压力增高的后果。

在冠状动脉粥样硬化性心脏病(简称冠心病)患者,尤其是下壁心肌梗死的患者,右心功能不全可源于右室壁梗死或左室功能不全引发的肺高压。右心功能与重症患者预后高度相关,尤其是在左心功能不全的基础上出现右心受累,会使血流动力学迅速恶化。

(一) 急性肺源性心脏病

急性肺源性心脏病(ACP)发生于肺血管阻力的急性升高,导致右室收缩期和舒张期过负荷,表示急性右心功能衰竭。主要见于两种情况:急性大面积肺栓塞和急性呼吸窘迫综合征。其实在重症患者中,急性的右室后负荷增加并不鲜见。ACP可以发生于右室功能正常时,也可发生于右室功能已经出现异常的情况下。在除了肺栓塞、ARDS外,甚至正压通气本身都是导致右室后负荷急性增加的病因。急性肺源性心脏病发生时,右室的前后负荷均增加,最好的诊断依据就是心脏超声。它的超声表现结合了急性右心室的扩大和室间隔的矛盾运动。典型的表现在短轴切面可见到半月形的右室变得接近圆形,室间隔严重左移使得左室呈"D"征,三尖瓣反流速度增加,肺动脉收缩压明显升高。

(二) 慢性肺动脉高压

区别急性肺源性心脏病和慢性肺动脉高压非常重要,虽然没有很确定的标准,但以下几点可以帮助鉴别:①如果是慢性肺动脉高压,右室室壁会明显增厚。右室室壁厚度可在剑突下四腔心切面舒张期测量右室游离壁厚度,正常值(3.3±0.6)mm,虽然急性肺动脉高压也可使右室室壁增厚一倍,但多在48小时后,而慢性肺动脉高压右室游离壁可厚达10~11mm。另外,除此之外还可见到心腔内肌小梁增加(图2-7)。②肺动脉高压增加的程度也是一种提示,急性肺动脉高压很少超过60mmHg,而慢性肺动脉高压则可以高很多。③慢性肺动脉高压患者一般会合并明显的右房增大,多是右室舒张期负荷长期增高导致。④急性肺动脉高压在病因去除后,可以完全缓解。

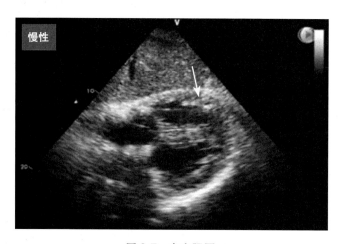

图2-7 右室肥厚

慢性压力增加可使右室室壁增厚,右室心腔变形,室间隔凸向左侧,进而引起左室舒张受限,顺应性下降。慢性肺动脉高压的重症超声评价应包括对肺动脉高压及右室受累程度、

是否处于代偿期的正确评估,更应该包括血流动力学调整对右心的影响,避免右心功能急剧恶化,进入血流动力学崩溃的恶性循环。

对于慢性肺动脉高压患者需要鉴别左心病变导致的肺高压,因为临床处理上会有所不同:①明显瓣膜功能不全。②室壁运动功能障碍合并左室扩张,提示缺血性心脏疾病或应激性心肌病。③左室肥厚,左心舒张功能不全,伴有左室充盈压升高。④最后需要注意的是,急性肺源性心脏病可以发生在慢性肺动脉高压的基础上。

(马新华　张宏民　张丽娜)

第三章

肺 动 脉

第一节 肺循环解剖及生理

肺循环是左、右心之间血流的循环系统,它不但参与气体交换,还参与产生、激活和灭活一些重要的生物活性物质,能够自身调节肺血管内皮细胞和平滑肌细胞的收缩舒张反应,以维持正常的血流动力学。肺循环的结构和代谢发生改变将直接影响该循环的血流动力学,影响气体交换,并最终影响到全身血液循环。

一、肺循环解剖学

肺脏存在两套血管系统,即肺血管系统和支气管血管系统。①肺血管系统包括肺动脉、肺静脉及其毛细血管网,主要功能是完成肺部的气体交换;②支气管血管系统包括支气管动脉、支气管静脉及其毛细血管网,属于体循环系统,主要功能是营养支气管和肺组织。两组血管系统之间并不是完全分割的,它们之间存在多水平的吻合支,如支气管动脉至肺动脉各级分支根部之间的吻合、支气管动脉支与肺静脉支的吻合支、支气管毛细血管网和肺泡毛细血管网之间的吻合支等,这两者之间的分流使得气体交换后的肺静脉内混有 1%~2% 从支气管血管回流的静脉血,该部分血液完全未经气体交换,故被称为真性分流或解剖分流。也正是因此,左心室(left ventricle,LV)的心排血量比右心室(right ventricle,RV)的心排血量高 1%~2%。

(一) 肺血管解剖学

1. **肺动脉** 肺动脉干位于心包内,系一短而粗动脉干,起自右心室的动脉圆锥,向左后上方斜升,先在升主动脉根部的前面,后达主动脉弓的下方,约在第五胸椎高度形成肺动脉杈分为左、右肺动脉入肺。左肺动脉较短,约呈水平位横过胸主动脉及左支气管的前面达左肺门,分为两支,分别进入左肺的上、下叶。右肺动脉较左肺动脉长且粗,呈水平位向右横行,经升主动脉、上腔静脉的后方,食管和右支气管的前方达右肺门,分为三支,分别进入右肺的上、中、下叶。

肺动脉沿着气道逐渐分支,一直伸延至肺泡。其具有壁薄、平滑肌量少、顺应性高的特点,管壁主要由内膜、中膜和外膜三层构成。内膜是由一层连续的内皮细胞构成。内皮细胞的胞质常伸出突起,穿过基底膜和内弹力膜,与中膜的平滑肌细胞突起相接形成肌内皮连接。这一结构有利于内皮细胞控制平滑肌细胞的增殖及收缩反应。内皮细胞除具有屏障功能以外,还能主动地代谢一些血管活性物质,例如去甲肾上腺素、5-羟色胺、前列腺素 D、E、F 系列。同时内皮细胞还能合成一些生物活性物质,如前列腺素 I、E 等,血管收缩肽、一氧化氮、内皮素等。因此内皮细胞在维持肺动脉的舒张特性和调控肺血流方面具有重要作用。中膜为内外弹力膜之间的部分,由平滑肌细胞、弹力蛋白胶原和蛋白多糖构成。平滑肌细胞是中膜的主要成分,沿管壁螺旋状排列,是决定肺动脉力学性质的主要因素之一,影响肺动脉的血流和压力。外膜系弹力膜以外的部分,由成纤维细胞和疏松的胶原纤维组成。

2. **毛细血管网**　肺为人类毛细血管最丰富的器官,其毛细血管总面积相当于肺泡面积的 90%,成人可达 $80m^2$。全肺毛细血管的血容量,静止时不足 100ml,运动时可增加至 $150\sim250ml$。肺泡毛细血管比其他部位毛细血管具有更大的顺应性,与肺脏的呼吸功能有关。

肺泡毛细血管内皮细胞的胞体长而薄,彼此之间通过紧密连接相连,而紧密连接内有平行排列的膜内原纤维。原纤维之间有直径 $2.4\sim2.5mm$ 大小的间孔,其直径受原纤维的收缩、舒张控制。通过这些间孔,毛细血管内的液体和蛋白成分可渗出到毛细血管外进入肺间质。正常状态下,渗液可通过肺泡间质内的毛细淋巴管回流到淋巴管,而回流的主要成分是蛋白性物质,从而降低间质内的胶体渗透压,以保证肺泡间质内正常的液体和蛋白性物质存留。在肺栓塞、肺过度膨胀、肺萎缩时,间孔数目增多,孔径扩大,毛细血管内的液体和蛋白性物质向间质内过度渗透,同时毛细淋巴管不能回流过量的蛋白性物质,导致间质胶体渗透压增高,这是发生肺水肿的重要原因。

3. **肺静脉**　肺静脉的属支起始于肺泡周围的毛细血管网,由细小的静脉汇合成较大的静脉,除来自右肺上叶和中叶的静脉汇成一支右肺上静脉外,其余每个肺叶集合成一支肺静脉,形成右肺上静脉、右肺下静脉、左肺上静脉、左肺下静脉四支静脉,将经过气体交换后的血液注入左心房。

（二）支气管血管解剖学

支气管动脉起源于胸主动脉,进入肺门后于支气管伴行,形成毛细血管网营养各级支气管、脏胸膜等,然后毛细血管汇聚为支气管静脉将血液直接流向肺静脉和左心房。

二、肺循环压力

与体循环相比,肺循环是一个低压力、低阻力系统。尽管肺循环接受与体循环相同的心排血量,但由于其阻力低（肺循环的阻力仅为体循环的 1/10）,因此肺循环的压力也更低。肺循环内压力的变化也较体循环明显要小,从肺小动脉到肺毛细血管再到肺静脉的压力大小接近。正是由于肺循环是一个低压低阻系统,RV 的作功大约为 LV 作功的 1/10,因此正常状态下 LV 室壁厚度明显大于 RV。

（一）各级肺循环血管的压力

1. **肺动脉压**　安静卧位状态下,其肺动脉收缩压为 21.5（±5.5）mmHg,平均压 14.8（±3.5）mmHg。收缩期时肺动脉的压力与 RV 的压力相等,但在收缩期末,由于肺动脉瓣的关闭,RV 压力急剧下降（下降至 $0\sim1mmHg$）,而此时的肺动脉内压力（即肺动脉舒张压）因血流流经肺毛细血管而下降缓慢,大约为 8mmHg。

2. **肺毛细血管压**　肺毛细血管压力大约为 7mmHg。

3. **左房压（left atrial pressure,LAP）和肺静脉压**　正常人卧位时 LAP 和大的肺静脉压力约为 $1\sim5mmHg$,平均约 2mmHg。

（二）压力的测量

临床上难以直接测定肺毛细血管压、肺静脉压和 LAP，可利用肺动脉导管（也称 Swan-Ganz 导管）在肺动脉末梢处测得的肺动脉楔压（pulmonary artery wedge pressure，PAWP）来估计肺毛细血管压、LAP 的改变。PAWP 正常值为 $9.3（\pm3.1）$ mmHg。通常比 LAP 高 $2\sim3$ mmHg。当左心房内压力升高时，PAWP 也相应升高。

三、肺循环阻力

（一）肺循环阻力的计算

肺血管阻力（pulmonary vascular resistance，PVR）是指肺血管产生的阻止血流进入肺循环的阻力，是 RV 射血时必须克服的阻力即后负荷。任何增加肺血管阻力的因素均将增加 RV 的作功。在肺血流量增加和肺动脉压力升高时，由于肺毛细血管床的开放和/或血管舒张，仍可维持肺循环的低阻力。

欧姆定律提示阻力为压力差与流量的比值。因此可以根据肺循环起点和终点的压力差以及肺循环血流量计算出 PVR：

$$PVR[mmHg/(L \cdot min)] = (PAPm - LAP)/Qp$$

其中 PAPm（mean pulmonary arterial pressure）是平均肺动脉压，Qp 为肺循环血流量。可利用 Swan-Ganz 导管测量出 PVR，公式中 LAP 用 PAWP 代替，PAPm 可通过肺动脉压力（pulmonary arterial pressure，PAP）波形得到，心排血量可通过热稀释法获得。因此，上述公式改写为：

$$PVR[mmHg/(L \cdot min)] = (PAPm - PAWP)/Qp$$

PVR 的计量单位为 $mmHg/(L \cdot min)$，其代表的意义是产生 1L/min 的肺循环血流量所需要的压力值。PVR 还有另一计量单位 $dynes \cdot s/cm^5$，$mmHg/(L \cdot min)$ 乘以 80 即可换算为该单位。PVR 的正常值大约为 $(15-6)/6 = 1.5 mmHg/(L \cdot min)$，或 $120 dynes \cdot s/cm^5$。

（二）PVR 的影响因素

由于肺血管的管壁薄并且易于扩张，任何影响血管直径的主动或被动因素均可导致 PVR 发生改变。直接作用于肺血管壁的压力变化引起的 PVR 改变为被动因素，而肺血管平滑肌收缩或舒张导致肺血管直径改变，则为主动因素。

1. 被动调节

（1）肺容积：根据肺容积、肺泡压变化对肺血管的影响，可将肺血管分为两类：一类为肺泡血管（肺泡壁毛细血管），另一类为肺泡外血管（肺动静脉）。通气过程对不同部位的肺血管周围压，可产生不同的效应。吸气末肺泡充分膨胀后，肺泡内压升高，肺毛细血管受到挤压，压力升高；而肺动、静脉血管外有血管鞘，当肺脏充气、肺组织扩张时，其血管鞘受到牵拉，肺动、静脉血管内径被拉大，血管周围压降低，甚至低于胸腔内压。由于肺泡血管和肺泡外血管的阻力随肺容积的改变而改变，并且改变的方向不一致，而总的肺血管阻力又是这两者之和。因此，总的肺血管阻力随肺容积的改变是呈 U 字形，肺容积处于功能残气量（FRC）时 PVR 最小（图 3-1）。

（2）肺血管压力：正常人静息状态下，上肺部分肺毛细血管是完全塌陷的，PAP 或者 LAP 的升高可引起肺血管跨壁压增加，这部分塌陷的肺毛细血管被迫开放，增加肺血管床横截面积，短期内引起 PVR 降低。但长时间持续 PAP 升高，将引起肺动脉内皮功能障碍，导致

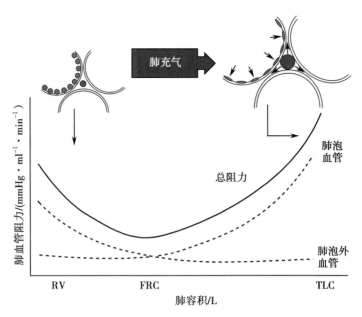

图 3-1　肺泡内、肺泡外血管阻力的变化

注:RV = residual volume,残气量;FRC = functional residual capacity,功能残气量;TLC = total lung capacity,肺总量。

肺动脉出现急性痉挛收缩和慢性血管重塑,引起 PVR 持续增加。

（3）血容量:肺血容量通常比较恒定,但与体位、呼吸及左心功能关系密切。肺血容量的增加,可使肺毛细血管开放和扩张,从而降低 PVR。

2. 主动调节

（1）神经调节:中枢神经系统通过自主神经对肺循环进行调节。交感神经对肺血管的效应主要是通过激活肾上腺素能 α_1 受体,引起肺血管平滑肌收缩、提高肺血管壁张力;而迷走神经节后纤维释放乙酰胆碱,后者对肺血管壁的生理作用呈现双向变化。

（2）体液调节:许多生物活性物质在肺内被激活、灭活、合成或释放,其中一部分对肺血管舒缩起重要作用,可以调节区域性肺血流量的分布,同时也会部分作用于体循环。这些物质包括有:①组胺:主要以结合型贮存于肺血管周围的肥大细胞中,作用于肺血管平滑肌,引起肺静脉和肺动脉收缩,使肺循环阻力和肺动脉压力升高;②血管紧张素:血液中的血管紧张素 Ⅰ 经过肺循环后,在肺血管内皮细胞所含的血管紧张素 Ⅰ 转换酶作用下,转变为血管紧张素 Ⅱ,后者收缩血管的作用比前者高 20~50 倍;③前列腺素:前列腺素（prostaglandin,PG）是一族二十碳不饱和脂肪酸,存在于人体各组织中,肺脏是人体内含有 PG 最多的器官组织之一,其中具有肺血管收缩作用有 PGF2α、PGD_2、PGE_2 和血栓烷 TXA_2,而 PGE_1 和 PGI_2 是血管扩张剂,可以拮抗收缩剂的作用,调节肺血管和支气管张力;④儿茶酚胺:经肺循环后,去甲肾上腺素减少 20%~25%,肾上腺素、多巴胺和异丙肾上腺素水平则无明显下降;去甲肾上腺素主要是 α 受体激动剂,可引起肺血管收缩;肾上腺素对 α 和 β 受体均有刺激作用,但对 β 受体有更大的亲和力,小剂量使用时,主要兴奋 β 受体,表现为血管扩张,而大剂量则兴奋 α 受体,引起血管收缩;多巴胺对肺血管的作用仅为去甲肾上腺素的 1/30~1/20;异丙肾上腺素则是引起肺血管舒张;⑤内皮素:内皮素（endothein,ET）是一类由内皮细胞合成和释放的具有多种生物活性的多肽类物质,具有收缩肺动脉平滑肌和促进细胞增殖与肥大的效应,是迄今发现的最强、最长效收缩血管的物质之一;⑥一氧化氮:一氧化氮(nitric oxide,NO)是血管内皮细胞生成并释放的一种内源性血管舒张因子,其前体是 L-精氨酸,由一氧化氮合酶(NOS)催化生成;内皮源性 NO 在肺血管释放量最大,主要作用于血管平滑肌细胞,一方面作为第二信使,降低游离 Ca^{2+} 浓度,扩张肺血管,是肺循环中最主要的内皮细胞衍生舒张因子(EDRF);另一方面 NO 能抑制内皮细胞增殖,防止内膜异常增生,预防发生血管内痉挛或动力性狭窄;同时 NO 也是一种支气管扩张剂,具有抑制血小板聚集及白细胞黏附、抗增生和清除氧自由基等特性。

除此之外,酸中毒(pH<7.3)可引起轻度的肺动脉压增高;肺泡中 CO_2 分压过度升高可使局部肺血管和支气管扩张;血小板激活因子、缓激肽、白三烯、腺苷对肺循环也有一定的影响。

在临床实践中,吸入低浓度 NO 可用于治疗严重的肺动脉高压、选择性扩张肺部通气良好的肺血管。对于后者来说,吸入的 NO 进入肺部通气良好的区域选择性降低肺血管阻力,使得部分血流可从通气不良区域更多地转移至通气良好的区域,从而改善 V/Q 比值,减少分流,改善机体氧合功能。

(3)化学因素:导致肺血管收缩的最重要的化学因素为低肺泡氧分压(P_AO_2),P_AO_2 低于 70mmHg 时肺血管明显收缩,并以毛细血管前小动脉收缩为主,PAP 和 PVR 升高,称为缺氧性肺血管收缩(hypoxic pulmonary vasoconstriction,HPV)。HPV 是肺循环独特的生理调节机制,局部低氧分压可引起肺循环血管平滑肌反射性收缩,使肺血流由肺泡低氧分压区域转移至通气较好的肺泡区域,从而调整 V/Q 比值、减少肺内分流,防止机体出现低氧血症。

HPV 的发生机制目前有各种假说,尚未定论。应用 NOS 抑制剂可加重 HPV,提示内皮细胞 NO 释放减少可能是导致 HPV 发生的潜在机制。而酸血症可进一步加重 HPV。高二氧化碳分压($PaCO_2$)通过形成碳酸引起酸血症,从而间接导致 PVR 增加。血液中各种舒血管物质如内皮衍生物质 NO、前列腺素等均可以抑制 HPV,也可以通过阻断 α 肾上腺素受体或者激动 β 肾上腺素受体而抑制 HPV。此外,LAP 升高(血管扩张效应)、高肺泡压和血 pH 升高(碱血症)均可以抑制 HPV。

四、肺循环血容量及血流分布

(一)肺循环血容量

肺血容量占总循环系统的 9% 左右,约为 450ml,其中约 70~100ml 在肺毛细血管内,其余部分均匀分布在肺动脉和肺静脉中。肺血容量的变化很大,与体位、呼吸及左心功能关系密切,波动于基础值的 50%~200% 之间。例如,从卧位转为立位肺血流量可减少约 1/4;吸气时肺血流量增加,呼气、Valsalva 动作及正压通气时血流量减少,持续 Valsalva 动作时可将 250ml 血液从肺循环转移至体循环;左心衰竭可使血液积聚在肺循环内,使肺血容量增加到基础值的 200%。由于肺循环血容量仅为体循环血容量的 1/9,血液在两个系统中的转移可明显影响肺循环,而对体循环的影响较小。

(二)肺循环血流的分布

由于肺血管壁薄、易于扩张,以及肺血管压力低,肺循环血流的分布易受到重力和血管周围压力的影响。正常人由于受到血液重力作用的影响,肺血流呈明显的梯度分布,肺尖部与肺底部血流量相差数倍。在不同生理条件下,肺血流分区也不相同。

平静吸气时气体更容易分布在肺底部肺泡。类似于血流的分布,肺尖部位通气量少而肺底部位通气量多。然而,从肺底至肺尖血流的减少程度比通气的减少程度更大。因此,通气/血流(V/Q)比值从肺底至肺尖是逐渐增加的。肺尖 V/Q 比值高,肺底 V/Q 比值低,正常机体静息状态时,全肺的 V/Q 比值大约为 0.8,即肺脏整体的通气量比血流量稍低。

五、肺微循环的血流动力学

(一) 肺泡组织液的生成与回流

如前所述,肺泡毛细血管是可渗型内皮细胞。正常状态下,肺毛细血管两侧的有效滤过压(滤过的力量和重吸收的力量之差)为 1mmHg,因此肺泡间质内有一定量的组织液生成。肺毛细血管对蛋白质分子的渗透性相对更大,导致肺间质内的胶体渗透压(约 14mmHg)相对外周组织的胶体渗透压(肺间质胶体渗透压的一半还小)更高,利于间质内液体集聚;而肺泡壁极薄,其表面的肺泡上皮细胞较脆弱,极易被大于肺泡内压(0mmHg)的肺间质压所破坏,导致肺间质内的液体渗出至肺泡内,形成肺泡水肿。

因此,在肺微循环的毛细血管动脉端有少量的液体从毛细血管净外流,这部分净外流的液体可以经肺间质内淋巴管回流到血液系统,从而避免肺间质水肿、肺泡水肿的发生。

(二) 肺水肿

各种原因引起肺血管外液体量过多甚至渗入肺泡,引起生理功能紊乱,即称为肺水肿。根据 Starling 方程,肺水肿发生可见于以下四种情况:①肺毛细血管静水压增高;②肺毛细血管壁通透性增加,常见于缺血、缺氧、有毒气体、感染、毒素、酸性代谢物质、组胺、儿茶酚胺等因素;③肺毛细血管内血浆胶体渗透压降低,其单独存在很少能够导致肺水肿,往往是在静水压增加或通透性增加基础上,导致肺水肿加重的因素;④肺间质淋巴液回流障碍。

在临床实践中将肺水肿的原因分为两种类型:心源性肺水肿(也称静水压性肺水肿或血流动力学性肺水肿)和非心源性肺水肿(也称高通透性肺水肿,如急性呼吸窘迫综合征)。

人类的血浆胶体渗透压正常值为 28mmHg,当肺毛细血管静水压超过该值时即可发生肺水肿。但肺毛细血管静水压缓慢升高时(至少 2 周),肺脏抗肺水肿的能力增加,其原因在于淋巴管显著扩张,回流代偿性增加。因此,对于慢性二尖瓣狭窄的患者,肺毛细血管压高达 40~45mmHg 时也未发生致命性肺水肿。

六、右心室-肺动脉耦联

心肌收缩力与心室后负荷的匹配关系称为心室-动脉耦联,是心血管功能的主要决定因素,决定着循环系统的功效,只有当心室功能适应动脉负荷时,才能使能量传递最有效。目前应用心室收缩末弹性(end-systolic elastance,Ees)评估心室收缩力,有效动脉弹性(arterial elastance,Ea)评估心室后负荷,采用 Ees/Ea 比率评估心室-动脉耦联。

右心室功能与后负荷的最佳机械耦联时 Ees/Ea 比率为 1.0,在比值低于 0.6~1.0 时就发生解耦联。肺高压(pulmonary hypertension,PH)时,PVR 升高,RV 后负荷可以增加 5 倍以上,RV 收缩力几乎相似的增加,Ees、Ea 的升高并不成比例,维持 Ees/Ea 比率接近正常、维持右心室-肺动脉的耦联,这称为"右心室适应",但需要消耗更多的能量(图 3-2)。在病情较严重的情况下,可通过心室扩张来维持 RV 收缩力,以限制每搏输出量(SV)的降低,但引起心肌耗氧量进一步增大,心室相互作用,右室壁僵硬度增加等后果,最终导致 RV 收缩力下降、LV 功能受损、SV 减少,右心室-肺动脉解耦联(图 3-3),RV 效率降低。

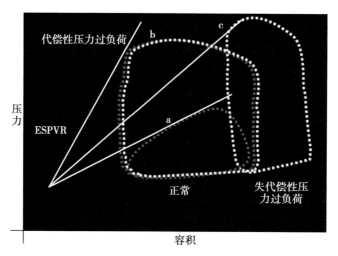

图 3-2 不同的负荷情况下右室压力-容积环

注:ESPVR = 收缩末期压力-容积关系。ESPVR 线的斜率反映右室(RV)收缩末弹性(Ees),其越大表示 Ees 越高。环内面积代表 RV 搏出功,环的宽度代表每搏量(SV)。a 环代表正常的 RV 压力-容积环,较低比例的 RV 搏出功产生压力,较高比例的则带来更高的血流动力。b 环代表代偿性慢性高压力的 RV,SV 不变、RV 搏出功增加。c 环代表失代偿性压力超负荷的 RV,RV 收缩力及 SV 均下降。

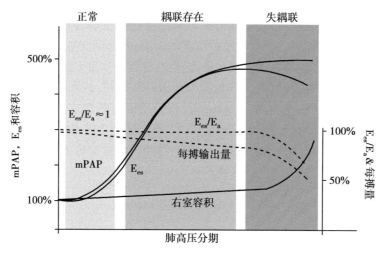

图 3-3 肺高压病程中主要参数变化

注:mPAP = 平均肺动脉压,Ea = PVR/T,T = 1/心率。

随着 RV 的持续扩张,RV 几何结构改变,三尖瓣瓣环扩张、相对关闭不全,出现三尖瓣反流;进一步的 RV 扩张及容量超负荷则可导致室间隔左移,影响 LV 充盈及收缩。LV 的功能障碍及冠脉灌注不足又会进一步恶化 RV 功能状态。这种自主恶化的异常病理生理改变最终引发低心排综合征及循环衰竭(图 3-4),进一步恶化临床症状及患者预后。

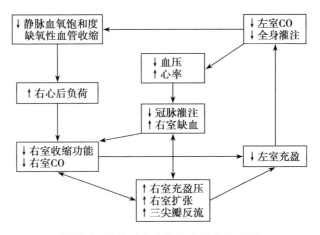

图 3-4　失代偿右心衰的病理生理机制

注:CO,心排血量。

第二节　肺动脉的超声评估

利用超声心动图检查肺动脉,其操作简便且无创,既可以估测肺动脉压,也可以提供 PH 的间接证据、协助病因诊断,还能评估患者病情、预后以及对治疗的反应等。

一、肺动脉压的估测方法

(一) 肺动脉收缩压(PAPs)

1. 三尖瓣反流压差法　在不合并肺动脉瓣狭窄及流出道梗阻情况时,PAPs 等于右室收缩压(RVSP)。可通过多普勒超声心动图测量收缩期 RV 与右房(right atrium,RA)压差来估测 RVSP。根据简化伯努利方程,常规利用三尖瓣反流速度(tricuspid regurgitation velocity, TRV)来估测 PAPs。计算公式为:PAPs = RVSP = ΔP + RAP = $4V^2$ + RAP[ΔP:三尖瓣反流的最大压差;RAP:右房压;V:三尖瓣最大反流速度(m/s)]。

测量方法:心尖四腔切面,用连续多普勒(CW)取样线记录三尖瓣反流频谱,测量最大反流速度(V)(图 3-5)。

RAP 正常值为 0~5mmHg,>10mmHg 即为增高。下腔静脉(inferior vena cava,IVC)易扩

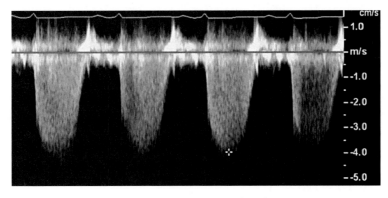

图 3-5　三尖瓣反流超声图像

张、顺应性较好,与 RA 直接相通,可以通过超声心动图下 IVC 直径及其呼吸变化率对 RAP 进行估测(表3-1):

表 3-1　IVC 直径及其呼吸变化率对 RAP 估测表

IVC 直径/cm	塌陷率	RAP/mmHg
<2.1	>50%(用力吸气)	3(0~5)
>2.1	<50%(用力吸气)或<20%(平静吸气)	15(10~20)

当 IVC 直径和塌陷率不同于表 3-1 情况时,可以考虑 RA 压力处于正常高限,采用(5~10)mmHg 的中间值 8mmHg。而使用固定 5 或 10mmHg 估测 RAP 的方法目前已不再推荐。

2. 室间隔分流压差法　假如左右心室之间存在分流,如室间隔缺损(VSD),无右室流出道和肺动脉狭窄,这时候左右心室的压力阶差 $\Delta P = LVSP - RVSP$(LVSP:左室收缩压)。如果左心室流出道无梗阻出现,这时左室收缩压可用肱动脉收缩压(BASP)代替,这样 $PAPs = BASP - \Delta P$,其中 $\Delta P = 4V^2$,V 为连续多普勒(CW)测得的收缩期室水平左向右最大分流速度。但是当室间隔缺损合并重度肺高压出现双向分流时,右室收缩压与左室收缩压几乎相等,甚至高于左室收缩压,应用分流速度间接估计肺动脉收缩压已无意义。

3. 大动脉水平分流压差法　存在动脉导管未闭,动脉导管两端的收缩压差 $\Delta Ps = AOSP - PAPs$(AOSP:主动脉收缩压)。在无左室流出道狭窄时,AOSP 与 BASP 相近,可替代主动脉压力,这样 $PAPs = BASP - \Delta Ps$,其中 $\Delta Ps = 4V^2$,V 为收缩期左向右最大分流速度。

(二) 肺动脉舒张压(PAPd)

通过肺动脉瓣反流速度间接估测 PAPd(图 3-6)。PAPd 与右室舒张期压力阶差是 ΔP,无三尖瓣狭窄时,右室舒张期压力与 RAP 相等,因此计算公式为:

$$PAPd = \Delta P + RAP = 4V^2 + RAP(V:肺动脉瓣舒张晚期反流峰值速度)$$

通常 RAP 估计为 5mmHg。

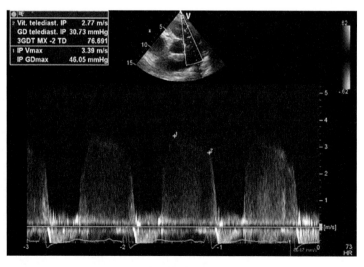

图 3-6　肺动脉瓣反流速度图像

(三) 肺动脉平均压(PAPm)

临床上可以使用三尖瓣反流及肺动脉瓣反流速度估测 PAPm 大小。

$$PAPm=(PAPs+2PAPd)/3$$

而当不存在瓣膜反流时,可以使用肺动脉收缩期血流频谱加速时间(AT)估测 PAPm(图 3-7),其经验性公式为:

$$PAPm=80-AT/2(AT:单位为 m/s)$$

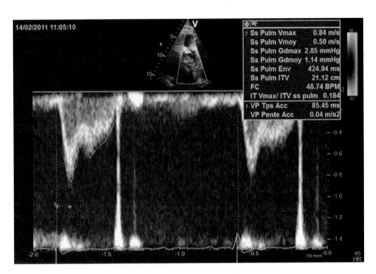

图 3-7　肺动脉收缩期血流加速时间

二、超声心动图判断肺高压的可能性

尽管三尖瓣反流峰值速度与 RV-RA 之间的压力差高度相关,但是多普勒法估测的肺动脉压力在某些特定的患者中仍可能是不准确的。相关研究结果证实,右心功能可以影响估测的准确度。例如严重三尖瓣反流或右心功能明显降低时,使用 TRV 可明显低估 PAP 压力,而其他状况下则可能高估 PAP。因此,不能根据 TRV 的某一截断值可靠确定或排除 PH。超声心动图估测 PAP 不准确的原因也可能为经验值估计 RAP 出现误差,实际 RAP 越高,这种误差可能越为明显。鉴于 RAP 估测的不准确性,以及使用简化伯努利方程公式可引起测量误差的放大,因此欧洲心脏病学会(European Society of Cardiology,ESC)和欧洲呼吸学会(European Respiratory Society,ERS)推荐使用连续多普勒(CW)测量 TRV 峰值速度(并非估测 PAPs)作为超声心动图判断 PH 可能性的主要指标,而英国超声心动图学会结合其他超声心动图征象(心室、肺动脉、下腔静脉和右心房相关表现)对 PH 的可能性进行分层判断(表 3-2、图 3-8)。

表 3-2　其他提示肺高压可能性的超声心动图征象

A 心室	B 肺动脉	C 下腔静脉和右心房
右心室/左心室基底部内径之比>1.0	右室流出道血流加速时间>105ms 和/或出现收缩期中期切迹	下腔静脉直径>21mm 且吸气塌陷率降低(用力吸气时<50%或平静吸气时<20%)
室间隔扁平(收缩期和/或舒张期左心室的偏心指数[a]>1.1)	舒张早期肺动脉瓣反流峰值速度>2.2m/s	右心房面积(收缩末期)>18cm²
	肺动脉直径>25mm	

注:[a] 左心室偏心指数,是用来衡量左心室在短轴切面偏离圆形的程度,计算方法是左室短轴切面测量的左室前后径/左室横径的比值,正常状态由于左室短轴切面呈圆形,故左心室偏心指数接近1。

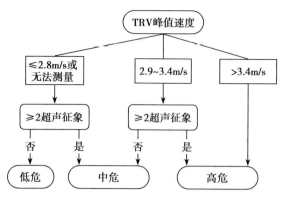

图 3-8　超声心动图判断肺高压的危险分层
注：TRV，三尖瓣反流速度。

RV 肥厚是慢性收缩期负荷过重的直接后果，不仅与 PH 的程度和时间有关，也与心肌对压力升高反应的调节有关。正常 RV 游离壁厚度≤4mm（舒张末期），胸骨旁长轴切面 RV 横径小于 20mm。PH 后 RV 出现扩张，游离壁、室间隔逐渐增厚，后期 RV 出现运动功能减弱。正常主肺动脉内径小于 25mm，右肺动脉内径小于 18mm。肺动脉壁顺应性随着肺动脉压力的增加而下降，内径随着容量和压力超负荷而逐渐扩张。

心室扩大和瓣环扩张可引起三尖瓣和肺动脉瓣反流，但正常人三尖瓣轻度反流发生率约为 0～44%，肺动脉瓣反流发生率约为 13%～90%。因此，超声心动图检出的轻微三尖瓣或肺动脉瓣反流的意义应结合其他检查综合判断、全面衡量。当三尖瓣反流量过少时，频谱多普勒形态不完整，经常造成 PAPs 的低估，单纯依靠超声多普勒法估测的结果并不准确，不适用于轻度和无症状 PH 的筛查。此时可考虑使用心脏超声造影（如静脉注射摇动后的盐水），可能改善多普勒信号，提高三尖瓣频谱的完整性，提高估测 PAPs 的准确度。

三、超声的其他评估作用

（一）识别 PH 病因

经胸超声心动图除了可以判断 PH 可能性、进行危险分层以外，还可进一步明确 PH 病因：①识别心脏结构、瓣膜、血流的明显异常，有助于进一步诊断及鉴别诊断；②通过右室壁厚度、RA 大小可以辅助判断急性或慢性右心功能障碍；③LV 舒张功能障碍与 PH 发生的相关性更为密切，超声心动图可以对此进行评估；④结合腹部超声检查可以证实门脉高压的存在，辅助诊断门脉高压相关性 PH。

（二）评估病情

由于 RV 功能是决定 PH 患者运动能力及预后的关键因素，超声心动图是重要的评估和随访工具。全面的超声评价包括腔室大小，尤其是 RA 和 RV 的面积、三尖瓣反流、LV 偏心指数及 RV 收缩功能等。三维超声、斑点追踪技术可以提高对 RV 功能评价的准确性，但目前任何一种指标都不足以完全评价 RV 功能。运动期间 PAPs 发生明显的增加（>30mmHg），即所谓的收缩功能储备，反映更好的 RV 功能及预后，是严重 PH 患者预后的独立预测指标。

四、超声肺动脉检查的注意事项

（一）规范化操作是超声心动图检查的基本前提

超声的客观准确评估与实施需要超声图像获取的标准化，因此规范化的检查方法和标准化的测量方法显得尤为重要，相关从业人员需要规范化的培训与训练。

（二）提高操作技术，减少测量误差

尽可能减少射流束（三尖瓣反流束、肺动脉瓣反流束、室间隔或大血管水平分流束）与测

量声束之间的夹角,正确调节多普勒增益,保证测量的准确性;应注意平静呼吸对右心衰竭患者三尖瓣反流速度的影响,尽量在呼气末或呼气末屏气状态下进行。

（三）切忌盲目使用三尖瓣反流法估测肺动脉压力

将 TRV 峰值速度作为超声心动图判断 PH 可能性的主要指标,同时应结合其他超声心动图征象对 PH 的可能性进行分层判断;超声心动图检查应该定位于 PH 可能性的判断,判断预后及治疗决定可能需要进一步行侵入性右心导管(RHC)检查。

（刘丽霞　朱炜华）

第四章

左心舒张功能

心脏是一个具有单向瓣的弹性管道且容量可变的泵系统,其泵功能不仅与收缩功能相关,也依赖于心脏的舒张功能,舒张功能决定了有效射血所需的容量储备。左心室的收缩功能一直是重症医学评估心脏血流动力学的重点,而舒张功能一直躲在"月亮的背面",随着重症超声在重症医学应用的不断增加以及超声技术的不断发展,超声心动图在无创评价左室舒张功能这一方面发挥着其他检查诊断手段无法比拟的优势,左心室的舒张功能越来越受到学者重视。近期,在美国胸科医师学院/法国复苏协会有关重症超声声明和国际高级重症超声心动图技术(ACCE)培训声明中,完成左心室(LV)舒张功能的评估,已成为ACCE 一项必备的技能。并且随着重症医师着力开发高级重症心脏超声(ACCE),在重症医学领域的应用,在舒张功能评价方面,重症医师将达到与心脏科同行们一样熟练的程度。

一、舒张功能及舒张期生理过程

舒张功能是指心肌松弛性与顺应性。心肌松弛性为舒张期单位时间心腔内压力的变化(dp/dt),是指正常左室收缩时,左室容积压缩过度,把心肌的弹性组织过度压紧(如弹簧之压紧),舒张开始就像弹簧松开时产生的一种抽吸作用。心肌顺应性为舒张期单位容积的变化引起的压力变化(dp/dv)主要取决于心肌间质成分,即把心肌连接在一起的胶原弹力纤维等结构,可用左室压力-容积曲线图来表示。舒张功能是心脏功能中较为敏感的部分,舒张性心力衰竭与收缩性心力衰竭的治疗存在很大差异,因此,判断患者的舒张功能具有重要意义。

左室舒张期是主动脉瓣关闭和二尖瓣关闭之间心动周期的间期,由四个阶段组成:等容舒张期、快速充盈期、缓慢充盈期、心房收缩期(图 4-1)。有许多因素影响左室舒张功能,包括心室顺应性,心室弹性回缩,心室抽吸作用,心房顺应性,心房收缩力和二尖瓣功能。除此之外,心包压力,胸腔内压,右心室功能对左室影响,左心室收缩功能等均会影响左室的舒张功能。

(一)等容舒张期

这是一个主动耗能过程,从主动脉瓣关闭开始持续到二尖瓣开放。在等容舒张期,左心室心肌主动松弛使左心房和左心室之间最初产生压力梯度,但左心室容量不变,此过程与心肌弹性回缩和/或心肌的惯性相关。

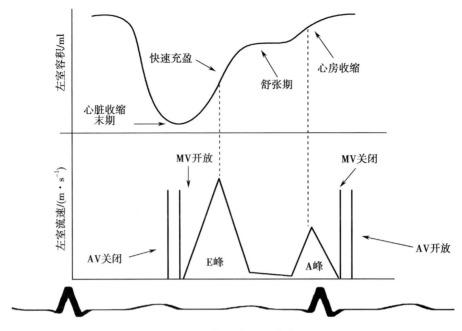

图 4-1　舒张期充盈曲线
注:MV,二尖瓣;AV,主动脉瓣。

（二）快速充盈期

活动中的心肌继续松弛,心室内压继续降低,当左心室内压低于左房压时,二尖瓣开放,左心房血液快速注入左心室,左心室快速充盈。正常舒张功能快速充盈期贡献左室舒张末容量的 80%~90%。此期对应跨二尖瓣血流的脉冲多普勒 E 波。

（三）缓慢充盈期

随着左室压力的逐渐上升,左房压力的逐渐降低,两者之间的压力差减小,使左心房经二尖瓣流入左心室的血流减慢、减少。

（四）心房收缩期

左房收缩,使心房血流经二尖瓣进入左心室。当左心室舒张功能正常时,左房收缩对左心室舒张末容量的贡献<20%;当左心室舒张功能受损时,左心房收缩对左心室舒张末容量的贡献增大,可贡献左心室舒张末容积的 35%~40%甚至更高。此期对应跨二尖瓣血流的脉冲多普勒 A 波。

二、左心舒张功能不全的普遍性

舒张功能不全在重症患者中十分常见,且其往往早于收缩功能不全(图 4-2)。人类在衰老的过程中,常从舒张功能退化开始,最早表现为松弛功能降低;在任何心脏病变的最早期均会出现舒张功能异常,即所有心脏疾病均会导致某种程度的舒张功能不全,而超声所发现的舒张功能不全已处于相对较晚的阶段。心脏作为一个泵血的器官,相对于收缩功能,舒张功能易被忽视,然而在感染性休克的心功能衰竭中,超声发现的左心室舒张功能不全的比例可高达 50%。

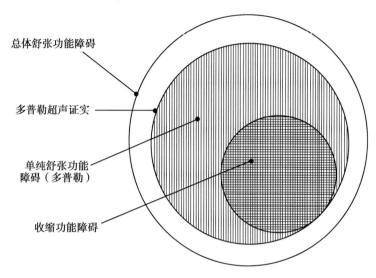

图 4-2　左心收缩与舒张功能不全所占比重示意图

三、舒张功能的快速定性评估

心脏超声可通过定性的方法来快速识别患者是否存在舒张功能不全,并做出初步评价。首先,存在心肌肥厚的患者通常伴有舒张功能不全;其次,心房颤动患者由于缺乏规律的心房收缩,通常也会合并舒张功能障碍;另外,当左心室出现了收缩功能障碍时,其舒张功能通常也受累;上述几种情况下,左心房经常是增大的(图 4-3)。

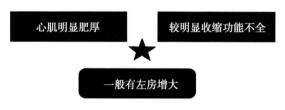

图 4-3　舒张功能的快速定性评估

通过床边快速定性评估,可将重症患者的舒张功能不全分为以下三类:单纯舒张功能不全(常见于心肌肥厚、高龄)、收缩功能不全导致舒张功能不全(室壁一般不增厚)、舒张功能不全合并收缩功能不全(室壁一般明显增厚,同时合并收缩障碍)(图 4-4)。定性评估是主要的评估方式,简单易行,可快速判断舒张功能不全,但不能精确地评估舒张功能不全的程度及左心房压。如果需要精确评估或者进行滴定治疗,则需进行定量评估。

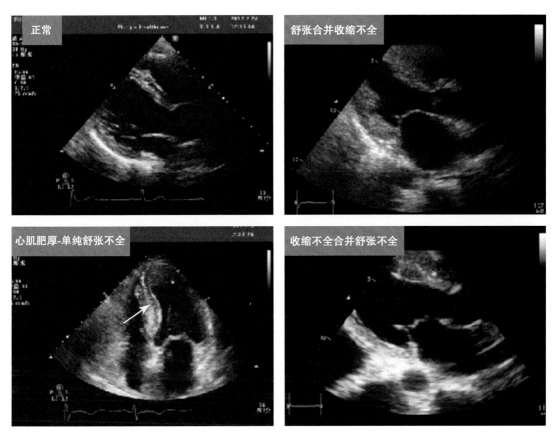

图 4-4　舒张功能定性评估

四、舒张功能的定量评估

目前有多种超声指标可以在床边定量评估左室舒张功能,通过脉冲多普勒、组织多普勒、彩色多普勒、肺静脉血流模式等发现和评估舒张功能障碍的程度(表 4-1)。

表 4-1　多普勒测量的舒张功能参数正常值

测量值	年龄分组			
	16~20 岁	21~40 岁	41~60 岁	>60 岁
IVRT/ms	50±9(32~68)	67±8(51~83)	74±7(60~88)	87±7(73~101)
E/A 比值	1.88±0.45 (0.98~2.78)	1.53±0.40 (0.73~2.33)	1.28±0.25 (0.78~1.78)	0.96±0.18 (0.6~1.32)
DT/ms	142±19(104~180)	166±4(138~194)	181±19(143~219)	200±29(142~258)
A 持续时间/ms	113±17(79~147)	127±13(101~153)	133±13(107~159)	138±19(100~176)
PVS/D 的比值	0.82±0.18 (0.46~1.18)	0.98±0.32 (0.34~1.62)	1.21±0.2 (0.81~1.61)	1.39±0.47 (0.45~2.33)
PVAr/(cm·s^{-1})	16±10(1~36)	21±8(5~37)	23±3(17~29)	25±9(11~39)
PVAr 持续时间/ms	66±39(1~144)	96±33(30~162)	112±15(82~142)	113±30(53~173)
室间隔 e/(cm·s^{-1})	14.9±2.4 (10.1~19.7)	15.5±2.7 (10.1~20.9)	12.2±2.3 (7.6~16.8)	10.4±2.1 (6.2~14.6)

续表

测量值	年龄分组			
	16~20 岁	21~40 岁	41~60 岁	>60 岁
室间隔 e/a 比值	2.4*	1.6±0.5 (0.6~2.6)	1.1±0.3 (0.5~1.7)	0.85±0.2 (0.45~1.25)
侧壁 e(cm·s^{-1})	20.6±3.8 (13~28.2)	19.8±2.9 (14~25.6)	16.1±2.3 (11.5~20.7)	12.9±3.5 (5.9~19.9)
侧壁 e/a 比值	3.1*	1.9±0.6 (0.7~3.1)	1.5±0.5 (0.5~2.5)	0.9±0.4 (0.1~1.7)

注:* 表明不包括标准差,因为这些资料是计算出来的,不是直接从原文中引用出来的;IVRT(isovolumteric relaxation time):等容松弛时间;DT(Deceleration time):减速时间。

（一）脉冲多普勒评估经二尖瓣血流

在众多超声指标中,二尖瓣血流速度仍是评估左室舒张功能的基石,是目前判断左室舒张功能最常用的方法。

1. **测量方法(图 4-5)**　取心尖四腔心切面或两腔心切面(TTE)或食管中段四腔心或两腔心切面(TEE),将取样容积线置于二尖瓣开放水平处下 2~3mm,通过脉冲多普勒(PW)评估跨二尖瓣舒张期血流。为了能可靠地评估,需要对血流的超声束进行一个良好的校准。正常人二尖瓣脉冲多普勒频谱有舒张期 2 个峰,E 峰及 A 峰。E 峰代表舒张早期,即快速充盈期最大血流速度,A 峰代表舒张晚期,即心房收缩产生的最大血流速度。相关参数如下:

E 峰峰速[50 岁以下(72±14)cm/s,50 岁以上(62±14)cm/s]。

E 波减速时间,从 E 波峰值到等电位时间,正常小于 200ms[50 岁以下小于(180±20)ms,50 岁以上小于(210±36)ms]。

A 峰峰速[50 岁以下(40±10)cm/s,50 岁以上(62±14)cm/s]。

E/A 比值。正常情况下,E 大于 A,但是随着年龄的增大,E 峰常等于 A 峰,或轻微小于 A 峰[50 岁以下(1.9±0.6)cm/s,50 岁以上(1.1±0.3)cm/s]。

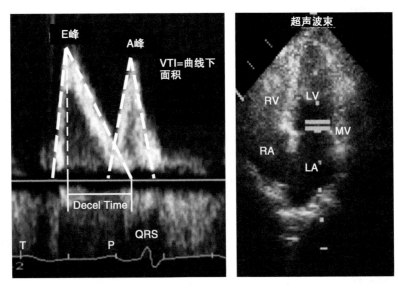

图 4-5　脉冲多普勒评估经二尖瓣血流
注:MV,二尖瓣;RA,右房;RV,右室;LA,左房;LV,左室;Decel Time,降速时间。

2. 二尖瓣血流频谱　分为四种类型:正常、松弛功能障碍、假性正常化、限制性充盈障碍。当舒张功能改变时,E 波速度减慢,E/A 倒置(Ⅰ型,松弛功能障碍);随着左房压力逐渐升高,E 波再次升高,E/A 比值再次大于 1(Ⅱ型,假性正常化);随着舒张功能的进一步障碍,E/A 比值大于 2(Ⅲ型,限制性舒张功能障碍)。若只考虑 E/A 值,则很难区分舒张功能正常和假性正常化。但是假性舒张功能障碍的心脏往往在超声上会有其他病理改变,如左室肥厚或左房扩张;因此需要结合组织多普勒(TDI)评估心肌运动来予以明确。

(二) 组织多普勒评估心肌运动

组织多普勒可以直接评估心肌组织运动的速度,减少了容量负荷衡量舒张功能的影响,因而是评估左室舒张功能的敏感技术。

1. 测量方法(见文末彩图 4-6)　在心尖四腔心切面(TTE)或食管中部四腔心切面(TEE),采用组织多普勒技术(TDI)将取样点放在二尖瓣瓣环侧壁或距其 1cm 以内处,记录心肌运动的多普勒信号,显示心肌舒张期和收缩期的多普勒频谱,测定舒张早期心肌运动速度(e')、舒张晚期心肌运动速度(a')。若取样点放在二尖瓣瓣环间隔壁,测定的心肌组织运动受心脏负荷的影响较二尖瓣其他部位更明显。

2. e' 反映左室的松弛,正常情况下大于等于 10cm/s,小于 10cm/s(二尖瓣瓣环的间隔壁小于 8cm/s)意味着舒张功能障碍。

3. E/e' 是舒张早期血流的峰速度(PW)与舒张期心肌组织运动的速度(TDI)之间的比值。由于二尖瓣血流频谱会出现假正常化,这时 e' 是很好的补充指标,并且 E/e' 常用来反映左室充盈压力。E/e'<8 时,可排除左心室舒张功能异常;E/e'>15 时,考虑存在舒张功能不全;8≤E/e'≤15 为灰色区域,需要合并其他超声指标诊断。临床应用时,需要注意,对于心功能正常以及存在二尖瓣严重钙化、二尖瓣疾病、心包缩窄的患者,E/e' 无法准确反映左室的充盈压力。

(三) 肺静脉血流频谱

1. 测量方法(见文末彩图 4-7)　在心尖四腔心切面(TTE),取样容积 2~3mm,肺静脉内深约 0.5cm 处取样可获较佳频谱。对于 TEE,需在食管中段四腔心平面,将探头稍微外撤并左转,或在食管中段双心房水平,观察到左上肺静脉,用彩色多普勒观察肺静脉血流,采用 PW 在离肺静脉口 1~2cm 处获取。

2. 正常肺静脉血流频谱由收缩期顺行波峰(S 波),舒张早期顺行波峰(D 波),舒张晚期逆行波峰(Ar 波)3 部分组成。在收缩期,二尖瓣环向心尖方向运动,左房容积增大,左房内压力下降,产生了第一个发生在收缩期的正向波,即 S 波。在舒张早期,二尖瓣开放,左房内血液快速流入左室,肺静脉血流持续进入左房,产生第二个发生在舒张期的正向波,即 D 波。S 波受到左室心肌收缩性、左房心肌松弛性和顺应性以及左房压力的影响。在正常成年人,肺静脉血流频谱的 S 波大于 D 波,即 S/D>1。舒张期左房、左室和肺静脉之间是一个开放的通道,因此,D 波形成的影响因素和二尖瓣血流频谱的 E 波是相同的。在心房收缩期,左房、左室和肺静脉之间仍然是开放通道,左房内的血液大部分进入左室产生二尖瓣血流频谱的 A 波,另一小部分进入肺静脉产生第三个负向波 Ar 波,Ar 波受左房收缩性、肺静脉床以及左房和左室顺应性的影响,在正常情况下,Ar 波流速低,持续时间短,其峰值流速一般不超过 35cm/s,持续时间远远小于二尖瓣 A 波的持续时间。左室心肌松弛性降低时,S/D 比值增加;随着左室充盈压升高,左房和左室顺应性减退,S 波逐渐变钝,D 波逐渐升高,S/D 小于 1,Ar 波流速增加,持续时间延长。如果左室顺应性显著降低,充盈压明显升高,S波还有可能出现倒置。这些变化特点可用于二尖瓣血流假性正常化充盈形式的鉴别。有研究发现肺静脉血流频谱Ar波持续时间与二尖瓣血流频谱A波持续时间的差值是估测左室舒张末压的最佳指标,该值大于30ms提示左室舒张末压升高,其特异性为100%。

(四) 二尖瓣前向血流的彩色M型多普勒

1. 测量方法(见文末彩图4-8) 在心尖四腔心切面(TTE)或食管中段四腔心切面(TEE),利用彩色多普勒测定二尖瓣前向血流,获取从二尖瓣环向心尖方向尽量远的整个二尖瓣前向彩色血流,采用M型超声并尽量与血流方向平行,M型取样线通过血流中央,获取彩色M型多普勒图谱,测定从二尖瓣环到心室4cm处的舒张早期血流斜率,即为血流传播速度(Vp)。

2. 血流传播速度(Vp) Vp是近年采用M型彩色多普勒技术评价左室舒张功能的一项新指标,正常值大于50cm/s。目前认为,心脏舒张功能受损时,左心室舒张早期血流传播速度(Vp)降低,其反映左心室内压力梯度。Vp降低原因主要是左心室松弛的不均一性。通过彩色M型超声心动图测量Vp的斜率来反映左心室基底部到心尖部的压力阶差。二尖瓣舒张早期峰值血流速度E与血流传播速度Vp的比值(E/Vp)可预测左心室舒张末压。当E/Vp>2.5时,可预测肺毛细血管楔压>15mmHg。

五、舒张功能不全及左房压的评估

2009年,美国超声心动图学会(ASE)发布了一份"心脏超声评价左心室舒张功能的推荐意见"。该推荐意见展示了描述评估舒张功能方法的三幅流程图。包括左房压估计(升高或不升高,没有具体数值),舒张功能分类为正常舒张功能或舒张功能不全,后者又细分三个级别(Ⅰ、Ⅱ、Ⅲ级)(图4-9)。虽然,2009年ASE将复杂领域变得规范,但重症医师难以将

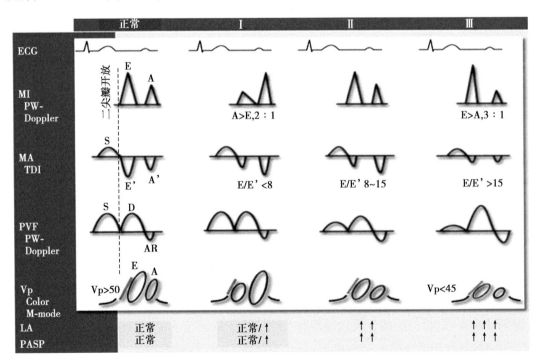

图4-9 舒张功能障碍的多普勒测量参数

注:ECG,心电图;MI,二尖瓣关闭不全;PW-Doppler,脉冲多普勒;MA,二尖瓣环;PVF:肺静脉血流;TDI,组织多普勒显像;Vp,彩色M型超声二尖瓣前向血流斜率;LA,左房;PASP,肺动脉收缩压。

它们应用于 ICU 临床一线。该流程要求测量各种参数,这些参数在重症患者中不易获得。患者相关因素(如机械通气、肥胖,水肿,体位不能变动,存在外科敷料)等,还有重症医师执行高级重症心脏超声的时间限制,使得重症医师在床边进行舒张功能监测难以实施。

2016 年,美国心脏超声学会/欧洲心血管影像协会将 2009 年指南进行了修订,为了保证临床的可实施性,对上述流程进行了简化。左心室舒张功能评估的流程图见图 4-10。对于左心室射血分数(LVEF)正常的患者推荐四种测量方法,提示舒张功能异常的截断值为:①e' 速度(隔侧瓣环 e'<7cm/s;外侧瓣环 e'<10cm/s);②平均 E/e' 比>14(外侧瓣环 E/e'>13,隔侧瓣环 E/e'>15);③左房容积指数>34ml/m²;④三尖瓣反流峰流速<2.8m/s。对于 LVEF 正常的患者,如果三次或更多次测量异常,则指南定义舒张功能不全。少于两次异常测量,考虑舒张功能正常;三次或更多测量异常,考虑舒张功能不全;两次测量异常,显示结果为不确定。如果存在舒张功能不全,则通过遵循另外的流程,来确定舒张功能不全的程度。对于 LVEF 低的患者,增加了 E/A 比值。除了对舒张功能进行分级之外,该流程图还可用于确定是否存在左房压升高。正常的 LAP 定义为,E/A≤0.8 且 E≤50cm/s。如果 E/A≥2,则 LAP 升高。对于二尖瓣血流测量值介于这些值之间的患者,可以测量平均 E/e',三尖瓣反流速度和左房容积。如果两次或更多的测量异常,则患者 LAP 增加;如果少于两次的测量异常,则 LAP 为不确定状态。

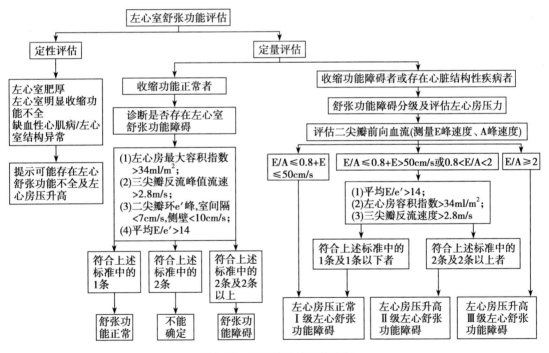

图 4-10 舒张功能的评估流程

六、从重症医学看左心舒张功能

重症患者,舒张功能不全的患病率达 20% ~ 57%,且其死亡率增加。舒张功能不全也与机械通气撤机相关,是脱机失败的独立危险因素之一。在存在舒张功能不全的危重患者中,血流动力学稳定者,干预可能不会引起任何即刻的变化。但是,它为重症医师就潜在问题发出了警告。例如,当心脏负荷加重的情况(如容量复苏,高血压,心动过速或不适当的透析治疗)存在时,将预示着发展为心源性肺水肿的风险增大。舒张功能不全患者,血容量减少和/或心动过速相关的低血压的风险可能会增加。因此,重症医师需要借助心脏超声识别正常舒张功能,并且对存在的舒张功能不全进行分级。

从重症医师的视角,ASE/EACI 流程图仍然过于复杂,需要对多项指标进行评估。在重症医学科,这些都由重症医师在床边进行并解释(不像心脏科,检查通常由具有资格的超声心动图技术人员进行)。考虑到时间限制,临床压力,以及患者存在较多影响图像采集的特定因素,重症医师执行 ASE/EACI 流程图所有部分是不切实际的。因此,有学者提出一些适合重症医师在床边评估舒张功能的简化方法。

Lanspa 等研究了 167 例严重脓毒症和脓毒性休克患者,评估了重症患者第一个 24 小时内各种心脏超声舒张功能的参数与临床预后的关系。应用 2009 年美国心脏超声学会指南推荐的流程,35%患者左心室舒张功能可以明确分类。其余的 65%无法归类,并且往往存在不一致的结果。其中,左房容积指数和减速时间与临床结局无关;室间隔侧 e' 和 E/e' 可对 87%的患者进行明确的分类,与临床结果相关。由此,作者定义舒张功能不全为室间隔侧 e'<8cm/s,并指出 Ⅰ级(E/e'≤8),Ⅱ级(8<E/e'<13)和Ⅲ级(E/e'≥13)。尽管这些发现,需要根据有创的金标准进行复制和再研究,但是有更多的文献支持 e' 和 E/e' 在评估舒张功能方面的作用。Gonzalez 等定义舒张功能不全:e'<10cm/s,结果显示,二尖瓣瓣环侧壁 e' 减少,死亡率呈增加趋势。Mourad 等定义舒张功能不全:e'≤8cm/s,结果显示,该参数是 ICU 死亡率相关的独立危险因素(OR:7.7)。Ritzema 等比较了 15 名患者的超声心动图参数和植入左房压力监测器测量的参数(LAP),结果发现,E/e' 可以可靠地检测到增加的 LAP。他们发现 E/e' 平均值≥14,E/e' 室间隔侧≥15,或 E/e' 侧壁≥12,表示 LAP>15mmHg。Sturgess 等使用 e'<9.6cm/s 和 E/e'>15 定义舒张功能不全,发现 E/e' 是在感染性休克院内生存的独立预测因子。在一项比较心脏超声和有创导管测量的研究中,Kasner 等报道,E/e'>8 是检测舒张功能不全的最好的心脏超声参数。

由此,重症医师可以根据 e' 和/或 E/e' 值来判断舒张功能不全的存在与否是合理的。由于当前研究的样本量和异质性,准确地使用哪个截断值尚无定论。此外,对于重症医师,随着肺部超声的进展及应用,可将肺部超声检查结果,合并入心脏功能的评估中。例如,当存在不确定舒张评估的情况时,通过肺部超声检查发现双侧肺部 A 线并且存在胸膜滑动,表明肺动脉嵌顿压力<18mmHg。

七、总　　结

重症患者存在普遍的舒张功能障碍,早期识别重症患者舒张功能障碍有助于改善重症患者预后。借助心脏超声,可通过定性的方法来快速识别患者是否存在舒张功能不全,并做出初步评价。在此基础上,可通过对左心舒张功能实现定量评估,达到精确评估以及滴定治疗的目的。

(司向　赵华　晁彦公)

第五章

左心收缩功能

心功能是指心脏作功的能力,主要是保证机体各组织器官在休息和活动的状态均有足够的血液供应。心功能包括左右心的收缩和舒张功能,其中最为主要的是左心的收缩功能,其承担着机体最主要的泵血功能,并连接着高压的体循环系统,所以左心收缩功能评估是临床判定患者心功能最重要的指标。

一、病 理 生 理

心脏位于胸骨体和第 2~6 肋软骨后方、胸椎第 5~8 椎体前方的胸腔纵隔内,由四个腔室和四组瓣膜组成,是血液循环中推动血液流动的泵。左心室是心尖的主要构成部分,也是心脏收缩最主要的动力来源。心脏的肌肉由内外两层纵向肌纤维和中层环形肌纤维构成,心外膜下肌纤维呈左手螺旋走向,中层肌纤维环形包绕,心内膜下肌纤维呈右手螺旋走向,其收缩和松弛造成了心室收缩期长轴、短轴、扭转和舒张期解螺旋运动。

左心室的供血来自前降支、回旋支和右冠状动脉这三根主要的冠状动脉血管,不同的分支血流供应不同的区域,左心室的冠状动脉血流具有明显的时相性,心脏收缩期冠脉血流暂停或减少,舒张期血流增加。心室压力有规律的升高和降低、瓣膜协调的开放和关闭,才能完成心室的有效射血,配合着身体应答的心率,提供了有效的心排血量,而这一切不仅取决于心脏本身的结构和功能,也受神经和体液因素影响。

左心收缩功能主要是指左心室的心肌收缩力,压力-容积关系可以反映其收缩功能,左心收缩功能直接影响到心排血量。因左心室内流动的是含氧量最高的动脉血,心排血量的高低影响到机体是否有足够的氧供维持新陈代谢,所以左心收缩功能不仅是心功能评估中最为重要的部分,也是重症患者病情判定和治疗导向中不可或缺的内容。

二、常 规 评 估 方 法

以往的血流动力学评估中,对左心收缩功能的评价主要是测量心排血量、每搏输出量及射血分数等,其数值高低受心脏的前、后负荷及心肌收缩力影响。常用的评估方法分为有创评估和无创评估,有创评估手段包括改良 Swan-Ganz 导管、脉搏指示持续心排血量监测(PiCCO)等,无创评估手段包括超声心动图、二氧化碳重呼吸技术(NICO)、阻抗心动图及心脏磁共振(CMR)等。超声心动图因无创安全、可床旁迅速获得、相对精准地提供心脏结构及功能信息,已广泛开展于急危重症医学的临床工作中。

三、重症超声评估

重症心脏超声对于左心收缩功能的评估包括定性评估和定量评估。定性评估是通过不同的心脏超声切面定性判断左室的整体和局部运动情况,这种方法快速有效,估测的射血分数与定量方法测得的射血分数有较好的一致性,根据运动异常的区域迅速找到导致左心收缩功能不全的病因。如果需要更精细化的血流动力学管理,则需要进行定量评估,包括通过二维或三维超声测量不同心动周期时心室大小和容积变化、组织多普勒测量二尖瓣环收缩期速度及心肌应变率等,这对超声操作者的操作和数据解读水平提出了更高的要求。

(一) 左室收缩功能的定性评估(eyeballing)

在进行左心室收缩功能的定性评估之前应先明确心脏是否存在慢性基础疾病所导致的结构改变,例如心腔大小改变,心肌厚薄变化,瓣膜改变,以及跨瓣血流改变等,这有助于判定心脏收缩功能的异常是由急性还是慢性因素所致。在对左室收缩功能的超声定性评估中,肉眼目测心肌的收缩情况可将左室收缩能力迅速分为收缩增强、收缩正常以及收缩减弱,并可通过快速目测收缩减弱的程度进一步判断轻度、中度以及重度收缩减弱,这有助于临床快速识别需要处理的血流动力学危象。对左室收缩功能进行定性评估时主要针对室壁的增厚程度和局部室壁的向心运动(表5-1),这种评估方式也需要注意心肌收缩的节段异常或不对称性对评估造成的影响。在左室收缩功能的定性评估中,需从短轴切面和长轴切面两个角度相结合进行判定,单纯依靠某一切面结果估测射血分数容易高于或低于实际值。一般来说,左室短轴切面对射血分数的估测更接近于实际值。在评估心肌收缩功能时,主要观察室壁的增厚和向心运动。

表 5-1 左心收缩功能降低时的室壁增厚及运动情况

左心收缩功能	室壁增厚情况	运动情况
正常	室壁增厚>50%	内膜向心移动>30%
轻度运动降低	室壁增厚 30% ~ 50%	内膜向心移动 20% ~ 30%
重度运动降低	室壁增厚<30%	内膜向心移动<20%
室壁无运动	室壁增厚<10%	无内膜向心移动
室壁矛盾运动	收缩期室壁矛盾运动	

美国心脏协会(AHA)监护左室沿着长轴分成基底部、中部和心尖三个部分,基底部分为6个节段,中部分成6个节段,心尖分成4个节段,最后再加上心尖顶部共17个节段,根据左心室各个节段室壁增厚和向心运动程度,将左心收缩功能异常分为弥漫性的心功能抑制、节段性的运动障碍和整体心功能增强。

1. 急性弥漫性心功能抑制 超声表现为全心运动功能降低,伴有左右心室同时扩张。常见原因有严重脓毒症、心肺复苏、除颤后及药物副作用,其病理生理机制大多是心肌弥漫缺血缺氧。其中,感染性休克合并心肌抑制是重症患者较为特有的疾病情况,往往提示预后不佳,在血流动力学治疗方面需要保证容量充足的前提下应用正性肌力药物改善组织灌注。常见的易导致心肌抑制的药物包括 β 受体阻滞剂、钙离子拮抗剂、钠通道抗心律失常药物等。

2. 急性节段性运动障碍 依据心肌抑制部位的分布特点,分为冠脉相关的节段收缩功能降低和非冠脉相关的节段收缩功能降低。

（1）冠脉相关的节段收缩功能降低:超声表现为与冠状动脉供血区域一致的运动功能降低或反常运动,未受累区域心肌代偿增厚明显。依据大多数患者的心脏冠状动脉血管的分布区域:左冠状动脉前降支供应左室的前壁和室间隔前 2/3,回旋支供应左室侧后壁,右冠状动脉供应室间隔后 1/3 和左室下壁。依据美国心脏协会（AHA）对心脏结构划分的 17 个节段,可以从心脏长轴和短轴切面两个角度确定左心心肌运动异常部位所对应的冠状动脉血管分支（见文末彩图 5-1）。其中需要注意的是,当患者的冠状动脉主干丧失供血而导致心肌收缩功能降低时,因其分布区域广泛,常表现为左室心肌大面积运动降低,易被误诊为急性应激所致的"心尖球形综合征"。因冠状缺血性疾病常伴有胸痛及呼吸困难等症状、心电图动态演变及心肌酶学升高,临床诊断和治疗中应同时结合患者生命体征、查体、化验检查及冠状动脉造影等结果,避免误诊误治。急性心肌梗死是心源性休克中最常见的病因。

（2）非冠脉相关的节段收缩功能降低:非冠脉相关性节段收缩功能降低最常见于应激性心肌病,典型超声表现为心尖扩张呈气球型,收缩功能减弱,基底部由于代偿而收缩增强,运动异常的区域不局限于冠脉供血支配的纵行节段,而呈环形的节段分布,也因此而被称为"心尖球形综合征"。应激性心肌病的另一种表现形式与心尖球形综合征正好相反,称为反应激心肌病,超声表现为包括基底部的下 2/3 左室收缩功能严重降低,上 1/3 包括心尖部收缩增强。应激性心肌病也并不仅仅局限于心尖、基底部甚至是左心室,左右室同时受累患者占 1/4,右室单独受累的应激性心肌病也有报道。应激性心肌病在老年女性多见,常存在应激因素,可伴有胸痛及呼吸困难等主诉,心电图,心肌酶学及冠脉造影的不典型表现可以帮助与冠心病进行鉴别,病变多为急性可逆性。应激性心肌病的发病机制可能与儿茶酚胺大量分泌导致的微血管痉挛和心肌抑顿有关。随着重症超声的普及,重症患者中应激性心肌病的发现率明显增高,个别患者在应激因素去除后心肌收缩能力并不一定能够完全恢复。

3. 整体收缩功能增强 在某些疾病状态下,重症患者的前后负荷都存在不同程度的改变,应用传统超声心动图的参数来评估左室收缩功能并不能完全代表心脏本身的基础状态。例如,感染性休克早期的患者,左室收缩功能障碍常被描述为"高动力"状态,且心排血量可能是异常增高的。由于低血容量导致了前负荷降低,血管扩张导致了后负荷降低,应用传统超声心动图测得的射血分数可能是正常甚至是增高的,但并不能由此来判定心脏的收缩功能一定是增强的。当对此类患者进行了容量复苏并加用了血管活性药物之后会发现,其实左心的收缩功能可能是正常或者降低的,对心脏功能非容量依赖性指数的研究显示及时心排血量和射血分数正常或者升高仍存在收缩功能的损害。当对左心功能的定性评估时,如果整体心功能表现为异常增强,应结合患者病情进行分析,纳入患者前后负荷及激素或疼痛刺激等因素对心脏造成的影响。

（二）左室收缩功能的定量评估

当患者的血流动力学治疗需要更精确的评估和指导时,单纯肉眼观察法（eyeballing）并不能满足需求,这就需要具有高级重症超声心动图能力的重症医师应用多种方法测量详细数据,因操作者对测量结果影响较大,所以并不推荐具有初级重症超声心动图能力的医师进行定量评估。

1. MAPSE 评估左室长轴收缩 超声评估左室长轴收缩最常用的方法是取心尖四腔心切面,应用 M 型超声测量二尖瓣侧面瓣环向心尖方向的移动距离,即二尖瓣瓣环位移（MAPSE）。MAPSE>10mm,长轴收缩功能正常。

2. 应用 M 型超声评估左室短轴收缩 对于无节段性室壁运动异常的患者,可以采用 M 型超声经左室短轴测量射血分数。选取标准胸骨旁左室长轴切面、二尖瓣腱索水平,或者是胸骨旁左室短轴切面、乳头肌水平,将取样线垂直于室间隔和左室后壁,测量左室舒张末期内径(LVED)和左室收缩末期内径(LVES),计算短缩分数(FS)及左室射血分数(LVEF)等。

$$FS = (LVED - LVES)/LVED \times 100\%$$
$$\Delta D^2 = (LVED^2 - LVES^2)/LVED^2 \times 100\%$$
$$LVEF = \Delta D^2 + (1 - \Delta D^2) \times \Delta L$$

该 LVEF 计算公式中包括两部分内容:ΔD^2 代表短轴收缩,计算短轴上舒张末期和收缩末期内径平方的缩短百分比;$(1 - \Delta D^2) \times \Delta L$ 代表长轴收缩,ΔL 相当于长轴的缩短百分比,主要与心尖收缩有关(正常为 15%,心尖收缩下降为 5%,心尖无运动为 0%,心尖反常运动为 -5%,心尖室壁瘤为 -10%)。

3. 内在心肌功能评估 EF 和 SV 的测量结果容易受到前后负荷的影响,可能会影响到对左心收缩功能的判断,而左室压力最大上升速率(dp/dt)是在等容收缩期测得的参数,是反映左心收缩功能的敏感指标,不受后负荷及节段室壁运动影响,略受前负荷影响,缺点是只能应用于存在二尖瓣反流的患者。取心尖四腔心切面,得到二尖瓣反流频谱,准确测量频谱上 1m/s 和 3m/s 之间的时间差 Δt,因两个速率之间的压差是 32mmHg,所以 dp/dt = 32/Δt。左室 dp/dt 的范围:正常值 >1 200mmHg/s;临界值 1 000~1 200mmHg/s;异常值 <1 000mmHg/s。

4. 左心收缩功能整体评估 射血分数(EF)是心脏每次收缩时左室射血量占左室舒张末期容积的百分数,是最常用的反映心脏收缩功能的指标,临床上容易获得且为临床医师广为熟知,较心排血量(CO)和每搏输出量(SV)更为敏感,但受心脏前后负荷的影响较大。EF >50%,收缩功能通常是正常的,EF <30%,提示心脏收缩功能下降。

对于存在节段性室壁运动异常的患者,应用 M 型超声测量 EF 不准确,这时推荐应用改良 Simpson 法(双平面法)计算左室容积和 EF。该方法的原理为通过心尖四腔心和两腔心切面,分别于心室舒张末期和收缩末期手动描记心内膜,计算机自动沿左室长轴将左心室分为数十个等间距的圆柱体,分别计算出每个圆柱体的体积,所有圆柱体体积相加得出左室舒张末期和收缩末期容积,进而计算出射血分数。该方法适用于左心室形态不规则及节段性室壁运动异常患者,测量关键在于心内膜要显示清晰,边界选择准确,肌小梁和乳头肌不能看作心室壁,而要算作心腔的一部分。在所有 EF 的测量方法中,心尖双平面 Simpson 法的准确性和临床应用价值最高,目前几乎所有超声心动图仪器均装备了该方法的计算软件,三维超声心动图测量左心室容量和 EF 因准确性提高将成为未来发展趋势,但目前使用仍受机器条件影响。

5. 心排血量(CO)测量 心脏的每次收缩是每搏量(SV)产生的主要动力,所以通过测量每搏量也可以动态反映心脏的收缩功能,但心脏收缩并不是决定每搏量的唯一因素,在临床分析中需考虑到这一点。超声心动图测量每搏量是指测量收缩期通过主动脉口的流量,即每搏量=左室流出道或主动脉瓣环面积×主动脉流速。因心室射血是搏动血流,血流速度是变化的,因此主动脉流速需用积分的形式表示,记为速度时间积分(VTI),等于主动脉血流频谱上基线和多普勒频谱所围成的面积。通常取心尖五腔或三腔心切面,得到左室流出道或主动脉瓣口频谱并描记 VTI,取样线尽量平行于血流方向,小于 20°,以确保数据的准确性。取左室长轴切面测量主动脉瓣环直径(D)或左室流出道直径,面积=$\pi(D/2)^2$。

$$SV = \pi\,(D/2)^2 \times VTI$$
$$CO = HR\,(心率) \times SV$$

　　需要注意的是,此方法测量每搏量不适用于存在明显主动脉瓣反流的患者,CO 的高低也并不能完全代表心功能的好坏。

　　6. 新技术方法评估左室收缩功能　　应变(strain)是指心肌变形的能力,应变率(strain rate)是指心肌变形时的速率,二者变化方向一致,是评估局部心肌运动的方法,存在负荷依赖性,适用于存在室壁运动障碍的患者,应用射血分数无法准确评估心脏的收缩功能。超声对应变的测量包括一维组织多普勒测量和二维斑点追踪测量,对超声仪器的硬件和软件要求较高。在三维超声心动图下,利用造影剂二次谐波成像的方法清晰勾画心内膜位置,对于提高测量准确性也有极大地帮助。

(陈铭铭　朱然)

第六章

左室流出道梗阻

左室流出道梗阻(left ventricular outflow tract obstruction,LVOTO)经常是导致重症患者顽固性休克的原因,按病理生理机制可分为动态性和机械性,其中动态左室流出道梗阻(dynamic left ventricular outflow tract obstruction,DLVOTO)在重症医学科(intensive care unit,ICU)发病率不低,但以往未受重视,且因为常易与其他类型的血流动力学紊乱合并存在而被忽略,导致常规治疗无法达到预期效果,甚至起血流动力学紊乱恶化。目前心脏超声的多普勒检查是确定左室流出道梗阻的主要手段,可快速识别诊断,在复杂的心脏功能问题中发挥独特的作用,给予有效干预来阻断 LVOTO 过程。

一、定　　义

在静息或刺激因素激发下,跨左室流出道压力阶差≥30mmHg 时,称为 LVOTO。

二、解　　剖

(一) 左室流出道解剖

有人将左心室流出道定义为从左心室室尖到主动脉瓣,更多的定义为从左心室腔内的二尖瓣前叶部分开始的,因此被不同的学者称为"主动脉前庭""主动脉下区域"或"瓣膜下区域"。左心室流出道是一个复杂的肌肉膜通道,在成人心脏中,长度大约为25mm。室间隔形成左心室流出道的前内侧壁,简称为"前壁";左心室流出道的后侧壁的大部分由二尖瓣前叶组成,简称为"后壁"。需要强调的是,左心室流出道的前壁(室间隔侧)没有固定的界限,组成左室流出道后壁的二尖瓣前叶的游离下缘是心脏解剖的重要结构,在左心室流入道和流出道之间起协调作用:流入道位于瓣叶的后下方,流出道位于瓣叶的前方(图 6-1)。

1. **左心室流出道前壁**　左心室流出道前壁由室间隔构成,上中部为室间隔的膜部,其余大部为室间隔的肌肉组织。在许多正常心脏内,可以看到在左心室流出道心肌细胞深入到主动脉瓣内侧壁部分。故心肌细胞的肥大可引起左心室流出道的狭窄。

2. **左心室流出道后壁**　左心室流出道后壁主要由二尖瓣前叶组成。左心房前壁位于左冠脉窦的下方,其间隙被一纤维层状组织连接,称为"隔膜",长度为 2~10mm,也参与组成左心室流出道的后壁。左心室的流出道后壁另外一个重要的结构是二尖瓣后叶,其与前叶在基底部相互融合,组成左心室流出道的后壁的重要部分。

(二) 左室流出道梗阻分类

根据左室流出道梗阻的解剖学位置,左室流出道梗阻分为主动脉、主动脉瓣以及主动脉瓣下的左室流出道区域梗阻(图 6-2)。

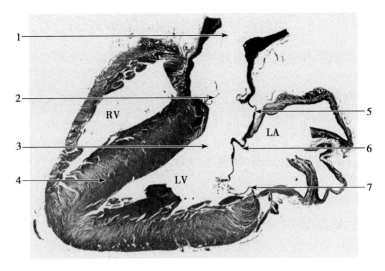

图 6-1　心脏解剖结构

注:1. 升主动脉;2. 主动脉瓣的右冠脉窦;3. 左心室流出道;4. 室间隔;
5. 隔膜;6. 二尖瓣前叶;7. 二尖瓣后叶。RV,右室;LV,左室;LA,左房。

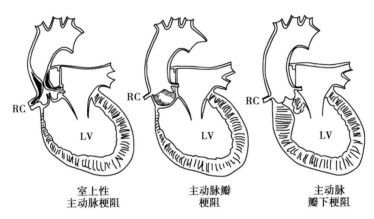

图 6-2　从左到右依次是主动脉、主动脉瓣以及主动脉瓣下狭窄

注:LV,左室;RC,右冠状动脉。

1. **主动脉梗阻**　是指从主动脉瓣上延伸到主动脉弓的降段,这一区域内的狭窄导致左室后负荷的增加,如果严重且不加以治疗,则会导致左心室肥大,最终导致左心室扩张和衰竭。包括经典的主动脉狭窄、主动脉发育不全、主动脉弓的中断,一些感染性心内膜炎的患者也处于高风险,应采取适当的预防措施。

2. **主动脉瓣梗阻**　主要由主动脉瓣膜狭窄造成,可能是先天畸形,如先天性二尖瓣型主动脉瓣,也可能为正常瓣膜感染或畸形瓣膜后天获得性感染所致。

以上两类属于机械性左室流出道梗阻的范畴,为固定性梗阻,已被广泛认识和重视,本文在此不做过多的阐述。

3. **主动脉瓣下狭窄**　位于主动脉瓣下左室流出道区域,本节以下内容所说的左室流出道梗阻特指此类型。除明显的解剖学异常,如左室流出道本身异常畸形、原发于二尖瓣的病变等机械性因素导致的机械性左室流出道梗阻外,还有一大类属于动态左室流出道梗阻,在危重症患者中发生率相对较高,但经常被忽视,本文将做重点阐述。

三、动态左室流出道梗阻(DLVOTO)

70%肥厚型心肌病患者会发生静息或诱发性LVOTO,并且是肥厚型梗阻性心肌病心功能衰竭的最常见原因。

流行病学及临床研究显示重症患者即使不存在肥厚型梗阻性心肌病仍可能发生LVOTO,甚至没有显著心脏疾病的患者也可以出现LVOTO,这类危重症患者的LVOTO呈现一种动态的过程,即各种原因引起左室流出道面积在收缩期进行性缩小,导致此区域内的前向血流速进行性增快、压力梯度进行性升高,故称之为DLVOTO。

(一)发病机制

通常DLVOTO的发生需要具备两个因素:易感解剖因素和/或作为诱因的病理生理学改变。50岁以上女性、肥厚型心肌病(hypertrophic cardiomyopathy,HCM)、高血压或者主动脉瓣狭窄导致心肌增厚、急性前壁心肌梗死、心尖球形综合征、二尖瓣置换或修复术后、二尖瓣结构异常和急慢性肺源性心脏病等可以是ICU患者中发生LVOTO的解剖因素。而LVOTO的诱发因素包括前负荷下降、后负荷下降、左心室高动力状态及心率过快这一系列病理生理改变。通常,易感解剖因素合并诱因时才会发生LVOTO。而ICU中,即使不存在易感的解剖因素,患者也可以单纯由于LVOTO的诱发因素的出现而发生LVOTO。简而言之,任何"高动力下的小心腔"均易发生DLVOTO。

(二)血流动力学特点

LVOTO的血流动力学特点为低排高阻,即梗阻导致心排血量降低和外周血管阻力代偿性增高。值得注意的是,DLVOTO导致的休克常与其他类型的休克(心源性、低血容量性、分布性)同时存在,这三类休克经常是DLVOTO的诱发因素。甚至在其他位点引起的梗阻,如急性肺源性心脏病、心脏压塞等,可能因为不恰当的治疗(强心、利尿)诱发LVOTO,加重心内梗阻,导致原本休克的进一步恶化。

总的来说,各种原因导致的低心排,伴或不伴低血压状态,常合并左心室代偿性收缩增强,尤其当室间隔基底段高动力状态时,就有可能发生DLVOTO。由于收缩期左室流出道前向高速血流,推动二尖瓣前叶向室间隔靠近,即SAM征(systolic anterior motion,SAM),同时因为二尖瓣关闭不严,导致二尖瓣反流;从而,二尖瓣收缩期前向位移导致流出道面积进一步缩小,血流速度进一步增快、左心室射血阻力进一步增加,心排血量降低,发生低血压和肾上腺素释放增加,进一步增加左心室室壁张力,导致心内膜下应力增高及缺血加重,心尖收缩力降低,甚至发生心尖球形样变,进一步导致室间隔基底段代偿性运动增强,导致LVOTO加重。此情况下的二尖瓣反流、左心室高张力,均会导致肺静脉回流障碍,从而发生肺水肿,由此形成恶性循环。如果此时出现任何导致左心室容量减少,如腹泻、脱水等,或导致左心室收缩力增强的情形,如应用正性肌力药物,均会进一步促进恶性循环(图6-3)。

(三)诊断方法

LVOTO诊断标准是在静息或刺激因素激发下,跨左室流出道压力阶差≥30mmHg。诊断方法包括超声心动图、心脏导管检查、心脏MRI及心脏CT检查等。

1. LVOTO超声评估(经胸超声心动图TTE或经食管超声心动图TEE) 超声心动图检查是目前诊断左室流出道梗阻的主要手段,以床旁、快速、简便、安全为特点,尤其适用于ICU的患者。

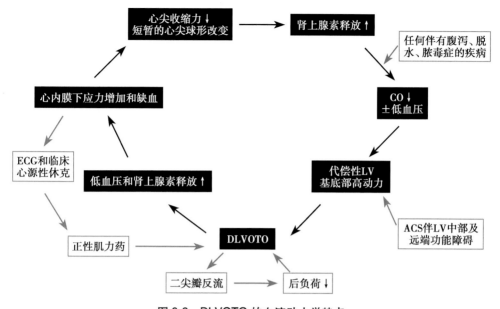

图 6-3　DLVOTO 的血流动力学特点

注:LV,左心室;ACS,急性冠脉综合征;ECG,心电图;DLVOTO,动态左室流出道梗阻。

（1）诊断 LVOTO

1）选择心尖五腔心切面或心尖三腔心切面,暴露出左室流出道。

2）应用彩色多普勒,观察收缩期血流特点,LVOTO 时血流呈现高速或湍流血流特点,为天蓝色或五彩。

3）应用连续多普勒,将取样线放在左室流出道,测定左室流出道的最高血流速度,根据 Bernoulli 方程:压力 $=4\times$(速度)^2 得到跨左室流出道的压力梯度,可定量评估梗阻的严重程度。梗阻程度与压力梯度成正比,梗阻越严重,跨流出道压力梯度越高。如果压力阶差 ≥30mmHg 诊断为 LVOTO。

4）"龙虾爪"征:是梗阻的特征性血流频谱。

应用脉冲多普勒,将取样框置于二尖瓣结合部以远 2.5cm、室间隔旁 1cm,且接近左室流出道血流束中线处,以检查收缩期左室腔内血流速度的变化。研究显示在跨流出道压力梯度超过 60mmHg 的肥厚型心肌病合并梗阻的患者中,会出现"龙虾爪"样波形,但一般不会出现在梗阻程度不高或无梗阻的患者中。

产生机制:当存在 LVOTO 时,随着收缩期左室流出道内径进行性变窄,此区域内的血流速发生进行性增快,高速血流会拖拽着二尖瓣前叶向室间隔运动,并在收缩中期与室间隔相接触,阻断了血流的继续前向运动,从而导致接触点上游（左室腔内）的血流速下降,形成"龙虾爪"波形的最低点。几乎在同时间点位于接触点下游（左室流出道）的血流速继续上升到达峰值,而之后血流速会下降,减慢的血流速对二尖瓣前叶的拖拽效应减弱,导致其与室间隔分离,左室腔内的前向血流速再次上升,形成"龙虾爪"的第二个波峰（图 6-4）。

（2）诊断 DLVOTO

1）SAM 征:即二尖瓣前叶收缩期前向位移,是 DLVOTO 的特征性表现。可能的机制是:肥厚的室间隔收缩运动减弱,左室后壁代偿性运动增强,后基底部的有力收缩迫使二尖

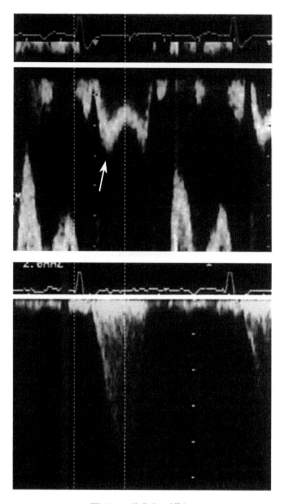

图 6-4　"龙虾爪"征

瓣前叶进入血液几乎排空的左室流出道;乳头肌肌纤维排列紊乱,当心脏收缩时,肥厚的室间隔挤压绷紧的腱索,腱索后移,而二尖瓣前叶上翘前移;收缩期左室流出道变窄,过快的血流速度导致流出道区域相对负压,吸引二尖瓣前叶发生前向运动,即 Venturi 效应。

检查方法:

A. 选择胸骨旁左室长轴切面,将 M 超取样线置于二尖瓣前叶瓣尖处,观察其运动曲线。

B. 舒张期二尖瓣前叶运动曲线类似字母 M,第一个峰 E 峰代表快速充盈期二尖瓣最大开放,第二个峰 A 峰代表左心房收缩期二尖瓣开放程度再次增加,后叶类似字母 W,二者相互形成类似镜面样曲线,而两峰之间的关闭线 CD 段(图 6-5),即左室射血期。DLVOTO 时,会发现二尖瓣前叶 CD 段向上凸靠近室间隔,称 SAM 征(图 6-6)。

2)"匕首"征:收缩期时,随着左室流出道内径的进行性变窄,出现左室流出道血流速度"进行性增高"并在收缩中晚期达到顶峰,形成"匕首"样波形,是 DLVOTO 的特征表现。

检查方法:

A. 选择心尖五腔心切面或心尖三腔心切面,暴露出左室流出道。

B. 应用连续多普勒,将取样线放在左室流出道,检查收缩期左室流出道内血流速度的变化,形成一"匕首"样血流频谱(图 6-7)。

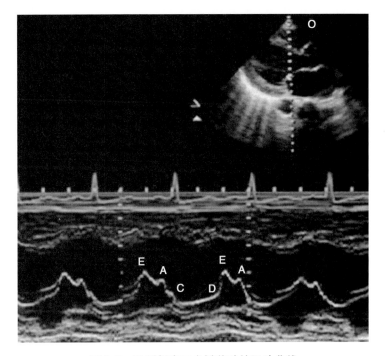

图 6-5　M 型超声二尖瓣前叶的运动曲线

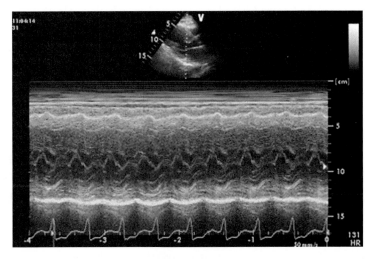

图 6-6　SAM 征

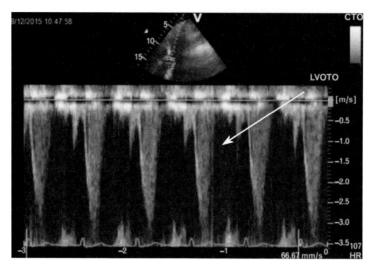

图 6-7 "匕首"征

2. LVOTO 的心导管评估 尽管有创操作存在风险,但当无创评估后仍存在不确定性时,仍需要进行侵入性心导管检查以确认和量化 LVOTO。

首先,对于仅存在激发性 LVOTO 的这类患者,由于其在静息状态无梗阻,需要额外激发才能诱发潜在的梗阻出现(如在运动时),所以多普勒超声检查可能很难捕捉。其次,左室流出道血流信号可能会混杂较高速度的二尖瓣反流信号,从而限制了对流出道压力梯度定量的准确评估。第三,DLVOTO 可与机械的主动脉瓣或瓣下狭窄并存,此时无法对梗阻程度进行定量评估。因为传统上用于估计压力梯度的修正 Bernoulli 方程对此类串联的阻塞是无效的。最后,在一些高动力状态的小心腔内,连续多普勒超声可能很难定位梗阻的位置(流出道、心室中部或心尖部),因为连续多普勒测量的是取样线上所获得的最大流速。

鉴于以上情况,有创性心导管检查可作为超声检查的辅助工具,帮助确定梗阻的存在、梗阻的程度和位置。

3. LVOTO 的其他影像学评估 MRI 和 CT 影像学方法对于 LVOTO 的评估,相对于心导管检查有创性较小,但由于操作复杂、耗时耗力,对于 ICU 患者,可行性低,在此不做赘述。

(四)常见疾病

1. 肥厚型心肌病(HCM)与左室流出道梗阻 HCM 定义为一个或多个左心室心肌节段增厚,厚度至少 15mm,且不能用心脏负荷异常来解释。它是一种常染色体显性疾病。有研究表明,70% HCM 患者会出现 LVOTO,其中约 1/3 患者静息状态即存在梗阻表现,另 1/3 患者则在运动后出现梗阻或梗阻的恶化。超声心动图是诊断 HCM 和 LVOTO 的关键手段。

2. 非肥厚型心肌病与动态左室流出道梗阻 在非肥厚型心肌病中,DLVOTO 可发生在存在解剖易感因素(如室间隔基底段肥厚、"S"形室间隔、向心性肥厚型左室心腔以及乳头肌肥大)的患者中(图 6-8),也可在心脏结构正常或者接近正常的患者中出现,尤其是 ICU 中的患者。脓毒症、心尖球形样变、急性前壁心肌梗死、急性或慢性肺源性心脏病、慢性高血压、二尖瓣术后、主动脉瓣狭窄置换术后、低血容量、贫血等是重症患者发生 DLVOTO 的常见疾病。导致低血压和低心排,此时正性肌力药物及儿茶酚胺类药物甚至会加重病情,而需要应用 β 受体阻滞剂、a 受体激动剂、补液及降低应激等治疗手段(图 6-9)。

综上所述,LVOTO 在 ICU 中并不少见,即使心脏不存在特异的解剖异常(心肌肥厚等),

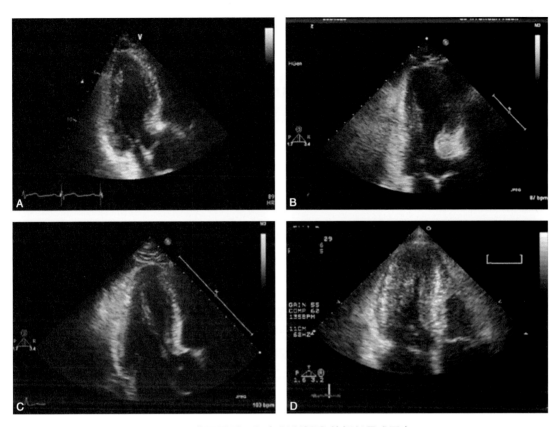

图 6-8　非肥厚型心肌病 DLVOTO 的解剖易感因素

注:A. 室间隔基底段肥厚;B."S"形室间隔;C. 乳头肌肥大;D. 向心性肥厚型左室壁。

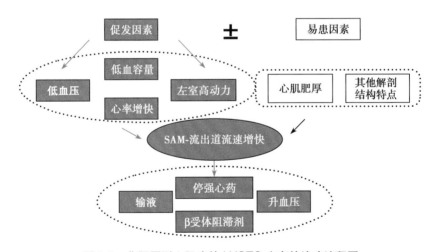

图 6-9　非肥厚型心肌病的 LVOTO 患者的治疗流程图

多种病理生理学改变(心脏前负荷下降、后负荷下降、收缩力增强以及心率增快)都可能导致 LVOTO,使原本已经存在的血流动力学紊乱进一步恶化,而需要强调的是,常规的治疗(升压、利尿及强心)常常无效甚至会加速病情进展。床旁超声可以快速诊断 LVOTO 并明确梗阻性质、梗阻原因,从而进行有效血流动力学治疗。

(张倩　霍焱　刘丽霞)

第七章

主动脉及外周阻力的重症超声监测方法

第一节 常规监测方法

一、动 脉 压

动脉系统可以按照解剖不同分为三个区域,每个区域都有其清晰和独立的功能:①弹性大动脉(如主动脉、颈动脉、髂动脉),其平滑肌细胞数量有限,起缓冲作用,可以被动扩张,接收心脏收缩期射出的血液,并在舒张期将血液排出到外周血管,使整个心动周期中毛细血管获得连续流动的血液;②肌性动脉,特别是下肢动脉(如股、腘、胫动脉),通过改变平滑肌细胞长度来改变压力和流量沿其长轴的传播速度,并确定在心动周期中反射波何时到达心脏;③小动脉,通过改变管径来改变外周阻力,有助于维持平均动脉血压。

动脉压可以反映心排血量及外周血管总阻力,关系到器官灌注、微循环及组织氧供需平衡等。动脉压是心室收缩、心室压力负荷与动脉系统相互作用的结果,而血管外机械性因素,如胸、腹腔内压力作用于血管,从而进一步影响动脉血压。在临床中,动脉压的监测已成为常规手段,尤其在重症医学科及麻醉科,动脉压的监测是其重要组成部分。目前血压监测方法分为三类:有创血压监测法、间歇式血压监测法和连续无创血压监测法。

(一) 有创血压监测法

又名动脉导管置入法,将连接压力传感器的导管直接经皮插入动脉监测血压信号,测量值的精确性与测压系统换能器性能及阻尼性能有关,测量系统包括动脉导管、延长管、三通、冲洗装置、传感器、放大器和记录器等,目前被认为是血压监测的"金标准"。常用的监测部位有桡动脉、肱动脉、足背动脉、股动脉等。其中桡动脉首选,但需做 Allen 试验,以免造成手部缺血、甚至坏死。需注意越接近心脏部位的压力波形越能准确反映主动脉压力,从主动脉到外周血管,收缩压逐渐升高、舒张压逐渐降低;直接测压数值比间接法压数值高 5～20mmHg;间断用肝素稀释液冲洗管路、多观察动脉局部情况、留置时间最好少于一周,避免出现如血肿、感染、神经损伤等并发症。因此该方法仅适用于重症患者、术中监测、应用血管活性药物及需要反复查血气等情况。

(二) 无创间歇式血压检测法

包括柯氏音法及示波法。1905 年,俄国医师柯罗特科夫发明了柯氏音听诊测定法,他使用测压计与能充气的袖袋相连,将袖袋绑在受试者的上臂,然后打气到阻断肱动脉血流为止,当动脉收缩压小于袖带施加的压力时,动脉血流受压,再缓缓放出袖袋内的空气,当袖带压刚小于肱动脉血压时,血流重新开放,冲过被压扁动脉时产生了湍流,引起振动声(简称柯

62

氏音）。这时测得的是心脏收缩期的最高压力，称为收缩压；继续放气，当声音变得低沉而长时，所测得的血压读数，相当于心脏舒张时的最低血压，称为舒张压。袖带应包裹80%前臂，袖带太窄、上臂脂肪过多会使读数偏高，袖带太宽会使读数偏低。但其无法得到连续的血压值。

近年来越来越多的血压计及监护仪采用示波法测量血压，它是一种采用震荡技术的无创袖带血压监测法，优点是无创、可重复、定时测量、血压值超过设定值可报警、易于掌握，且脉压波与血压有较为稳定的相关性，因此利用示波法测量的血压值更为准确。临床常用的多参数监护仪中采用的无创血压自动测量方法即为振荡法，与柯氏音法相比，振荡法避开了外界声音振动的干扰、重复性较好、测量误差小。监护仪无创血压测量一般由袖带、充放气控制、压力传感器、数据分析显示等组成，如严重的休克和心律失常、血压过高或过低、心率过快或过慢等都会影响测量的准确性；并且患者心排血量、动脉管壁弹性、血液黏稠度、外周阻力、袖带大小和松紧程度等都会影响其精准度。测量的标准位置仍是上臂，距离心脏越远，动脉的收缩压越高而舒张压则越低。

示波法与听诊法都是将袖带加压至阻断肱动脉血流，通过袖带充放气过程，利用肱动脉血管壁的振动在袖带中产生一种气体震荡波，应用函数算法得到收缩压及舒张压。与有创血压监测相比，上述无创间歇性血压测量法的优点为：无创伤性、可重复性、省时省力、操作简单、安全方便；缺点在于不能持续监测血压变化，肢体活动或压迫袖带会影响血压的测量结果，并且在休克状态下可能会提供不可靠的较高的压力值，还可能因为过于频繁测量引起肢体缺血、麻木等。

（三）　无创连续性血压测量

1. 动脉张力测量法（arterial tonometry）　又称扁平张力法，适用于桡动脉、股动脉及颈动脉等浅表动脉，利用压力传感器对其施加压力，致使动脉血管扁平，当血管内外压力相等时，利用压力传感器测量平均动脉压（mean arterial pressure，MAP），再依据传递函数公式转换成此时的收缩压（systolic blood pressure，SBP）、舒张压（diastolic blood pressure，DBP）（图7-1）。缺点是测压的准确性在传感器受到碰压或位置移动时会受到影响。

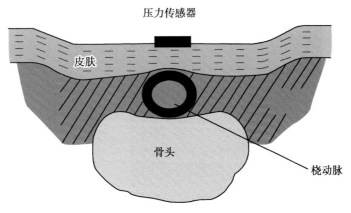

图7-1　动脉张力法测量原理

图7-2为动脉张力测量法追踪得到的主动脉脉搏波形，主动脉增强指数（Aix）为P1、P2差值与脉压（pulse pressure，PP）比值。图7-3分别记录主动脉及肱动脉脉搏波形，当大动脉顺应良好时，例如在正常健康的年轻受试者（左侧的波形）中，动脉波形在向周围传导时被放大；由于大动脉僵硬增加，例如，随着年龄的增加、糖尿病和其他心血管疾病的危险因素，这

种放大作用将减弱(右边的波形),可见从肱动脉来看,两者波形相似,但主动脉压波形相差很大。当大动脉顺应良好时,最初的收缩压力波从心脏传递到外周,是产生收缩压峰值(P1)的主要原因,反射波(P2)在舒张期到达主动脉,增强舒张压和冠状动脉充盈;若大动脉僵硬增加,反射波则较早出现,以致 SBP 增强和 DBP 下降。

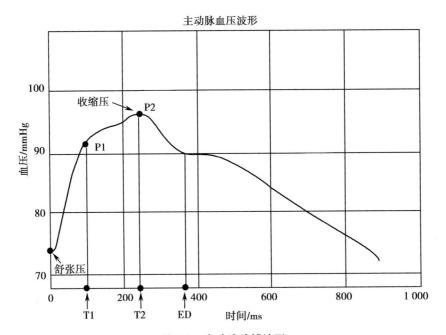

图 7-2　主动脉脉搏波形

注:T1,到达 P1 的时间;T2,到达 P2 的时间,ED,射血持续时间。

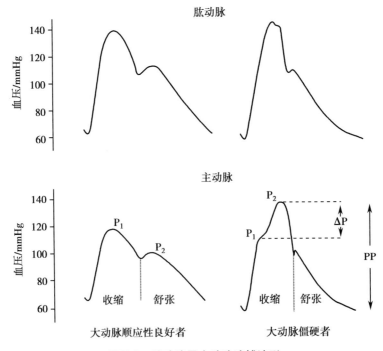

图 7-3　肱动脉及主动脉脉搏波形

2. **Penaz 技术**　该技术 1973 由 Penaz 提出,基本设备包括一个含有光电容积小指套、红外电子体积描记器、伺服控制系统、电脑系统(图 7-4)。仪器发射透过手指的红外线,由光检出器接收,手指体积描记器则连续测量指动脉的直径大小,屏幕上显示脉搏波和血压的数值,该方法需与自动间歇测量法校对。该方法缺点在于导致低外周灌注的任何状态,如血管疾病、寒冷的温度,雷诺病将降低反馈系统正常工作的能力;长时间连续测量会导致手指静脉充血,血压监测的准确性下降;可能导致受试者肢体远端不适。

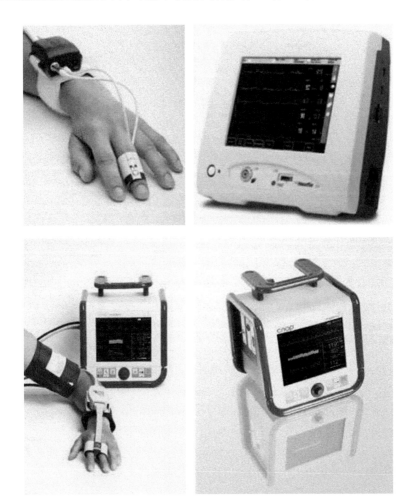

图 7-4　无创连续性血压测量(Penaz 技术)

3. **多普勒法(Doppler)**　根据多普勒效应原理,通过探头测出充气袖带远端动脉壁运动的声波频率,从而间接测量血压。将两个测试传感器置于袖带下距远心端 1/3 处,分别发射超声波和接收反射超声波,在袖带放气过程,当肱动脉压与袖带压力一致时,超声波受到动脉波振动的影响而产生多普勒频移,初次被设备检测出来时,袖带所施加的压力值为收缩压,当多普勒频移值明显降低时,袖带所施加的压力值便是舒张压。其突出优点是在小儿和低血容量状态下测量血压较准确,缺点是不容易准确测定 MAP 和 DBP,准确性还受多普勒探头的位置变化影响。

4. **脉搏波测压法**　①脉搏波波速法:是基于脉搏波测量参数与动脉血压之间的关系推

测血压的变化进而得出血压值的连续无创血压监测方法。选取臂上两点,测量脉搏波在两点之间的传递时差,通过时差间接计算波速,再利用血压及波速之间测正相关关系,推算出血压值。②脉搏波参数特征法:通过脉搏波提取出反映血压的特征点,依据脉搏波测压原理及动脉弹性腔理论,建立特征参量与血压间的相关关系方程,从而实现血压的无创连续监测。基于该方法的血压监测设备简单、便捷,且临床已研发出便携式测压设备,它摆脱了测压气囊对受试者的束缚,缓解了气囊压迫导致的不适感。但由于个体之间差异较大,尚无脉搏波传导和动脉压相关关系的统一标准,脉搏波会随着个体的差异而不同,影响血压测量精度。

总之,无创连续血压监测方法越来越受重视,未来几乎能和连续有创血压监测一样持续测定动脉血压,临床正在积极验证与推进中。

二、主 动 脉 压

主动脉压也称为中心动脉压,是升主动脉根部血管所受的压力,它是由心脏收缩引起一个收缩波和一个反射波重叠而形成的;人为将其分为收缩压(SBP)、舒张压(DBP)及脉压(pulse pressure,PP)。左心室(left ventricle,LV)射出血液进入主动脉,当主动脉压力增大到最大值(即收缩压),血液进入动脉系统,之后主动脉压力下降到最低(即舒张压),收缩压和舒张压的差值是脉压。其中,收缩压的决定因素包括:每搏量、动脉血管顺应性、压力波在外周血管的反射程度,而后者受外周血管张力的影响,当正向及反向压力波传输速率增加,使收缩期反射波更快到达主动脉。舒张压的决定因素包括:动脉血管顺应性、心率、血管阻力、血管网的分布。富有弹性的主动脉构成一个压力缓冲器,将间断的心排血量转换为稳定的血流,不仅减少了心脏在收缩过程中的后负荷、减少能量消耗,而且减轻了灌注器官的脉冲压力。大动脉僵硬度的增加使血液从左心室射入动脉时的脉冲速度加快,并且提前形成反射压力波形,某种程度上,增加了左室射血期的压力;在心脏收缩期间,提前出现的反射脉冲波会增加心脏的后负荷,降低舒张期冠脉的灌注压。当主动脉压力脉冲从主动脉传播到分布动脉时,由于在分支血管形成反射波及分布动脉顺应性下降,使收缩压升高、舒张压降低,因此,从主动脉到外周动脉脉压逐渐增加,而小动脉之间的脉搏幅度逐渐减小,直到毛细血管脉搏幅度变得极小,主要是因为小血管阻力增加、顺应性下降。衰老与其他与心血管事件相关的危险因素都将导致血管重塑,其中血管硬化是一个重要的病理生理改变,并且主动脉僵硬度的增加是老年人及高血压患者收缩压及脉压增加的主要原因。

整个动脉系统中 DBP 和平均动脉压(mean arterial pressure,MAP)相对稳定,而 SBP 从中心到外周动脉则逐渐增大。平均主动脉压是主动脉脉搏周期中的平均压力值,主动脉和分布动脉阻力相对较低,意味着 MAP 从主动脉到小动脉下降幅度很小,因此,MAP 可以作为动脉系统的参考值来估计动脉血压。长期以来,人们通常认为肱动脉压与主动脉压一致,然而,2003 年欧洲心脏学会及欧洲高血压学会(ESH/ESC)发布的指南指出:主动脉压与肱动脉压存在差异;降压药不同对主动脉压影响也不同,这是药物不同疗效不同的重要原因;主动脉压是重要脏器血液灌注的根本。2006 年 *Circulation* 发表了欧洲最大规模高血压研究(ASCOT 研究)的亚组研究——CAFE 研究,发现中心动脉压比外周肱动脉血压更能反映心脏负荷,并且与心脏终点事件的发生更加密切相关。

主动脉压的测量主要有两个途径:①使用导管介入法可以直接获得理想测量值,但因其有创性及高费用使之无法在临床上普及使用;②通过无创方法测量外周动脉压推算得到主动脉压。一般来说,血管内测量肱动脉比听诊器测量收缩压高 3～4mmHg,这个小的差异可以被忽略,听诊法测量的肱动脉压通常可代替主动脉压。很多年前已经认识到主动脉压实际是高于外周动脉压,外周动脉放大作用是由于外周动脉僵硬度逐渐增加、动脉直径逐渐减小,更重要的是反射波对外周血压的放大作用强于主动脉血压(图 7-5)。随着年龄增长、动脉管壁硬化,主动脉及外周动脉 SBP 差异逐渐减小,尽管如此,外周动脉血压通常比主动脉血压高 5mmHg。

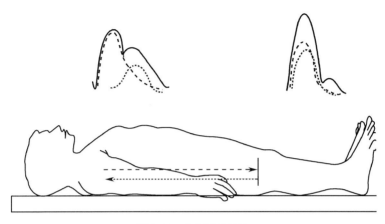

图 7-5　动脉树反射波

有创法:是一种经动脉穿刺置管直接测量主动脉压的方法,能够反映患者每个心动周期的血压变化情况,具有准确性、直接性、可靠性,随时可以取值且不受外界影响。通常经局部常规消毒并局部麻醉,经右桡动脉或股动脉穿刺送入鞘管,并沿鞘管送入导管到达升主动脉,将导管外端通过充满肝素氯化钠溶液的管路连接压力传感器,压力传感器置于腋中线水平,并与监护仪连接,传感器通过大气调零校对后连续监测该位置血管内压力曲线。

然而临床上直接测量主动脉压并不切实际,因此提出一些用于评估中心动脉压的无创手段,通过检测桡动脉的脉搏波及肱动脉的血压,经过函数转换计算出主动脉压,临床上无创测定中心动脉压的方法主要是应用周围动脉与主动脉波形的对应关系原理,通过获得连续准确地周围动脉波形,应用数学转换模型及计算机软件,进而获得主动脉压力波形。这样即可测定主动脉的收缩压、舒张压和脉压。当涉及血管动脉硬化时,主动脉是大家关注的部位,是因为胸主动脉及腹主动脉是动脉缓冲系统的主要场所,主动脉脉搏波传导速度(PWV)在不同人群中已经证实是预后的独立预测因子。

(一) SyphymoCor 装置

目前临床研究最常用的是 SphygmoCor 装置,被视为无创主动脉压监测金标准,已经被用于许多评估主动脉压的研究中,通过这种装置动脉波形可被一个高频转换器延展,而这些脉搏信号需要应用肱动脉血压(听诊法或示波法)进行校准,得到稳定的动脉波形并进行集中、平均,通过函数运算,转化为主动脉 SBP、DBP、MAP。

最早分析脉搏波传导速度和主动脉压力波形评估的装置是 SphygmoCor Cardiovascular Management Suite(CvMS),而目前更多地通过袖带装置获得脉搏信息(即 SphygmoCor XCEL),两种装置能够获得相同的用于估算主动脉压的参数。不同点在于 CvMS 装置采用桡动脉及股动脉平面压力法估算主动脉压数值,通过这种装置动脉波形可被一个高频转换器延展,而这些脉搏信号需要应用肱动脉血压(听诊法或示波法)进行校准,但这种方法操作者经验及手法要求较高;而 XCEL 装置则通过测得上臂及股动脉袖带压,其操作者依赖性小(图 7-6)。对应用这种装置质疑的主要焦点在于:①由于受生理和病理的影响,能否用一个固定的转换公式估算主动脉压;②若肱动脉压变异大且与桡动脉的脉搏波记录不同步,那么通过肱动脉血压标定的主动脉压可能变异更大。

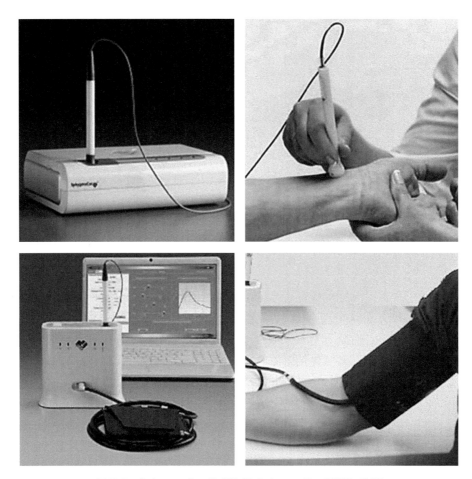

图 7-6　SphygmoCor CvMS 及 SphygmoCor XCEL 装置

(二) 高分辨率血管回声跟踪技术(echo tracking)

回声跟踪技术评估局部动脉僵硬度一个主要的优势是其直接观察来自于体积变化与压力变化的过程,不需要任何的循环模型。它需要操作者较高技能,且花费时间长。正因为如此,局部动脉硬化的测量保留在病理生理学机制分析、药理学,而不是早期流行病学研究。超声检查(回声跟踪或超快回声)是目前无创性检查动脉壁弹性、评估颈动脉内中膜厚度及弹性的唯一手段。回声追踪装置来测量直径相及搏动直径的变化具有很高的精度,与视频图像系统相比,这些设备使用射频信号使测量精度提高了 6~10 倍。回声跟踪系统与视频图像系统相比还有其他主要优点:从相同的超声数据中,可以提取颈动脉内中膜厚度,从而确定年轻人的弹性模量;动脉的压力—直径曲线可以确定任何给定血压水平的动脉僵硬度;2 个相邻扩张波形可以评估局部的 PWV。

血管回声跟踪技术是 ALOKA 公司 2003 年最新推出的一项有关研究动脉血管弹性的

超声影像技术。它可同时采集振幅信息和相位信息,因血管内径随着血流的改变而变化,即收缩期时管径增大,舒张期时管径变小,所以在相邻两次接收信号时相位会改变,进一步改变转换为距离测量,距离测量的精确度能达到 0.01mm。在 B/M 模式下,设定追踪门对血管前后壁运动轨迹进行实时跟踪描记,自动计算出血管内径的变化,并以曲线形式加以显示。

Van Bortel 在 100 名随机人群中进行了一项研究,通过平面压力法及 Echo Tracking 获得肱动脉及颈总动脉(CCA)压力及扩张波形,在相同部位连续进行 CCA 和肱动脉的测量,同时,以半自动化的设备测量肱动脉血压;在经过至少 8 个心动周期后,通过桡动脉测压校准后得到校正后的 CCA 压力波 PPpwf(PWF-calibrated pulse pressure)及扩张波 PPdwf(DWF-calibrated pulse pressure)。根据 Kelly 及 Fitchett 的假设,MAP 及 DBP 在整个动脉系统中恒定,因此得到 $PP_{tar} = PP_{ref} \times K_{ref} / K_{tar}$,$K = A/P$($PP_{ref}$ 参考动脉压,PP_{tar} 靶动脉压,$A = MAP - DBP$;$P = SPB - DBP$)(图 7-7)。

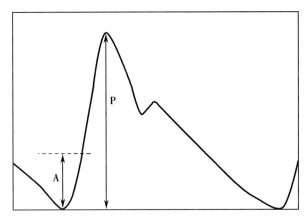

图 7-7 常数 K 计算示意图

注:纵轴为压力,横轴为时间,P=脉搏压,A=MAP(平均动脉压)−DBP(舒张压)。

(三)颈动脉张力测量法

颈动脉与主动脉压力波形相似,可通过动脉张力测量法进行,原理基于当动脉固定且动脉壁紧贴在压力传感器,管腔内压力直接传送到传感器;颈动脉波形需要校准,最好使用平均动脉压均和舒张压,可以在肱动脉进行评估。因为平动脉压均和舒张压在上肢和主动脉之间几乎没有变化,而收缩压是从主动脉到肱动脉逐渐增大。有研究表明,通过颈动脉张力法测量中心动脉 SBP 仅高估 1.8mmHg。然而在肥胖者或心力衰竭患者,也有可能无法获得高质量波形。

三、心室动脉耦联

心脏的基本功能是在舒张期接收静脉系统回流的血液,在收缩期将其排入动脉系统以供全身新陈代谢。心血管系统的功能取决于内在各个部分相互作用,血液自左心室泵入动脉系统,传播至全身动脉树分支,然后将流向全身组织,在压力传输过程中前向压力波在任何结构及功能不连续的节点处均被反射,返回升主动脉,综合形成实际的压力波。生理条件下,动脉顺应性好,压力波传播速度慢,反射波落在升主动脉波的舒张期,心血管功能维持最佳状态,左室射血的机械能完全传递给动脉系统,可以通过心室动脉耦联(ventricular-arterial coupling,VAC)来定量分析。左心室与全身动脉系统(AS)本质上呈耦联状态,因此,左室射血必须依赖于主动脉及其分布在动脉的性能,心脏和动脉系统之间的相互作用对于维持心血管系统的正常功能极为重要。心室动脉耦联可定义为动脉弹性(Ea)和心室弹性(Ees)的比值,当 Ea=Ees 或 Ea/Ees=1,左心室和动脉系统达到最佳匹配,即左室以最低耗氧量提供足够每搏量,心脏每搏作功(SW)最大。当 Ees 超过 Ea(Ea/Ees<1),SW 保持接近最佳。但高血压、衰老等因素影响下,反射波提前产生,落在主动脉波收缩期,即主动脉收缩压及脉压

增加,进一步导致左心室收缩期压力增加,这种心脏收缩力与动脉张力不匹配,心血管最佳功能状态将会被打破,即 Ea 超过 Ees(Ea/Ees>1),SW 及左室作功效率下降。

交感神经系统和压力感受器反射功能在左心室与动脉循环的耦联中起关键作用,后负荷的交感神经调节使左心室以最少的能量消耗产生每搏量,升主动脉阻抗被看作是左室后负荷,包括总外周血管阻力(静态)、僵硬度及反射(动态),因此主动脉压力是最接近心脏后负荷的评估指标。

(一) 压力-容积曲线法(P-V loop)

对这种左心室与动脉系统相互作用的功能分析要求两者以近似的指标来描述,但由于心脏与血管各自复杂的生理特点,很难在同一平台对两者进行评估,20 世纪 60 年代末 Suga 提出的心室收缩末压力容积曲线(end-systolic pressure-volume relation,ESPVR)(图 7-8A)。反映一次心动周期内左室瞬时压力和容积关系,当容积和压力分别绘制在水平轴和垂直轴上时,会按逆时针方向形成一个回路。左室 P-V 环的左上角是收缩末点,这是左心室达到最大僵硬度的时刻,也是决定左心室收缩压力容积关系的点;右下角的点代表舒张末期,接着左室等容收缩导致左室压力增加而容积不变(垂直线),主动脉瓣开放后,左心室射血使左心

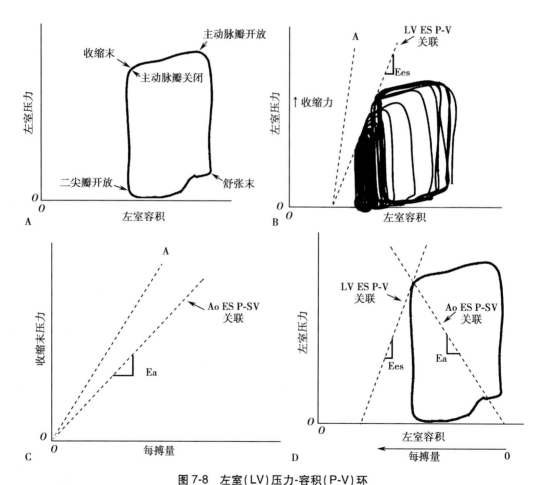

图 7-8 左室(LV)压力-容积(P-V)环

注:A.心室收缩末压力容积曲线;B.不同前负荷下多次心动周期获得的 P-V 环;C.每搏量和动脉收缩压之间的关系;D.心室动脉耦联。

室容积减少,射血结束后,在主动脉瓣关闭、二尖瓣开放前左室压力下降(等容舒张期),形成另外一条垂直线;二尖瓣开放后,随后随着压力的增加,腔内被动充盈直至舒张末期。图7-8B 显示出不同前负荷条件下在多次心动周期获得的 P-V 环,收缩末期相对应的点连成一条直线,其斜率为左心室收缩末期弹性(Ees),反映左心室收缩力和收缩强度,通常为线性,V_0 是 ESPVR 的截距,它代表理论上压力为零时的容积。Sunagawa 等提出动脉系统可以用类似的方式进行评估,动脉系统功能评估可通过每搏量和动脉收缩压之间的关系描述(图7-8C),每搏量越大,左室收缩末期压越大,斜率代表有效动脉收缩末期弹性(Ea)。Ees 表明左室收缩末期容积随收缩末期压力升高能力,而左室收缩末压由动脉压和每搏量关系决定,在心脏射血过程中,舒张末容积与收缩末容积之差即为每搏量,当舒张末容积不变,每搏量越大、左室收缩末容积越小,收缩末压力也相应减小,每搏量越大、动脉收缩期压力越大,因此,动脉收缩期压力与心室收缩期压力的平衡点决定了每搏量。因此,每搏量及左室收缩末压是 Ees 及 Ea 平衡的结果(图7-8D)。

我们知道,理想的心室收缩功能评估指标应该对收缩功能变化敏感,不受负荷情况影响,容易获得并且可重复性好。临床常以心每搏输出量(stroke volume,SV)、射血分数(ejection fraction,EF)、心排血量(cardiac output,CO)、心指数(cardiac index,CI)等指标来反映心脏的收缩功能。大量资料证明,收缩末期压力—容积关系对评估心脏收缩功能状态有着重要的意义。最初 Ees 概念的引出是通过导管法进行研究,但因导管法的创伤性及昂贵的价格,临床很难开展,故通过 P-V 环寻找 Ees 的方法并不适用临床,因此,临床上一直致力于寻找无创性评估心室收缩末期压力—容积关系的方法。

(二) 单次心脏搏动法

Chen 等进行了一项关于运用单次心脏搏动法获得左心室收缩末期弹性的无创测定的研究,涉及参数:袖带法测得收缩压(Ps)和舒张压(Pd),超声多普勒测得每搏输出量(SV)、射血分数(EF)、收缩起始时正常化的心室弹性 End(est),动脉压可采用肱动脉压,收缩期动脉压峰值并不完全等同左心室收缩末期压力,左室收缩压大约等于0.9倍肱动脉收缩压峰值,经过运算得到公式:$Ees = \dfrac{[Pd-(End(est) \times Ps \times 0.9)]}{[ENd(est) \times SV]}$。动脉系统则采用有效动脉弹性(Ea)来评估,即动脉收缩压(Pes)与每搏量(SV)关系的斜率,$Ea = \dfrac{Pes}{SV}$。通过测得肱动脉收缩压及采用多普勒方式测定每搏量即可评估 Ea。由此得到 Ees 及 Ea,即可评估心室动脉耦联。

(三) 测 EF 值法

P-V 环不通过原点,所以 Ees 不能通过收缩末期压力除以收缩末期容积获得精确数值。左心室动脉耦联决定左室射血进而决定 EF,当 Ees 等于 Ea(Ea/Ees = 1),EF 是50%左右,Ea/Ees = (1/EF)-1,通过超声心动测得 EF,以及结合上述公式得到 Ea/Ees 关系可确定心室动脉耦联。

然而以上无创的方法存在许多问题:①以上公式基于一些近似的假设;②无法应用多普勒超声测量心排血量同时测量动脉压力,并且关于其预测预后的能力,有待进一步研究。现在采用超声心动图无创测定 Ees,用平均动脉压代替左心室收缩末期压力,左心室收缩末期容积可由超声心动图直接测得,根据计算公式:$Ees = \dfrac{Pes}{Ves-Vop}$(单位:mmHg/ml)。其中:Pes

为左心室收缩末期压力(单位:mmHg);Ves 为左心室收缩末期容积(单位:ml);Vop 为左心室 ESPVR 曲线外延在 X 轴上的截距(单位:ml)。根据公式,理论上测得任意 2 点的平均动脉压力和超声测得此 2 点的收缩末期容积就可以算出 Ees,但并不意味着只有 2 点资料就可以获得正确的 ESPVR,对给定的 2 点资料间压力差的窄小范围中,任一点发生很小的误差,都将导致 ESPVR 中相当大的斜率变化。所以,更多的资料点是必要的,但是测更多的数据会增加操作的复杂性,因此认为,3 点资料构成的 ESPVR 可靠性较好。

(四) 右心室-肺动脉耦联

右心室结构和生理功能与肺循环相匹配,肺循环表现为低阻力和高顺应性,保持平均动脉压和脉压低于全身循环的状态。有效的右心室-肺动脉耦联被认为可以维持心排血量(CO),同时最大限度地提高 RV 的机械效率。左心室收缩末期压比 RV 高约六倍,然而,两个心室泵出相同的 SV,由于 RV 和 LV 之间的结构和功能上的差异,建立在 LV 对压力或体积的病理生理改变的研究结论不能直接转化为 RV。

心室和动脉系统均被视为弹性腔,其性能可用单位 mmHg/ml 或 N/m^5 描述。收缩末期右心室顺应性与血管弹性进行动态调整,以保持最佳的耦联,实验证据及理论研究表明,最优耦联能保证 RV 泵出的能量大部分转变成血流。当右心室和动脉弹性发生一定病理改变,血流动力学的耦联可以小于最优,为了量化表述,可定义耦联效率 $\eta_{vv} = Ees/Ea$。RV 适应肺动脉压力增高是通过增加收缩力、心室扩张及肥厚,当 RV 收缩末期弹性的增加小于肺动脉弹性的增加,Ees/Ea 比值减小,导致右心室-肺动脉解耦联,这是一种 RV 衰竭的生理征象(图 7-9)。

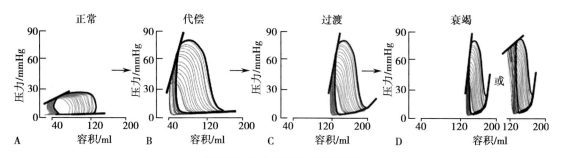

图 7-9　右心室压力负荷模型

右心室功能的评估在任何形式的肺动脉高压中是不可或缺的,研究证明,右心室射血分数是中到重度收缩性心力衰竭的患者预后的独立预测因素。血流动力学评估包括测量心脏充盈压、体循环及肺动脉压、心排血量及体循环及肺循环阻力,将这些血流动力学指标结合起来,可以更好评估右心室功能。右心室收缩力及右心室后负荷之间关系称为右心室-肺动脉耦联,收缩力是指心脏内在的收缩功能,后负荷是对抗心脏射血的阻力,当右心室功能与肺循环相耦联,则右心室收缩力及后负荷相匹配,如右心室后负荷增加,右心室收缩力增加到相应水平,右心室-肺动脉耦联保持不变,反之出现右心功能障碍及临床上右心衰竭表现,因此,有必要将右心及肺动脉看作是一个心肺功能单元。临床上很难有与后负荷无关的单独心室功能评价的方法,目前常应用右心室-肺动脉耦联指标来评估,是肺动脉与右心室收缩末期弹性比(Ea/Ees)。右室收缩末期弹性(Ees)由收缩末期压力-容积曲线斜率表示,Ea 是反应射血阻力的指标,由收缩压和心搏量的比值决定。

通过标准的心导管置入术可获得评估心室动脉耦联的相关信息。侵入性右心导管

（RHC）通常用来测量右心室和及肺血管压力，它也可以用来测量 CO；通过获得平均肺动脉压（mPAP）、肺毛细血管楔压（PCWP）和心排血量（CO），肺动脉阻力（PVR）可以计算为

$$PVR = \frac{mPAP - PCWP}{CO}$$，PCWP 与左房压（LAP）近似。Ghio 等在左室收缩功能障碍及肺动脉高压的人群中，通过改良热稀释导管评估右心室射血分数及肺动脉压之间的关系，研究显示存在肺动脉高压但没有右室射血分数下降的患者并未出现不良预后，而与之对比鲜明的是合并右室射血分数<35% 的肺动脉高压患者预后不良，因此并不是肺动脉高压本身，而是右心室-肺动脉耦联在其中发挥了影响。应用无创心脏成像方法与有创血流动力学监测法获得的右心室后负荷指标来评价右心室-肺动脉耦联。Van de Veerdonk 等在肺动脉高压患者中进行了一项研究，利用心脏 MRI 获得右心室射血分数（RVEF），利用血流动力学监测获得肺血管阻力，他发现在治疗过程中 RVEF>35% 的患者预后要好于 RVEF<35% 的患者，并且发现 RVEF>35%、PVR>650dyn·s/cm^5 患者的预后与 RVEF>35%、PVR<650dyn·s/cm^5 的预后相似，说明不是单纯降低右心后负荷而是通过优化右心室-肺动脉耦联来改善肺动脉高压。

与左心室类似，右心室压力-容积环（图 7-10）自心室舒张期末开始，由等容收缩期、射血期、等容舒张和充盈期组成，连接压力-容积环上收缩末点，得到收缩末压力容积关系（ESPVR），其斜率（Ees）是衡量右室收缩力指标；通过压力-容积环上舒张末点的斜率（Ea）为动脉弹性，与肺动脉阻力相近，Ees/Ea 是反映右心室动脉耦联指标。通过单次心脏搏动法可获得等容收缩末最大压力（Pm），进而得到 Ees（Pm：等容收缩末压，SV：每搏量）。Pes 与平均肺动脉压（mPAP）相近，即 Pes≈mPAP，因此 Ea≈mPAP/SV=R/T（R：肺血管阻力，T：R-R间期时间）。已有研究表明，Ees=Ea 时心脏作功最大化，而当 Ea/Ees=0.5，心脏效率最大。

SANZ 等人进一步将公式简化：$Ees = \dfrac{Pes}{ESV}$（ESV：收缩末容积）。

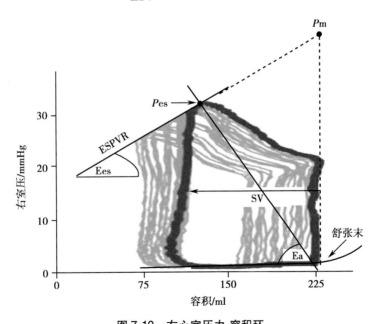

图 7-10　右心室压力-容积环

注：ESPVR，收缩末压力容积关系；SV，每搏量；Pes，右心室收缩末期压力；Ea，动脉弹性；Ees，心室弹性。

虽然压力和阻力的测量是肺血管疾病重要的诊断工具，仅凭这些指标无法充分评估右心功能及预后，因此可以结合体积或流量测量来评估 RV 的血流动力学耦联和机械效率。测量右心室肺动脉耦联的主要挑战是由 Ees（ESPVR）评估右室收缩性能，最精确的方法是通过 RV 不同前负荷时产生多个 P-V 回路，只能通过快速封堵下腔静脉和膨胀气囊来实现。这种同时行导管检查以及行压力容积环测量的方法，加之需要封堵技术，限制了这种方法在动物模型中的应用。其局限性：①多次心搏后，最大斜率 Emax 可能与压力容积曲线收缩末点斜率 Ees 不一致，平均动脉压用来代替 Pes，因为动脉压重搏切迹及平均动脉压有密切的关系；②所有的压力—体积之间的关系是非线性的，但假定是线性的。

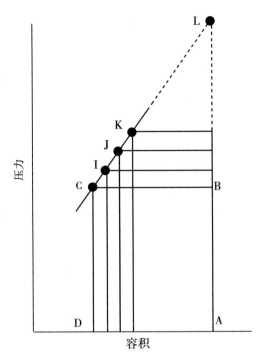

图 7-11　单次心脏搏动法测定收缩末点压力-容积曲线关系原理

因此提出单次心脏搏动法，ESPVR 假定线性独立及不依赖后负荷，ABCDA 代表心脏射血周期，传统方法中，随前负荷增加，后负荷也随之增加，出现收缩末 C、I、J、K 点，ESPVR 定义为 CIJK 线。在本方法中，计算的 Pmax 产生收缩末点 L，ESPVR 定义为 CL 线，图 7-11 所示。

单次心脏搏动法（single-beat）（图 7-12）通过 P-V 环评价心室收缩末弹性，可知 $Emax = \dfrac{Pmax}{Vmax}$，与 $PVR = \dfrac{mPAP-PCWP}{CO}$ 类比，$Ea = \dfrac{mPAP-PCWP}{SV}$，PCWP 数值较小，可忽略，因此可得到 $\eta vv = \dfrac{SV}{Vmax}$。

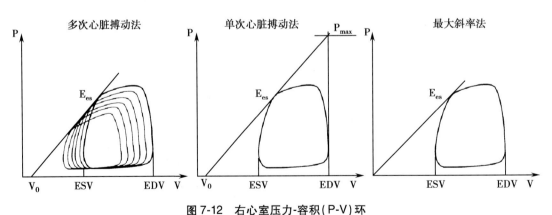

图 7-12　右心室压力-容积（P-V）环

四、外周血管

我们通常以体循环阻力（SVR）作为左心室后负荷指标，肺动脉阻力（PVR）作为右心室后负荷指标。左心室后负荷是指对抗左心室射血时左心室肌纤维缩短的力量,即左室壁应力,计算左室壁应力需要对收缩末期心室跨壁压力测量和利用超声心动图测量左室收缩末尺寸和壁厚,临床常规测量困难。临床中后负荷最常见的监测指标使全身血管阻力(SVR),类似于欧姆定律,把心脏当作一个"直流"(持续)而不是"交流"(间断)容器,通过测量全身血管床的平均压降与流量的比值获得 SVR,全身血管阻力(SVR)= 平均压(BP)÷心排血量(CO)。虽然这种计算存在局限性,但它为临床医师提供了有预测价值的指标。低血压可能是由于低 CO、低 SVR 或二者均低;相反血压正常也可出现在低 CO 及高 SVR 的情况下,适当的血压对维持器官灌注至关重要。SVR 亦称"外周阻力或血流阻力",是由于血液流动时血液与管壁及血液内部的摩擦,是形成和影响动脉血压的重要因素,而被称为阻力血管的小动脉与微动脉是产生 SVR 的主要部位,约占总 SVR 的 57%。根据泊肃叶定律可知,SVR = $\frac{8\eta L}{\pi r 4}$(η 为血液黏滞度,L 为血管长度,r 为血管半径)。血管长度很少主动发生变化,有些床的长度是通过器官大小或位置的改变而被动改变的。例如,吸气时肺血管长度增加,胃扩张时胃血管长度增加等。血液黏度主要取决于细胞的浓度、大小、黏附性和形状:细胞浓度受生成和破坏、储存和释放、以及水通过毛细血管壁的影响;大小是由血浆渗透压、氢离子浓度等因素的影响;红细胞黏附性是由血浆渗透压、血浆纤维蛋白原的变化。

肺血流量基本与全身心排血量相等,肺脏是唯一 100% 接受心排血量的器官。一个简单的、有用的临床上用于描述肺循环的功能状态的指标即肺血管阻力(PVR),由流体力学公式可知 TPVR = $\frac{mPAP-Pla}{Q}$(mPAP:平均肺动脉压,Pla:左房压,Q:肺血流量,TPVR:总外周血管阻力),有时左房压不易获得,因此只要左房压足够低,常忽略,但这样会高估肺血管疾病。另一方面,TPVR 较 PVR 能更好评估右室后负荷,因为右心室直接对应 mPAP,而不是 mPAP 与 Pla 之差。升高的左房压通过肺循环导致平均肺动脉压升高,根据公式可知,不论肺血流量多少,只要比值为 1,PVR 就不变;当左房压慢性增高时,会使肺血管重塑,从而平均肺动脉压不成比例地增加,为此临床医师常根据跨肺血管压力降(transpulmonary pressure gradient,TPG)鉴别原发性肺血管疾病与继发性肺动脉疾病,TPG = mPAP−Pla,TPG 正常上限通常为 12mmHg。假设在血流恒速不变的情况下,由于肺动脉血管的可扩张性,左房压升高通过逆行传导使平均肺动脉压力轻度上升,因此使 TPG 与 Q 比值小于 1;而实际在搏动血流的条件下,升高的左房压使脉压增加,即肺动脉的收缩压与舒张压之间压力差值增加。此外,由于血流量(Q)增加使 mPAP 增加程度大于 Pla,因此 TPG 随之增加。由此可知,任何使左房压及血流量升高超过正常上线的因素,都会增加 TPG。

（一）SVR

SVR 一般不能直接测量,常应用公式 SVR = $\frac{80(MAP-RAP)}{CO}$ 计算,RAP 可用 CVP 代替,因 RAP 数值较小,因此可简化为 SVR = $\frac{80 \times MAP}{CO}$,目前可通过脉搏指示连续心排血量监测(PiCCO)及漂浮导管等血流动力学监测方法得出,均是先测出 MAP、CVP 及 CO 进而计算得到。PiCCO 检测仪采用的方法结合了经肺温度稀释技术和动脉脉搏波波形曲线下面积分析技术,只需利用一条中心静脉导管和一条动脉通路即可,导管放置过程简单,可直接读出 SVR。但由于 CO 及 MAP 的获得方法不同,会使 SVR 计算值有所不同,利用动脉波形测定

CO 的设备需要其他 CO 测量技术来标定。

（二）动脉脉搏波传播速度（PWV）

追溯到 20 世纪初，Nachev 等认为 PWV 作为血管硬度指数，尤其是主动脉 PWV 对心血管事件具有重要预测价值。动脉脉搏波记录通常在近端动脉（颈总动脉）及在远端动脉（股动脉），两者位置表浅，容易测量（图 7-13）。两点平面张力法是无创测量 PWV 的传统方法：选定测量部位，测量两点间的体表距离，将压力传感器置于测量部位搏动最明显处，记录两个位置的脉搏波并结合心电图描记来计算记录压力波，传导时间 ΔT 为从 R 波到压力波足的时间，两动脉部位之间测量距离和速度计算公式为 $V = D \div \Delta T$（V 速度，D 距离）。目前常用距离主动脉根部最近的颈总动脉上的点代替，测量两点血管间的距离常用体表距离代替，会与实际情况有差异，并且波足时间差的测量依赖高质量波形，需要一定技术与培训。年龄和血压是影响 PWV 的重要因素，但 PWV 不受反射波影响，颈—股动脉 PWV 反映弹性动脉僵硬度，随年龄呈线性增长。

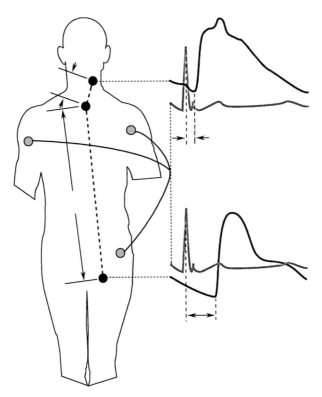

图 7-13 颈动脉-股动脉脉搏波传导速度（PWV）

周围血管床对血流的总阻力对心排血量有重要影响，总外周阻力的增加会使动脉血压升高，进而降低心排血量。流经器官的血流阻力大小决定了心排血量在该器官的血流分布，流经冠状血管床的阻力比通过其他全身血管床的血流阻力高，因此流经心肌细胞的血量仅占心排血量的一小部分。此外，器官阻力的不成比例变化会改变心排血量的分布。例如，肾血管阻力的增加与其他器官阻力的增加不成比例，会降低流经肾脏的血流，这同并联电阻原理相似。毛细血管网前后血管之间的总阻力的分布影响毛细血管静水压水平，进而影响血管和间质之间的血液分布。例如，毛细血管前阻力下降与后阻力下降比例比减小，毛细血管静水压升高,液体会自毛细血管渗出;如果整个毛细血管网阻力下降,整体血流量就会下降,进而导致右心充盈压和心排血量减少。静脉阻力可影响有效血容量,局部大静脉阻力的上升(例如下腔静脉收缩)会增加远端静脉的血容量,从而减少右心回心血量;而静脉的广泛收缩会降低静脉内的血容量,增加右心充盈压,提高心排血量。可见,血流阻力可以影响动脉血压、心排血量、心排血量到全身各器官的分布、各器官组织器官的血流分布、毛细血管和动静脉吻合之间的血流及毛细血管静水压等。

五、小　　结

循环系统由心脏和广泛的各级血管组成,动脉血压是心室收缩、心室液压负荷与动脉系统相互作用的结果,血管外因素如胸腹内压力,作用于血管,进一步影响动脉血压。血流使心室和动脉之间产生持续的相互作用,这种相互作用,称为心室动脉耦联,它是心搏量和射血压力的主要决定因素,因为它涉及心脏收缩力及后负荷。当左心室排出的血液进入主动脉,主动脉压力增大到最大值,后心室舒张及充盈,主动脉压力下降到最低值,如此循环往复。心室后负荷可被定义为心室面临的液压输入阻抗,也可被解释为升主动脉的阻抗,中央主动脉的压力被认为可以代表心室壁张力,是最接近后负荷的评估。动脉压是评估患者心血管状态一项基本监测,血压监测对于临床治疗具有重要意义。血压监测方法很多且发展迅速,其中尤以无创连续血压监测方法的发展前景最为广阔,几乎能和连续有创血压监测一样持续测定动脉血压。

虽然我们已经证明在临床上测量右心室功能是可行的,但迄今为止,这些方法主要应用于动物研究。原因是理想的测量高质量的右心室压力和体积同时测量是必需的,这些限制常常不能在临床中得到满足。因此,需要研究大量的基线和随访患者,评估这些负荷独立的心室参数的临床价值,以及这些参数如何被用来优化比如 PAH 治疗策略。而三维超声心动图的新进展,为准确评估右心室容积提供了前景。

(黄道政　何伟)

第二节　重症超声监测方法

血管是一个遍布人体各组织、器官的连续且相对密闭的管道系统,由动脉、毛细血管和静脉组成,它们与心脏构成了心血管系统。血管按照组织学结构可分为大动脉、中动脉、小动脉、微动脉、毛细血管、微静脉、小静脉、中静脉和大静脉。主动脉属于大动脉范畴,主动脉重症主要包括主动脉夹层和主动脉瘤,主动脉夹层和主动脉瘤破裂均为心血管疾病的灾难性重症与急症,如不及时诊治,48 小时内死亡率高达 50%。而血管张力主要受外周阻力血管(主要包括小动脉和微动脉)功能状态影响。随着对休克,尤其是感染性休克(septic shock)的研究与认识的不断深入,外周阻力逐渐成为血流动力学领域关注点之一。如何优化休克患者不同阶段的外周阻力,实现心室动脉耦联(ventricular-arterial coupling,VAC)最佳匹配状态亦是重症医学领域关注的热点问题。

重症超声具有诸多优势,在主动脉重症的诊断、外周阻力监测与评估方面发挥着重要作用。本章节将对主动脉与外周阻力病理生理、超声监测方法等方面进行阐述。

一、正常解剖结构

（一）主动脉

主动脉（aorta，Ao）是体循环的动脉主干，是人体内最强大的动脉。主动脉由内膜、中膜和外膜三层结构组成。主动脉在解剖学上可分为胸主动脉和腹主动脉，前者根据血管行径依次分为升主动脉、主动脉弓和降主动脉，而后者分为肾上段和肾下段。腹主动脉肾下段行至第4腰椎体下缘分为左、右髂总动脉；髂总动脉在骶髂关节水平分为髂内、外动脉。双侧髂外动脉向下移行为股动脉及相应分支动脉。

（二）外周阻力

血液沿主动脉流到腔静脉，沿途血流的阻力在动静脉之间很短的距离内突然增大许多倍，这种现象称为阻力墙，相应的血管被称为阻力血管，主要指外周小动脉和微动脉，因它们位于毛细血管之前，又称为毛细血管前阻力血管。正常血压的维持在一定程度上取决于阻力血管对血流产生的阻力，即外周阻力（PVR）。PVR是反映外周血管床微循环通畅程度的定量指标，其定义为：$PRV = Pm/Qm$，Pm和Qm分别表示血管内平均压力和平均流量。根据Poiseuille定律，单根血管的阻力和血管半径的四次方成反比。

二、病　理　生　理

动脉血管重症，病变往往累及主动脉。急性主动脉综合征（acute aortic syndrome，AAS）的概念是由Vilacosta教授于1998年最先提出，AAS是一组危及生命的严重主动脉疾病，包括主动脉夹层（aortic dissection，AD）、主动脉壁间血肿（intramural aortic hematoma，IMH）、主动脉穿透性溃疡（penetrating aortic ulcer，PAU）等。AAS中各疾病之间临床症状相似，但病因、病理生理学机制等不尽相同，不同疾病间可合并存在或相互转换，易发生肢体器官缺血和主动脉破裂。近年来医疗技术不断进步，但AAS的病死率和并发症发生率仍然较高。

重症医学医师在临床上往往最常遇见的主要是指主动脉夹层和（aortic dissection）主动脉瘤（aortic aneurysm）破裂。二者均需要迅速诊断，方能及时有效进行针对性治疗。

（一）主动脉夹层

主动脉夹层是指主动脉腔内的血液从主动脉内膜撕裂口进入主动脉中膜，并沿主动脉长轴方向分离动脉中膜，造成主动脉真假两腔分离的一种病理生理改变，通常呈继发性瘤样改变，故又称为主动脉夹层动脉瘤。临床上常用的分型主要有De Bakey分型和Stanford分型。De Bakey分型根据夹层的起源及累及的部位分为三型：Ⅰ型：夹层起源于升主动脉，内膜撕裂范围超过主动脉弓到降主动脉，甚至累及腹主动脉，此型最常见。Ⅱ型：夹层起源并局限于升主动脉。Ⅲ型：夹层起源于降主动脉左锁骨下静脉开口远心端，并向远端扩展，甚至累及腹主动脉。Stanford分型将主动脉夹层分为A、B两型。不管夹层起源于哪里，只要累及升主动脉者即为A型，包括De Bakey Ⅰ型和Ⅱ型；夹层起源于降主动脉且未能累及升主动脉者称为B型，相当于De Bakey Ⅲ型。

（二）主动脉瘤

主动脉瘤指的是主动脉行程中一段或几段管腔病理性扩展，直径较正常管径增大50%以上。主动脉瘤通常以动脉瘤的位置、大小、形态和病因来描述。主动脉瘤分为真性主动脉瘤和假性主动脉瘤，前者是血管变宽累及血管壁全层，而后者因动脉局部破裂，血块或邻近组织封住破裂口而形成。典型的主动脉瘤形态呈梭形或囊形。

1. 心脏后负荷　后负荷是指心肌收缩之后所遇到的阻力或负荷,又称压力负荷。主动脉压和肺动脉压分别是左、右心室的后负荷。对左心室来说,在无主动脉瓣狭窄或缩窄时,其后负荷主要影响因素如下:①主动脉的顺应性:即主动脉内血容量随压力升高管壁扩张的能力,如血管壁增厚,则顺应性降低。②外周血管阻力:它取决于小动脉血管床的横断面积及血管紧张度,后者受血管和神经体液因素的影响。③血液黏度:血液黏度增高,则外周血管阻力增大。④循环血容量。其中,以外周血管阻力(PVR)最为重要,临床上常以此作为左心室后负荷的指标。

2. 外周血管阻力(PVR)　如心排血量(CO)不变而 PVR 增加时,即小动脉和微动脉口径缩小,从而阻止动脉血液流向外周,使心脏舒张期末主动脉和大动脉内的血量增多,舒张压(DBP)明显升高。在收缩期时,由于动脉血压升高使血流速度加快,因此,在收缩期内仍有较多的血液流向外周,故收缩压(SBP)升高不如 DBP 升高明显,因而脉压减小。反之亦然。舒张压的高低主要反映外周阻力的大小,原发性高血压患者大多是由于阻力血管广泛持续收缩或硬化所引起,此时外周阻力增大,动脉血压升高,而 DBP 升高较明显。随着年龄的增长,主动脉和大动脉管壁纤维逐渐减小,而胶原纤维增多,导致血管的弹性降低,PVR 增大。阻力血管也具有一定的弹性,其弹性也会随年龄的增长而有所降低,被动扩张能力减小,外周阻力增大,所以 DBP 虽也随着年龄的增长而升高,但升高的幅度不如 SBP。

3. 心室-动脉耦联　心室-动脉耦联(ventricular-arterial coupling, VAC)定义为心肌收缩力和心室后负荷的匹配关系,包括右心室-肺动脉耦联和左心室-主动脉耦联。VAC 属于评价心血管系统机械效率的指标,定义内涵即为左右心室收缩功能与后负荷状态相匹配时,心血管系统工作效率最高,即左右心室以最低氧耗量提供足够的每搏输出量(SV)。VAC 为动脉弹性(Ea)和心室弹性(Ees)的比值,即 VAC=Ea/Ees。当 Ea/Ees 比值接近 1 时,左室射血分数(LVEF)接近 50%;当 Ea/Ees<1,LVEF>50%;当 Ea/Ees>1,LVEF<50%。相关指标的计算公式如下:Ees=ESP/(ESV−Vo),Ea=ESP/SV,ESP 代表心室收缩末压力,ESV 代表心室收缩末容积,Vo 代表心室收缩末压力容积关系曲线与横坐标轴的交点。临床上可以通过近似公式 Ea/Ees=(1/EF)−1 计算 VAC 值。通过心脏超声测量出 LVEF 值,再代入近似公式即可计算出 VAC。

三、主动脉常规评估方法

评价主动脉病变的常规方法包括症状体征、实验室检查及相关影像学检查。

(一) 症状体征

①胸背部或腹部深部急性剧烈疼痛,往往伴随放射痛,应高度怀疑主动脉夹层或急性主动脉综合征;②咳嗽、气促伴吞咽困难,应注意鉴别胸主动脉瘤;③持续或短暂性腹部疼痛、腹部不适伴腹部搏动感,应考虑腹主动脉瘤;④脑卒中、短暂性脑缺血发作或间歇性跛行表现,应考虑主动脉动脉粥样硬化引起的继发表现;⑤快速进展的主动脉病变或引起左喉返神经麻痹,造成患者声音嘶哑。事实上,临床医师有时可以仅凭一些腹部或胸部典型症状体征判断患者是否存在主动脉病变。另外,考虑主动脉夹层诊断时,临床医师应关注患者四肢血压是否有差异,并掌握患者脉搏情况。

(二) 实验室检查

基础实验室检查包括患者心脑血管风险因素。虽然实验室检查在确诊急性主动脉病变方面贡献不大,但是我们仍然可以通过生物标记物检查协助诊断及鉴别诊断。

（三）影像学检查

主动脉病变的确诊往往需要依靠各种影像学检查,包括经胸超声心动图(TTE)、经食管超声心动图(TEE)、CT、MRI 及主动脉造影术在内的诸多方法都可以应用于主动脉病变检测,表 7-1 给出了常用影像学手段的主动脉疾病诊断方面的优势与局限。

表 7-1　常用影像学手段的主动脉疾病诊断方面的优势与局限

优势/劣势	TTE	TEE	CT	MRI	主动脉造影
易用性	+++	++	+++	++	+
诊断可靠性	+	+++	+++	+++	++
床旁/介入治疗适用	++	++	–	–	++
连续检测	++	+	++	+++	–
主动脉壁可视度	+	+++	+++	+++	
花费	–	–	–	–	–
辐射	0	0	---	–	--
肾毒性	0	0	---	--	--

四、外周阻力常规评估方法

由于外周血管阻力主要影响舒张压,所以通过关注舒张压的情况可以间接反映患者的外周阻力情况。若是需要定量测量时,可通过脉搏指示剂连续心排血量监测技术(PiCCO)、漂浮导管等侵入性操作进行测量。

五、血管超声概述

重症超声已经成为重症医学医师评估重症患者病情的重要工具,而血管超声属于重症超声评估内容的重要一部分,其中包括血管条件及静脉血栓情况筛查、介导血管穿刺置管、判断血管内皮收缩和舒张功能等。美国胸科医师协会、世界重症超声联盟(WINFOCUS)等组织已将血管评估作为重症医学医师必须掌握的技能之一。而从现有国际循证共识看,超声引导下血管通路建立因安全性和高效性等优势,应推荐在任何一条血管穿刺置管操作中应用。

（一）超声监测技术基础

血管超声一般通过经体表探头即可完成检查操作,特定情况下则需要经食管超声心动图(TEE)检查,例如经胸超声心动图(TTE)检查图像质量欠佳或未明确主动脉夹层诊断而临床高度怀疑时,甚至需要进一步 CT 扫描检查确诊。常用的超声模式主要包括二维灰阶成像(即 B 超)、彩色多普勒(color Doppler)、能量多普勒(power/energy Doppler)和频谱多普勒(spectral Doppler)技术,而后者主要包括连续多普勒(continuous wave,CW)和脉冲多普勒(pulse wave,PW)。后面发展起来的新技术比如双功超声(duplex ultrasound)和多功能超声(triplex ultrasound)等。

1. B 超是血管超声检查的基础,通过将从人体反射回来的回波信号以光点的形式组成切面图像,亦称为辉度调节型(brightness mode),在血管长轴或短轴切面上清晰、直观、实时显示血管解剖形态、空间位置、连续关系及病变结构等。

2. 彩色多普勒成像技术（color doppler flow imaging，CDFI）主要是通过红、蓝、绿三种颜色对血流方向进行彩色编码，显示血流速度剖面图。红色表示血流方向指向探头，蓝色表示血流方向背离探头，而绿色甚至是五彩镶嵌则表示湍流。血流颜色只表示血流方向与探头的关系，而与动静脉无关。血流颜色的亮度与血流速度大小成正比，速度越快则颜色越亮，反之亦然。

3. 能量多普勒是根据血流中红细胞密度散射强度或能量分布情况，提取出相关的能量信号进而成像。其优势在于能够有效地显示低速血流信号，且不受声束角度影响；缺点在于不能提供血流速度和方向信息。

4. 频谱多普勒包括 CW 和 PW 两种技术，前者探头装备两块晶片，分别用来发射和接受超声波信号；PW 探头则使用同一块晶片发射和接受超声波。CW 以频谱显示，可单独使用，亦可与二维超声心动图结合，接收取样线经过部位上所有频移信号，其优点在于可以测定高速血流（>2m/s），常用于测定心脏瓣口狭窄或反流的高速血流；缺点为不能区分信号来源深度。PW 亦以频谱显示，与二维超声结合，可以选择心脏或血管内任意部位的小容积血流，显示血流实时频谱。PW 频谱可显示血流方向（朝向探头的血流在基线上，背离探头的血流在基线下）、血流性质、血流速度（频谱信号的振幅）、血流持续时间（横坐标显示时间），可供定性、定量分析。其特点为所测血流速度受探测深度及发射频率等因素影响，通常不能探测高速血流（>2m/s）。

5. 双功或多功能超声成像技术主要在二维超声图像基础上结合血流彩色信号或频谱信号，将两种或三种超声信号同时显像，既保留了二维超声的优点，又同时提供血流信号。

（二）图像优化设置

彩色血流图像质量优化：彩色血流图像来自微弱的红细胞反射回声，由于反射信号比较微弱，因此探测血流的敏感性受机器的影响比较大。当彩色血流图像显示欠佳时，可以尝试以下操作进行图像质量优化处理。

1. 优化 B 型超声图像

（1）聚焦（focus）：将聚焦区放在感兴趣区域（region of interest，ROI），也就是要检测的血管区域。如果 ROI 非常小且深，则可以通过应用放大（zoom）功能进行调节。

（2）深度（depth）：一般将 ROI 设置在图像中心位置。

（3）增益（gain）：优化整体增益和深度增益，一般将图像调整至较大血管管腔内清晰显示，或为黑色。如果增益进一步增加，会导致噪声和斑点，此时，应用谐波成像技术（harmonic imaging）可能会改善成像质量。

2. 彩色血流图像优化

（1）速度范围：检查超声仪器速度范围设置是否正确。如果采用检查动脉的速度范围设置参数，对静脉血流进行超声检查时则不敏感，反之亦然。根据要检查的血管，将脉冲重复频率和速度范围调整至合适水平。

（2）多普勒角度（doppler angle）：多普勒角度对彩色血流成像影响很大。当超声束与血流速度夹角接近 90°，即声束与血流方向垂直，彩色血流图像强度将明显减弱。因此，如果超声图像显示血管中看不到，需要确认多普勒角度是否调整合适，一般尽量调整超声束与血流角度在 60°以内。若图像质量欠佳，还可以通过移动彩色血流取样框或改变探头位置以改善多普勒角度，进而优化图像质量。

（3）观察范围：超声图像上有扫查深度显示，请注意按需调节深度。增加深度将延长脉冲返回时间、降低脉冲重复频率、降低单位面积组织中接收的超声脉冲数量、延长信号处理时间，最终导致血流显示能力下降（灰阶图像质量亦下降）。

（4）彩色取样框大小（sample volume size）：请注意彩色取样框大小，道理与上述观察范围相同。扩大彩色取样框时，脉冲回声信号将相应变得稀疏。一般用较小彩色取样框，特别是检查深部血管时，取样框不应该超出血流信号范围之外，通常设置在血管直径的 2/3 以内较为合适。

（5）能量和增益：调整输出能量、时间增益补偿和彩色增益至最佳状态。输出能量和增益不足，则血流显示欠佳。增益过高，可能会高估血流速度；相反，增益过低，可能会低估血流速度。调整增益的方法：把取样容积放置在血管内，先调整增益至噪声信号可见，然后逐渐减少增益，直至噪声信号完全消失。

（6）彩色优先：灰阶和彩色显像优先权问题。大多数彩色超声诊断仪允许操作者调节灰阶和彩色显像的顺序。如果选择灰阶图像优先，则彩色图像质量就差一些，反之亦然。如果检查血流是图像欠佳，建议选择彩色优先设置。

（7）低频噪声控制：低频噪声控制是一种电子滤波，用来滤除心脏和大血管搏动时产生的彩色伪影。对于外周小血管，不必进行低频噪声控制，或将其调至较低水平。

（8）壁滤波（wall filter）：检查壁滤波设置。如果将壁滤波设置太高，低速血流的低频移信号则被滤除。壁滤波是用来消除低频噪声信号的，但是如果设置过高，血流信号亦被消除。对于高速血流检测影响不大，但对于静脉血流或肾内小动脉血流检测，会有很大影响。

（9）极慢血流：有时候，彩色血流成像观察到血管内未见血流信号，可能仅仅因为血流速度缓慢所致。由于能量多普勒和频谱多普勒检查低速血流较彩色多普勒敏感，如果彩色多普勒探测不到血流时，可以尝试上述两种模式进行检查。

（三）如何准确区分动静脉

一般情况下，B 超通过灰阶成像显示血管的形态、血管壁结构回声及血管内钙化、血栓情况可以鉴别动静脉，必要时我们可以通过血管壁加压试验、彩色多普勒、频谱多普勒等检查模式进一步确认动静脉。

1. **血管外形** 动脉一般呈圆形，一般较伴行静脉小；管壁较厚，回声较强；呈搏动状态；形态随呼吸周期或体位变化不大；中老年患者动脉壁内可见到回声强的斑块。静脉一般呈椭圆形或不规则形态，静脉压异常升高时血管可呈圆形扩张状态；管壁较薄，回声较动脉壁回声弱，可见静脉瓣；一般未见血管搏动，若静脉毗邻动脉较近时，亦可呈搏动状态；形态随呼吸周期或体位变化，尤其是颈部静脉较为明显。

2. **血管加压超声** 血管加压超声是一种快速鉴别动静脉和诊断深静脉血栓形成比较可靠的方法。注意的是，若是血管内已明确看到血栓占位时，一般不建议再做血管加压试验，以免导致栓子脱落。一般选择短轴切面，将探头垂直于血管并施加一定压力，动脉一般维持形态不变，称为阴性；休克状态下动脉可被压闭。静脉容易压瘪，称为阳性；深静脉血栓形成（DVT）时静脉压不闭。

3. **彩色多普勒超声（CDFI）** 彩色多普勒血流成像的颜色与动静脉没有关系，但是动脉内血流信号往往呈搏动性改变，且由于动脉血流速度较快，血管内的颜色亦较为鲜亮。而静脉血流呈非搏动性、持续血流改变。

4. **频谱多普勒超声** 动脉血流呈脉冲式表现，收缩期出现波峰，舒张期出现波谷。静脉血流呈较低平的连续频谱改变。

（四）主动脉夹层重症超声监测

重症超声具备无创、简便、床旁化和可视化等诸多优势,已成为主动脉夹层患者重要筛查、诊断和监测手段。筛查的切面可以选择胸骨旁左心长轴切面、胸骨上切面及腹主动脉相关切面扫描。心血管超声诊断主动脉夹层的主要征象如下:①主动脉管腔内游离内膜回声,将管腔分为真腔和假腔(图 7-14);②真腔与假腔内均可探及血流信号(图 7-15);③可发现一处或多处内膜破口,即真腔与假腔交通处;④累及主动脉瓣时往往伴有不同程度的主动脉瓣反流。由于超声波反射和其他伪像能在主动脉腔内形成线性回声,类似主动脉夹层。因此,我们建议通过多切面采集图像的方法鉴别内膜片和伪像,前者在多个切面上均可显示,而伪像往往在其他切面上看不到。内膜片运动情况应该和主动脉壁或其他心脏组织无关,并且彩超发现两个管腔间彩色多普勒血流信号存在差别。当假腔内血栓形成、内膜钙化的移位或主动脉壁的增厚均提示主动脉夹层的存在。

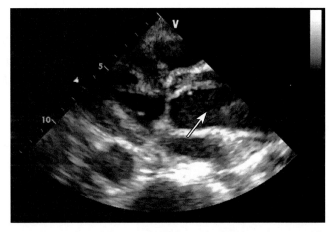

图 7-14　胸骨旁左心长轴切面

注:箭头所指为主动脉管腔内游离内膜回声,将管腔分为真腔和假腔。

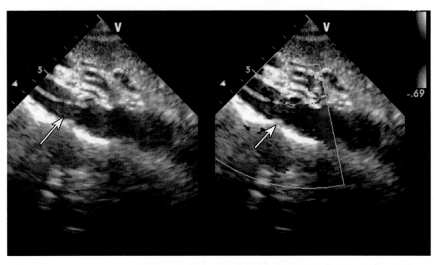

图 7-15　主动脉夹层超声图像

注:箭头所示为腹主动脉段飘动的内膜片。

经胸超声心动图(TTE)诊断主动脉夹层的敏感性为59%~85%,特异性为63%~96%。由于TTE的成像质量经常受到肥胖、肺气肿、机械通气、肋间隙狭窄或外科手术部位干扰等患者因素及操作者因素的影响,导致TTE诊断主动脉夹层的敏感性不高。因此,TTE检查阴性,而临床高度怀疑主动脉夹层时,情况允许下应考虑尽快完善进一步检查例如TEE或CTA扫描等明确诊断。

由于食管和主动脉在解剖上毗邻,经食管超声心动图(TEE)则通过自然腔道进入患者体内进行相应检查,能较好避免胸壁结构对超声信号的衰减及肺气的影响,且探头可采用更高频技术,从而提供更优质的图像质量及较高的诊断价值。同时,TEE也可以显示TTE无法观察到的部分组织结构。TEE检查前通常需要对患者进行镇静或轻度全身麻醉等处理。TEE检查过程一般耗时10~15分钟,在诊断主动脉夹层的敏感性高达99%,特异性在94%~97%。

对主动脉夹层或TTE检查未发现阳性表现而临床高度怀疑病例,TEE检查的目的为确立诊断、评价主动脉根部、评价主动脉瓣关闭情况、冠状动脉开口是否受累、判断内膜破裂位置等。详尽的TEE检查基本可以观察评价除升主动脉远端与主动脉弓近端(气管与左主支气管遮挡因素干扰)外的几乎全胸主动脉。鉴于TEE属于侵入性操作,许多病例若是怀疑为主动脉夹层则应创造条件进行CT或MRI扫描明确,临床上更多采用TTE评价主动脉夹层是否累及主动脉瓣及其反流程度,少数情况可采用TEE了解冠脉开口受累情况。

探查升主动脉可从120°食管中段水平主动脉瓣长轴切面开始,通过此切面可以显示主动脉窦、窦管结合部与近端升主动脉;略后撤探头,旋转扫查面至45°可进一步观察升主动脉;继而由0°~45°旋转扫查面并换探头深度,获得系列短轴切面,全面观察升主动脉(图7-16)。

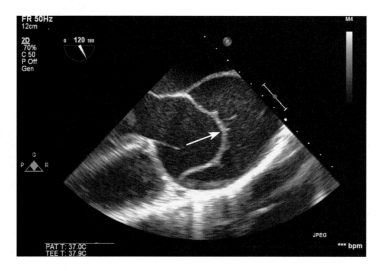

图7-16　TEE可见升主动脉夹层
注:箭头所指为撕脱内膜,撕脱内膜上可见纤维条索状回声附着。

探查将主动脉时,可以首先在食管中段水平四腔切面位置转动探头管体,使探头换能器指向主动脉,获得降主动脉短轴切面,继而旋转扫查面至90°获得降主动脉长轴切面,后撤探头并连续观察,直至左锁骨下动脉起始部,再轻柔推进探头,连续观察胸降主动脉全程和腹主动脉近端(图 7-17)。降主动脉病变部位描述应以左锁骨下动脉为参照物,描述病变距左锁骨下动脉的距离。

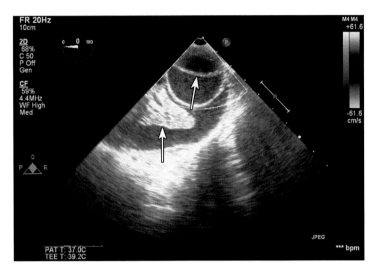

图 7-17　TEE 可见胸主动脉夹层
注:箭头所指为撕脱内膜,胸主动脉前方图像为胸腔积液及压缩的肺组织。

探查主动脉弓时,在 0°扫查面下,沿降主动脉方向后撤探头,直至圆形的降主动脉短轴图像变为椭圆形,即食管上段水平主动脉弓长轴切面,图像右侧为主动脉弓远端,左侧为近端,左右旋转探头管体可显示主动脉弓全貌。在主动脉弓长轴切面基础上略后撤探头并在20°~40°旋转扫查面,即可显示近端左锁骨下动脉与左颈动脉,无名动脉因气管遮挡而难以显示。

(五)　主动脉瘤重症超声监测

主动脉瘤是血管重症之一,本章节重点介绍腹主动脉瘤的超声监测。腹主动脉瘤患者症状体征常常不典型,但动脉瘤破裂时,仅有 50%患者出现腹部或背部疼痛、高血压和腹部搏动性包块三联征。因此,在病史不详时,临床诊断腹主动脉瘤难度较大,尤其是既往无动脉瘤病史患者。超声是诊断腹主动脉瘤的重要的床旁诊断工具,尤其是血流动力学不稳定的患者,超声诊断腹主动脉瘤的敏感性为 98%,特异性为 95%。超声检查发现主动脉行程中一段或几段管腔病理性扩展,直径≥3cm 即可诊断。超声也常用于筛查和监测腹主动脉瘤大小的常用方法。由于腹主动脉介入治疗的 cutoff 值为 5.5cm,通过超声检查可以床旁快速诊断腹主动脉瘤以及了解瘤体大小,而超声检查发现血肿往往提示腹主动脉瘤破裂的征象。超声检查可以显示腹主动脉瘤壁内出血,在动脉瘤内可见月牙形回声。动脉瘤破裂后,血液首先聚集在大动脉旁,随后经肾旁间隙流向侧腹部,出血可沿着髂动脉流到骨盆腹膜外间隙,继续向前蔓延可抵达后腹膜,造成腹腔出血。

超声检查准备工作:腹主动脉检查失败最常见的原因是肠道气体的干扰,所以对于重症患者而言,由于患者本身肥胖、肠气影响太大等因素可能导致腹主动脉超声监测图像欠佳,进而影响临床判断。腹主动脉检查通常包括从膈肌到髂动脉分叉处的主动脉全程。选取的灰阶超声频率为 3~5MHz,首选凸阵探头。基本的图像存储包括腹主动脉近、中和远段的横断面图像及相关测量。测量相关径线时要求从外壁到外壁进行测量,并保持与主动脉长轴垂直,通常要求测量横断面主动脉瘤的前后径和横径综合判断(图 7-18,图 7-19)。

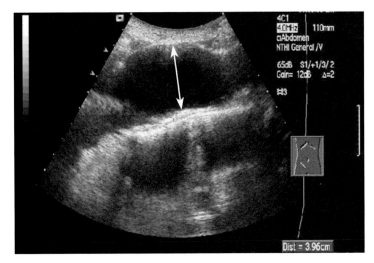

图 7-18　腹主动脉瘤长轴切面
注:箭头所示为瘤体前后径 3.96cm。

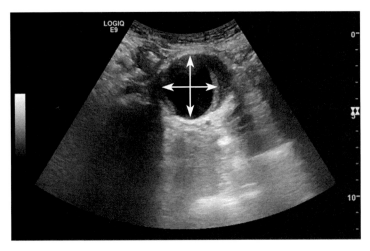

图 7-19　腹主动脉瘤短轴切面

　　TEE 可以诊断升主动脉、主动脉弓和胸降主动脉等部位的动脉瘤,并能检测其病变特点,包括瘤样扩张是纺锤形还是不连续的、粥样硬化程度和继发血栓形成等。因为不伴有夹层分离的主动脉瘤往往是一个长期演变的慢性过程,因此需要长期动态随访。许多医疗中心更多地使用 CT 或 MRI 进行胸主动脉瘤的定期随访。

　　（六）外周阻力

　　高龄患者往往因为血管硬化而出现外周阻力下降,而感染患者出现休克表现,尤其伴随低舒张压,临床上往往提示存在低外周阻力情况。通过超声监测,亦可以通过公式计算出外周血管阻力（SVRI）。计算公式如下:SVRI = 80×（MAP－CVP）×BSA/CO,其中 BSA 为体表面积,BSA = sqrt［体重（kg）×身高（cm）/3 600］,CO = SV×HR,SV = π×R^2×VTI,SV 为每搏量,

π为圆周率,R为左室流出道(LVOT)半径,VTI为速度时间积分,sqrt为开平方。

六、小　结

血管重症需要迅速诊断,只有早期准确诊断,方可能进行针对性治疗,进而改善患者预后。重症超声在血管重症诊断和治疗中发挥着重要作用。通过超声监测亦可以实现外周血管阻力的监测,利于休克患者血管活性药物精细化管理。

(黄道政　刘娜　何伟)

第八章

心 脏 瓣 膜

人体心脏共四组瓣膜:二尖瓣、三尖瓣、主动脉瓣及肺动脉瓣,由上往下俯视,主动脉瓣位于最中间,肺动脉瓣位于主动脉瓣前方偏左,二尖瓣与三尖瓣分别位于主动脉瓣的左下方和右下方,需要注意的是四组瓣膜并不是在一个水平面。二尖瓣与三尖瓣分别位于左室、右室流入道入口,而主动脉瓣与肺动脉瓣则是左室与右室流出道的开口。

作为心腔内的门户,各瓣膜分别在舒张期与收缩期开放或关闭,保障正常的心脏射血。先天或后天的瓣膜及支撑结构异常,可引起瓣膜开放受限(狭窄)或关闭不全(反流),或并存,而心室局部或整体重构可导致瓣膜关闭不全,引起反流,而瓣膜本身结构并无病变,称为功能性或继发性反流。急性的瓣膜反流如急性器质性二尖瓣反流可引起血流动力学紊乱,而慢性的瓣膜反流或瓣膜狭窄及其继发性改变可导致血流动力学治疗复杂,部分瓣膜病变需要介入或手术干预,单纯药物治疗无效。AHA/ACC、ESC均将超声心动图作为评估心脏瓣膜疾病的首选方法。

重症超声对瓣膜的评估,包括二维(2 dimension,2D)与M型超声对瓣膜形态、运动的评估,以及多普勒技术评估瓣膜血流动力学,并作出病变程度评价,同时需要对继发的病理改变进行评估,指导临床治疗。下文对各个瓣膜进行分别阐述,着重探讨二尖瓣与主动脉瓣病变。

一、二 尖 瓣

(一) 二尖瓣解剖与生理

二尖瓣与三尖瓣都属于房室瓣,有共同的结构特点,由三部分组成:瓣叶、腱索及乳头肌,房室瓣附着部分则成为瓣环。二尖瓣分为前后叶,严格意义上是处于前上和后下两个位置。2个瓣叶周长相差很大,前叶底部仅占据瓣环1/3,后叶附着于其余的2/3瓣环,但是前叶瓣叶长度大于后叶,由瓣环基底部至游离缘的长度约1.5~2.5cm,而后叶长约1cm。前叶呈半圆形,其纤维内核与主动脉瓣的无冠瓣相延续,前叶被划分为3个节段:A1、A2、A3,相对应的,后叶也分为3个节段或扇形:P1、P2、P3,P1靠近前侧接合部和左心耳,P2位于中央,为最大的扇形,而P3则位于内侧,靠近后内侧接合部和三尖瓣。收缩期,二尖瓣关闭,前后叶有7~10mm重叠区(coaptation)。

二尖瓣的腱索由乳头肌或直接由心室壁发出,插入瓣叶,根据插入部位,腱索可分为3种:一级腱索,与瓣叶的瓣尖相连,其断裂时可导致瓣叶功能障碍;二级腱索,连接至瓣叶的心室面,属于支撑腱索,起着维持左室形态和功能的作用;三级腱索,起自左室室壁,与后叶的基底部相连。

二尖瓣乳头肌通常粗大成对,分别位于左室游离壁前侧和后内侧,需注意,没有一个乳头肌发自室间隔,乳头肌发出的腱索牵拉二尖瓣瓣叶,对抗左室收缩期产生的压力,防止瓣叶收缩期翻卷左心房。前侧组的乳头肌有来自回旋支和对角支的双重血供,而后内侧组的乳头肌则由右冠状动脉供血,因此容易缺血损伤,引起严重瓣膜功能障碍。

(二) 二尖瓣正常超声表现

经胸超声心动图(transthoracic echocardiography,TTE)和经食管超声心动图(transesophageal echocardiography,TEE)的 2D 模式可用于评估二尖瓣的形态。TTE 胸骨旁长轴与短轴切面可观察二尖瓣前叶与后叶,心尖四腔心切面上室间隔侧为二尖瓣前叶,而侧壁侧则为后叶,心尖两腔心则显示后叶。TEE 食管中段切面与经胃切面均可评估二尖瓣。2D 模式可直接观察到二尖瓣瓣叶菲薄,瓣叶厚度不超过 1mm,回声均匀,舒张期瓣叶开放,瓣尖分开,TTE 胸骨旁长轴切面可见前叶几乎靠近室间隔,后叶几乎触及左室后壁,收缩期则瓣叶关闭,瓣叶间有部分重叠区,略低于瓣环平面。短轴切面,二尖瓣水平可见菲薄的二尖瓣前后叶,舒张期瓣叶打开几乎占据整个左室短轴切面,收缩期则关闭。在心尖四腔切面可显示二尖瓣瓣环的最大内径。

M 型超声则可显示二尖瓣的运动曲线,TTE 胸骨旁长轴切面取样线置于二尖瓣水平,可见二尖瓣在收缩期闭合成一细线与左室后壁的运动平行,舒张早期瓣叶大幅打开,前叶的最大运动位点为 E 峰,舒张中期瓣叶相向运动,心房收缩时则再分开,产生舒张晚期的 A 峰。

正常情况下,舒张期二尖瓣开放,血流从左心房流向左室,心尖四腔切面可见舒张期红色血流由左房进入左室。二尖瓣的瓣叶、腱索或乳头肌任一结构或运动异常均可导致二尖瓣功能障碍,即狭窄或反流,或同时存在。

(三) 二尖瓣反流 (mitral regurgitation,MR)

1. MR 的定义、分类　从功能上说,二尖瓣装置包括左房壁、二尖瓣环、前后叶、腱索、乳头肌及乳头肌附着处的左室心肌,任一部件出现功能不全或解剖异常均可导致收缩期血流由左心室返回左心房,即 MR。

根据瓣膜或结构是否有器质性病变可以分为两种类型:器质性和功能性。功能性 MR 又称继发性 MR,由左心室局部或整体重构所致,多见于缺血性心脏病、扩张型心肌病或左房明显扩大,左室重构、扩大导致二尖瓣瓣环扩张、乳头肌异位,引起二尖瓣相对性关闭不全,收缩期前后叶的重叠受损,而二尖瓣本身形态是正常的,该类型 MR 的严重程度与左室重构程度密切相关。下壁心肌梗死病史患者,由于邻近乳头肌的后壁、下壁心肌受累,容易引起功能性 MR。由于两个瓣叶的腱索牵拉没有差别,功能性 MR 引起的反流束为中央型。器质性 MR 即原发性 MR,则是由于二尖瓣本身病变所致,如腱索断裂、退行性病变、风湿性心脏病、心内膜炎,风湿性 MR 多合并存在瓣叶增厚、腱索纤维化,尤其是后叶僵硬。急性心肌缺血导致乳头肌断裂引起的 MR 也属于器质性 MR。鉴别器质性 MR 与功能性 MR 影响治疗方案的选择。

根据瓣叶运动,MR 又可分为三型(Carpentier 分型)。Ⅰ型,瓣叶运动正常,但重叠缺失,可发现退行性改变或缺血性瓣环扩张,或者存在心内膜炎引起的瓣叶穿孔。Ⅱ型,瓣叶运动过度,可由于腱索冗长或断裂、乳头肌断裂或退行性病变所致。Ⅲ型,瓣叶运动受限,常见于风湿性心脏病瓣膜损害、退行性变所致瓣叶钙化(Ⅲa 型)以及缺血性心脏病(Ⅲb 型)。

2. MR 的病理生理意义　急性器质性 MR 的常见病因有腱索断裂、急性心肌梗死致乳头肌缺血坏死或断裂、创伤、感染性心内膜炎损伤瓣膜结构、人工瓣膜损害等。急性 MR 时,收缩期左心室血液大量反流至左心房,同时左心房接收来自肺静脉的回血,左房压增高,舒张期左心房内大量血流充盈左心室,左室急性容量过负荷,左室舒张末压迅速升高,导致左房压进行性升高,引起急性肺水肿、肺动脉高压甚至右心衰竭。由于左室急性扩张程度有限,总的前向搏出量不能代偿反流量,导致 CO 下降,引起心源性休克。慢性 MR 时左室对慢性容量负荷增加产生代偿,前向的搏出量维持在正常范围,该阶段 EF 多>65%,左房重构、扩张,但左房压没有明显升高,肺淤血不明显。慢性失代偿时,左心室收缩功能不可逆减退,左室搏出量下降,左房压显著升高,引起肺淤血、肺动脉高压、右心衰竭。急性器质性 MR 可引起显著血流动力学变化,而慢性 MR 的存在可导致危重症患者复苏过程复杂化。

3. MR 的常规超声评估　MR 的常规超声评估包括二维超声和多普勒超声,经胸超声心动图是首选,如经胸声窗条件很差或经胸超声不能明确诊断时推荐经食管超声心动图,三维超声心动图仅用于复杂瓣膜病变。

TTE 和 TEE 的二维模式均可精确评估二尖瓣的形态和运动,可发现瓣膜尤其是瓣尖增厚、僵硬、冗长,瓣叶运动过度或受限,收缩期二尖瓣凸向左房、甚至脱垂至左房内或连枷样二尖瓣,收缩期二尖瓣关闭有裂隙、错位等,同时二维超声可进行二尖瓣环直径的测量,TTE 胸骨旁长轴切面测量舒张期瓣环/前叶比例>1.3,或瓣环直径>35mm,可诊断二尖瓣瓣环扩张。TTE 胸骨旁短轴和 TEE 经胃 0°切面可观察二尖瓣前后叶的 6 个扇形,彩色多普勒可帮助判断反流束起源和脱垂的节段。TTE 胸骨旁长轴切面显示前叶与后叶,但不能同时显示各节段,探头作不同角度倾斜可显示不同的节段,TTE 心尖四腔心显示 A3、A2 及 P1,邻近侧壁的是 P1,心尖两腔心则显示后叶。TEE 食管中段不同角度可显示二尖瓣不同节段。由于二尖瓣瓣环呈马鞍状,TTE 心尖四腔心切面诊断二尖瓣脱垂可出现假阳性,建议在胸骨旁长轴切面或心尖长轴切面判断有无二尖瓣脱垂。二尖瓣脱垂、乳头肌断裂或重叠区大块缺失可引起严重 MR。

多普勒超声可观察血流方向,评估反流束长度、反流束面积,并通过相关公式计算反流量,判断 MR 的严重程度。彩色多普勒超声(CDFI)可见五彩血流束收缩期由左室进入左房,但是彩色血流图像显示反流束的大小与反流严重程度的相关性变异率很大,因为 CDFI 是基于血流方向和速度编码的成像模式,易受速度量程和彩色增益的影响,会造成高估或低估反流量,因此彩色血流图像可用于确诊 MR,但不用于判断 MR 的严重程度。但是如果观察到大束偏心性、涡流状、占左房面积 40%以上甚至触及左房后壁的反流束,可诊断重度 MR。

射流紧缩口(vena contracta,VC)宽度是指射流从反流口离开时其近端最狭窄处的宽度,测量取 2~3 个心动周期的平均值,并在两个正交平面上进行,在采集图像时,应注意反流束将瓣口会聚区、射流紧缩口以及反流束面积应显示在同一帧图像中。VC<3mm 提示轻度 MR,VC>7mm 则为重度 MR,中间值(3~7mm)时需结合其他评估办法。需要注意的是,VC 的测定是假设反流口是圆形的,而继发性 MR 的反流口不是圆形,所以会出现同一时间四腔心切面 VC 明显小于两腔心切面,如果 2 个切面的 VC 平均值>8mm,可定义为重度 MR。另外,如果有多个反流束存在,并不能叠加各个 VC。

近端等速表面积(proximal isovelocity surface area,PISA)法指血流经过一狭窄瓣口时,上游的血液加速会导致血流通过反流口时流速显著加快,当流速超过机器设置和深度决定的值后会发生信号失真,可见到围绕反流口的半圆形血流加速区。利用这一现象对反流量进行定量评价的方法称 PISA 法(图 8-1),是评估 MR 程度最可靠超声指标。心尖四腔切面是最经典的切面。根据连续方程流经 PISA 的血流必等于流经狭窄或反流口的血流,这一血流

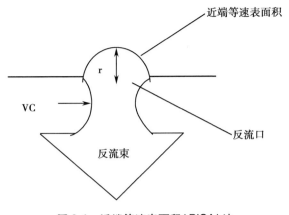

图 8-1　近端等速表面积（PISA）法
注：VC，射流紧缩口。

量还可用于计算瞬时有效反流口面积（effective regurgitant orifice area，EROA），结合连续多普勒测得的通过反流口的最大流速（Vreg），EROA = Flow/Vreg。一般情况下，EROA 为 $20\sim29mm^2$ 或反流量为 $30\sim44ml$，提示轻至中度反流；EROA 为 $30\sim39mm^2$ 或反流量为 $45\sim59ml$，提示中至重度反流；EROA>$40mm^2$ 或反流量>60ml，提示重度反流。不管是中心性还是偏心性反流，PISA 都可以应用，EROA>$40mm^2$ 或反流量>60ml 提示重度器质性反流，对于功能性 MR 患者，EROA>$20mm^2$ 或反流量>30ml，高度提示患者存在心血管事件风险。

脉冲多普勒技术直接测量二尖瓣口反流量耗时而不推荐，但是在心尖四腔切面进行二尖瓣口与主动脉的 VTI 测定，如果两者比值>1.4 强烈提示重度 MR，<1 则考虑轻度 MR。肺静脉频谱测定也可辅助评估反流程度，肺静脉流速频谱低平缺乏特异性，但如果 S 波倒转则对于诊断严重 MR 有特异性。连续多普勒（continuous doppler，CW）技术测定 MR 最大流速在 $4\sim6m/s$，反映左心室与左心房之间的压差，该流速本身不能反映 MR 的严重程度，但频谱的形状和密度可反映反流的程度，高密度的频谱信号提示重度 MR 可能，而勾边模糊、信号淡的频谱提示轻度反流，CW 属于定性判断。各参数对 MR 严重程度分级见表 8-1。

表 8-1　二尖瓣反流程度评估

参数	轻度	中度	重度
定性			
二尖瓣形态	正常/异常	正常/异常	连枷/脱垂/乳头肌断裂
彩色反流束	小、中央型	中间	大的中央型或偏心性、涡流、直达左房后壁
血流汇聚区[a]	无或小	中间	大
CW 信号	淡/抛物线	致密/抛物线	致密/三角形
半定量			
VC 宽度/mm	<3	中间值	≥7（双平面>8[b]）
肺静脉频谱	收缩期凸起	收缩期圆钝	收缩期逆流[c]
二尖瓣流入频谱	A 峰明显[d]	变异	E 峰明显（>1.5m/s）[e]
VTI_{mit}/VTI_{Ao}	<1	中间	>1.4
定量			
EROA/mm^2	<20	$20\sim29,30\sim39$[f]	≥40
反流量/ml	<30	$30\sim44,45\sim59$[f]	≥60

注：[a] Nyquist 极限 $50\sim60cm/s$；[b] 心尖四腔与心尖两腔平均值；[c] 排除其他原因如心房颤动、左房压升高引起；[d] 多见于 50 岁以后；[e] 排除存在其他原因引起左房压增高、MS；[f] 中度 MR 分成 2 个亚组：轻至中度 EROA $20\sim29mm^2$ 或反流量 $30\sim44ml$，中至重度 EROA $30\sim39mm^2$，反流量 $45\sim59ml$。EROA：有效反流口面积；VC：射流紧缩口；VTI：速度时间积分；VTI_{mit}/VTI_{Ao}：二尖瓣 VTI/主动脉瓣 VTI。

（四）二尖瓣狭窄（mitral stenosis，MS）

1. MS 的定义与病因　二尖瓣瓣口舒张期面积的正常范围是 $4 \sim 6cm^2$，慢性或反复发作的病变可引起二尖瓣交界处融合，前后叶增厚、钙化，以及腱索增厚、增厚、挛缩和融合，可导致二尖瓣舒张期开放受限，瓣口面积减小，即 MS。常见病因是风湿性、退行性病变，先天性瓣膜狭窄比较少见。风湿性瓣膜病发病率逐渐下降，随着社会老龄化及粥样硬化性疾病发病率上升，退行性改变引起的 MS 逐渐增多。

2. MS 的病理生理意义　MS 为慢性病程，主要病理生理改变是舒张期左心房血流进入左心室受限，左心房压力升高，左房扩大，失代偿时出现左房衰竭、肺水肿甚至肺动脉高压、右心衰竭，而左室往往正常大小甚至失用性萎缩。

3. MS 的常规超声评估　MS 的常规超声评估包括二维（2 dimensions，2D）、M 型及多普勒超声，多普勒超声包括 PW、CW 及彩色多普勒。

二维超声上表现为二尖瓣瓣叶增厚，腱索增厚、缩短甚至融合，瓣叶开放受限。风湿性病变时，二尖瓣形成特征性的舒张期圆顶样改变，前叶呈"曲棍球杆"样改变，通常交界融合，合并存在左心房扩大，重度狭窄时左心房并发血栓。退行性改变所致二尖瓣狭窄时，通常以瓣叶根部增厚和钙化为主，交界区融合很少发生。胸骨旁短轴二尖瓣切面可直接描记瓣口面积来评估狭窄严重程度，舒张中期是最佳时相，确保在瓣尖水平进行描记。

M 型超声可见二尖瓣运动曲线 EF 斜率降低甚至消失，前后叶呈同向运动，前叶运动曲线呈"城垛样"。

多普勒超声可进行二尖瓣舒张期峰流速、压力减半时间、流速时间积分、近端等速表面积（PISA）等检查。根据简化伯努利公式，$\Delta P = 4V^2$，心尖四腔心切面在二尖瓣瓣口应用 CW 测定流速，描记边缘可测量瓣口平均压差。测量舒张早期最大流速降至其一半的时间为压力减半时间（$T_{1/2}$），时间延长与狭窄严重程度成正比，与瓣口面积呈反比，瓣口面积 = $220/T_{1/2}$。取样容积置于二尖瓣瓣口，与血流速平行，彩色多普勒有助于判断血流速方向。需注意，$T_{1/2}$ 受多种因素影响，如左室顺应性下降或严重主动脉瓣反流，可导致左室压力迅速升高，从而缩短 $T_{1/2}$，二尖瓣瓣口面积被高估。另外，应用正性肌力药物或容量复苏时，心排血量迅速增加，也可导致 $T_{1/2}$ 缩短。连续方程法测量二尖瓣瓣口面积是基于质量守恒原理，在没有反流和心内分流的情况下，通过二尖瓣的流量应该等于心排血量，因此可测定左室流出道直径（d）、VTI 获得 SV 值，同时测定二尖瓣口 VTI，根据公式 $SV = VTI_{LVOT} \times area_{LVOT} = VTI_{MV} \times area_{MV}$，$area_{LVOT} = d^2$，d 在胸骨旁长轴切面，瓣下 0.5cm，收缩中期测量由室间隔内膜面到二尖瓣前叶间的距离，VTI_{LVOT} 在心尖五腔切面主动脉瓣下 0.5cm 处 PW 记录。这一方法的应用需要确认没有反流。另外还有 PISA 法、二尖瓣阻力法评估 MS。目前超声指南推荐，联合应用瓣口平均压差、压力减半时间及瓣口面积评估 MS 严重程度（一级推荐），如上述参数存在不一致时，除非声窗条件很差，一般用二维超声测定的瓣口面积作参照。负荷超声心动图是二级推荐。

大部分 MS 的评估可通过 TTE 完成，仅当经胸声窗不佳时或需要评估左房血栓时推荐 TEE。二尖瓣瓣口面积>$1.5cm^2$ 时可不伴有临床症状，狭窄程度增加，瓣口面积<$1.5cm^2$ 时，可导致 CO 下降，患者活动耐量明显下降。

MS 为慢性病程，多有风湿性心脏病病史，或高龄、粥样硬化疾病病史，可引起左房扩大、肺水肿及肺动脉压升高，重度狭窄时可引起左房血栓。二维超声可评估左房面积或容量，应用 TEE 左房自发显影技术可更好地预测血栓栓塞风险，相对于经胸超声心动图，TEE 发现心房血栓更敏感，特别是血栓位于左心耳时。是否合并 MR 可影响干预手段，轻度以上的

MR 是二尖瓣球囊扩张治疗的相对禁忌证;中度及以上 MR 合并中度及以上 MS 伴临床症状的需要干预治疗。风湿性 MS 往往合并其他瓣膜病变。

（五）重症超声评估二尖瓣

危重症患者的二尖瓣评估需要通过多个切面进行明确,TTE 包括胸骨旁长轴、短轴(二尖瓣水平)、心尖四腔、心尖两腔及心尖长轴切面,必要时进行 TEE 进一步明确。首先评估瓣膜形态有无异常,瓣膜有无增厚、钙化、赘生物,腱索有无增厚、缩短、断裂或冗长,瓣环是否钙化、扩张,是否存在乳头肌断裂。然后观察有无瓣膜运动异常,有无舒张期开放受限,瓣口面积减小,胸骨旁短轴二尖瓣水平见舒张期二尖瓣开放呈"鱼嘴样"是 MS 的表现,并可描记瓣口面积;二尖瓣运动过度或受限导致收缩期关闭有裂隙、错位,甚至二尖瓣脱垂至左房、连枷样运动。左室重构、扩大导致二尖瓣关闭不全可引起功能性 MR,此时二尖瓣本身结构并无异常。腱索断裂、二尖瓣脱垂、乳头肌断裂或重叠区大块缺失可引起严重器质性 MR。后内侧乳头肌单支冠供血,急性心肌缺血尤其是后壁或下壁心肌梗死时,可导致后内侧乳头肌部分或全部断裂,引起急性严重 MR,可导致严重血流动力学紊乱,甚至心源性休克,临床需警惕。急性冠脉综合征并发心源性休克,如评估的 EF 结果不能解释其血流动力学时需排查有无急性 MR,多普勒超声可观察血流方向,有助于发现 MR,进一步评估反流束长度、反流束面积,并通过相关公式计算反流量,判断 MR 的严重程度,或者通过多普勒技术评估跨二尖瓣平均压差、压力减半时间评估 MS 严重程度。

另外需要对二尖瓣病变引起的继发性病理性改变进行评估,包括左房、左室大小及容量、左室收缩功能、肺静脉频谱、肺动脉压、三尖瓣反流等(表 8-2)。腱索断裂、乳头肌断裂、创伤损伤瓣膜结构、人工瓣膜损伤等急性重度器质性 MR 可引起显著血流动力学波动,出现急性肺水肿,甚至心源性休克,具有紧急手术指征。急性 MR 时左室大小往往正常,左房压及左室舒张末压迅速升高,慢性 MR 时左房、左室出现重构、扩张,代偿期左房压可以正常,失代偿时出现左房压进行性升高、肺水肿。慢性 MR 或 MS 均可引起左房压升高,左房扩大,甚至肺水肿、肺动脉高压、右心衰竭,增加重症患者血流动力学治疗的复杂性。部分功能性 MR 需要动态评估,内科药物治疗后再评估其程度。

表 8-2 急性与慢性二尖瓣反流对比

参数	慢性	急性
病因(举例)	风湿性、钙化、黏液瘤	乳头肌断裂、腱索断裂
左室大小	扩大	正常
左室收缩功能	初期增强,后期减弱	增强
左房大小	增大	正常
CW	整个收缩期高速	收缩晚期速度下降

二、主 动 脉 瓣

（一）主动脉瓣解剖

主动脉口是左室流出道的上界,口周围的纤维环附有主动脉瓣,为三月瓣,瓣叶后方为 Valsalva 窦,左右 Valsalva 窦分别有左右冠状动脉开口,主动脉瓣根据邻近冠状动脉分别命名为左冠瓣、右冠瓣及无冠瓣。主动脉瓣与肺动脉瓣并没有腱索装置来确保关闭,其开闭由两侧的压力差决定,舒张期升主动脉侧压力高于左室内压,主动脉瓣维持闭合状态。从三维角度看,主动脉瓣呈三叶王冠形,王冠的底部为一虚拟的环,即窦管交界(sinotubular junction)。从上往下看,右冠瓣在最前方,邻近右心室流出道,左冠瓣在左侧,无冠瓣则对着房间隔。正常青年个体中主动脉瓣非常菲薄,只有瓣叶闭合线重叠部分在超声上可观察到。

(二) 主动脉瓣正常超声表现

TTE 二维超声的胸骨旁长轴、胸骨短轴主动脉瓣水平、心尖五腔及剑突下切面可观察到主动脉瓣,评估主要在胸骨旁长轴切面与胸骨旁短轴主动脉瓣水平进行。胸骨旁长轴切面可观察到主动脉根部、Valsalva 窦、窦管交界及升主动脉近端,可见主动脉瓣的右冠瓣及无冠瓣,右冠瓣在图像上方,无冠瓣位于下方,左冠瓣在图像平面的外侧。主动脉瓣菲薄(<2mm),收缩期瓣叶开放到最大程度,接近和主动脉瓣壁平行,舒张期关闭呈一纤细高回声闭合线。胸骨旁短轴主动脉瓣水平可显示三个瓣叶,靠前的是右冠瓣,邻近右室流出道,图像底部左侧是无冠瓣,对着房间隔,图像底部右侧则为左冠瓣,邻近肺动脉。收缩期主动脉瓣完全开放呈圆形,舒张期则关闭呈 Y 型,收缩期可观察瓣叶的数目,二叶瓣在舒张期也可表现为 Y 型。

M 型超声在胸骨旁长轴切面评估主动脉瓣,取样线置于主动脉瓣瓣尖水平,可观察到瓣叶舒张期关闭呈一高回声细线,收缩期完全打开,呈箱子状,收缩中期瓣叶间分开>2cm,可看到与主动脉壁接近平行,主动脉瓣环直径一般不超过 2.5cm,或<1.6cm/m^2。低血容量状态或收缩功能低下时可见瓣叶间开放距离<2cm 而未见瓣叶有病变。

多普勒评估在心尖五腔心切面,左室流出道可见蓝色血流背离探头,使血流束与超声束平行,应用脉冲或连续多普勒技术测定跨瓣血流,正常流出道峰流速 0.8~1m/s,一般<2m/s。需注意,取样容积放在主动脉侧测得的流速会比左室流出道的流速略高 0.2~0.4m/s。

主动脉瓣病变评估包括主动脉瓣狭窄(aortic stenosis,AS)和主动脉瓣反流(aortic regurgitation,AR)。

(三) 主动脉瓣狭窄(aortic stenosis,AS)

1. AS 的常见病因 引起成人 AS 的主要病因有风湿性瓣膜病,先天性二叶瓣及瓣膜钙化。全球范围来讲,风湿性瓣膜病是导致 AS 的常见病因。欧美国家50%左右需要瓣膜置换的 AS 是先天性二叶瓣,70 岁以下的重度 AS 病例 2/3 属于先天性二叶瓣,70 岁以上则钙化性 AS 明显增多。

2. AS 的病理生理意义 成年人主动脉瓣口面积 3~4cm^2,瓣口面积减少 1/2 时,收缩期无明显跨瓣压差,左室-主动脉压仍在正常范围内(<5mmHg),当瓣口面积减少至正常的 1/4 时,即 AVA<1cm^2,左室收缩压明显升高,跨瓣压差可>50mmHg。左室射血阻力增加,引起左室舒张末压增高,代偿性肥厚,伴轻度扩张而代偿以维持正常的 CO,舒张功能减退。失代偿时引起左房压进行性升高、肺淤血,晚期出现 CO 下降。重度 AS 时由于左室收缩压升高、左室射血时间延长,左室舒张末压升高导致舒张期主动脉-左室压差下降,冠脉灌注压下降,从而导致冠脉供血不足,另外主动脉根部流量下降也造成冠脉供血不足,引起心肌缺血。AS 多为慢性病程,加上左房、左室代偿,早期可无症状,晕厥多发生于运动中或运动后。

3. AS 的常规超声评估 目前 AHA 或 ESC 都将超声心动图检查作为评估 AS 的推荐,少数病例超声心动图无法诊断或与临床表现不符时才考虑行心导管检查。TTE 二维超声评估内容包括瓣叶数目、厚度、有无钙化及活动度,主要在胸骨旁长轴及短轴(主动脉瓣水平)切面进行评估,图像质量不理想时可借助 TEE。二叶瓣表现为一个大的前叶和一个小点的后叶,80%的病例前叶来自左冠瓣和右冠瓣融合,约 20%来自右冠瓣和无冠瓣融合,左冠瓣和无冠瓣融合非常罕见。胸骨旁长轴切面可观察到主动脉瓣闭合线不对称,收缩期向主动脉膨出,或舒张期脱垂,这些表现并不特异。诊断二叶瓣最可靠的是在胸骨旁短轴(主动脉瓣水平)切面,收缩期开放时仅看到2个连合区可诊断为二叶瓣,而舒张期可出现类似三叶瓣的表现,导致假阴性结果。一般儿童或青少年期可看到二叶瓣引起的狭窄,此时没有严重的钙化,比较好鉴别,成年期严重的钙化导致瓣叶数目鉴别困难。当每个瓣叶的中央区、结合融合缺失时,主动脉瓣严重钙化,导致收缩期开放呈星状孔,不再是近圆形。二维超声可以半定量判断钙化严重程度:轻度——非常小片区域高回声伴少量声影,中或重度——大块增厚、高回声区伴明显无回声声影。风湿性AS表现为交界融合,导致收缩期开放呈三角形。

评估AS之前需要与瓣上狭窄、瓣下狭窄相鉴别,可以应用彩色多普勒或脉冲多普勒判断流速加速部位,以及流出道解剖来鉴别。瓣上狭窄比较罕见,主要见于先天性心脏病,如Williams综合征。瓣下狭窄可以是固定的,由于瓣下存在薄膜或肌束带导致的流出道梗阻,血流动力学影响类似主动脉瓣狭窄。动态瓣下狭窄,如肥厚型心肌病,在收缩中-晚期出现显著梗阻,形成了一晚高峰速度曲线,与收缩期二尖瓣前叶运动至增厚的室间隔有关,且梗阻随容量状态改变而改变,左室心腔容量减小或收缩增强时梗阻加重,即所谓的"动态流出道梗阻"。

对于如何评估AS,指南推荐的超声血流动力学参数有:主动脉瓣射流速度、平均跨瓣压差以及连续方程测量的瓣口面积,适用于所有AS患者。

(1)射流速度:AS时通过主动脉的前向血流属于高速血流,所以采用CW评估,多个声窗检查以获得最高血流速,其他低值均去除。建议在心尖、胸骨上窝及右侧胸骨旁进行,仔细摆放患者体位,调整探头位置与角度以达到超声束与血流方向平行。如超声束与血流速成角会导致低估血流速,但如夹角<15°时,低估约5%。"角度校准"可引起更多的误差,因此不建议应用。彩色多普勒显像可避免二尖瓣反流的干扰,但对于判断AS射流方向并没有帮助。CW记录到一个基线下方的外缘高回声、清晰光整的最大速度曲线,测量外围边缘较强的信号以获取最大速度,边缘描记后可获得VTI,需注意的是,曲线顶点的细微、模糊信号不应包括在内。一般来说,如果是窦性心律则记录3个以上的心动周期后取平均值,如果心律不规则,则需测定5个以上的心搏。CW流速曲线的形状有助于鉴别梗阻的位置、程度以及动态或固定梗阻。动态瓣下梗阻表现为收缩晚期出现流速峰值伴收缩早期凹向上的流速曲线。对于固定的梗阻,流速曲线的时间过程相似,但是梗阻越严重,流速峰值时间越晚,曲线越圆钝。轻度梗阻的流速曲线峰值出现在收缩早期,曲线呈三角形,严重梗阻时曲线圆钝,峰值出现收缩中期,反映整个收缩期跨瓣压差均很高。

(2)平均跨瓣压差:即收缩期左心室与主动脉之间的压力差,也是判断狭窄严重程度的一个标准参数。描记流速曲线边缘获得平均流速,根据简化伯努利公式$\Delta P = 4V^2$,得到平均跨瓣压差,而根据曲线上测定的峰流速V_{max}计算所得的是最大跨瓣压差$\Delta P_{max} = 4V_{max}^2$,$\Delta P$与$\Delta P_{max}$整体相关性良好,但仍旧与曲线形状、狭窄程度有关,目前指南推荐应用ΔP来评估跨瓣压差。但简化的伯努利公式默认近端流速($V_{proximal}$)<1m/s可忽略不计,但如果近端流速>1.5m/s或主动脉流速<3m/s时,应采用V_{max}来计算压差,即$\Delta P = 4(V_{max}^2 - V_{proximal}^2)$。

(3)瓣口面积(aortic valve area,AVA):与MS类似,根据连续方程计算AVA。默认通过狭窄瓣口的血流等于通过左室流出道的血流,即$SV_{AV} = SV_{LVOT}$,其中$SV_{LVOT} = VTI_{LVOT} \times area_{LVOT}$,而$SV_{AV} = AVA \times VTI_{AVA}$,瓣口VTI可应用CW测得(见射流速度),$SV_{LVOT}$的计算方法见MS章节,由此$AVA = SV_{LVOT} / VTI_{AVA}$。AVA的计算需要测算LVOT的VTI、直径,主动脉瓣口VTI,

任一参数测量偏差均可导致 AVA 误差,VTI 的测量需要注意超声束与血流速的角度及取样容积的位置,而流出道直径的测量对 SV 的影响也很大,如 TTE 图像不理想,可通过 TEE 进行测量。另外,测定 SV_{LVOT} 需排除存在动态或固定瓣下梗阻。正常 AVA 参考值 $3\sim4cm^2$。儿童、青少年及矮个成年人,可以测量 AVA 指数,即 AVA/BSA。

还有一些其他的方法可以为 AS 诊断提供补充信息,如简化连续方程、速率比率(V_{LVOT}/V_{AV})及主动脉瓣口面积直接测量法等,指南对这些方法进行了二级推荐,而其他实验性的方法如主动脉瓣阻力、左室作功丢失率等,不推荐作为临床实践应用。

AS 评估过程中尚需注意一些合并症的影响。AS 合并左心室收缩功能障碍时,有可能低估 AS 的严重程度,表现为"低血流、低压差性 AS",定义标准为:有效瓣口面积<$1.0cm^2$,LVEF<40%且平均跨瓣压差<$30\sim40mmHg$。可测量速率比,即 V_{LVOT}/V_{AV},速率比<0.25 提示重度 AS。评估引起左心收缩功能障碍的病因很重要,如果是重度 AS 引起左室收缩功能障碍,主动脉瓣置换术可改善左室后负荷,LVEF 可能恢复正常,如果是其他病因如心肌梗死或原发性心肌病所致左室收缩功能障碍,那么主动脉瓣置换术无法明显改善左室收缩功能。多巴酚丁胺负荷试验可辅助判断"低血流、低平均压差 AS"的严重度及预后。肥厚型心肌病、高血压、合并主动脉瓣反流(aortic regurgitation,AR)或 MR 也会影响 AS 程度的判断,合并 MR 时需注意勿将 MR 的流速曲线当成 AS 的流速曲线。心脏高动力状态会引起跨瓣压差升高,导致高估 AS 的程度,流速曲线峰值出现时间早有助于鉴别。

最大射流速度、平均跨瓣压差及主动脉瓣瓣口面积是判断 AS 严重程度的 3 个最特异的参数,属于一级推荐。对于大部分患者,应用这 3 个参数,结合临床资料、AR 和左室功能评估,已经可以指导临床治疗。部分特定患者,如青少年、矮个成年人、合并左室功能障碍等,需要增加其他参数:瓣口面积指数(AVA/BSA)、速率比率。ACC/AHA、ESC 指南对判断 AS 严重程度的各个参数做出了推荐(表 8-3)。临床实践中,可能会出现射流速度或平均跨瓣压差与瓣口面积不符的情况,首先需要排除技术上的误差,然后评估左心收缩功能或合并 AR 的影响。

表 8-3 主动脉瓣狭窄程度评估

	主动脉硬化	轻度	中度	重度
射流速度/($m\cdot s^{-1}$)	≤2.5	2.6~2.9	3.0~4.0	>4.0
平均跨瓣压差(mmHg)	~	<20(<30[a])	20~40[b](30~50[a])	>40[b](>50[a])
AVA/cm^2	~	>1.5	1.0~1.5	<1.0
AVA 指数/($cm^2\cdot m^{-2}$)		>0.85	0.60~0.85	<0.6
速率比		>0.50	0.25~0.50	<0.25

注:[a]ESC 指南;[b]AHA/ACC 指南;AVA:瓣口面积。

(四)主动脉瓣反流(aortic regurgitation,AR)

1. AR 病因 主动脉瓣或主动脉根部病变都可引起 AR,急性 AR 多由于感染性心内膜炎和主动脉夹层或人工瓣膜破裂、创伤所致,慢性 AR 则多由钙化、风湿性疾病、或先天性心脏病如二叶瓣,主动脉病变如 Marfan 综合征、先天性主动脉根部扩张、梅毒、胶原血管病等所致。

Carpentier 分型也适用于 AR。I 型,瓣叶运动正常,但重叠缺失,可发现退行性改变或缺血性瓣环扩张,或者存在心内膜炎引起的瓣叶穿孔;II 型,瓣叶运动过度;III 型,瓣叶运动受限。

2. AR 的病理生理意义 AR 有急性和慢性之分。急性 AR 见于感染性心内膜炎导致瓣膜穿孔、脱垂，主动脉夹层导致瓣环扩张，或夹层血肿撕裂瓣环、瓣叶，创伤导致主动脉根部、瓣叶或瓣叶支持结构改变，人工瓣膜破裂。重度急性 AR 时，左室急性扩张能力受限，引起左室舒张末压迅速升高，左房压急剧升高，进而出现肺淤血、肺水肿。而慢性 AR 时，左室长期容量过负荷，逐渐扩张、肥厚，早期左室舒张末压可保持正常，晚期失代偿可导致收缩功能下降而出现左心衰竭表现，甚至右心衰竭。另外由于舒张期大量反流，导致舒张压下降，冠脉灌注压下降，可引起冠脉供血不足。

3. AR 的评估方法 与 AS 相同，TTE 胸骨旁长轴、短轴及心尖五腔切面是评估 AR 的切面，如切面合适但 2D 评估不完整时可应用 3D 超声评估瓣膜形态改变，当 TTE 图像不理想而无法判断 AR 的病因与机制时可借助 TEE。2D 或 M 超声对主动脉瓣的评估内容包括瓣尖病理改变（冗长、活动度/柔软度、厚度、完整性等）、连合处变异（融合、外展性、附着位置及对齐）、根部形态（室间隔肥厚、瓣环大小、窦部及窦管交界直径及升主动脉直径）。由于反流束对二尖瓣的冲击，2D 可发现二尖瓣前叶反向凸起呈"穹窿样"、室间隔基底部高回声表现，M 模式上二尖瓣前叶、二尖瓣腱索或室间隔高频扑动，E 点与室间隔距离（EPSS）增加，二尖瓣开放受阻、提前关闭，主动脉瓣舒张期提前开放，这些异常提示可能与 AR 相关，检查时需仔细寻找。

反流的定量评估需要多普勒技术。彩色多普勒显像可在多个切面见到舒张期反流束由主动脉反流至左心室，彩色反流束的面积、长度受主动脉-左室压差、左室顺应性影响，与 AR 严重程度相关性不大，不推荐作为判断 AR 程度的定量评估方法。临床实践中，彩色多普勒显像仅作为检测及发现 AR 的方法，胸骨旁长轴和短轴切面可帮助确定反流束的来源，反流束填充左室流出道的百分比较大时可初步判断属于中-重度 AR，但偏心性 AR 时反流束大小判断困难。彩色 M 模式可判断反流信号的时间过程。

与 MR 一样，VC 宽度也可作为判断 AR 严重程度的有效参数，在胸骨旁长轴切面获取，VC<3mm 多提示轻度 AR，VC>6mm 意味着重度 AR，VC 3~6mm 时需要其他方法进行定量评估。同样地，存在多束反流束时，不应将各自的 VC 相加。PISA 法同样可以用于评估 AR，可在心尖三腔切面、心尖五腔切面或胸骨旁长轴切面或右上胸骨旁切面进行，测量 PISA 半径，根据标准公式计算反流量和 EROA。反流量 20~44ml 或 EROA 10~19mm^2 认为是轻至中度 AR；反流量 45~59ml 或 EROA 20~29mm^2 为中至重度 AR；反流量 ≥60ml 或 EROA ≥30mm^2 则提示重度 AR。PISA 法可同时用于中央型和偏心型 AR 评估。心尖五腔切面或三腔切面应用 PW 在左室流出道可直接计算反流量（R），同时计算左室流出道 SV，R/SV >50% 提示重度 AR。AR 可导致舒张期主动脉血流逆流，因此在胸骨上窝切面取样容积置于降主动脉即左锁骨动脉发出部位，滤波器调至最低限，PW 检测到主动脉逆流，随着反流加重，舒张期逆流的时间延长，流速增加，如逆流贯穿整个舒张期且流速峰值>20cm/s 提示重度 AR。CW 测定 AR 反流束的最佳切面是心尖五腔切面，如果是偏心反流束，则右侧胸骨旁切面更合适。信号比较淡的一般提示轻度反流，完全重叠、高回声的提示中重度 AR。CW 信号评估 AR 程度属于定性判断，压力减半时间则可作为半定量评估，如舒张期压力下降陡峭（$T_{1/2}$<200ms）提示重度 AR，平台（$T_{1/2}$>500ms）则提示轻度 AR。

AR 的整体评估应整合上述参数，只要条件允许，VC 宽度和 PISA 法均推荐进行。其他参数可辅助确认 AR 的严重程度，尤其是临床存在矛盾时。具体见表 8-4。

表 8-4　主动脉瓣反流(AR)程度评估

参数	轻度	中度	重度
定性			
主动脉瓣形态	正常/异常	正常/异常	异常/连枷/大块对合缺失
AR 反流束宽度	小、中央型	中间	大的中央型、多变的偏心型
AR 的 CW 信号	不完整、淡	中间	致密、高回声
舒张期降主动脉逆流	短暂、舒张早期逆流	中间	整个舒张期逆流(舒张末流速>20cm/s)
舒张期腹主动脉逆流	无	无	存在
半定量			
VC 宽度/mm	<3	中间	≥6
压力减半时间/ms	>500	中间	<200
定量			
EROA/mm^2	<10	10~19;20~29[a]	≥30
反流量/ml	<30	30~44;45~59[a]	≥60

注:[a] 中度 AR 分成两组:EROA 10~19mm^2 或反流量 30~44ml 属于轻至中度 AR,EROA 20~29mm^2 或反流量 45~59ml 属于中至重度 AR;EROA:有效反流口面积;VC:射流紧缩口。

(五)　重症超声评估主动脉瓣病变

危重症患者的主动脉瓣评估主要在胸骨旁长轴、胸骨旁短轴(主动脉瓣水平)及心尖五腔切面进行。TTE 二维超声评估内容包括瓣叶数目、厚度、有无钙化及活动度,有无瓣叶脱垂、穿孔,收缩期开放程度,主要在胸骨旁长轴及短轴(主动脉瓣水平),图像质量不理想时可借助 TEE。应用多普勒技术可进一步明确 AS 或 AR 的诊断及严重程度。最大射流速度、平均跨瓣压差及主动脉瓣瓣口面积是判断 AS 最特异的 3 个参数,属于一级推荐。部分患者合并左室功能障碍时,可表现为"低血流、低压差性 AS",AS 的程度会低估,此时应进行速率比监测,左室流出道与主动脉瓣口流速比值(V_{LVOT}/V_{AV}),如速率比<0.25 提示重度 AS。如果存在明显升高的跨瓣压差而主动脉瓣未见明显异常,需要考虑是否存在隔膜,TTE 无法明确时可考虑 TEE。

特别要注意,对于肥厚型心肌病患者,需排除有无存在动态流出道梗阻(D-LVOTO),当心腔内容量减少或高动力状态时,二尖瓣前叶运动(SAM)至增厚的室间隔,导致梗阻明显加重,通常同时合并 MR。动态流出道梗阻于收缩中期开始出现,最大压力差在晚期出现,随着负荷量的不同,梗阻的存在与严重程度发生变化,前负荷减少、心脏收缩力增加、后负荷下降会增加梗阻的严重程度,而增加前负荷、降低心肌收缩力或增加后负荷,可减轻梗阻。这些表现与 AS 不同。

导致 AS 的病因也可导致 AR,由于瓣膜弹性改变或形状改变可导致瓣膜对合不良。另外,黏液瘤、瓣膜赘生物也可导致瓣叶关闭变形、反流。瓣环的扩张可导致瓣叶不能充分闭合。除了对主动脉瓣、瓣环形态及瓣叶运动进行评估外,2D 及 M 模式上可发现 AR 的间接征象:二尖瓣瓣叶反向穹窿样改变、高频扑动、开放受限、提前关闭,EPSS 增加,提示进一步多普勒评估。心尖五腔切面上 CW 信号致密,舒张期压力迅速下降($T_{1/2}$<200 毫秒)提示重度 AR。VC 的测量在胸骨旁长轴切面,显示彩色血流,局部放大和窄扇角,寻找反流束最窄

段,VC>6mm 提示重度 AR。PISA 法测定 EROA 及反流量则属于定量判断 AR 的程度。

主动脉瓣病变的继发性病理改变特别是左室形态、功能特别重要。AS 属于慢性病程,造成左室长期压力过负荷,左室出现向心性肥厚,但无心腔扩大,后期出现左室扩大、收缩功能障碍。如左室收缩功能障碍,LVEF<40%,平均跨瓣压差<30~40mmHg,但是 AVA<1cm^2,属于"低血流、低压差性 AS"。如果是重度 AS 引起的左室功能障碍,则手术解除梗阻后左室功能可恢复正常,如果是其他病因如心肌梗死或原发性心肌病所致左室收缩功能障碍,那么主动脉瓣置换术无法明显改善左室收缩功能。AR 有急性 AR 和慢性 AR 之分(表 8-5)。急性 AR 多由感染性心内膜炎和主动脉夹层引起,左室无法急性扩张,左室舒张末压急剧升高,而慢性 AR 时左室进行性扩张,左室舒张末压可正常。因此左室大小正常可排除慢性重度 AR,但是需注意,左室扩张没有特异性,其他疾病也可引起左室扩大。急性 AR 可能需要紧急手术治疗,而慢性重度 AR 则需根据是否存在症状、左室收缩功能、左室大小来决定是否手术介入。

表 8-5 慢性与急性主动脉瓣反流对比

参数	慢性	急性
病因(举例)	风湿性、钙化、二叶瓣	感染性心内膜炎、主动脉夹层
左室大小	增大	正常
左室舒张末压	正常	升高
CW 信号	平坦	陡峭

三、三 尖 瓣

(一)三尖瓣解剖结构

三尖瓣属于房室瓣,位置略低于二尖瓣,由三部分组成:瓣叶、腱索及乳头肌,基底附着于三尖瓣环,3 个瓣叶近似三角形,按位置命名为前叶、后叶、隔侧叶,相邻瓣膜间有连合,三尖瓣粘连多发生于连合处,造成狭窄。三尖瓣的游离缘与心室面有腱索连于乳头肌,防止收缩期三尖瓣翻向右心房。乳头肌分 3 群,分别为前乳头肌、后乳头肌、隔侧乳头肌,前乳头肌位于右心室中下部,发出腱索连与前叶与后叶,后乳头肌位于下壁,发出腱索多连于后叶,隔侧乳头肌则位于室间隔右侧面,发出腱索连于前叶及隔侧叶。

(二)三尖瓣的正常超声表现

TTE 检查时可在胸骨旁右心室流入道切面、胸骨旁短轴主动脉瓣水平及心尖四腔切面、剑突下切面观察到三尖瓣,需注意没有一个切面可以同时显示 3 个瓣叶。右心室流入道切面和短轴主动脉瓣水平切面可以看到三尖瓣的前叶和隔侧叶,心尖四腔切面靠近室间隔的是隔侧叶,靠近游离壁的是前叶或后叶,取决于图像平面的角度。TEE 的食管中段的四腔切面、右室流入-流出道切面、主动脉瓣短轴切面、经胃右室流入道切面及深胃底长轴切面均可观察三尖瓣。三尖瓣瓣叶回声均匀,厚度不超过 4mm,TTE 心尖四腔或 TEE 食管中段四腔切面可测量三尖瓣瓣环,一般在 2~3.8cm。彩色多普勒超声可在三尖瓣瓣口见少量五彩血流在收缩期由右室进入左房,一般无病理意义。正常三尖瓣口流速不超过 0.7m/s。

(三)三尖瓣狭窄

单一的三尖瓣狭窄(tricuspid stenosis,TS)非常少见,风湿性心脏病时多合并有 MS,其他病因如类癌综合征(常伴有显著三尖瓣反流)、瓣膜或起搏器心内膜炎、起搏器诱导的年龄、狼疮性瓣膜炎、良性或恶性肿瘤引起的机械性梗阻。TS 属于慢性过程,舒张期右房流入右心室的血流受阻,造成右室充盈障碍,右心排血量减少,并逐渐引起右房扩大、右心系统淤血。

TS 的超声表现与 MS 类似,可见瓣膜增厚、钙化,运动受限,舒张期凸起,右心房扩大。类癌综合征时三尖瓣运动严重受限,呈"冰冻样"。如有心房肿瘤、转移瘤或瓣膜赘生物时超声也可观察到相应占位。切面多选取胸骨旁短轴右心室流入道切面或心尖四腔切面,由于呼吸明显影响三尖瓣流入速度,因此整个呼吸周期内多次测量去平均值,或呼气末测量,心房颤动患者至少测量 5 个心动周期后取平均值。如有可能控制心率在 100 次/min 以下,最佳是 70~80 次/min。正常情况下,三尖瓣瓣口流入流速很少超过 0.7m/s,>1m/s 提示有狭窄,CW 评估平均压差>5mmHg 时重度狭窄,更高的压差多提示同时合并三尖瓣反流。另外,压力减半时间>190ms 时提示重度 TS。

(四) 三尖瓣反流(tricuspid regurgitation,TR)

1. TR 的病因及分类 TR 非常多见,由于查体听诊不易发现,多由于其他指征行超声心动图检查时诊断。继发性或功能性 TR 明显多于原发性或器质性 TR。由于左心功能障碍、肺动脉高压、先天性心脏病及扩张型心肌病等导致右心室扩张、三尖瓣瓣环扩张、乳头肌移位,引起继发性 TR,三尖瓣本身无器质性疾病。而 TR 本身又可导致右心室扩张及功能障碍、右房扩大,进一步恶化 TR(图 8-2)。原发性 TR 病因许多,如感染性心内膜炎、风湿性心脏病、类癌综合征(增厚、缩短、活动度差)、黏液瘤(脱垂或连枷)、创伤、医源性损伤(手术、活检、右心导管)等。Carpentier 分型也适用于 TR,Ⅰ型:瓣叶运动正常,可见瓣叶穿孔,更多的是瓣环扩张;Ⅱ型:瓣叶运动过度,可见单个或多个瓣叶脱垂;Ⅲ型:瓣叶运动受限。成人

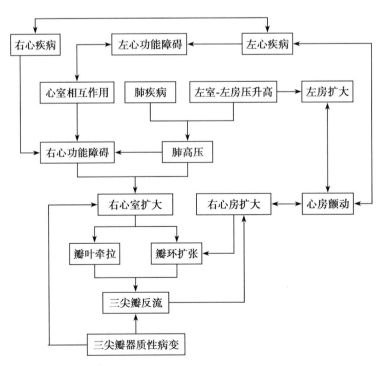

图 8-2 三尖瓣反流的病理生理

三尖瓣瓣环直径正常值在(28±5)mm,如>21mm/m^2(35mm)时提示明显扩张。

2. TR 的超声评估　TR 的严重程度判断需要多普勒技术。彩色多普勒显像可发现小的反流束,需要注意的是中央型的反流束往往显得比偏心型反流束更宽,而实际上可能是同样严重的 TR。建议在多个切面进行彩色显像评估 TR,包括心尖四腔、胸骨旁长轴、胸骨旁短轴及剑突下切面。与评估 MR 相同,多种因素可影响彩色血流显像,因此不推荐应用彩色血流显像评估 TR 严重程度,但如果发现大的偏心、涡流、达到右心房后壁的反流束,则提示重度 TR,小的、中央型反流束多提示轻度 TR。如果不是小的中央型反流束,则需要进一步评估反流程度。心尖四腔切面 VC 宽度>7mm 提示重度 TR,但<6mm 时可以是轻度也可以是中度,由于三尖瓣瓣口比二尖瓣瓣口复杂,继发性 TR 时瓣口并不是圆形的。同样由于考虑到三尖瓣反流口不是圆形,临床实践中不太应用 PISA 法评估 TR 程度,小部分研究发现 Nyquist 极限 28cm/s 时 PISA 半径≥9mm 时提示重度 TR。PW 直接计算反流束最大流速仅反映跨三尖瓣最大压差,不能反映 TR 严重程度。但是 TR 程度会影响右室舒张早期充盈(E 峰),没有 TS 的情况下,三尖瓣口 E 峰>1m/s 提示重度 TR。剑突下切面肝静脉频谱有助于评估 TR,肝静脉血流背离探头进入右心房。正常情况下,肝静脉频谱表现为收缩期前向血流、收缩末期一过性逆流、舒张期前向血流、心房收缩引起的反向 a 波。随着 TR 加重,肝静脉频谱的收缩期流速下降,重度 TR 时收缩期血流逆转,特异性高,但是敏感性仅 80%。右心房异常、右心室顺应性减退、心房颤动及各种病因导致的右房压升高时可导致肝静脉频谱收缩期流速波形圆钝,因此缺乏特异性。CW 信号的密度与反流严重程度相关。CW 测定跨三尖瓣最大流速后根据伯努利公式 $\Delta P = 4V^2$,可获得右心室与右心房压差,加上右房压则算得右室压或肺动脉收缩压。TR 的程度各分级参数整合见表 8-6。

表 8-6　三尖瓣反流程度评估

参数	轻度	中度	重度
定性			
三尖瓣形态	正常/异常	正常/异常	异常/连枷/大块对合缺失
彩色反流束	小、中央型	中间	大的中央型或偏心型、碰撞室壁
CW 信号	淡/抛物线	致密/抛物线	致密/三角形伴早期峰值
半定量			
VC 宽度/mm	未定义	<7	>7
PISA 半径/mm	≤5	6~9	>9
肝静脉血流	收缩期凸起	收缩期圆钝	收缩期逆流
三尖瓣流入	正常	正常	E 峰>1m/s
定量			
EROA/mm^2	未定义	未定义	≥40
反流量/ml	未定义	未定义	≥45

注:VC,射流紧缩口;EROA:有效反流口面积;PISA:近端等速表面积。

3. TR 的血流动力学影响　与 MR 一样,TR 可分为器质性 TR 与功能性 TR。研究发现,本身瓣膜结构病变引起的器质性 TR 占 11%,而功能性 TR 则占 80%,生理性反流占 9%。TR

时收缩期右心室血液反流至右房,右房压升高,舒张期右心室同时接受腔静脉回流的血液和反流入右房的血液,右心室过度充盈而扩张,导致右心衰竭,下腔静脉、肝静脉扩张,体循环淤血。右心室室壁增厚、右房扩张提示慢性 TR。右心室舒张压升高导致室间隔矛盾运动,胸骨长轴切面 M 型超声显示舒张期室间隔后向运动,收缩期前向运动,短轴上显示室间隔"平坦"或呈"D"字征。在胸骨旁短轴乳头肌水平切面,测量收缩期末期右心室侧壁最长径线(a)和右心室游离壁至室间隔的距离(b),即获得右心偏心指数(a/b),右心偏心指数>2提示重度 TR。功能性 TR 多见,危重症患者出现重度 TR 时,通过心室相互作用可引起血流动力学紊乱,需要仔细寻找病因。

四、肺 动 脉 瓣

肺动脉口是右心室流出道的上界,周缘 3 个半月形的纤维环是肺动脉环,其上附有 3 个半月形的肺动脉瓣,按位置命名为前叶、左叶、后叶,肺动脉瓣与肺动脉壁之间形成袋状间隙,称为肺动脉窦。

TTE 检查时可在胸骨旁右心室流出道切面、胸骨旁短轴主动脉瓣水平观察到肺动脉瓣。TEE 的食管中段右室流出道切面、食管上段主动脉弓短轴切面可观察肺动脉瓣,但是由于肺动脉瓣位于远场,TEE 评估肺动脉瓣没有其他瓣膜那么有用。瓣叶厚度不超过 2mm。

肺动脉瓣狭窄(pulmonic stenosis,PS)多见于先天性心脏病如法洛氏四联症,或先天性二叶瓣、单叶瓣及发育不良。获得性非常少见,风湿性心脏病时即使累及肺动脉瓣也很少出现肺动脉瓣狭窄,类癌综合征也可累及肺动脉瓣,导致其瓣叶增厚、运动受限。二维超声判断肺动脉瓣上还是瓣下狭窄很困难,胸骨旁短轴切面彩色多普勒和常规多普勒有助于确定狭窄后湍流位置及梗阻位置。肺动脉瓣狭窄的继发性病理改变是引起右心室肥厚,久之,导致右心室及右心房扩大。肺动脉瓣反流多见于先天性解剖异常如二叶瓣或四叶瓣、发育不良、法洛四联症修复术后、或肺动脉瓣脱垂,其他病因包括感染性心内膜炎、类癌综合征及风湿性心脏病。

超声心动图除了发现肺动脉瓣狭窄外,还需排查是否存在瓣下狭窄如室间隔缺失可导致右心室流出道梗阻,或严重右心室肥厚,或既往瓣下手术或介入等医源性因素,或肥厚性梗阻性心肌病,或糖原贮积症,或外源性受压等。瓣上狭窄多发生于肺动脉干分支处,略远端分支,比较罕见的是瓣上隔膜形成导致狭窄。

肺动脉瓣形态的评估对于判断最狭窄部位很重要,可见菲薄瓣膜呈圆顶状,伴狭窄后方扩张,发育不良时瓣膜运动幅度小,狭窄后方扩张少见,肺动脉瓣膜钙化相对罕见。同时,肺动脉瓣环直径也应进行测量。肺动脉瓣狭窄的严重评估主要依靠跨瓣峰压差,因为肺动脉瓣口面积无法测量,而且连续方程或 PISA 法理论上可行,但无法应用于实践操作中。跨瓣峰压的测算与 MS、AS 相同,利用简化伯努利公式 $\Delta P = 4V^2$。TTE 胸骨旁短轴切面 CW 获得最大速度,需注意多普勒取样容积尽量与血流平行,儿童和部分成人的最大流速获取切面是剑突下切面,心尖五腔切面顺时针旋转获取右室流出道切面也可测量最大流速。选择多个切面测得的最大流速,V>1m/s 提示存在狭窄,V>4m/s 提示重度狭窄(峰压差>64mmHg),3~4m/s 为中度狭窄(峰压差 36~64mmHg),V<3m/s 为轻度狭窄(峰压差<36mmHg)。PW 有助于判断最大流速部位,可以全面评估狭窄情况。肌性漏斗部狭窄经常表现为收缩晚期流速峰值,频谱信号呈"匕首样",为动态梗阻的特征,而固定梗阻表现为收缩早期峰流速。如 TTE 切面不理想,TEE 的食管中段 0°右室流出道切面、经胃右室流入-流出道切面也可记

录多普勒速度。

　　肺动脉瓣反流（pulmonic regurgitation，PR）可以由先天性瓣叶异常如二叶瓣或四叶瓣、发育不良、法洛四联症修复术后或肺动脉瓣脱垂，其他病因还有感染性心内膜炎、类癌综合征及风湿性心脏病。类癌综合征引起肺动脉瓣缩短、增厚，黏液瘤累及肺动脉瓣罕见。由于缺乏理想声窗，肺动脉瓣的解剖或结构改变评估比其他瓣膜要困难。肺动脉瓣反流的诊断主要依靠在右心室流出道检测到舒张期朝向右心室的反流束。彩色显像上反流束的宽度、时间可作为肺动脉瓣反流严重程度的半定量指标，宽大、贯穿舒张期的反流束提示严重肺动脉反流。肺动脉瓣下（右心室流出道与肺动脉瓣环交界）即时测量最大反流束宽度与右心室流出道直径的比值>50%～65%多提示重度肺动脉瓣反流。CW 频谱信号的密度和形状可作为反流的定性判断。VC 宽度、PISA 法目前未证实可有效用于评估肺动脉瓣反流，PW 估算反流量误差很多。

　　PS 与 PR 都会引起右心室肥厚、扩张，右房扩张，但是这些表现不是特异性的。胸骨旁长轴或剑突下四腔切面可评估右心室室壁厚度，>5mm 提示右心室室壁增厚。心尖四腔切面或剑突下切面评估右房大小。

（武钧　王敏佳）

第九章

心肺相互作用

心肺相互作用是指胸腔内压力和肺容量的变化对血流动力学的影响。在生理状态下，通过生理性的代偿与适应（其中右心代偿占有重要角色），心肺相互作用对血流动力学的影响并不明显；而这种影响在病理状态下会被放大。例如大量心包积液时的奇脉现象（脉搏反常现象）：正常情况下虽然吸气导致胸腔内压下降，左心输出量降低，但同时右心输出量增加，而增加的右心输出量通过肺血管床传递到左心，对左心输出量的降低产生代偿作用，从而不产生明显的生理表现；而在大量心包积液、缩窄性心包炎等右心代偿受限情况下，吸气时胸腔内压的下降依然降低左心输出量，却不会明显增加右心输出量，而这种代偿作用减弱后导致吸气时桡动脉搏动显著减弱或消失，血压较吸气前下降10mmHg以上，呼气时复原的现象，即是病理状态下心肺相互作用效应的典型表现。同时，胸腔内压力和肺容量的变化在不同程度上影响左右心室的前后负荷变化，对心脏产生类似于自身补液的效果，再通过超声评估这种效果前后的流量、流速或形态指标的变化，可以帮助我们评估患者的容量反应性。

一、心肺相互作用的解剖基础

循环系统与呼吸系统紧密联系，互相影响。支气管分支末端的肺泡表面满布毛细血管（图9-1），以便肺泡内和毛细血管内氧和二氧化碳的交换。当肺泡内压力及肺泡表面压力随着呼吸运动而变化时，肺泡表面的血管及肺泡间的血管表面的压力也随之变化，肺血管床的血容量发生变化，从而使右心后负荷及左心前负荷发生变化。同时由于呼吸运动、肺扩张、胸腔内压的变化直接作用于左右心表面，从而使右心前负荷及左心后负荷发生变化。而肺泡与肺泡表面毛细血管的紧密联系与互相影响，是心肺相互作用的解剖基础。

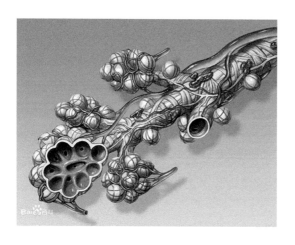

图9-1　肺泡表面毛细血管

二、心肺相互作用的生理与病理生理机制

胸腔为脏胸膜与壁胸膜之间的腔隙，其压力称为胸腔内压。机械通气吸气时肺泡内压克服胸腔内压产生跨肺压推动胸廓扩张，跨肺压等于肺泡内压减去胸腔内压（图9-2）。

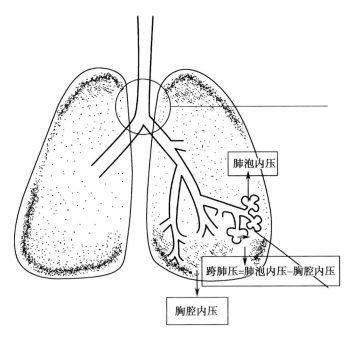

肺泡内压

跨肺压=肺泡内压-胸腔内压

胸腔内压

图9-2　跨肺压

在呼吸时，胸腔内压和跨肺压的动态变化对左右心室各自的前后负荷产生不同影响，产生类似自身补液的效果，最终影响左心输出量。基于该心肺相互作用的原理，通过超声评估流量、流速或形变指标的变异指数，可以评估患者的容量反应性。机械通气和自主呼吸时胸腔内压力变化不同，分两种情况讨论。

（一）自主呼吸

生理状态下，患者为自主呼吸，吸气时，胸廓主动扩张，膈肌主动下移，此时胸腔内压为负压，向外牵拉肺一起膨胀，气道内为负压，气体被动进入肺内，由于肺泡内压和胸腔内压均为负压，胸腔内压变化大于肺泡内压，绝对值较小的负的肺泡内压减去绝对值较大的负的胸腔内压得到正值，跨肺压为正值。

此时，由于胸腔内压为负压，右房和左室表面为负压。当右房表面为负压时，右房内压力减小，回流增多，右室前负荷增加；当左室表面为负压时，左室收缩要克服的阻力增加，左室后负荷增加。由于跨肺压增加，肺泡表面血管受压，而由于肺泡扩张，肺泡间的间隙增大，肺泡间血管受压减少，由于肺泡表面血管多于肺泡间血管，综合效应右室后负荷增加，左室前负荷增加。由于自主呼吸情况下胸腔内压变化大于跨肺压，因此以胸腔内压变化为主，吸气时左室前后负荷虽然均增加，但以胸腔内压变化产生的左室后负荷增加为主，因此在吸气末表现为左室输出减少；而由于右室前负荷整体增加，经过肺血管床的传递时间，在呼气末自主呼吸时心肺相互作用的整体效应表现为左室输出增加（图9-3）。

生理状态下，吸气末左心输出量减少，右心输出量增加，可部分代偿左心输出量的减少，

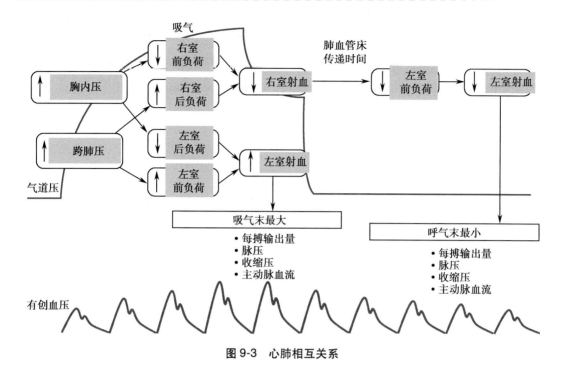

图 9-3　心肺相互关系

使得其生理效应并不明显。而当心包积液、缩窄性心包炎等病理状态下，右心代偿作用减弱，同时做深吸气动作时，可出现左心输出量明显减少，右心无法代偿，脉搏消失，即吸停脉，在 COPD 合并哮喘患者中可见。

（二）机械通气

机械通气吸气时，呼吸机主动将气体送入肺内，此时肺泡内压为正压，肺扩张推动胸廓被动扩张，膈肌被动下移，胸腔内压为正压，且肺泡内压大于胸腔内压，因此跨肺压等于肺泡内压减去胸腔内压，为正值。

由于胸腔内压为正压，因此右房和左室表面为正压。当右房表面为正压时，右房内压力增加，回流减少，右室前负荷减少；当左室表面为正压时，左室收缩要克服的阻力减少，左室后负荷减小。由于跨肺压增加，肺内血管受压，右室后负荷增加，左室前负荷增加。由于吸气时左室后负荷减小，前负荷增加，右室前负荷减小，后负荷增加，因此在吸气末表现为左室输出量增加，右室输出量减小；而由于右室前负荷减小（整个心脏的前负荷减小），右室输出量减少，经过肺血管床的传递时间，在呼气末机械通气时心肺相互作用的整体效应表现为左室输出量减少。

因此，在正常情况下，心肺相互作用导致左心输出量随呼吸的变化由于循环储备的代偿作用而变化范围较小；而在病理状态下，由于失去代偿而导致左心输出量随呼吸的变化而波动明显，产生 Kussmaul 征、奇脉等病理征象。而在固定呼吸状况下，随着呼吸运动的变化，左右心的前负荷变化产生类似自身补液的效果，而我们通过这种自身补液效果对相应指标的影响，判断容量反应性。

三、基于心肺相互作用的常规重症超声评估指标与方法

（一）流速指标

超声测量主动脉峰流速变异、颈总动脉峰流速变异、肱动脉峰流速变异、股动脉峰流速

变异等均是基于心肺相互作用原理。当机械通气时,吸气末左室输出量增加,呼气末左室输出量减少,相当于基于心肺相互作用给心室产生自补液的效果,即容量反应性的评估原理。

1. **主动脉峰流速变异**　在心尖五腔心切面获取主动脉血流频谱并测得一个呼气周期内的主动脉峰流速 Vmax-Ao(图 9-4)最大值与最小值。机械通气时由吸气末最大值减去呼气末最小值(自主呼吸时为呼气末最大值减去吸气末最小值),除以二者的平均值,再乘以 100%,即为峰流速 V 变异大小。公式为 $\Delta V\text{-}Ao = (Vmax - Vmin)/[(Vmax + Vmin)/2] \times 100\%$。截断值为 12%(当分母为最小值而不是平均值时截断值为 18%)。

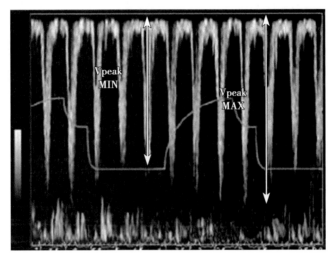

图 9-4　主动脉峰流速变异率

2. **颈总动脉峰流速变异**　血管探头于甲状软骨下缘一侧,横轴显示颈总动脉及颈内静脉,使颈总动脉位于屏幕正中,旋转探头 90° 以纵轴显示颈总动脉,以多普勒超声标准操作显示颈总动脉靠锁骨段的血流频谱,测量一个呼吸周期内峰流速的最大及最小值(图 9-5)。计算公式:$\Delta Vpeak\text{-}CA = (Vmax - Vmin)/[(Vmax + Vmin)/2] \times 100\%$,截断值 11%~13%。

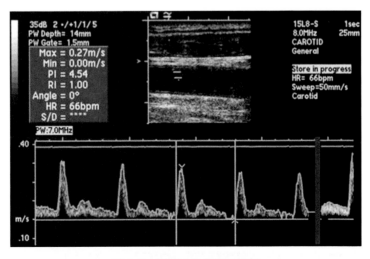

图 9-5　颈总动脉峰流速变异

3. 肱动脉峰流速变异 血管探头获取肱动脉血流频谱,测量一个呼吸周期内肱动脉峰流速的最大及最小值(图 9-6)。计算公式:$\Delta Vpeak-BA = (Vmax-Vmin)/[(Vmax+Vmin)/2] \times 100\%$,截断值 $10\% \sim 13\%$。

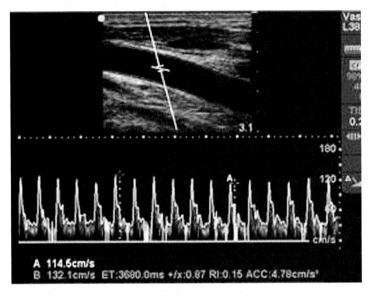

图 9-6 肱动脉峰流速变异

(二) 形变指标

1. 下腔静脉变异指数 首先获取剑突下下腔静脉长轴切面,在距离右房入口处约 2cm 位置,用 M 超测量吸气末与呼气末的下腔静脉直径(图 9-7)。机械通气吸气时,胸腔内压为正压,右房表面为正压,右房内压力增加,回流减少,静脉回流被阻在右房外,下腔静脉直径变宽,因此机械通气时下腔变异又叫做下腔静脉膨胀指数。而自主呼吸吸气时,胸腔内压为负压,右房内压力减小,回流增加,下腔内液体进入右房,下腔静脉直径变窄,因此自主呼吸时下腔变异又叫做下腔静脉塌陷指数。该变异也是类似基于机械通气的自补液效果,可反

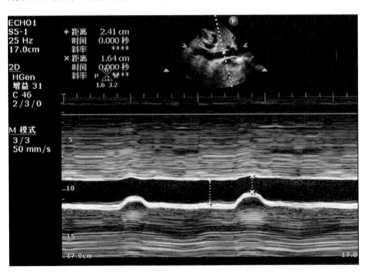

图 9-7 下腔静脉吸气末与呼气末内径测量(M 超)

映患者的容量反应性状态。公式为 $\Delta D = (Dmax-Dmin)/[(Dmax+Dmin)/2]\times100\%$，截断值为 $16\%\sim18\%$；或公式为 $\Delta D = (Dmax-Dmin)/Dmin\times100\%$，截断值为 12%（D 为下腔静脉直径，机械通气时 Dmax 出现在吸气末，Dmin 出现在呼气末）。自主呼吸平静呼吸时，采用公式 $\Delta D = (Dmax-Dmin)/Dmax\times100\%$，截断值 55% 可用于粗略估计患者容量反应性。

2. **上腔静脉变异指数**　采用食管超声获取上腔静脉长轴切面，采用 M 超获取上腔静脉一个呼吸周期内呼气末的最大值与吸气末的最小值（机械通气时）。由于上腔静脉在胸腔内，因此机械通气吸气时，胸腔内压为正压，上腔表面直接受到正压压迫，上腔静脉直径变窄，因此在机械通气时上腔变异又叫做上腔静脉塌陷指数。公式为 $\Delta D = (Dmax-Dmin)/Dmax\times100\%$，（D 为上腔静脉直径，机械通气时 Dmax 出现在呼气末，Dmin 出现在吸气末）（图 9-8）。截断值为 36%。

3. **颈内静脉直径变异**　获取颈内静脉短轴切面，采用 M 超获取一个呼吸周期内吸气末最大值及呼气末最小值（机械通气时）（图 9-9），计算公式为 $\Delta D\text{-}IJV = (Dmax-Dmin)/[(Dmax+Dmin)/2]\times100\%$，截断值 $13\%\sim18\%$。

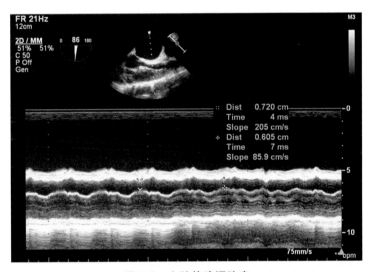

图 9-8　上腔静脉塌陷率

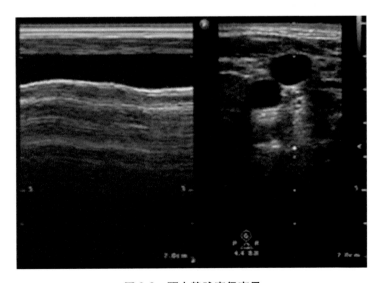

图 9-9　颈内静脉直径变异

四、基于心肺相互作用的重症超声评估指标的应用条件

1. 基于心肺相互作用的重症超声评估指标的变异靠的是胸腔内压和跨肺压的变化产生，而机械通气时该压力指标的变化直接受机械通气参数影响，因此，现有重症超声评估指标的研究均在固定机械通气潮气量为 8~10ml/kg 下进行。

2. 机械通气时不允许自主吸气动作存在，因为若患者在机械通气时有自主吸气，机械通气吸气相胸腔内压为正压，而自主吸气胸腔内压为负压，二者叠加后产生的胸腔内压变化复杂且不确切，因此此时不能应用基于心肺相互作用的重症超声评估指标进行评估。

3. 当基于心肺相互作用的重症超声评估指标评估内容为流速或流量指标时，需要满足心律为窦性的条件，因为非窦性心律会影响心脏的输出量或者峰流速。而基于心肺相互作用的重症超声评估指标评估内容为形变指标时则不受此条件影响。

4. 由于下腔静脉在腹腔内，当存在腹内高压时，下腔静脉变异指标受腹内高压影响。

五、基于心肺相互作用的重症超声评估指标的评估流程（图 9-10）

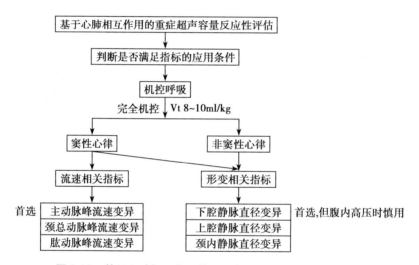

图 9-10　基于心肺相互作用的重症超声评估指标的评估流程

注：Vt，潮气量。

（尹万红　李易）

第十章

容量反应性

容量状态和容量反应性的评估对重症患者的循环支持至关重要。绝对或相对容量不足是导致急性循环衰竭或组织灌注不足的常见原因,液体复苏是恢复有效循环血量、改善组织灌注的重要手段,容量反应性良好是液体复苏的最基本前提。但如果盲目扩容,液体复苏不仅不能改善组织灌注,还可能导致心功能恶化并加重肺水肿。因此,及时准确地评估容量状态和容量反应性,避免扩容带来的不利影响至关重要。随着血流动力学监测手段的不断进步,人们一直在寻找简单可靠的指标来准确评估患者的容量反应性,以提高液体复苏的有效性,降低容量过负荷的风险。

一、概念与病理生理基础

容量状态和容量反应性是两个不同的概念。容量状态是指患者的前负荷状态,可以通过反映前负荷压力和容量的指标进行评估。容量反应性反映扩容后的效果,即前负荷的储备,是前负荷和心功能状态的综合反映。

容量状态和容量反应性密切相关,但又不能直接代表容量反应性。容量反应性受到心功能状况的制约。如感染性休克的患者尽管其容量状态可能相对不足,但由于并存的心脏基础病及心肌抑制,患者的容量反应性可能不好。而容量反应性好也并不代表患者可以从液体复苏中获益,有效循环血量及组织灌注情况是决定是否需要液体复苏的关键因素,而容量反应性仅仅反映患者对容量的耐受情况。如健康人群容量反应性好,但并不需要液体复苏治疗。因此在液体复苏的过程中,应综合评估容量状态和容量反应性以指导液体复苏的实施。

在急性循环衰竭或组织灌注不足时,一般会怀疑可能存在绝对或相对的容量不足,需评估是否存在心脏前负荷的潜能(即容量反应性),常会选择扩容治疗来改善循环和组织灌注。扩容治疗后如果能观察到心率下降,血压上升,尿量增加,循环趋于稳定和组织灌注指标改善则提示扩容治疗有效。从病理生理的定义而言,存在容量反应性指通过扩容治疗后,心排血量或每搏输出量(stroke volume,SV)较前能得到明显增加(10%~15%)。由 Frank-Starling 机制可知心脏具有异常自身调节的能力,严格地讲,当左右心室均处于心功能曲线上升支时,通过增加心脏前负荷,心排血量(cardiac output,CO)才能够得到明显的提高,即容量反应性好,通过扩容可以稳定血流动力学,提高氧输送,改善组织灌注;而当有一心室处于心功能曲线平台支时,通过增加心脏前负荷,则难以进一步增加心排血量,即容量反应性差,扩容治疗难以获益,反而可能带来肺水肿等容量过负荷的危害。因此容量反应性良好是扩容治疗的最基本前提。

心脏前负荷本质上指舒张末期心肌纤维的初长度,对心脏整体而言则是心肌收缩前所承受的负荷。Frank-Starling 曲线阐述了心脏前负荷的改变对每搏输出量和心排血量的影响(图 10-1):在一定范围内,随着心脏前负荷增加,粗细心肌肌原纤维的重叠得到改善,SV 随之呈上升趋势。当心室收缩功能处于曲线上升支(前负荷依赖区),扩容会导致左室舒张末期容积显著增加,伴随着左室舒张末期跨壁压的轻微增加,使左室 SV 和 CO 增加;而在平台支(前负荷非依赖区)扩容只会增加心脏充盈压,造成血液稀释和液体过量(图 10-1A)。为此,我们首先必须了解患者前负荷储备情况,即容量反应性,只有存在容量反应性的患者在增加前负荷的过程中 SV 才会随之增加(图 10-1B)。Frank-Starling 曲线可随着心室收缩能力的改变而出现向左或向右偏移(图 10-1C)。因此,临床医师往往试图通过确定患者心脏功能位于 Frank-Starling 曲线上的位置,来预测其容量反应性。

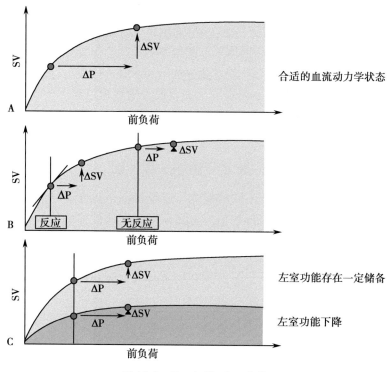

图 10-1 Frank-Starling 曲线

不同心功能状态下 Frank-Starling 曲线有所不同,在给予同样前负荷时,心功能正常者存在容量反应性,即可通过扩容获益,而心功能受损者则无明显容量反应性,反而会增加液体过负荷风险(图 10-2)。

无论在解剖学还是生理学上,心和肺都是相互的。在呼吸过程中,胸腔内压力及容积变化通过以下几种机制影响心脏功能:影响静脉回流(前负荷)引起 RV 和 LV 舒张末期容积变化;肺血管阻力(PVR)的增加(右室后负荷);心包的直接压迫作用;心室间相互作用。

心肺相互作用机制的现象在临床上早已观察到。正压通气时,动脉压的波形及压力值会随间歇的吸气与呼气发生升高与降低,呈周期性改变;血容量不足时,这种改变尤为显著,甚至在自主呼吸时中也能观察到。前负荷动态指标的本质主要指通过吸气和呼气导致肺循环血容量的变化来模拟"反向容量负荷试验"的效应,进而起到预测容量反应性的作用。心肺相互作用的功能血流动力参数也被称为前负荷动态参数。呼吸周期变化对心肺相互关系

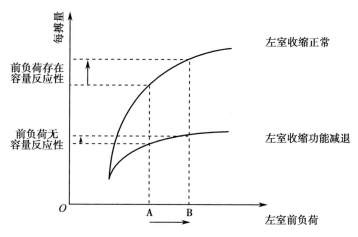

图 10-2 不同心功能状态 Frank-Starling 曲线

的作用机制的是复杂的,目前主要机制如下:基于 Guyton 等提出体循环平衡模型,心功能曲线与静脉回流曲线交点,即反映了当前血流动力学状态。心脏位于胸腔内,胸腔内压可以引起心脏顺应性的改变,导致心功能曲线的移动。在自主呼吸主动吸气时,胸腔内压下降,跨肺压下降,心功能曲线左移,因此主动吸气时,心排血量增加,中心静脉压下降,当心脏位于心功能曲线的上升支,这种效应将更加明显。同样,在正压通气时,心功能曲线右移,如果心脏位于心功能曲线上升支,心排血量则出现明显的下降。因此临床上通过监测呼吸过程中中心静脉压变化幅度,每搏量或脉压变化幅度等可以判断心脏处于心功能曲线的位置,即可预测容量反应性,评价心脏前负荷储备能力。但常要求呼吸作用足够明显,胸腔内压变化显著,才能引起心功能曲线的移动。另一种观点认为,在机械通气时,吸气相胸腔内压增加,静脉回流减少,右心室前负荷减少,同时跨肺压增加又引起右心室后负荷增加,最后引起右心室射血减少(在吸气末达到最低),经过几次心搏后即心肺传输,左心室充盈随之下降,左心室射血减少(在呼气末达到最低);另外吸气时,肺循环内血管受到挤压,引起左心室每搏输出量一过性增加(即左心前负荷效应);同时胸腔内压增加,降低左心室后负荷,有利于左心室射血(图 10-3)。目前认为左心室每搏输出量周期性的变化主要与吸气时右心室充盈、射血减少相关。因此,机械通气引起的左心室每搏输出量变化幅度大则提示左右心室均处于心功能曲线的上升支,此时容量反应性良好。反之,如果左心室每搏输出量变化幅度小,则提示至少存在一个心室处于心功能曲线的平台期,对液体反应差。

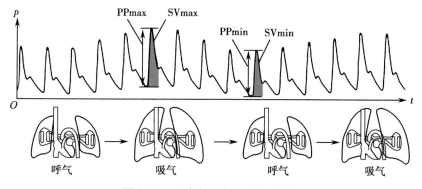

图 10-3 心肺交互作用(机械通气)

二、常用的容量反应性评估指标

（一）静态前负荷指标

前负荷是指肌肉在收缩前所承受的负荷。前负荷反映患者的容量状态,就个体而言,前负荷越低,容量反应性越好;反之,前负荷越高,容量反应性越差。就群体而言,不同个体心功能曲线不同,单个静态前负荷指标可能落在心功能曲线上升支或平台支,其判断容量状态和容量反应性的价值目前仍存在争议。

1. 心脏压力负荷指标　中心静脉压(CVP)和肺动脉楔压(PAWP)是临床容量状态和容量反应性的常用指标。CVP 是反映右心压力负荷和血管内容量的指标。PAWP 反映左室舒张末压,反映左心前负荷,但它们预测容量反应性的能力备受质疑。一项包括五个研究的荟萃分析显示 CVP 准确地预测液体反应性的可能性只有 56%(近似抛硬币)。Kumar 等前瞻性的研究指出,PAWP 不能反映患者容量反应,也不能区分容量反应与无反应患者。多个研究显示,单纯以基础 CVP 或 PAWP 评估容量反应性并不可行,不存在一个特定的 CVP 或 PAWP 阈值来有效的预测容量反应性。但 CVP 或 PAWP 仍可作为扩容治疗的控制指标之一。一项对重症监护医师和麻醉师的调查显示,超过 90% 被调查者使用 CVP 指导液体管理。但以给定的 CVP 或 PAWP 具体数值作为液体复苏的目标仍值得商榷。

压力指标反映前负荷可能受到胸腔内压、胸廓及肺顺应性、心率、心肌顺应性、心脏瓣膜病及心室间相互作用等多种因素的影响。虽然 RAP 和 PAWP 等静态心内压力测量方法已经研究并应用于血流动力学监测,但其在评估患者容量反应性方面的预测价值很低。因此,仅用血管内静态压力来指导液体治疗可能导致不恰当的治疗决策。

2. 心脏容积负荷指标　心脏的前负荷是容积而不是压力,理论上容积指标比压力指标能更直接和准确地反映前负荷。随着监测技术的发展,心脏容积负荷指标如胸腔内血容量指数(ITBVI),全心舒张末容积指数(GEDVI)等得到越来越广泛的应用。研究显示,ITBVI 及 GEDVI 与 SV 之间有相关关系,此外,随 GEDVI 的升高,患者对容量反应性逐步降低。这是反映心脏前负荷的容量指标,能克服胸腔内压力及心肌顺应性等对压力参数干扰的缺点,在机械通气、儿茶酚胺及血容量等变化时不受影响。一项探讨 ITBVI、GEDVI 在多发伤患者容量状态评估中意义的研究发现:复苏前与复苏终点相比,ITBVI、GEDVI 与每搏输出量指数(SI)有显著相关性,r 分别为 0.783、0.774($P<0.01$);复苏后的 ΔITBVI 与 ΔSI 有显著相关性,r=0.654($P<0.01$);ΔGEDVI 与 ΔSI 显著正相关,r=0.558($P<0.05$)。可见 ITBVI、GEDVI 及其容量复苏后的变化能准确、可靠地评估患者容量状态,对多发伤患者的液体管理具有重要价值。Sakka 等研究 CVP、PAWP、ITBVI 与 CI 的相关性,发现 CVP 或 PAWP 与 CI 无相关性,而 ITBVI 与 CI 存在相关性。有学者发现心肌梗死导致心源性休克患者,SVI 与 GEDVI、ITBVI 的 r 分别为 0.35 和 0.37($P<0.05$),相关性不显著。

3. 静态指标局限性　由于心功能曲线具有个体差异性,仅就某一给定的静态前负荷参数往往难以有效的区分出心脏是处于心功能曲线上升支或平台支,因此难以对单个患者的容量反应性做出精确的预测。就大多数而言,当前负荷指标超出正常范围的上限或下限时,可能对于预测容量反应性有一定价值。

（二）动态前负荷指标

动态前负荷指标是指通过诱导前负荷的改变,从而观察心脏对该变化的反应性。目前认为动态前负荷指标预测容量反应性的灵敏性和特异性均优于静态前负荷指标。

1. 心肺相互作用相关的动态前负荷参数 是根据心肺相互作用机制来评估容量状态并判断容量反应性的指标。心脏位于胸腔内,胸腔内压力的变化可导致 CO 的变化。自主吸气时,胸腔内压力下降,CVP 下降,回心血量增加,CO 增加,而当心脏处于心功能曲线的上升支时,这种效应更明显。而正压通气时,胸腔内压增加,右心室前负荷减少、后负荷增加,导致右心 SV 降低,经过数个心动周期,左心前负荷及 SV 也随之下降,心功能处于 Frank-Starling 曲线上升支时,左心 SV 变化将更加明显。因此,临床上通过监测呼吸过程中 SV 的变化幅度,就可以判断患者的前负荷准备,预测容量反应性。

(1) 收缩压变异度(SPV):机械通气时以呼气末的收缩压作为参考值,SPV 为呼吸周期中收缩压最大值与最小值的差值,由 Δdown、Δup 组成(图 10-4)。SPV = SAPmax−SAPmin(SAPmax:机械通气过程收缩压最大值,SAPmin:机械通气过程收缩压最小值);Δdown = SAPapnea−SAPmin,Δup = SAPapnea−SAPmax(SAPapnea:呼吸暂停时收缩压)。研究显示,以 SPV≥8.5mmHg,Δdown≥5mmHg 为界值预测容量反应性,灵敏度分别为 82% 和 86%,特异度均为 86%,ROC 曲线下面积均为 0.92。

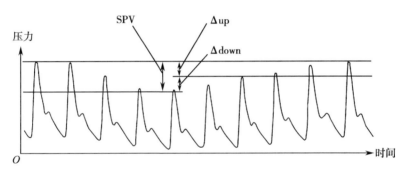

图 10-4 脉搏波描记

(2) 每搏输出量变异度(SVV):SVV 可以通过基于脉搏波分析的不同微创血流动力学监测设备,在机械通气三个周期后通过连接动脉导管的监护仪可以分析脉压轮廓形状计算每搏输出量 $SVV = \dfrac{SVmax−SVmin}{SVmean}$,也可以通过专用设备分析监测脉搏轮廓直接获得。对机械通气患者,在心功能曲线上升支阶段,胸腔内压变化引起 SV 发生明显改变,在平台支阶段,这种 SV 的变化则不显著(图 10-5A);反之,通过 SVV(每搏输出量变异度)的大小可以预测患者心功能处于上升支抑或平台支(图 10-5B)。多数研究表明对于潮气量≥8ml/kg 的机械通气患者,SVV≥10% 或 PPV≥13%~15% 可准确预测容量反应性;但张宏民等发现,对于潮气量 6~8ml/kg 的机械通气感染性休克患者,SVV 也可以准确预测容量反应性。

(3) 脉压变异度(PPV):PPV 可从外周动脉压力波形的变化而获得:$PPV = \dfrac{PPmax−PPmin}{PPmean}$,也可通过血流动力学监测装置 PiCCO、LiDCO、VolumeView、MostCare 及 Pulsioflex 自动计算。理论上,SVV 能更准确地反映左室 SV 的变化,但似乎其预测价值不如 PPV。有研究对机械通气患者 PPV 与 SVV 作为容量反应性指标进行了比较,发现 SVV 和 PPV 在预测液体反应性方面都有很高的准确性,这两项指标的敏感性和特异性均在 80% 以上,两者 ROC 曲线相似,PPV 的曲线略高,表明它在预测容量反应性方面的能力更好。Marik 等的系统评价表明,PPV 在预测容量反应性方面优于 SVV 及 SPV。

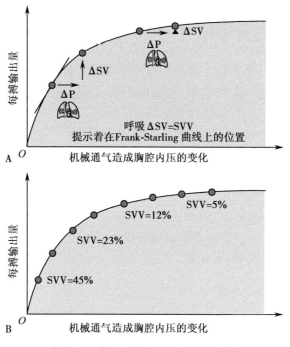

图 10-5 SVV 及 Frank-Starling 曲线

注:SV,每搏输出量;P,胸腔内压;SVV,每搏输出量变异度。

(4)体积描记变异指数(PVI):PVI 是利用改良的脉搏氧饱和仪测量呼吸周期中脉氧波形的变化,它是测量体积的变化,而不是动脉和静脉血管的压力变化,是一种无创方式来评估容量反应性,应用前提与 PPV 及 SVV 相同。PVI 阳性预测值大约为 19%。

(5)心肺相互作用相关的动态前负荷参数局限性

1)自主呼吸:患者自主呼吸或自主呼吸努力时,产生的胸腔内负压干扰了胸腔内压力周期性变化,影响了 PPV、SVV 等指标的预测价值。因此患者需机械通气且无自主呼吸。

2)呼吸机相关原因:当潮气量<8ml/kg、驱动压低于 20cmH₂O 时,由于胸腔内压变化不大,导致前负荷变化不明显,使预测容量反应性的准确度下降。对于低潮气量容量反应性的预测,截断值应该是 8%,而不是高潮量下的 12%。高频通气时动态指标也无法应用,因为每一个呼吸周期的心搏次数过低,不会导致 SV 的呼吸变异。

3)肺顺应性:据报道,心肺相互作用相关的动态前负荷参数在肺顺应性降低的情况下,预测容量反应性能力下降。可能是由于肺顺应性降低导致气道压力传导下降,胸腔内压的周期性变化也可能减弱,因此在 ARDS 患者中 PPV 预测容量反应性的可靠度下降。当患者潮气量超过 8ml/kg 时,急性呼吸窘迫综合征患者出现高 PPV 是预测容量反应性一个指标。

4)肺动脉高压,急性右心衰竭:在右心功能不全,尤其是肺动脉高压时,正压通气导致跨肺压明显增加,吸呼双向周期性的右心后负荷明显变化成为 PPV 或 SVV 改变的重要的病理生理机制,而不仅仅与容量反应性有关。有研究探讨了 CVP 与 SVV 和 PPV 的结合是否可用于急性 RV 衰竭的早期发现和指导液体治疗。发现 CVP、SVV 或 PPV 的持续增加对 RV 衰竭具有很高提示意义,而 SVV 和 PPV 不能预测 RV 衰竭患者的容量反应性,液体负荷后可以通过 SVV 和 PPV 的绝对值变化来预测容量反应性。

5)心脏因素:因为在心律失常时心搏量的变化更多地与舒张期的不规则性有关,而不是心肺相互作用。因此患者不能存在心律失常。

6）开胸状态：无论是 PPV 还是 SVV，都不能预测开胸情况下的容量反应性。

7）腹腔高压：腹内压力超过 10.5mmHg 会影响 PPV 的准确性。

2. **被动抬腿试验（PLR）** PLR 试验通过抬高下肢快速增加静脉回流，增加心脏前负荷，相当于自体模拟的快速补液试验，同时监测循环系统的反应，判断容量状态和预测容量反应性。其对于容量反应性的预测很有价值，且具有可逆性，可重复性，无需额外增加容量，不受自主呼吸及心律失常等因素影响等优点。被动抬腿试验时将两下肢被动抬高 45°，持续 3 分钟，躯干有平卧位和半卧位两种，目前认为初始半卧位较平卧位血流动力学效应更大，更利于预测容量反应性。建议使用 ICU 自动床调整患者体位，不直接抬高患者的双腿（图 10-6），有助于避免疼痛、触发交感兴奋，避免增加血管张力、平均动脉压和心排量。

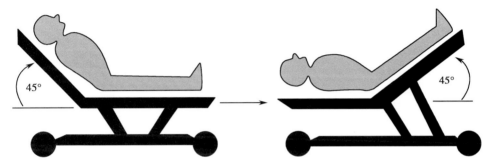

图 10-6 被动抬腿试验

因其效应的短暂性，应该通过实时测量监测 CO 来评估。PLR 或补液试验联合即时 SV 监测是目前公认可以确定容量反应性的方法，可采用经食管多普勒和经胸心脏超声技术监测主动脉血流速的变化，也可通过 PiCCO 实时监测 SVV、PPV 的变化来预测容量反应性。Monnet 认为 PLR 引起主动脉流量增加>15% 在预测容量反应性方面灵敏度为 97%、特异性为 94%。Meta 分析显示最佳心排血量变化的阈值建议为 10%±2%。

局限性：截肢或严重肌萎缩以及极低容量状态情况下，PLR 时心排血量增幅不大；腹腔高压影响 PLR 引发血液回流至循环系统中央部；颅高压、肺功能受损患者，PLR 可能会进一步增加颅内压力、损害氧合。

3. **容量负荷试验** 扩容后观察各种临床指标，对容量反应性有预测价值。经典的补液试验为输注 300~500ml 液体，因其不可逆性，可能会造成液体超负荷，很难逆转其带来的不良影响。因此目前推荐应用少量液体冲击方法，即 mini 容量负荷试验（MFC），MFC 包括快速推注少量胶体液（1 分钟 100ml），并比较推注前后血流动力学参数变化。

4. **呼气末屏气试验（EEOT）** EEOT 是利用心肺交互原理，对患者的容量反应性有很好的预测价值。我们假设呼吸周期在呼气末暂停，则会出现静脉回流延迟、回流量减少，一旦解除这种呼气末暂停状态，静脉回流恢复，类似于进行了快速补液，如果患者存在容量反应性，SV 将增加。由 PiCCO 装置在 15 秒呼气末屏气后监测到 5% 以上的动脉血压变化或心脏指数变化，能够较为准确预测容量反应性。EEOT 适用于心律失常及有自主呼吸的患者，主要局限是不能用于无机械通气患者，多数自主呼吸的患者无法耐受长达 15 秒的屏气。

三、超声容量反应性评估指标

经胸超声心动图(TTE)及经食管超声(TEE)是目前临床最常用的集心脏结构、功能评估于一身的影像学评估技术,因其准确、简便、直观、快速地评估优势,已成为危重患者治疗中最重要的诊断与评估工具,同时也是非常有效的监测患者容量状态的手段。但它仍存在局限性:如操作者技术水平、疾病本身等等。

(一) 下腔静脉超声与容量反应

1. 下腔静脉(IVC)直径　下腔静脉直径的测量实质上是静态指标,它大致等同于CVP。宽大、无明显变异的IVC往往提示患者心功能处于Frank-Starling曲线的非前负荷依赖区。将探头从上腹部位置移到剑下打出标准四腔心切面,转探头找到下腔静脉的右心房入口。目前推荐的下腔静脉测量点是距离下腔静脉与右心房连接处约2cm处(图10-7)。呼吸周期胸腔内压力变化会影响循环,从而影响下腔静脉的直径,可利用超声测量下腔静脉的绝对直径来评估容积状态。

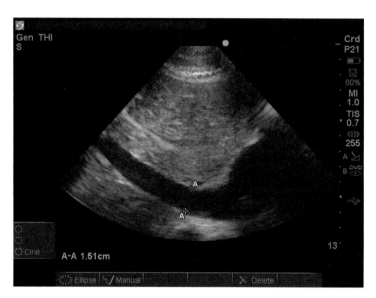

图 10-7　剑突下切面 IVC 直径测量

Feissel等发现在机械通气的感染性休克患者中,IVC直径与容量反应性之间并无关系;而IVC直径<10mm可预测液体的阳性反应,直径>20mm的IVC通常无液体反应性。Yanagawa等人测量了35名创伤患者的IVC直径,其中10名休克、25名血流动力学稳定,分别测量入急诊室及第5天的数值。发现在休克患者中数值明显比血流动力学稳定患者小(7.7mm vs 13.4mm),证实了IVC直径对于预测休克状态下液体复苏的反应是有用的。

目前认为,IVC直径可作为评估前负荷容量状态的指标,但不应作为评估液体反应性的独立指标。

IVC直径预测容量反应性的局限性:

A. 高PEEP机械通气时,IVC扩张与静脉系统淤血或低的呼吸变化有关,但也可能存在容量反应性。

B. 慢性右心功能不能全和三尖瓣重度关闭不全,会造成 IVC 慢性扩张而错误的评估液体容量反应性。

C. 右室心肌梗死,导致下腔回流受阻,出现宽大的 IVC,造成假阴性。

D. 腹内高压导致下腔静脉受压变窄,导致评估不准确。

E. 另外,操作技术因素如超声测量的不一致性,患者存在明显的吸气相的 IVC 横移造成超声成像时平面的移动即取样位置的移动、操作手法不熟练等。

2. **下腔静脉变异度**　超声观察下腔静脉内径的变异度可作为判断容量反应性的方法之一。机械通气的患者,吸气时胸腔内压增加,阻碍静脉回流,引起下腔静脉扩张,心脏前负荷减少,当肺静脉压力较低时,前负荷的减少幅度加大,下腔静脉的扩张就越显著,意味着患者存在容量反应性,在呼气相则表现相反。这种周期性变化以下腔静脉扩张度(dIVC)描述,即 $dIVC = \frac{iIVC - eIVC}{eIVC} \times 100\%$(ilVC:吸气末 IVC 直径,eIVC:呼气末 IVC 直径),如(图 10-8)。研究表明 $dIVC = 18\%$ 为截断值预测容量反应性的敏感度及特异性均为 90%。因此,dI-VC 可以反映机械通气患者前负荷储备情况。下腔静脉扩张度最大的限制在于必须使用相对较高的潮气量和相对较低的呼气末正压(PEEP)。

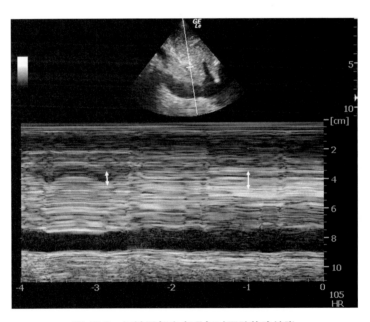

图 10-8　机械通气患者吸气时下腔静脉扩张

自主呼吸的患者,吸气相胸腔内压下降,下腔静脉的回心血量增多,引起下腔静脉塌陷,在呼气相则表现相反。下腔静脉塌陷度(cIVC)是评估下腔静脉在患者主动呼吸时发生塌陷的程度,即 $cIVC = \frac{eIVC - iIVC}{eIVC} \times 100\%$(eIVC:IVC 呼气末直径,iIVC:IVC 吸气末直径)。图 10-9 为自主呼吸患者吸气时下腔静脉塌陷,A-A 为 eIVC 直径约 1.51cm,B-B 为 iIVC 直径约 0.99cm,cIVC 为 34.4%。最近的文章显示 cIVC 的阳性预测临界值为 40%~42%,但 <40% 亦不能排除对液体反应性,因此该阈值敏感性欠佳。

有研究通过心内导管证实 IVC 直径及其随呼吸变异百分比与 CVP 之间的相互关系,发

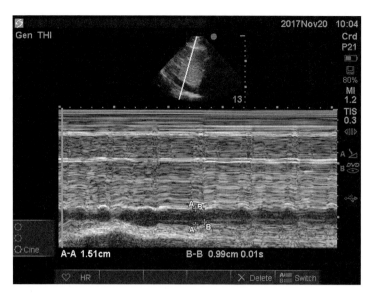

图 10-9 自主呼吸患者吸气时下腔静脉塌陷

现较 dIVC<2cm 伴吸气塌陷率>50% 大致相当于 CVP<10cmH$_2$O；而 dIVC>2cm 伴吸气塌陷率<50% 大致相当于 CVP>10cmH$_2$O。美国超声心动图指南推荐中认为：dIVC 小于 2.1cm 伴用力吸气时塌陷大于 50% 相当于 CVP 范围 0~5mmHg；dIVC>2.1cm 伴用力吸气时塌陷小于 50% 相当于 CVP 范围 10~20mmHg；当 dIVC 和塌陷不符合这些情况时，可以取中间范围 5~10mmHg。

另外，心房颤动可使基于心肺相互作用的容量反应性判断指标如每搏量变异等无法应用。而研究表明，即使是对于存在心房颤动的重症患者，下腔静脉内径变异度仍然可以作为容量反应性的判断指标。

局限性：

A. 呼吸形态会影响 IVC 直径的变化，尤其是当患者出现呼吸困难，在这种情况下，下腔静脉塌陷度是不可靠的，IVC 的改变可能是由膈肌压迫引起的。

B. 在心肌重构、肺动脉高压、心包积液、肺顺应性和腹腔高压等情况下，该指标应用受限。

3. 下腔静脉内径形变指数（shape change index，SCI） 超声测量下腔静脉内径及其变异度最常采用的部位是剑突下纵切面。但上腹部手术、心外术后及腹胀明显的患者，剑突下纵切面难以观测下腔静脉，而右侧腹腋中线经肝纵切面可以观察到下腔静脉。但研究表明，剑突下和右侧腹腋中线纵切面下腔静脉内径值及其变异度存在显著差异，只有在剑突下纵切面呼气末下腔静脉内径值≥2cm 时两部位的内径才有一致性。而后续研究表明，下腔静脉在剑突下及右侧腹腋中线横切面的测量，在不同的呼吸周期，长径、短径及下腔静脉内径 SCI 有良好的一致性和相关性，两部位的测量可以相互替代。下腔静脉内径 SCI 可以简单判断下腔静脉内径的形状，比值越接近 1 说明下腔静脉内径形状接近圆形，容量处于过负荷情况；越大于 1 说明下腔静脉内径形状呈椭圆形，比值越大下腔静脉内径变形越明显（即下腔静脉塌陷程度严重），表明容量不足，可能存在容量反应性。可以粗略地通过下腔静脉内径的形状得到患者容量的信息（图 10-10）。

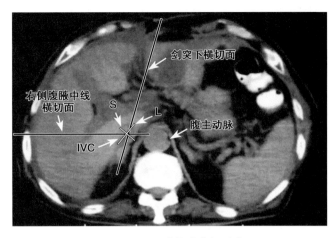

图 10-10 下腔静脉内径形变

（二）上腔静脉超声与容量反应

1. **上腔静脉（SVC）变异率** 上腔静脉（SVC）与 IVC 不同,整个路径均全部在胸腔内,跨壁压不受腹内压的影响,SVC 可以通过经食管超声心动图（TEE）测量（图 10-11）。如在血容量过低的情况下,胸腔内压力周期性增加,使 SVC 周围压力发生变化,可引起部分或完全的血管塌陷。在 2004 年 Vieillard Baron 等通过 TEE 研究 SVC 变异率与容量反应性关系,发现其预测容量反应性的敏感性及特异性达 91% 和 100%。目前认为 SVC 塌陷度比 IVC 扩张度在预测容量反应性方面更准确,它直接反映了中心血容量与胸腔内压之间的关系,已有研究证实 SVC 塌陷度与 Δdown 间具有很强相关性。此外,对于异常肥胖、进行腹部手术的患者来讲,IVC 显示非常困难。通过食管超声测量 SVC 变异,容量反应性预测范围为 29%~36%;SVC 峰值流速的变化预测容量反应的阈值为 12.7%。

局限性:TEE 虽然较肺动脉导管及颈内静脉置管创伤小、成本低,但对操作水平要求高,易发生消化道损伤及心律失常等。

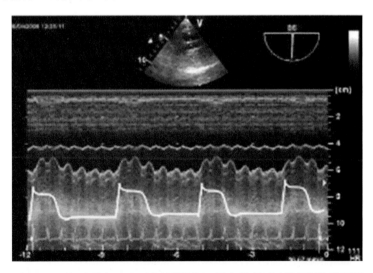

图 10-11 经食管超声心动图（TEE）记录上腔静脉（SVC）随呼吸周期塌陷

2. 上腔静脉血流速变异度 上腔静脉(SVC)为一粗大静脉干,由左、右头臂静脉在右侧第一胸肋结合处后方汇合而成,并在右侧第三胸肋关节处注入右心房。SVC 全部位于胸腔,呼吸会导致 SVC 变化,吸气时,胸腔内负压值进一步加大,SVC 与右心房进一步扩张,压力减小,有利于血液回流入右心房;呼气时,胸腔负压值减小,SVC 回流入右心房的回心血量相应减少。在 IVC 超声无法实施的情况下(即腹部伤口/敷料、超重肥胖患者、胸腹部手术患者、明显的身体水肿),SCV 超声监测可能更具优势。

上腔静脉的经胸超声检查多选用胸骨上窝和右锁骨上窝切面,但这两个切面对上腔静脉近心端的显示欠佳,所以多辅以心尖五腔切面和胸骨旁五腔切面观察上腔静脉的近心端。亦有研究在剑突下切面进行测量,以上腔静脉距右心房 1cm 处为取样部位。上腔静脉、下腔静脉形成"人"字形结构共同汇入右心房,上腔静脉流速有 3 个波峰包括 A 峰(右房收缩波)、S 峰(心室收缩波)和 D 峰(心室舒张波)(图 10-12)。

有研究表明,行机械通气并存在组织灌注不足的重症患者,扩容后上腔静脉 A、S、D 峰流速(cm/s)较扩容前明显增快,且变异度 ΔA、ΔS、ΔD 与脉压变异度(PPV)呈正相关,提示上腔静脉峰流速随呼吸变异度可用于机械通气患者容量反应性的评估。

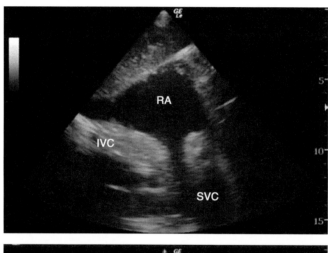

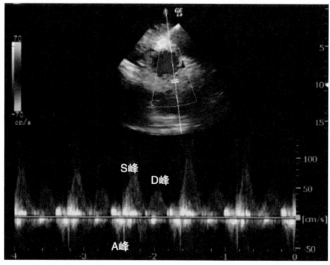

图 10-12 TTE 剑突下切面机械通气患者上腔静脉(SVC)流速
注:IVC,下腔静脉;RA,右心房。

3. **颈内静脉(IJV)和锁骨下静脉(SCV)呼吸变异** 颈内静脉较 IVC 及 SVC 位置更表浅,更易通过超声测量,患者头部置于 30°位置首先在短轴切面使用高频线阵探头观察颈内静脉,然后旋转探头至长轴切面通过观察颈静脉呼吸周期中塌陷来进行评估。王雄雄等研究发现重症患者容量干预后 dIJVmax、dIJVmin 及 CO 均较干预前显著增加,提示颈内静脉的呼吸变异率与容量反应性呈正相关,可作为容量反应性指标。有研究报道利用超声测量机械通气患者 IJV 变异率预测容量反应性,截断值为 18%。同样,有研究将 IJV 扩张 7%与PPV>12%结合,预测容量反应性的灵敏度为 100%,特异性为 95%。有研究显示与 IVC 变异指数相比,IJV 变异指数在预测容量反应性方面有一定程度高估;并且发现两者间的相关性较差。因此,结合 IJV 和 IVC 资料可以更全面评估有效血管容量。

锁骨下静脉变异度也是一种简便预测容量反应性的方法。Alistair Kent 等对外科 ICU患者进行了前瞻性研究,来评价锁骨下静脉变异指数(SCV-CI)是否可代替下腔静脉变异指数(IVC-CI)评估容量反应性,研究显示 SCV-CI 及 IVC-CI 具有相关性,并且前者测量用时较短。可见 SCV-CI 可作为 IVC-CI 的辅助手段(图 10-13、图 10-14)。

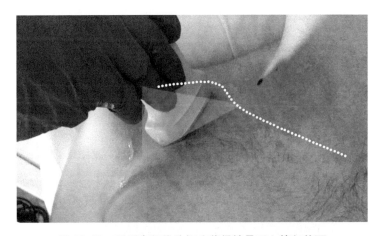

图 10-13 利用高频线阵探头获得锁骨下血管矢状面

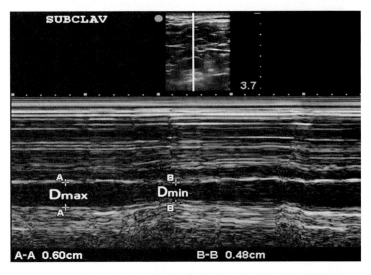

图 10-14 B 超及 M 超测量锁骨下静脉(SCV)随呼吸周期变异

（三）主动脉超声与容量反应

1. 左室流出道速度-时间积分（VTI）　经胸超声采用 PW 模式可获得左室流出道或主动脉血流频谱,测量 VTI,测量管道内径(D),每搏量(SV)= VTI×π(D/2)²,CO=SV×HR。这一方法与临床金标准 PAC 所测左室 SV、CO 有良好的一致性。

PLR 试验后监测 SV 变化可以评估患者容量反应性,其不受机械通气限制,该参数有较高的应用价值,PLR 过程中 VTI 至少增加 12% 提示患者具有容量反应性。当然,在腹肌紧张、使用弹力袜、术后疼痛、高颅压风险及严重低血容量的患者,结果并不可靠,且对操作者要求较高,在心律失常患者中主动脉流速变化往往不够准确。图 10-15 为 VTI 测量方法。

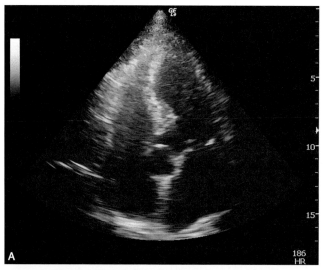

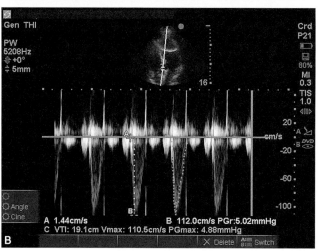

图 10-15　VTI 测量

注:A.心尖五腔切面,多普勒测量主动脉血流;B.主动脉血流多普勒频谱

2. 主动脉峰值血流速度变异（ΔVpeak）　机械通气的危重患者,ΔVpeak 是一个良好的预测容量反应性的指标。经食管超声心动图测得的阈值为 12%。一项包含 38 例无自主呼吸、无心律失常的机械通气患者的前瞻性研究,用食管多普勒超声测量补液(500ml NaCl 0.9%,10 分钟)前后主动脉血流(Vpeak),其中 20 例患者扩容后 Vpeak 增加至少 15%,被认

为具有容量反应性。在补液前具有容量反应性的患者 Vpeak 随呼吸变异与无容量反应性患者相比明显增加(28%±12% vs. 12%±5%);而仅在具有容量反应性患者中,补液后 Vpeak 随呼吸变异能明显下降(18%±11%)。并且,在补液前 Vpeak 随呼吸变异至少 18%以上在预测容量反应性方面敏感性 90%、特异性 94%。可知,ΔVpeak 能够较为可靠地预测窦性心律和无呼吸患者的容量反应性。

（四）外周动脉超声与容量反应

肱动脉峰流速(Vpeak-BA) 既往关于肱动脉峰流速变化判断容量反应性的研究局限于呼吸机控制通气的患者,容量负荷试验后 ΔVpeak-BA>10%可作为判断容量反应性的指标。近年来,有研究前瞻性分析机械通气且存在自主呼吸的患者,比较 PLR 前后 Vpeak-BA 的变化(ΔVBA-PLR)和容量负荷试验前后左室流出道速度时间积分的变化(ΔVTI-VE),并绘制受试者工作特征曲线(ROC)确定 ΔVBA-PLR 判断容量反应性的敏感度和特异度。发现 ΔVBA-PLR 与 ΔVTI-VE 具有相关性($R^2=0.378, P=0.011$),以 ΔVBA-PLR≥16%判断容量反应性的敏感性为 73%,特异性为 87%。提示动脉峰流速结合被动抬腿试验可以作为判断存在自主呼吸的重症患者容量反应性的指标。但 PLR 也会受到腹内压的影响,有研究发现腹内压≥16mmHg 时,PLR 会出现假阴性的结果,因此对于重症患者在 PLR 前需除外腹内高压的情况。

（五）心脏超声与容量反应

心室腔舒张末容积测量 虽然心室容积的测量在理论上应该比其他指标更准确地反映前负荷依赖性,但迄今为止仍存在争议。

（1）左室舒张末容积(LVEDV):心室大小和功能的分析是超声心动图检查的主要内容之一,"目测法"是通过视觉快速评估心肌功能。虽然在不同操作者之间存在较大差异,但在紧急情况下,它起着重要的作用。左心室大小和运动在评估机械通气患者容量状态方面很有帮助,当危重患者怀疑低血容量性休克时,超声心动图往往表现出小而高动力的心室腔。当然,这并不意味着每一个具有这种表现的患者都会有液体反应性,但心室腔越小,具有容量反应性的可能性越大,称为"接吻征",于收缩末期可见。需评价胸骨旁长轴及胸骨旁短轴切面,并可通过 M-mode 观察运动过程(图 10-16)。

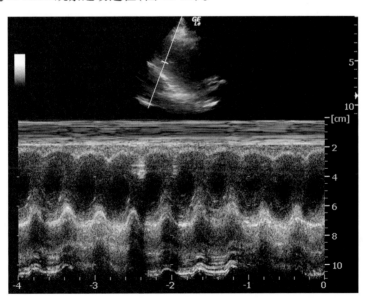

图 10-16 TTE 长轴切面左心室"接吻征"

关于机械通气患者中 LVEDV 作为容量反应性指标的研究很少。TEE 在临床应用中可以准确地评估 LVEDV，但接受冠状动脉旁路移植术的患者除外。Cheung 等人发现 TEE 测量 LVEDV 是预测急性失血血流动力学效应的一种准确方法；Reuter 等认为由 TEE 获得左室舒张末面积指数在预测容量反应性反面优于 RAP、PAWP、SVV。但其他一些研究结果得出阴性结论。Bennett-Guerrero 等认为用 TEE 测量 LVEDV，有容量反应者与无反应者之间无显著性差异；Tavernier 及 Feissel 认为在机械通气患者中左室舒张末面积（LVEDA）并不能很好预测容量反应性，除非 LV 很小并且呈现高动力状态；Marik 在一项 meta 分析中提示 LVEDA 无法评价机械通气患者容量反应性。

（2）右室舒张末容积（RVEDV）：TTE 已被证明是评估持续正压通气患者右心室大小的可靠方法。胸骨旁长轴切面右室舒张末期内径大于 30mm，被认为是病理的（左侧卧位正常＝9～26mm）。心尖四腔平面是观察右室大小最佳切面，右心室与左心室舒张末大小正常情况下应<0.6，右室中度扩张时比值为 0.6～1，严重扩张时比值>1。目前还没有研究应用 TTE 或 TEE 来评估右心室大小作为机械通气患者容量反应性的预测指标。

四、基于心功能的容量反应性评估流程

基于心功能的容量反应性评估流程（图 10-17）对需要进行容量反应性评估的患者筛选出不同情况下评估的方法，多方位、多手段评估，逐步实现了血流动力学治疗的精确性。临床各类测量方法各有优势及缺点，静态前负荷参数对容量反应性的预测价值有限，心肺相互作用相关的动态前负荷参数可良好的评估患者的容量反应性，但适用于完全被动通气的患者。对于存在自主呼吸的患者，容量负荷试验可能是评估容量反应性的有效方法。

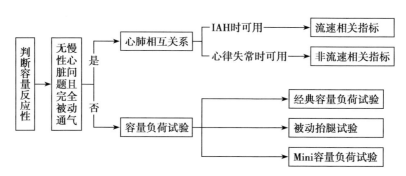

图 10-17 容量反应性评估流程

五、小 结

容量反应性是血流动力学治疗的基石，准确评估意义重大。临床中应根据现有的设备、技术熟悉程度、费用等选择合适的指标多手段指导液体管理。超声监测技术对容量反应性评估具有无创、实时、动态等优点，具有极重要的应用价值，当然它也存在着操作者依赖性、不能连续监测、仪器限制等局限性。但随着 ICU 医师对超声的日益重视，超声监测技术将在 ICU 中得到进一步的发展和推广。

（杜鹃 何伟）

第十一章

心脏充盈压

在临床中,我们常常会遇到收缩功能良好但是舒张功能下降的患者,尤其是呼吸困难或者心功能衰竭的情况更需要尽早考虑舒张功能问题,左室舒张功能与心脏充盈压是鉴别呼吸困难原因的重要方面。根据心脏功能的不同特点,我们的治疗和处理也常常不同。随着重症超声的广泛应用,左心室舒张功能被逐渐重视。

一、心脏充盈压的生理基础

心脏是一个强有力的持续泵血器官,一次收缩和舒张构成一个机械活动周期,称为心动周期(cardiac cycle)。在一个心动周期中,心房和心室的机械活动都分为收缩期(systole)和舒张期(diastole)。我们主要叙述心室舒张期的压力变化。

心室舒张功能是指在心室收缩后,心室恢复到上一次舒张末期容量和压力的能力。心室的充分充盈能够保证正常的每搏量,正常的舒张功能可以使心室充分充盈而压力不发生明显升高。

心室舒张期分为等容舒张期、心室充盈期和心房收缩期:

(一)等容舒张期

射血后,心室肌舒张开始,心室内压下降,主动脉内血液向心室方向反流,推动主动脉瓣关闭。这一段心室肌发生舒张而心室容积不改变,称为等容舒张期(period of isovolumic relaxation)。

(二)心室充盈期

心室内压下降到低于心房压时,房室瓣打开,血液进入心室,心室容积迅速增大,称为快速充盈期(period of rapid filling),这一时期进入心室的血液约为舒张期总充盈量的2/3,之后血液进入心室的速度减慢,为减慢充盈期(period of slow filling)。

(三)心房收缩期

在心室收舒张期末,心房开始收缩,心房内压升高将残留的血液射入心室,使心室充盈度进一步提高,心室压力也出现一个小的升高。心房的舒张使房内压降低,这有助于房室瓣的关闭,故在心室收缩前房室瓣已有关闭的趋势。至下一次等容收缩开始时,即完成一个心动周期。

心室最佳性能的发挥取决于它所拥有的两种状态之间的转换能力:

1. **舒张期具有顺应性的心腔** 能在低左心房压的条件下进行左心室的血液充盈。
2. **收缩期具有僵硬性的心腔(压力迅速升高)** 能在动脉压力负荷下射血。

心室肌的收缩和舒张是造成室内压力变化并导致心房和心室之间以及心室和主动脉之

间产生压力梯度的根本原因,而压力梯度则是推动血液在心房、心室以及主动脉之间流动的主要动力。

二、心脏充盈压的病理生理基础

舒张功能异常主要有三种表现形式:分别是左心室充盈降低(弛缓功能降低)、左心室充盈假性正常及晚期的限制型充盈异常。当患者左室舒张功能下降时,左室压力容积曲线变陡峭,轻微容积变化即可导致明显的心脏充盈压力的升高,一旦超过阈值,则产生静水压升高型肺水肿。因此舒张功能障碍的患者液体耐受性差,轻微液体负荷就可能产生心脏充盈压力变化继而导致肺水肿的发生(图 11-1)。

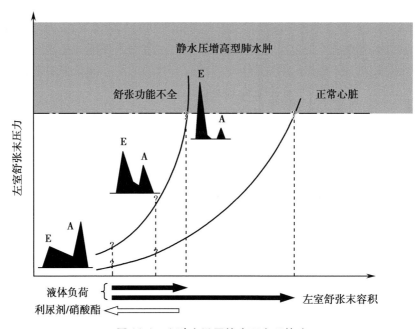

图 11-1　心脏充盈压的病理生理基础

三、左室舒张功能及充盈压评估流程

评估左心室舒张功能时应注意有无舒张功能不全及程度分级;有无左房压升高以及程度。定性评估是主要的评估方式,简单易行,可快速判断舒张功能不全,但不能评估舒张功能不全的程度及左房压,如果需要精确评估或进行滴定治疗,则需要定量评估。

舒张功能异常患者经常在用力时会出现相应症状,因为需要提高充盈压来满足足够的 LV 充盈及每搏输出量,舒张功能正常时,E 和 e' 会随着运动负荷成比例升高,E/e' 则保持不变或降低;而舒张功能受损或不全的患者,e' 随负荷运动增加的幅度低于 E 峰的,导致 E/e' 升高,与左心室充盈压升高相关。

（一）反映左心室舒张功能常用以下几个指标

1. 左心房最大容积指数。

2. 三尖瓣反流峰值流速。

3. 二尖瓣环 e' 峰,室间隔<7cm/s,侧壁<10cm/s。

4. 平均 E/e'>14。

（二）流程（图 11-2）

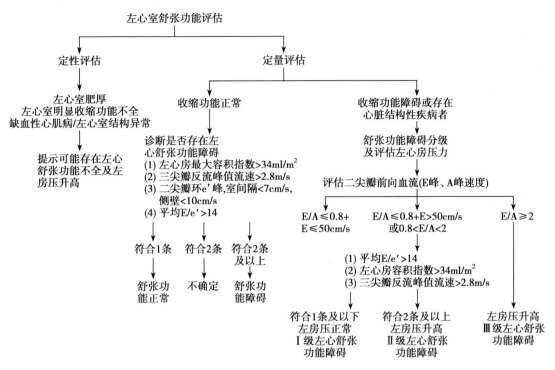

图 11-2　左心室舒张功能及心脏充盈压的评估流程

四、左室舒张功能及充盈压评估指标

舒张功能的判断临床常用二维心脏超声及二尖瓣血流频谱进行大致评价。确切判断需要使用组织多普勒、肺静脉多普勒、二尖瓣血流彩色 M 型。

（一）二尖瓣口血流的测量参数

二尖瓣口血流的测量参数主要有：左心室等容舒张时间（IVRT）、舒张早期血流速度峰值（E）舒张晚期血流速度峰值（A）、E/A、舒张早期血流减速时间（deceleration time，EDT）。

1. **评价方法**　二尖瓣口血流频谱：在标准心尖四腔心切面多普勒取样二尖瓣口，其舒张期血流频谱主要由舒张早期的 E 峰和舒张晚期的 A 峰构成（见文末彩图 11-3）。

2. **主要指标**

（1）E 峰：快速充盈的舒张早期主要反映舒张早期 LA-LV 压力阶差，它同时受前负荷LV 松弛功能的影响。参数范围：50 岁以下（72±14）cm/s，50 岁以上（62±14）cm/s。

（2）A 峰：舒张晚期（心房收缩期）反映舒张晚期 LA-LV 压力阶差，它受 LV 顺应性及LA 收缩功能的影响。参数范围：50 岁以下（40±10）cm/s，50 岁以上（59±14）cm/s。

（3）E/A 比值：一般情况下 E/A>1。参数范围：50 岁以下 1.9±0.6，50 岁以上 1.1±0.3。

（4）E 峰减速时间（EDT）：从 E 峰峰值到等电位线的时间，一般 EDT 160～240ms。参数范围：（197±27）ms。

3. 评价二尖瓣口血流速度及时间间期的正常值时，年龄是首先要考虑的因素。

随着年龄的增加，二尖瓣 E 峰流速及 E/A 比值降低，而 EDT 和 A 峰流速增加。除了 LV

舒张功能及充盈压外,心率、心律、PR 间期、心排血量、二尖瓣环大小,LA 功能均可影响其速度,舒张功能随年龄的改变而改变,因此老年人更易发展至舒张性心功能衰竭。舒张功能障碍引起的主要生理变化是充盈压升高。在测量平均肺毛细血管楔压(PCWP)>12mmHg 或 LVEDP(左室舒张末充盈压)>16mmHg 时可视为充盈压升高,充盈压升高可能预示舒张功能下降,可限制机体运动能力,因为主动抽吸作用的减弱,导致血液由肺静脉至左房及左室的能力下降,引起肺毛细血管压力升高,出现肺水肿。

(二)肺静脉血流频谱

肺静脉血流多普勒在舒张功能判断中是二尖瓣血流多普勒的很好的辅助方法。

1. 评价方法　测量时多选择右上肺静脉,心尖四腔心切面基础上,显露肺静脉,使用彩色多普勒显示肺静脉内血流信号,用脉冲多普勒,将取样区域放置于肺静脉开口处 1~2cm 处得到血流多普勒波形。主要包括收缩期的 S 波和舒张期的 D 波、舒张晚期的反向波 Ar (见文末彩图 11-4)。

2. 主要指标

(1)肺静脉血流多普勒收缩期 S 峰速度有 PVS1 和 PVS2 两个参数,分别为收缩早期和收缩中晚期。PVS1 与心房舒张相关,因为心房舒张期压力下降,压力逐渐低于肺静脉压力。利于血液流入左心房。PVS2 则是由于肺静脉压力上升形成。如果左心房舒张压升高,会使得压力接近甚至超过肺静脉,使得 PVS2 提前出现。

(2)D 峰主要受左心室充盈以及顺应性影响,它与二尖瓣 E 峰变化相关。

(3)肺静脉 Ar 波流速及持续时间主要受左心室舒张末期压力、左心房前负荷以及收缩力影响。

3. S 波主要受左心房压力变化,每搏输出量以及肺动脉脉冲波影响;D 波流速主要受左心室充盈及顺应性影响;Ar 波主要受左心室舒张末压、心房前负荷及 LA 收缩力影响。正常数值 Ar<35cm/s,舒张功能异常时>35cm/s。

(三)二尖瓣血流彩色 M 型

二尖瓣口至心尖的血流传播速度最常用的方法是斜率法,变异性最小。

1. 评价方法　取心尖四腔心切面,清晰显示二尖瓣口血流,调整增益至不出现噪声。M-型取样线放置于二尖瓣口至心尖的左心室腔内 4cm,血流速速最快处(通常为天蓝色血流),测得的速度为血流传播速度(Vp)(见文末彩图 11-5)。

2. 正常值 Vp>50cm/s,大多数 EF 值降低的患者 Vp 均降低。患者左心室容积及 EF 值正常但充盈压异常时,会出现假性正常的 Vp。二尖瓣口血流假性正常化充盈模式是在原有心肌松弛延迟的情况下由于轻至中度 LA 充盈压增高所致。

正常左心室充盈是由于心室腔内不同节段的压力不同所致,这种压力差可以引发左心室对左心房复原及松弛的一种抽吸力。当心功能不全出现后,跨二尖瓣血流速度下降,心房向心室输送血液的能力下降,导致心室充盈压力逐渐升高。在心脏病患者中,E/A 比值减少≥50%对提示 LV 充盈压增高具有高度特异性。

M-型二尖瓣口血流传播速度是左心室舒张功能障碍的半定量指标。除此以外,Vp 结合二尖瓣口 E 峰也可预测 LV 充盈压。如其他参数无法准确评价舒张功能,E/Vp≥2 也能够准确提示 PCWP>15mmHg;有临床研究表明,E 峰流速/Vp 与左心房压力呈正比关系。

(四)组织多普勒舒张早、晚期瓣环速度

1. 评价方法　一般于心尖四腔心切面测量,使用组织多普勒模式,取样区域放置于室间隔和与之对应的侧壁二尖瓣根部附着位置,可测得舒张早期峰值速度(e')、舒张晚期峰值速度(a')、收缩期峰值速度(S')(见文末彩图 11-6)。

2. 正常值 e'/a'>1;e'>8.5cm/s,a'>8.0cm/s。组织多普勒可用来评估左心室舒张功能,E/e'可预测左心室充盈压。

3. 室间隔测量的 E/e' 比值<8 提示左心室充盈压正常,而>15 提示充盈压增高,当比值介于8~15之间时,应结合肺静脉流入和二尖瓣流入减速时间等参数来联合评估。由于压力反应容积受心室顺应性影响较大,在一些特定患者,如高龄、高血压、机械通气等,两者关系会出现变化。临床应用过程中需注意评价。

五、超声心动图在心室舒张功能评估中需要注意的问题

尽管超声心动图为临床常用、且有较高临床价值评估舒张功能,对早期心室舒张功能的异常有较高的敏感性,然而,对超声心动图中舒张功能的评估还应该根据患者个体特点进行合理解读,舒张功能受损并不能等同心肌病或心脏疾病,舒张功能降低与病理性舒张功能障碍并无明确界限。但舒张功能下降,充盈压的升高,也提示临床医师需密切关注患者收缩正常而舒张功能改变的情况,避免心脏急症的发生。

左心室舒张功能障碍通常是左心室松弛功能受损,左心室僵硬度增加导致心脏充盈压升高,因此,对怀疑有舒张功能异常的患者进行超声心动图检查可以对左心室充盈压评估和舒张功能进行可靠判断。结合多种测量方法,使得左心室舒张功能评估以及充盈压力的测定更加可行和精确,对临床上早期出现充盈压力升高的患者可以有更恰当和精准的治疗。

(丁欣　杨建刚　陈焕)

第十二章

超声与微循环

微循环作为全身循环系统中极为重要的一部分,是血液与实质细胞交换氧气、营养物质、激素及代谢废物的主要场所。微循环所包含的不只有 $<100\mu m$ 的血管,血液有形成分(如血细胞,凝血因子等),以及在血管上相互作用的内皮细胞与多糖包被,都是微循环的组成部分。可以说微循环正常是人类维持基本生命活动的根本,若微循环出现问题,将会影响机体健康,乃至危及生命。因此对重症患者而言,微循环的异常在重症疾病的发生发展中起到重要的作用。

微循环的监测包括评估其运输和交换功能、血管通透性、调节炎症反应能力以及凝血功能。就运输及交换功能而言,可以通过直接评估微血管灌注情况及间接评估组织氧代谢情况来反映。

直接评估微血管灌注情况方法包括:

1. 正交光谱偏振技术/旁流暗视野技术。

2. 超声造影显像。

间接评估组织氧代谢方法包括:

1. 全身组织器官氧代谢评价指标 中心静脉氧饱和度($ScvO_2$)、乳酸等。

2. 局部组织氧代谢评价指标 消化道黏膜 pH 值(pHi)、胃肠道黏膜二氧化碳分压(Pg-CO_2)、舌下黏膜二氧化碳分压($PslCO_2$)、经皮二氧化碳分压($PtcCO_2$)、近红外光谱技术(NIRS)(测定组织氧饱和度 StO_2)、氧负荷试验(VOT)。

本章将着重介绍超声应用在微循环监测中的作用与进展。

一、超声造影与微循环

超声通常是用于诊断血管以及实质器官病变的首要成像方式。我们通常利用多普勒超声评估循环及心脏情况。然而,多普勒技术有其局限性,无法检测慢流速血流以及量化微循环,例如多普勒超声无法精确评估肾血流情况。而基于微气泡的超声造影恰好可以弥补这种缺陷,通过超声造影技术可以检测毛细血管中血液流动及灌注情况,结合适当的成像模式和软件,可探测器官血流并量化。超声造影(contrast-enhanced ultrasound,CEUS)指利用超声监测微气泡造影剂通过毛细血管到达靶器官的过程,明确组织或器官微循环的情况。可精确、实时、定量化的评估靶向组织和器官的血流灌注情况,被认为是超声技术发展的第三次革命。目前 CEUS 的临床应用主要是发现病变并明确性质,特别是肿瘤性疾病良恶性判断。近几年,随着超声技术的发展,更使得应用超声造影在床旁实时观察器官微循环变化成为可能。此外,动态 3D 技术和 CT 或 MRI 联合超声可能有助于介入治疗后的诊断和治疗,很多研究均证明 CEUS 具有良好的诊断性能。在干预过程中,CEUS 也通过灌注分析开辟了明确微血管情况的新可能性,从而可进一步改进治疗策略。

（一）微气泡造影剂

气体是可用于超声波描记的理想造影剂,因为它们可被高度压缩(比水多 17 000 倍)且气体的密度比血液密度小 1 000 倍。气体被嵌入由磷脂或蛋白质构成的外壳(图 12-1),可以制成微气泡,成为非常有效的超声反射器,比相同尺寸的固体颗粒高 9 个数量级。当这些微气泡与超声波相互作用时会改变形状,在压缩(高压)阶段收缩并在稀疏(低压)阶段膨胀。随着技术的不断改进,现在微气泡尺寸小,更稳定,具有足够的半衰期和通过肺循环的能力。微气泡大小 1~6μm 不等,类似于红细胞,微气泡可以穿过肺循环的毛细血管床并流到其他器官的毛细血管处,从而评估器官与组织的微循环。同时,微气泡的大小又"相对比较大",不会穿过内皮变成真正的血管内药物。微气泡可以进行一次性推注注射或恒定泵入输注。Schneider 教授及其团队发现,当恒定速度泵入微气泡时,需应用"破坏-修复"模式,即用高频率的超声脉冲来破坏气泡,然后使用低频超声脉冲修复组织。目前开发的信号处理技术已经可以将由微气泡产生的返回波与由组织产生的返回波分开。

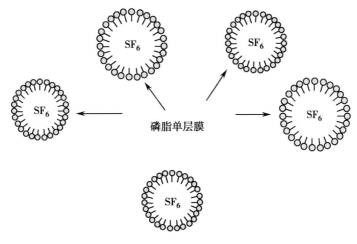

图 12-1　微气泡示意图

（二）超声造影图像显示与时间-强度曲线

在低中等声波下,可引起微气泡的非线性振荡信号,同时返回的信号中除了入射超声场的频率之外还包含一系列频率,这些频率分量通常是入射频率的整数或分数倍(谐波),使微气泡中的气体与组织之间存在明显的回声差异。这种技术通常发送不同相位或幅度的多个脉冲,并且可以同时产生两个图像:传统的 B 超组织图像,以及反映微气泡空间分布的特定对比图像(图 12-2)。这种特定对比图像是通过将各种谐波频率的非线性信号与基频的线性信号分离而形成。这种特定对比性图像的产生形成了超声进行组织灌注量化的基础。

由于超声造影图像可以实时生成,因此我们可以观察组织随时间吸收微气泡的情况。而这种量化测定就基于图像强度与组织吸收微气泡的时间,拟合为曲线称时间强度曲线(time intensity curve,TIC)。目前有两种 TIC,其区别在于微气泡是通过一次推注注射还是恒定输注。直接推注相对简单,在临床实践中更常见,而持续输注采用"破坏-修复"模式(图 12-3)。

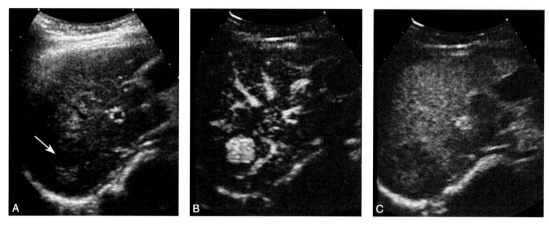

图 12-2　CEUS 检测肝细胞癌

注:A.传统 B 超显示箭头处存在肝右叶的 1 个小的低回声肿块;B.CEUS 显示动脉期肿块显像;C.CEUS 门静脉期肿块显像。

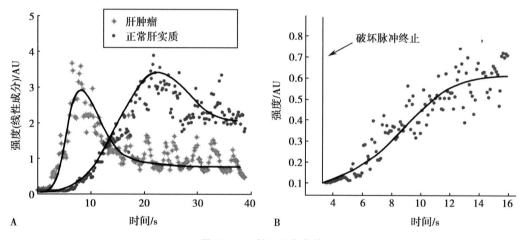

图 12-3　时间-强度曲线

注:A.肝脏直接注射微气泡;B.心肌持续泵入微气泡。信号中的振荡主要是由成像期间组织运动引起的,如 B 心肌收缩同样会造成信号振荡。

二、超声造影临床应用

很多研究已证实 CEUS 可以评估器官组织的微循环灌注情况。CEUS 在肝脏和肾脏肿瘤的检测和明确表型中具有高诊断性能;CEUS 也可以量化机体心肌血流量,为冠状动脉疾病的无创和定量评估提供依据;CEUS 也可以有效地检测主动脉修复后的内漏,节约时间与成本。此外,与多普勒超声检查相比,CEUS 更可以显示出在肾移植后检测慢性移植肾肾病的诊断价值。当然,超声造影显像也有其局限性,患者的相关因素,如血压、组织运动、气泡类型和处理方面的差异均可对检查结果产生影响。但这并不能掩盖 CEUS 可能是 ICU 中的有效技术和临床有用的工具,其对于器官组织的微循环灌注评估势必对我们治疗策略产生影响。由于微气泡只能局限于血管内部,并且具有与红细胞类似的流变学,因此可以将摄取造影剂的时间进行积分从而定量评估灌注情况,例如局部血容量或血流量。很多研究人员尝试用超声造影进行相关研究,并得到了很好的结果。

（一）超声造影与心肌

超声检查是心脏功能检查的首选方式，目前是 ICU 以及急诊科床旁的首要检查。但由于容易受到患者体位、正压通气或伤口敷料等因素的影响，床旁心脏超声检查通常难以获得满意图像，仅约 56% 患者可获得准确的左室射血分数，而超声造影则可提高心脏结构的显示（见文末彩图 12-4），可评估几乎所有患者的射血分数。此外，超声造影还可快速评估急性心肌缺血患者的局部功能和心肌灌注。心肌超声造影是指从外周静脉注射微泡造影剂，微泡造影剂通过肺循环到达左心室，并进一步进入冠状动脉微循环，使得心肌对比性增强，从而改善心血管系统超声图像的显像技术。由于造影剂微泡大小与变形性与红细胞相当，且始终保持在血管内，故可视为红细胞示踪剂，是极好的心肌血流灌注媒介。

心肌超声造影目前在临床上应用较广泛。首先由于心肌超声造影可以立即评价室壁运动和血流灌注，可对冠状动脉疾病预后做出判断。急性心肌梗死时，由于冠状动脉某主支血栓性阻塞造成微泡造影剂不能进入该支冠脉远端灌注区，导致局部心肌出现灌注缺损。与 SPECT 相比，心肌超声造影更能准确确定透壁型心肌梗死的范围。Kang 的研究纳入了 114 名胸痛且不伴有 ST 段抬高患者，将心电图、心肌酶学标志物、心脏二维超声等与心肌超声造影比较，评估其判断节段性室壁运动异常的优劣，并以冠脉造影或 SPECT 作为诊断金标准，结果发现心肌超声造影的敏感性可达 77%，较其他几项检查明显更优。此外，对于急性胸痛的患者，心肌超声造影具有重要的估计预后的价值。也有研究者发现超声造影在进行心肌缺血再灌注以后冠脉微循环恢复情况的评估上具有很好的价值。心肌超声造影的床边可行性使其成为评估急性心肌梗死患者的有效手段，并能在 ICU 或 CCU 科室预测心脏事件及快速划分患者危险分级。有研究表明心肌超声造影可以提高预测不伴心电图 ST 段抬高的急性胸痛患者发生心脏事件的准确性。针对重症患者，心肌超声造影可早期用于评价心功能不全患者的左室整体和局部功能，并评价心肌灌注状况。心肌超声造影的量化分析可以预测非冠心病导致的心功能不全的远期危险性。实时心肌超声造影可以实时同步评价心肌灌注和室壁运动，使其用于诊断心尖球形综合征成为可能。有临床研究报道一位急性胸痛患者，既往无心血管疾病病史及相关危险因素，临床最终诊断心尖球形综合征。心肌超声造影使两位医师诊断心尖球形综合征的敏感性达到 88% 和 96%，因此目前越来越多临床工作人员认为心肌超声造影可以替代冠脉造影诊断心尖球形综合征。

（二）超声造影与肾脏

急性肾损伤（acute kidney injury，AKI）每年造成全球 200 万人死亡，其发病率正在增加。需要肾替代的严重 AKI 患者的死亡率超过 50%。此外，越来越多的证据表明，即使肾功能明显恢复，AKI 发作后存活的患者也会有发展成慢性肾病（chronic kidney disease，CKD）的重大风险。AKI 严重程度的定量评估可能有助于识别具有 AKI 进展至 CKD 高风险的患者，从而可以在该人群中进行治疗及随访的研究。超声造影（CEUS）是一种新颖的成像方式，基于低机械指数超声波和微泡造影剂。这些微泡注入血液后，可以观察血管结构，并通过对比特定的成像模式，检测可精细至毛细血管水平的血流量。因为没有肾毒性，且对评估肾血管具有优异的灵敏度和高空间分辨率，超声造影（CEUS）已被提倡作为评估肾功能损伤（renal function impairment，RFI）患者的首选成像模式。2013 年，Schneider 团队首次证明 CEUS 可用于评估 ICU 内患者肾皮质微循环（图 12-5）。Schneider 及其同事证明了 CEUS 对 ICU 患者是安全的，也并不会影响患者的血流动力学。尽管有些患者血流动力学不稳定并需要升压药物支持，但作者能够在所有时间点为所有患者获得足够的造影剂增强对比度。结果发现

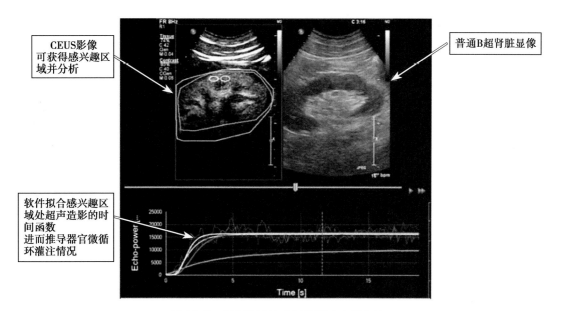

图12-5　超声造影技术评估肾脏皮质血流
注:CEUS,超声造影。

CUES 灌注指数与肾脏皮质相对血容量存在极好的相关性。为了进一步证明 CEUS 在重症患者及 ICU 内应用的可行性,有研究人员针对 ICU 内行冠状动脉搭桥术的患者,应用 CEUS 进行术前及术后肾脏血流的监测,研究结果提示患者可充分耐受 CEUS 的微气泡注射,且微气泡本身并不会影响肾功能。

　　欧洲医学和生物学超声协会联合会(EFSUMB)指南建议,只要能够提供临床必要信息时,每个肾衰竭患者都应考虑进行 CEUS 检查。CEUS 有可能弥补传统多普勒超声的局限性,目前已有不少研究证实,CEUS 可以区分出肾脏肿瘤的良恶性。此外,检测囊样病变,CEUS 比增强 CT 更敏感。CEUS 在诊断肾梗死方面也优于彩色多普勒超声,因为 CEUS 可以检测微小血管中较慢的血流。由于 CEUS 具有优异的空间分辨率,CEUS 可以通过显示出具有血管分布的非增强区域明确皮质是否坏死。有研究表明,CEUS 能够动态和无创地检测缺血性 AKI 后的肾灌注损伤,并且 CEUS 显示的灌注异常可以早期预测 AKI 后 CKD 的进展。此外,CEUS 也被用于评估血管活性药物给药后的肾微血管灌注。CEUS 测定参数在使用血管紧张素Ⅱ(AngⅡ)后降低,并且在卡托普利(Ang Ⅱ 抑制剂)给药后增加。去甲肾上腺素与多巴胺应用后对肾血流的影响也可被 CEUS 检测到。

　　当然,使用 CEUS 评估肾血管灌注也有一定局限性。首先,目前还没有评估肾微血管灌注的国际标准,仍然需要有充分证据的临床试验来建立最适合临床评估的参数。其次,患有严重心脏病和肺病的患者不能接受 CEUS。另外,CEUS 中使用的造影剂不会排泄到肾脏的集合系统,因此集合系统将无法充分成像。但尽管存在这些局限性,CEUS 仍然是一种有前景的肾微血管评估方法。通过精心设计和大规模临床试验,系统评估 CEUS 在 AKI 和 CKD 的各种环境中的预测能力是未来研究的方向。总体来说,目前的研究均提示 CEUS 在监测和预测急性和慢性肾脏疾病的肾损伤方面具有巨大潜力。

　　(三) 超声造影与肝脏
　　超声造影的微气泡拥有磷脂或蛋白质构成的外壳,可被肝巨噬细胞吞噬,因此在从循环中消散后可长期存在于肝脏中。因此,超声造影可以说是专门监测肝脏血管循环的"特定"手段。CEUS 可以在肝脏增强的所有阶段进行,具有比 CT 和 MRI 更好的时间分辨率和空间分辨率。因为造影剂可以完全进入到肝脏血管内,所以没有间隙或平衡阶段,信号可以直接反映肝脏灌注情况并量化血流量;此外,CEUS 也可以通过识别不同的特征性的灌注模式,来明确肝脏的相关疾病。对肝脏进行超声造影,另一个明显的好处是微泡剂绝对安全,与碘化造影剂相比,没有电离辐射,没有肝脏毒性,过敏的发生率也极低。一项对大约 23 000 例 CEUS 检查的回顾性研究显示,严重不良事件发生率低于 0.01%且无致命性事件。

目前临床中主要还是应用 CEUS 评估肝脏占位性病变,在评估良恶性的灵敏度和特异性上均优于 CT 或 MRI,同时也越来越多被用于肝脏肿瘤的局部消融和全身治疗的随访。当病变特征不确定或需要组织学诊断来指导治疗时,就可以使用超声引导局灶性肝脏病变经皮活检,且通过超声引导精准度明显提高。一项前瞻性试验将 186 名患者进行随机实验,随机应用普通 B 超或 CEUS 进行肝脏活检。结果提示,CEUS 引导的准确性明显优于普通超声,特别是对于 2cm 及更小的恶性病变。除了在临床中,术中超声已成为手术中一个有价值的工具,用于确认手术切除范围及可行性,明确手术入路,定位病变,评估肝血管和胆管各分支的完整性,甚至评估肝外疾病。

(四) 超声造影与脑

与传统的经颅超声相比,脑的超声造影可以提供有关脑灌注的相关信息。由于灌注会随病情损伤情况而变化,CEUS 还可以检测脑损伤区域。理想情况下,在进行脑 CEUS 前,需要评估脑解剖细节。当血脑屏障没有损伤时,微气泡可以直接进入到血管内,从而在颅内有血管的区域中产生高信号。因此,CEUS 可以检测颅内缺血、出血、相关局灶性病变,感染和颅内分流相关的灌注异常等。

评估损伤情况下脑灌注的进展对于治疗干预的指导和预后是有价值的。一项针对婴儿缺血缺氧性脑损伤的研究显示,通过应用 CEUS 进行连续脑血流量测定发现,与轻度或中度缺氧缺血性脑损伤相比,严重的缺氧缺血性脑损伤在损伤后即可以出现,并且 2 周后容易出现更高的再灌注损伤。而在成人的相关研究中,Rim 和同事利用超声造影技术可获得精确的脑血流量,并可量化高/低碳酸血症前后血流量的变化情况。

目前脑部 CEUS 应用的主要限制是,没有明确的检查流程与评估标准。然而,预计在未来几年内,人们将更加关注开发脑 CEUS 兼容的 3D 探针,这些探针可以帮助评估全脑的血流灌注情况。为了将脑 CEUS 建成具有临床价值的检测技术,未来的检查有必要将脑 CEUS 参数与金标准检查(如 CT 或 MRI)进行比较,有助于更客观更精确的指导治疗。

(五) 超声造影与骨骼肌

目前越来越多的研究显示血管或者内皮细胞功能发生损伤时,由毛细血管床连接的小动脉和小静脉的复杂网络首当其冲受到影响。因此,微血管功能的变化可能早于大血管,并与紧随其后较大血管异常更紧密地联系在一起。CEUS 是一种非常有前景的无创性成像技术,具有诊断、治疗和研究应用的价值,已被广泛应用于腹部、小器官疾病及实质脏器的监测中,并逐步应用到骨骼肌系统。多数骨骼肌位置浅表、血供丰富,适合超声及超声造影检测。目前,CEUS 在测量骨骼肌新血管形成、组织灌注、肿瘤血管分布等被广泛应用。

肢体骨骼肌是人体血流最丰富的器官之一,当出现血流灌注异常时,就会出现一系列的临床表现及功能障碍,病情严重者需要截肢甚至威胁生命。糖尿病相关动脉病变是导致骨骼肌灌注障碍的重要因素,有研究表明糖尿病合并微血管病变者其超声造影微泡从骨骼肌小动脉到小静脉的渡越时间明显延长,能较敏感反映骨骼肌血管床的改变,可用于检测骨骼肌灌注障碍。也有研究人员研究,短暂肢体加压阻断血流后减压,同时结合超声造影对不同病理状态下骨骼肌灌注损伤的检测及灌注贮备功能评估有较大应用价值。此外,已有不少研究人员发现骨骼肌血管微循环灌注情况可间接反映全身微循环情况,因此早期监测骨骼肌微循环灌注情况可以明确全身微循环情况并对液体复苏、血管活性药物治疗等进行精确把控。

骨骼肌超声造影近年有了较快的发展,逐渐得到人们的关注,并显示出其重要的应用价值,随着其认识的不断加深及超声造影技术的不断进步,如靶向超声造影剂的应用等,超声造影在临床肌肉病变的诊断治疗中一定会发挥更为重要的作用。

(六) 超声造影与软组织

软组织肿块因位置表浅,越来越被人们所重视,目前在临床上,触诊和常规的超声检查是发现并诊断软组织肿块的主要方法。以往,多普勒超声是检测软组织肿块的主要超声手段,但多普勒超声尤其彩色显像的局限性,造成其诊断的特异性不高。而随着超声造影的引入,对于诊断软组织肿瘤,尤其是对于分辨肿瘤良恶性更有优势,它很好地揭示了肿块内部的血液流动,并可改善多普勒信号。结合临床经验可知,良性软组织肿块通常内部没有血流信号存在,或是只有稀疏的斑点状血流信号显示,皮肤与肿块长轴之间保持平行,病变部位边界模糊。针对软组织肿块,超声造影主要确定病变的种类。如脂肪瘤分成两类亚型为血管脂肪瘤和纤维脂肪瘤,其声像图没有明显区别,但在超声造影检查诊断中,可以从光点强弱、血流信号、边界形状、回声高低以及大小等方面着手,进行相关良恶性判断。

进行超声造影检查时,首先要充分暴露软组织肿块,再应用高频探头了解肿块的大小、形态、边界、内部回声及其与周围组织的关系,辅以彩色多普勒超声检查观察内部或周边有无血流信号。当显示血流最丰富的区域时,切入造影模式,同时进行微泡造影剂注射(例如包含了惰性气体六氟化硫的微泡造影剂),并实时观察。可在病灶中心,病灶边缘及周围组织处分别描记实践强度曲线等。有研究显示,在通过比较 MRI 与超声造影诊断软组织肿块的实验中显示,超声造影可以提供关于未知软组织肿块的额外信息,特定的超声造影模式可对良性分化、恶性肿瘤判断具有特异性评估,超声造影应尽可能作为常规分析手段来提高软组织肿块的诊断可靠性。

CEUS 克服了传统超声的许多局限性,将超声应用扩展到先前其他先进成像模式的专属领域,许多与重症医学密切相关的临床应用已经开发或正在进行。CEUS 是一种适合在 ICU 中使用的技术。其具有快速、安全、无创、高质量图像获得相对容易且可在床边重复使用等优势。第二代超声造影剂安全且耐受性良好,可允许重复应用于监测器官灌注情况,微循环变化的进展和对治疗的反应。未来是否可以利用超声造影的微气泡将治疗药物带至组织或器官,使微循环靶向性治疗成为可能,也是值得研究并期待的。

(王小亭 潘盼 何怀武)

第十三章

超声对外周血管功能的评估

外周血管是指除心血管和脑血管以外的躯干、四肢血管。目前,超声对于外周血管的检查除可进行血管形态学检查外,还可进行动脉血管功能性检查,其中包括动脉弹性以及血管内皮功能等的检测。床旁血管超声可实时、便捷的展现当前重症患者的血管情况,有利于进一步治疗的实施。

一、外周动脉的结构与生理功能

血管是复杂的器官,它能感受外周环境的变化,把信号传导到血管内的细胞或其周围组织,并可合成局部介质,引起结构性或功能性反应。按照生理功能的不同,可将血管分为:弹性贮器血管、分配血管、毛细血管前阻力血管、交换血管、毛细血管后阻力血管、容量血管、短路血管。由主动脉发出的最大分支(无名动脉、颈总动脉、锁骨下动脉和髂总动脉等)属于弹性贮器血管,这些血管的管壁坚硬,富含弹性纤维,具有明显的弹性和可扩张性。从弹性贮器血管到分支为小动脉前的动脉属于分配血管,其中膜的平滑肌较多,管壁收缩性较强,主要功能是将血液输送到各器官组织。而小动脉和微动脉的管径小,对血流的阻力大,属于毛细血管前阻力血管,这些血管管壁的弹性纤维虽少但富含平滑肌,其舒缩活动使血管内径发生明显变化,从而改变对血流的阻力和所在器官、组织的血流量,是血流阻力的主要来源和影响血流动力学变化的重要因素。

动脉血管管壁均由内膜、中膜和外膜组成。内膜由内皮和内皮下层组成。内皮是一个高活力的器官,是血管内部的机械性受体,能感知血流和血压的变化,并持续合成并释放各种调节动脉张力的因子,相应调节血管的张力。中膜由弹性纤维和平滑肌构成,大动脉与小动脉在血流动力学中的作用不同的原因即在于此。内膜和中膜常统称为内-中膜。在病理情况下,动脉中膜的平滑肌可移入内膜增生并产生结缔组织,使内膜增厚,是动脉硬化发生的重要病理过程之一。外膜为疏松结缔组织。

二、正常的动脉血流

二维图像、彩色血流成像及频谱多普勒应有机结合。二维超声可观察到外周动脉有规律的搏动,管腔不能被压瘪,清晰显示动脉走行及动脉壁的三层结构,即内膜呈线状的弱回声带、中层回声较低、外膜呈明亮光带,管腔内的血液为无回声(图13-1)。二维图像仅用于鉴别血管,观察内膜、斑块及血栓等情况。彩色多普勒用于发现需频谱多普勒进一步评价的异常血流的部位,观察血流充盈情况,血流方向及流速分布,大致估计血流速度。频谱多普勒用于确定血管内是否存在血流信号,以及用于评价血流动力学改变。脉冲多普勒可分段测定血流频谱,观察频谱形态,记录多普勒血流频谱指标。可测量的血流指标如下详述。

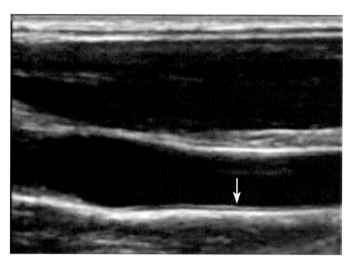

图 13-1　超声显示血管三层膜结构

注:箭头指示为血管内膜。

(一) 血流速度的测量

峰值血流速度(Vmax)是指取样容积内运动最快的红细胞的速度。对于动脉,往往是在收缩期快速射血期末达到峰值流速即收缩期流速峰值(peak systolic velocity,PSV),主要与狭窄率相关。可以通过视觉判断直接在血流频谱图上测量(图 13-2)。

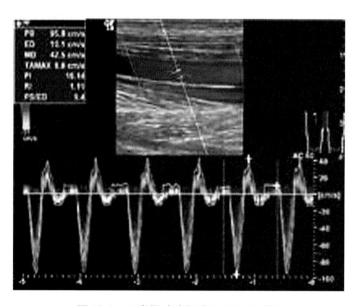

图 13-2　正常股动脉频谱血流速度测量

舒张末期血流速度(EDV)是指心动周期末的血流速度,与中重度狭窄相关度高。也可以通过视觉判断直接在频谱图上测量。

平均流速(MFV)是计算体积血流普遍使用的参数。其计算公式为:MFV=[PSV+(EDV× 2)]/3。当 MFV 增加时,它可能提示动脉狭窄、血管痉挛或高血流动力学状态;当 MFV 降低时,可能表明低血压、低血流量等。

收缩期与舒张期流速之比（s/d）= PSV/EDV。

（二）血流指数的测量

阻力指数（resistive index，RI）=（PSV−EDV）/PSV。指数与多普勒角度无关。RI 的大小不仅与血管壁的弹性有关，而且与远端器官的外周阻力相关。外周阻力越高，RI 越大，舒张末期流速越低。

搏动指数（PI）=（PSV−EDV）/MFV。它提供了下游血管阻力的信息。PI 升高，可能直接反映血管搏动性增高，间接反映的状态包括血管呈收缩状态，下游灌注阻力增高等；PI 降低可能直接反映血管搏动性降低，间接反映血管呈舒张状态，下游灌注阻力降低或血管调节功能受损等。

（三）流量的测定：是指单位时间内流经血管某一截面或瓣口的血流量。

血流量 Q=V（平均）×A×T。其中 V（平均）为平均血流速，A 为瓣口或者血管的横截面积，T 为时间。

三、外周动脉的频谱特点

不同部位的血流频谱各不相同，都有其各自的特征。例如内脏动脉如肝、肾动脉为低搏动性波型，整个舒张期血流速度相对较高；门静脉系统血流频谱呈带状，血流速度变化较小；肝静脉血流频谱随心房压力改变而流速及方向不断变化；而静息状态下的四肢动脉为高搏动性波型，正常四肢动脉的多普勒频谱为典型的三相波型（见文末彩图 13-3）。频谱开始为心脏收缩引起的高速前向血流，接着为舒张早期的反向血流，最后为舒张中期、晚期的低速前向血流。正常四肢动脉频带较窄，在收缩频带下面有一明显的"窗"，但末端细小动脉（如指、趾的动脉）常无此窗。舒张早期反向血流是正常四肢动脉的最重要特征，表示正常四肢动脉循环阻力较高。所以，当四肢动脉阻力降低时，最突出的改变就是反向波速度降低或消失。对于正常四肢动脉，这种情况主要见于反应性充血或四肢温度较高而引起的血管扩张。

上肢、下肢或颈动脉脉冲多普勒频谱采集时，应选择较小的多普勒角度（血流与声束夹角 θ≤60°）以减少动脉流速测量误差；选择较小的多普勒取样容积（通常为 1.5mm）以减少取样容积过大引起的频谱增宽（见文末彩图 13-4）。具体操作时首先调节超声探头与体表的角度以及多普勒取样线的倾斜度，然后将取样容积移动到动脉内需要测定流速处，调节多普勒取样光标使其与该动脉血流方向一致，最后激活脉冲多普勒超声采得动脉特定部位的脉冲多普勒频谱。

四、动脉狭窄的频谱特点

基于血流动力学变化的多普勒参数中，流速变化具有重要的临床意义，例如动脉弹性减弱导致继发性血管扩张出现流速下降。按照血流动力学原理，动脉狭窄的程度与血流速度成正比。由于频谱多普勒能够较为准确地测量动脉血流速度，因而可以判断动脉狭窄程度（表 13-1）。目前，较多的研究认为，准确的判断动脉狭窄程度的血流动力学指标有：狭窄处峰值流速、舒张末期流速、峰值血流速度比值、舒张末期流速比值。严重的动脉狭窄时可由于血流阻力增高，导致收缩期峰值流速及舒张期流速均降低。

表 13-1 下肢动脉狭窄和闭塞的超声诊断标准

动脉狭窄程度	病变处收缩期流速峰值/($cm \cdot s^{-1}$)	收缩期流速峰值比*
正常	<150	<1.5:1
30%~49%	150~200	1.5:1~2:1
50%~75%	200~400	2:1~4:1
>75%	>400	>4:1
闭塞	无血流信号	

注:*:病变处与相邻近侧正常动脉段相比;动脉狭窄程度:直径狭窄率。

五、外周动脉弹性的评估

动脉弹性又称动脉僵硬度、动脉顺应性,指动脉容积随压力变化的比值,可反映动脉结构和功能的变化,也是最早可以检测到的用于评价血管壁功能的指标之一。

(一)主要参数

内-中膜厚度(intima-media thickness,IMT)的测量:内-中膜厚度是指内膜与管腔界面至中层与外膜分界面之间的距离。常用的测量血管有颈动脉、肱动脉、桡动脉和下肢动脉,最常用的为颈动脉。由于远侧壁(远离探头侧)内膜与管腔分界面和中层与外膜分界面可清晰显示,其内-中膜厚度的测量较为准确,所以,应选择远侧壁测量动脉壁的内-中膜厚度。

脉搏波传导速度(pulse wave velocity,PWV)在动脉弹性的评价中有着重要的地位,是临床评价动脉弹性的金标准。测量颈动脉-股动脉脉搏波速度,是最被广泛应用的方法。测量出两根动脉频谱或波形的波形时间差,再用两血管的距离除以这个时间差就可得出 PWV。常测定 10 个连续搏动,包括一个完整的呼吸周期。根据 Moens-Korteweg 方程,脉搏波速度越快,表示动脉管壁硬度越大。自 2003 年起该指标即被写入欧洲高血压指南。脉搏波成像(PWI)利用心电门控的方法,提高超声成像的帧频和时间分辨率,采集超声原始射频信号,然后利用超声弹性成像技术估计血管壁的运动,通过其时空分布来测量局部脉搏波速度。部分研究已初步证实了脉搏波成像无创测量颈动脉及升主动脉 PWV 的可行性,以及对高血压等评估方面的应用价值。

(二)超声新技术在动脉弹性评估方面的应用

声学定量技术(acoustic quantification,AQ)是基于彩色心内膜自动边缘描记发展起来的一种超声新技术。它根据心肌组织与血流的背向散射特征的不同而识别和实时显示心脏面积-时间曲线、容积-时间曲线,反映心脏的收缩与舒张功能。通过用经食管超声自动边缘检测技术测量大动脉面积可获得弹性指标评价动脉管壁弹性情况。它具有操作简单、重复性好等优点,但也存在依赖图像质量,受声窗质量、呼吸、声束发射方向影响等缺点。

利用血管回声跟踪技术(E-tracking,ET)和超声射频信号血管硬度分析技术,实时跟踪动脉管壁的活动,并将这些相位信息进行采集、处理,经仪器内部的分析系统,将这些相位变化转换为距离信息,并以曲线形式加以显示,再结合输入的血压数据,系统即可自动计算出动脉僵硬度。另外还可以计算出其他血管弹性指标,如顺应性、弹性模量等。ET 技术可提高动脉弹性相关指标测量精确度,可重复性好,并且使测量变得更加简便易行。

多普勒组织成像技术(doppler tissue imaging,DTI):DTI 是近年发展起来的一项主要用于计算心肌运动速度的新的成像技术,动物及临床研究已肯定了 DTI 技术的准确性。目前很多学者将此项技术应用于腹主动脉前壁运动速度的定量研究,结果显示采用 DTI 技术对腹主动脉前壁测量的各项指标能在一定程度上反映大动脉的弹性和顺应性,还可以作为一种新方法用于评价高血压药物疗效。

六、血流介导的内皮依赖性舒张功能
（flow-mediated dilation，FMD）评估

　　血流介导的内皮依赖性舒张功能(FMD)是血管内皮对反应性充血引起的切应力的应答变化,故又称之为血流介导的血管扩张功能。高分辨率超声测量肱动脉血流介导的 FMD 用于评价内皮功能,是通过高分辨率超声观测血管,探头精确测量肱动脉内径的微小变化,计算内径变化的百分率,间接反映血管内皮功能。1992 年 Celermajer 首先提出了无创性、系统性观察血管内皮功能的超声检查技术,其准确性、可重复性、简便性已得到广泛的承认。美国心脏病协会指出,用肱动脉超声测量血管内皮功能,是评价血管内皮功能的一项有前途的技术,对判断疾病预后具有重要价值。

　　其方法是:受检者取仰卧位,右上肢外展约 15°,掌心向上,7.5MHz 高频探头超声检查时以肘上约 5~15cm 的肱动脉为靶目标,二维超声显示并测量肱动脉前后内膜间的距离,每次取 3~5 个心动周期取平均值。受检者检查前休息 15~20min,在测定基础值后进行反应性充血试验。先将血压计袖带置于靶动脉远端,充气压力 250mmHg,5min 后放气,此后 60~90s 内测定肱动脉内径(图 13-5)。肱动脉血流介导的内皮依赖性舒张功能(FMD)正常值>7%。

$$FMD\%=\frac{反应性充血后肱动脉内径-基础状态肱动脉内径}{基础状态肱动脉内径}\times100\%$$

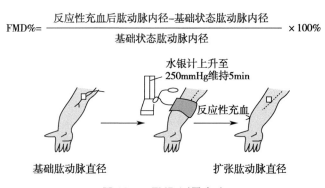

图 13-5　FMD 测量方法

　　以高血压为例,内皮细胞受损是高血压发病的重要机制,血管内皮损伤程度将会伴随血压升高的时间延长、血压升高的程度越来越重,FMD 与血压升高程度呈反比。已有大量研究表明高血压患者存在血管内皮功能紊乱,即使在血压处于正常值的人群中,就已经出现了内皮依赖性血管舒张功能失调现象。有研究提示正常血压人群即有 FMD 降低,提示高血压前期患者已存在内皮功能减退,可以有效指导临床对早期高血压的预防和治疗。

　　近年来推出的含特殊探头的 B 型超声血管内皮功能检测仪具有一个特殊的高频线阵探头,呈 H 型,可同时显示两个动脉横断面和一个纵断面的灰阶超声图像,取样门可自动跟踪动脉前后壁,仪器通过其内置的软件自动计算出肱动脉内径的变化率。此外还有具有血管回声跟踪技术的彩色多普勒超声仪,实时跟踪动脉管壁的运动,对袖带加压前后的肱动脉内径变化进行实时连续测量,最长可达 20min,可准确记录到血管舒张的最大值,仪器内部的分析系统可自动完成血管内皮功能检测。

七、重症患者外周血管功能的改变和评估

重症患者的血管功能障碍包含多种病因,如感染性、心源性、神经源性、过敏性休克、术后血管麻痹综合征(心外科手术后体外循环手术后)、严重酸中毒、镇静镇痛以及术前应用特殊药物等,其血管功能障碍包括三方面:

1. 微血管功能障碍;

2. 内皮功能障碍;

3. 血管张力下降、血管低反应性以及对儿茶酚胺、血管加压素、血管紧张素Ⅱ和血清素等血管加压剂的敏感性降低。

这些表现的后果是难治性低血压,最终导致患者死亡。

不同情况下的血管功能障碍对应的机制不同。例如脓毒症主要的血流动力学表现为外周血管舒张、低全身血管阻力和高心排血量。外周血管张力的下降被认为是导致脓毒症休克患者死亡的关键因素。脓毒症外周血管的病理生理改变较为复杂,涵盖血管平滑肌细胞内的各种机制,如G蛋白耦联受体钝化(肾上腺素能受体、血管加压素Ⅰ受体、血管紧张素Ⅰ受体)、第二信使通路改变、一氧化氮生成增加及重症相关性皮质类固醇不足。严重酸中毒在内皮细胞和血管平滑肌细胞可引发多个细胞内信号传导反应。与心肌细胞一样,细胞内代谢性酸中毒,会影响钙瞬变,并减少细胞表面肾上腺素受体的数量。更具体地说,乳酸性酸中毒通过ATP敏感性钾通道的开放诱导血管平滑肌松弛。代谢性酸中毒也导致内皮细胞和VSMC中诱导型一氧化氮合酶的表达。一氧化氮的过量产生对VSMC具有直接的血管舒张作用。体外循环术后血管麻痹综合征发生率较高,其表现为体外循环下心脏手术后早期发生的、以严重低血压伴高排低阻的血流动力学变化。可能机制包括体外循环导致全身炎症反应、内毒素作用、精氨酸-血管加压素系统被破坏、术中低体温、血管内皮细胞损害等。

对于重症患者,无论是大循环亦或是微循环层面,血管张力、血管屏障、血管容量以及血流速度,任何一项的变化均会导致组织灌注不足。血管张力体现了大动脉血管的功能,反映心脏和大动脉间相互作用的匹配关系,是评价心脏后负荷的指标之一,体现搏动血流的阻抗。对于重症患者来说,血管张力评估有利于降低容量过负荷的风险。临床医师可用于监测血管功能不全严重程度和影响的工具是有限的,平均动脉压/每搏输出量、PPV/SVV等是常用的反映血管张力的指标,但均需有创操作。而血管超声可以实时、无创的监测血管功能变化,利于尽早地针对血管治疗,避免组织灌注恶化。动脉多普勒频谱在每个心动周期都会形成一个独特的波,开始于收缩期,结束于舒张末期,这种形状定义了一个非常重要的血流特征,即搏动性。动脉多普勒形态与血管所灌注的系统阻力相关,血管麻痹时,血管阻力下降,阻力指数及搏动指数均下降,低阻力动脉血管呈低搏动性频谱,脉冲多普勒多表现为:舒张期反向血流降低或消失,呈单相血流频谱;收缩期峰值速度、平均血流速度及加速度均明显减慢,频带增宽,类似静脉血流频谱。此外对于血管屏障,可通过测量内-中膜厚度、FMD的变化等来评估内皮功能的损伤程度。

总之,鉴于我们对血管功能不全机制认识的提高,迫切需要更及时的监测手段对外周血管功能进行精确评估。随着超声新技术的发展,超声对外周血管功能的评估越来越精确,尤其对于重症患者,尽快、实时的评估外周血管功能,有利于早期发现血管功能障碍,为进一步血流动力学调整及治疗方向提供更有力的证据。

(王小亭　王翠)

第十四章

重症经食管超声心动图

重症经食管超声心动图(TEECC)检查是在重症医学理论指导下,运用经食管超声心动图(TEE)技术,针对重症患者进行的问题导向的动态评估过程,其实施者及解读者均为重症医学专业人员。TEE 通过直接与心脏大血管毗邻的食管对心脏结构进行显像,相比重症经胸超声心动图(TTE)具有图像质量好、更易识别瓣膜病变和心脏结构改变等优势,并不受 ICU 常见的肺气肿、肥胖、敷料、机械通气呼气末正压等干扰,是重症床旁监测患者血流动力学等的有力工具,因而 TEECC 更有助于提高 ICU 患者循环呼吸衰竭急性事件诊治及常规诊疗质量。

一、TEE 在 ICU 的临床价值

TEE 是理想的 ICU 血流动力学监测手段,能快速准确识别循环衰竭机制,允许床旁重复/连续的血流动力学监测;可通过主动脉峰流速变异(最敏感指标)和上腔静脉变异(最具特异性指标)来评估容量反应性;能实时定量监测左室功能及其在急性治疗下的变化;识别右室功能障碍并指导 ARDS 患者右室保护性机械通气策略。另外,TEE 还能识别脓毒性休克患者通过 SSC 指南推荐指标无法识别的容量反应性及潜在严重左室收缩功能障碍,评估 ICU 患者舒张功能,识别脓毒症休克机械通气患者基于热稀释法血流动力学监测无法准确评估的如严重瓣膜病变、左室流出道梗阻等情况。并且 TEE 可以监测 ECMO 患者血流动力学状态。TEE 能安全、床旁行高质量心脏图像检查以评估结构与功能,帮助监测导致低氧血症的心外病理改变,可用于指导液体复苏和优化组织氧供。

TEE 与 TTE 的图像互为远近场,在临床应用时可相互补充,尤其对于机械瓣膜置换术后机械瓣伪影强烈干扰远场图像的患者。另外由于 TEE 能提供心脏大血管的独特声窗,在 ICU 机械通气患者各种急性情况的诊断中相比 TTE 有独特优势。对诊断休克、严重不可解释的低氧血症或怀疑心内膜炎的患者行 TEE 检查,作为 TTE 检查后的补充,还能揭露出新的重要诊断以及需要立刻改变的治疗。对 TTE 不能获取足够所需信息的重症患者行 TEE 检查,导致治疗改变的占 60%,单独因为 TEE 改变的有 48%。TEE 的诊断准确度高达 97%。

二、TEE 在 ICU 的临床应用指征

TEE 在 ICU 的临床应用指征为经胸超声心动图无法得出结论而进一步 TEE 检查可能获取新的信息,从而改变患者诊疗的情况。常见指征主要包括:

1. **血流动力学不稳定而 TTE 不能获取适宜图像** 因 ICU 常见水肿、肥胖、敷料、肺气肿、俯卧位、机械通气呼气末正压等原因,以及心胸手术后胸腔气体干扰、烧伤患者烧伤结痂的皮肤软组织干扰等影响 TTE 获取图像;

2. 不可解释的低血压,TTE 不能得出结论,怀疑心内左向右分流或局灶性心脏压塞;

3. 不可解释的低氧血症,TTE 不能得出结论,怀疑可能存在心内右向左分流;

4. ECMO 患者的特殊基础状态评估、方式选择、管路放置、过程监护及辅助撤离;

5. 基于上腔静脉的容量反应性评估:因 ICU 常见腹胀、肝脏手术下腔静脉吻合后对下腔静脉评估容量反应性的影响,位于胸腔内的上腔静脉可能更适于 ICU 患者的容量反应性评估;

6. 瓣膜病变细化评估结构、赘生物等;

7. 识别主动脉夹层、肺栓、心内栓子、瓣膜赘生物;

8. IABP 穿刺引导;

9. 心搏骤停原因分析和复苏效果监测;

10. 可能存在成人先天性心脏病等心脏结构改变;

11. 俯卧位通气时的监测。

三、TEE 在 ICU 应用的禁忌证与并发症

TEE 绝对禁忌证包括:食管梗阻、食管肿瘤、撕裂和穿孔、食管憩室、活动性上消化道出血、食管手术后不久、食管气管瘘等。相对禁忌证包括:食管静脉曲张、严重的颈椎病变等,巨大的主动脉瘤、单侧喉返神经麻痹。操作前应评估患者获益与风险,与家属充分沟通后决定是否行重症 TEE 检查。如患者存在禁忌证,可限制检查或评估尝试使用小儿探头、避免不需要的操作以及由经验丰富的人来完成。

操作相关并发症包括:从牙齿、口腔到食管、胃全程任意部位的损伤出血,下颌骨半脱位、声带麻痹、气道损伤、误吸、气管导管脱出、胃管脱出、心律失常、感染性心内膜炎等。

四、重症 TEE 临床应用的安全性、稳定性与可行性

TEE 在 ICU 的应用安全、患者耐受性好、在几乎所有患者中可行(包括 47% 机械通气患者),并且对俯卧位通气患者依然适用。无并发症或并发症少(2.6%)且无操作相关致命并发症发生。其中术后吞咽痛发生率 0.1%;食管穿孔发生率 0.01%。严重并发症发生率:0.18%~0.5%(食管破裂、心搏骤停、喉痉挛、咽部出血、心律失常/心绞痛、误吸)。也有学者认为重症 TEE 检查应局限在接受机械通气支持的患者。TEE 图像质量好,操作者内和操作者间重复测量一致性好(小于 10%)。相比其他监测手段更快捷方便。

五、重症 TEE 检查流程

(一) 重症 TEE 检查流程

1. **患者评估** 评估患者适应证(经胸超声心动图无法得出结论而进一步 TEE 检查可能获取新的信息从而改变患者诊疗)与禁忌证(绝对禁忌证包括:食管梗阻、食管肿瘤、撕裂和穿孔、食管憩室、活动性上消化道出血、食管手术后不久、食管气管瘘等;相对禁忌证包括:食管静脉曲张、严重的颈椎病变等,巨大的主动脉瘤、单侧喉返神经麻痹),有无凝血功能障碍,评估患者行 TEE 检查的获益与风险,与家属充分沟通利弊,签署 TEE 检查同意书。

2. **操作前准备** 操作前 2 小时禁食水,提前半小时胃肠减压;准备镇静镇痛药物;根据患者病情及具体情况酌情准备血管活性药物和抢救药物,制定突发情况预案;物品准备:绸带胶布(固定气管导管用)、大铺巾、喉镜(备用)等;体位采用仰卧位。

3. **操作前检查** 再次回顾病情及相关预案;检查输血前全套,如有异常,请按具体情况

加强防护措施;评估气道保护、开口度、颈部活动性及稳定性;观察牙齿情况并记录,取出假牙、喉镜在位、铺巾;镇静镇痛药物备好;心电监护。

4. 探头置入及切面获取 重症 TEE 采用盲法置入(气管插管或气管切开患者):轻轻向前提起下颌骨,沿躯体正中线向下插送探头(若盲插困难,可借助喉镜充分显示声门,沿其后方直接将探头插入食管)约 30~40cm。文献表明 TEE 探头放置失败率 0.18%。前进或后退探头时应将换能器的顶端回归于自然居中状态。一切操作切忌使用暴力,操作过程中充分镇静,密切观察患者生命体征变化,操作完毕后应清洁和消毒探头。

5. 操作后流程及消毒 ①检查完毕后轻柔缓慢拔除探头,取出牙垫,观察牙齿有无损伤脱落并记录;检查患者生命体征平稳;向床旁护士交班,逐渐减轻镇静,恢复体位和操作前状态;②探头消毒:肥皂水和流动水冲洗探头;浸泡于 1:240 多酶洗液中 15min;流水冲洗干净;2%戊二醛中 20~30min(避免直接接触消毒液;消毒区需随时通风,消毒盒需盖上,避免毒性物质挥发);再次冲洗并悬挂晾干;酒精擦干探头手柄等除探头外的其他部位;套上探头保护套,套上无菌腔镜套,妥善保存。

(二) 平面检查顺序

1. 目标导向法(快速的 ICU 11 切面)(图 14-1) 由于重症患者病情变化快,因此,为满足临床需要,将 20 个切面从更加切实可行的角度精简为更加侧重于与血流动力学监测最为相关的 11 个切面,从而得以快速了解血流动力学波动的原因,称为目标导向法的快速 ICU-TEE 11 切面。包含主动脉评估的食管中段升主动脉和降主动脉的长短轴,主动脉瓣评估的食管中段主动脉瓣短轴切面,左室评估的食管中段四腔心、两腔心、长轴,经胃的左室乳头肌短轴,右室评估的食管中段右室流入流出道切面,以及腔静脉评估的食管中段双房上下腔切面共 11 个切面,根据需要选择目标切面作为第一顺序并快速完成简化 11 切面检查。

2. 完整 20 切面检查顺序 ICU-TEE 完整 20 切面检查顺序(图 14-2)为:

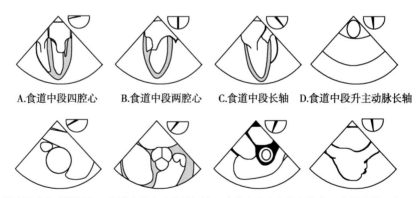

A.食道中段四腔心　B.食道中段两腔心　C.食道中段长轴　D.食道中段升主动脉长轴

E.食道中段升主动脉短轴 F.食道中段主动脉瓣短轴 G.食道中段右室流入流出 H.食道中段双房

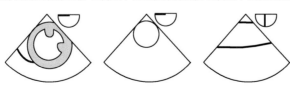

I.经胃中段短轴　　J.降主动脉短轴　　K.降主动脉长轴

图 14-1　TEE 切面

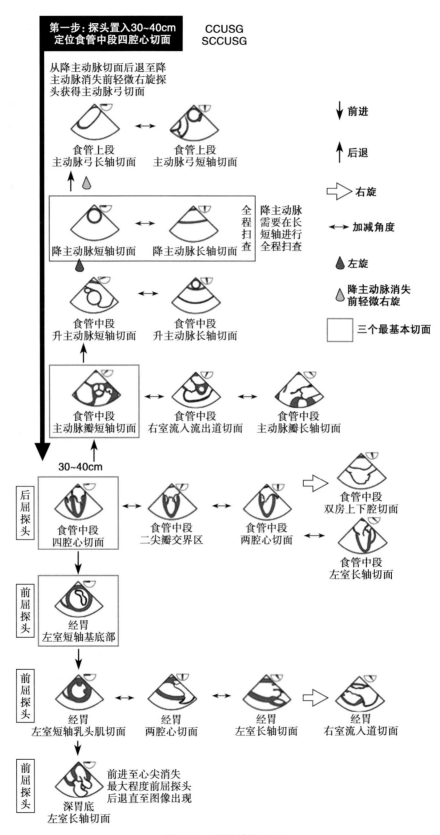

图 14-2 TEE 操作流程

（1）首先以食管中段四腔心切面定位为起点（深度约 30~50cm，电子平面角度 10°，探头略后屈），主要观察房室结构、瓣膜形态、运动与血流，心室收缩舒张功能等，增加电子平面角度依次获得食管中段二尖瓣交界区切面（45°~60°）、两腔心切面（90°）和左室长轴切面（120°）；

（2）将图像回到四腔心切面，探头略后退，获取食管中段主动脉瓣短轴切面（深度约 30cm，电子平面角度 30°~45°），可评估主动脉瓣形态、运动及血流，增加电子平面角度可依次获得右室流入流出道平面（60°~75°）和主动脉瓣长轴切面（120°），在右室流入流出道切面上将探头右旋并增加电子平面角度至 100°左右，获取双房上下腔切面；

（3）将图像回到主动脉瓣短轴切面，探头后退获得食管中段升主动脉短轴切面，增加电子平面角度获得升主动脉长轴切面；探头继续后退，获得食管上段主动脉弓长轴切面（深度约 25~30cm，电子平面角度 0°，手执探头略微右转），增加电子平面角度至 90°获得食管上段主动脉弓短轴切面；

（4）在食管中段将探头尽量左旋获得降主动脉短轴切面，增加电子平面角度至 90°获得降主动脉长轴切面，通过前进、后退进行胸段全程扫查；

（5）将探头回到四腔心切面，探头继续前进进入胃，探头前屈，获取经胃左室基底部短轴切面，再由此切面：①前进探头获得经胃乳头肌中部左室短轴平面；②增加电子平面角度至 90°获取经胃两腔心切面；③增加电子平面角度至 120°获取经胃左室长轴切面；④在经胃两腔心切面将探头右旋，获取经胃右室流入道切面；⑤将探头继续前进，直至心尖消失后再略前进，然后最大程度前屈探头，手执探头逐渐后退，直至获取经胃底深部左室长轴切面。完成 ICU-TEE 完整 20 切面的检查。

六、miniTEE

单平面迷你 TEE（miniTEE）探头更细更小，可通过单平面二维图像、彩色多普勒检查提供 72 小时连续监测，监测过程不影响喂养，研究表明简单培训后采用迷你 TEE 评估重症患者血流动力学可行、图像质量足够，具有良好的操作者间一致性，下一步需评估迷你 TEE 监测对血流动力学的影响。另外，多平面迷你 TEE 不仅可行二维图像和彩色多普勒还能行频谱多普勒检查，不能行组织多普勒检查。研究认为，采用迷你多平面 TEE 探头对 ICU 循环呼吸衰竭的机械通气患者的血流动力学评估可行、耐受性好且与诊断密切相关，能对治疗产生潜在影响。有研究采用新型多平面迷你 TEE 检查，通过对比标准 TEE 和多平面迷你 TEE 检查，评估重症机械通气患者血流动力学的可行性、图像质量、诊断准确性、治疗影响和耐受性。结果表明迷你 TEE 更易置管，尽管图像质量稍差，迷你 TEE 与标准 TEE 在诊断急性循环（Kappa：0.95；95% CI：0.85~1）和呼吸衰竭（Kappa：1；95% CI：1.0~1.0）、对治疗方案的影响（Kappa：0.82；95% CI：0.66~0.97）方面具有非常好的一致性。标准 TEE 与迷你 TEE 均无并发症发生。

七、小　　结

经食管超声心动图（TEE）在 ICU 的应用安全、可行，耐受性好，并发症少且无操作相关致死并发症发生，主要可用于 ICU 中 TTE 不能得出结论的血流动力学评估、不可解释的低血压及低氧血症等情况,可以帮助诊疗和管理 TTE 无法解决的循环呼吸衰竭患者,进一步提高 ICU 医师对患者循环呼吸事件等的病理生理学机制的理解,推动重症医学发展,改善 ICU 医疗质量,具有较高的临床价值与前景,国内应当开展重症经食管超声心动图检查相关的临床应用和研究。

（张宏民 尹万红 段军）

第二篇

重症超声的临床应用

第十五章

重症超声导向的休克治疗

休克是氧输送不足和/或细胞氧利用障碍导致的急性循环衰竭,是重症患者最常见的临床综合征之一。休克约占重症患者的1/3,在一项包括1 600余例休克患者的研究中发现,约66%为分布性休克(其中62%为感染性)、16%为心源性休克、16%为低血容量性休克,梗阻性休克约占4%。不同类型的休克在血流动力学上的表现不同,治疗也不相同,治疗管理的关键是重症血流动力学治疗。休克是一个全身多器官受累的疾病,在病情发展过程中各器官、各系统相互关系密切,互相影响,互相促进病情改变。而近年来越来越多的研究表明,用指南推荐的群体化治疗试图去解决所有患者的问题,无法进一步提高患者的生存率。个体化治疗甚至器官化治疗已经成为休克治疗的主流方向,是提高患者预后的关键因素,所以如何针对休克患者进行血流动力学治疗是摆在临床医师面前的巨大挑战。

重症超声在重症患者中的应用革新了我们对重症患者的诊断治疗流程,成为过去20年里重症医学临床实践的一个重要进展。重症超声目标导向性及连续、动态的评估,是血流动力学治疗的重要组成部分。重症超声可以对心脏结构功能、血管结构功能、血流运动及器官灌注(心脏、脑、肾脏、胃肠道)进行评估,尤其近年超声造影技术的进一步完善使器官微循环的灌注更加可视化,使休克的器官化治疗能够更进一步走向临床。《重症心脏超声的国际循证推荐意见》中指出,在循环休克和血流动力学不稳定的患者中,强烈推荐重症超声应作为初始的评估手段,可以缩窄休克的初始诊断,改变临床治疗方案,改善患者的临床预后。《重症血流动力学治疗-北京共识》中也提出,重症超声检查有助于快速筛查休克或血流动力学不稳定的病因。2014年《欧洲重症委员会关于循环休克和血流动力学监测共识》中也强烈推荐在休克或血流动力学不稳定患者中,应首选重症超声而不是其他的有创监测对休克进行分型。不难看出,重症超声特色与血流动力学天然切合,贯穿血流动力学治疗的全过程,就像刘大为教授提出的重症超声已经成为医学理念与技术结合的新乐章,重症超声导向的休克治疗是临床医师应掌握的基本技能。

一、重症超声与休克分型及病因诊断的管理

为拯救休克患者,早期诊断和及时的针对性治疗至关重要,而要做到这一点非常具有挑战性,因为不同类型休克的临床表现可能相似。休克按血流动力学分型一般分为四型:低血容量性休克、分布性休克、心源性休克和梗阻性休克。早期第一时间识别休克的血流动力学类型,有助于保证第一步治疗方向的正确。在过去的10年里,训练有素的操作者能通过重症超声提供循环系统病理生理方面即时有用的信息,鉴别不同休

克类型。近年来以心脏为核心的目标导向的评估(FoCUS)与肺部、腹部、下肢深静脉系统等其他系统重点评估结合在一起,形成 SIMPLE 流程进而对不明病因的低血压患者的分型及病因进行管理。

　　SIMPLE 流程包括心脏的评估、肋下区域以及上腹部的评估(表 15-1)。心脏的评估主要通过左侧胸骨旁长轴切面、胸骨旁短轴切面、心尖四腔心切面、剑突下四腔心切面、剑突下下腔静脉切面五个切面来实现,评估的内容包括心腔大小(尤其是左心室和右心室的大小),室间隔,有无心内团块(常见为血栓和黏液瘤),心肌厚度、心肌运动,有无心包积液或胸腔积液,左室收缩功能、下腔静脉直径及呼吸变异度(图 15-1)。肋下区域或上腹部区域可以评估腹主动脉,可能发现主动脉夹层和动脉瘤破裂(图 15-2)。

　　不同类型的休克的超声表现各不相同,通过超声的表现能够第一时间对休克进行分型。

(一) 低血容量性休克

　　左室变小,LVEDA 小于 $10cm^2$,甚至可出现左室腔消失和室壁的乳头肌亲吻征(图 15-3),下腔静脉塌陷,直径小于 1cm 且变异度大于 50%(图 15-4),高动力的左心室伴正常或增高的射血分数和正常的心肌厚度。若低血容量休克未发现明显出血来源,就应行 FAST 方案进行扫查。明确是否存在出血灶。

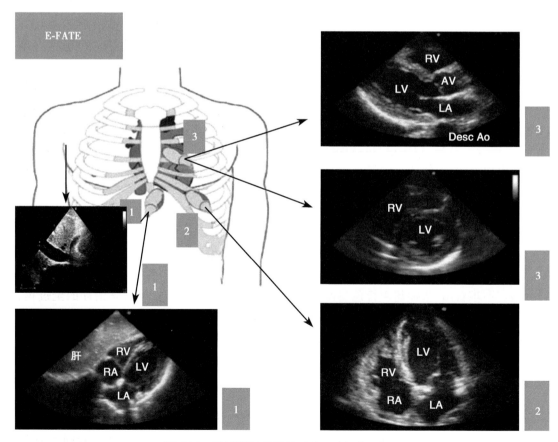

图 15-1　E-FATE(扩展的重症心脏超声)流程

注:1.剑下腔静脉、剑下四腔心;2.心尖四腔心切面;3.胸骨旁长轴、胸骨旁短轴。

表 15-1　休克患者心脏超声重点评估（FoCUS）SIMPLE 方法的关键要素

SIMPLE 方法		
S	Size	心腔大小，尤其左右心室
I	IVC	下腔静脉直径和呼吸变异度
	IVS	室间隔运动
	Intimal flap	主动脉内膜摆动，提示主动脉夹层
M	Mass	心腔内团块（常见为血栓和黏液瘤）
	Myocardium	心肌运动和厚度
P	Pericardial	心包积液
	Pleural	胸腔积液
L	LV	左心室收缩功能
E	Epigastrium	上腹部的腹主动脉

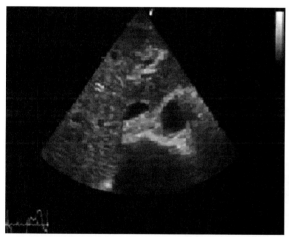
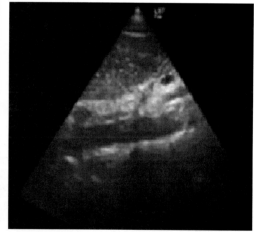

图 15-2　上腹部主动脉短轴、长轴

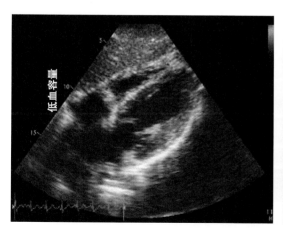

图 15-3　乳头肌亲吻征

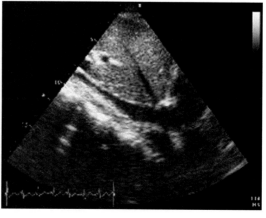

图 15-4　塌陷的下腔静脉

（二）心源性休克

可见左室扩张,短轴缩短率也受影响,下腔静脉直径大于 2cm,呼吸变异度消失(图 15-5)。心肌缺血引起心源性休克时可见节段性室壁运动异常。整个心脏收缩功能障碍时(如心肌炎)存在心肌全层缺血。左室收缩功能可以通过量化指标包括改良 Simpson 双平面法测量的 FS、LVEF 评估,但这些方法都要求能很好显示左室图像和清晰的心内膜轮廓。在紧急情况下无法获得最佳的左室图像时,通常会出现错误评估,目测法更实用。

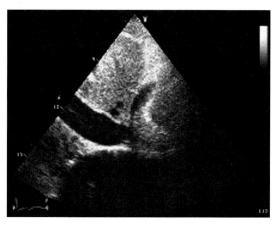

图 15-5　扩张固定的下腔静脉

（三）梗阻性休克

任何原因导致血液流经途径的受阻都可导致梗阻性休克,最常见的包括心脏压塞、急性肺动脉高压、主动脉夹层、急性瓣膜毁损、流出道梗阻等。重症超声可以明确心包积液的存在,提供实时的血流动力学信息和填塞后的病理生理变化,并指导心包穿刺治疗。心脏压塞的图像特征包括右心房塌陷、右室舒张期塌陷、下腔静脉扩张、心脏钟摆征、二尖瓣血流流速变异度随呼吸运动增大(图 15-6)。

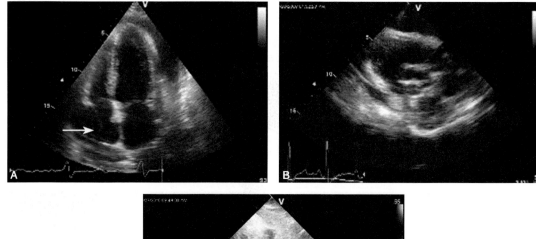

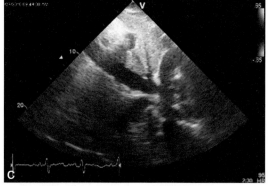

图 15-6　心脏压塞的超声图像表现

注:A. 右心房塌陷;B. 右室舒张期塌陷;C. 下腔静脉扩张。

　　大面积肺栓塞可引起急性右心室功能不全,表现为右心室扩张,右室舒张末面积/左室舒张末面积大于 0.6。肺栓塞会导致正常的右室三角形态扭曲,心尖四腔心切面的心尖不再以左室为主,胸骨旁短轴切面可见室间隔矛盾运动和"D"字征,下腔静脉扩张伴呼吸变异度极小或消失。有时能在右心和下腔静脉内看见流动的血栓回声(图 15-7)。偶尔还能看见 McConnell's 征,后者指右室游离壁运动减弱或消失,心尖保留正常运动(图 15-8)。McConnell's 征对急性肺栓塞有较好的特异性,但敏感性欠佳(敏感性77%,特异性96%)。

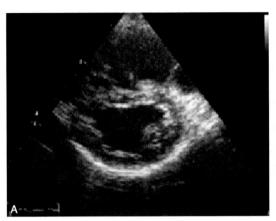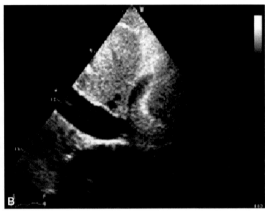

图 15-7　肺栓塞的征象
注:A."D"字征;B.下腔静脉扩张固定。

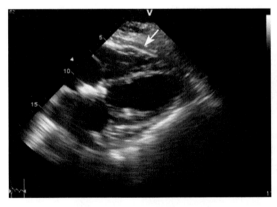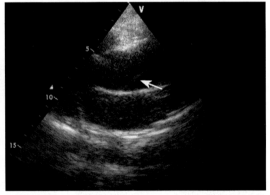

图 15-8　McConnell's 征　　　　　**图 15-9　主动脉管腔内内膜摆动**

　　主动脉夹层表现为动脉管腔内内膜摆动,还能发现夹层的并发症。夹层逆行剥离至心包引起心包积液和心包压塞(图 15-9),偶尔还可见心包积液和血凝块的回声。心包压塞时下腔静脉充盈。若夹层累及右冠状动脉的开口可继发急性心肌缺血,可能发现节段性室壁运动异常。对怀疑远端主动脉夹层的患者扫查腹主动脉往往是有益的,因为有时在降主动脉内看不见的内膜摆动在此处能看到,进而确诊。

(四)　分布性休克

　　分布性休克患者表现左室舒张末面积(LVEDA)正常,左室高动力,但左室收缩末面积(LVESA)缩小,相比低血容量状态舒张期至收缩期整个心动周期左室腔都是大幅缩小。一般来说,分布性休克是除外性的诊断,如果超声表现除外低血容量性休克、心源性休克和梗阻性休克,诊断考虑分布性休克。

重症超声可迅速地窄化休克的病因诊断,判断休克的类型,可以缩短急诊休克患者的收治时间,是目前国际公认的对休克分型首选评估方法。2001年以来,各种不同评估休克的流程已在文献中有描述。SIMPLE方案不单单强调生理学,但它能帮助临床医师全面解读超声结果,缩小休克的鉴别诊断范围并指导治疗,还能帮助避免因液体治疗和正性肌力药不恰当使用带来的并发症。虽然腹部评估不是SIMPLE方法常规需要检查,但当发现有低血容量表现,可结合FAST流程寻找腹腔内出血来源,迅速判断低血容量的病因。

血流动力不稳定患者常伴随着呼吸困难,单纯以心脏为核心的超声评估已经不能完全满足临床医师对休克分型评估的需求。心肺为核心,器官为导向,多目标整合的超声评估流程是临床的需求,因此在SIMPLE方案的基础上,中国重症超声研究组进一步将肺部超声与心脏评估、主动脉评估、腔静脉评估相结合形成了重症超声快速管理(CCUE)方案(图15-10),进一步将肺部评估纳入流程,更有助于评估不同休克类型的病因。将肺部和胸腔的评估纳入流程后,可以在低血容量休克时筛查胸腔是否存在出血来源。CCUE方案可以通过肺部超声检查快速评价是否存在气胸表现,明确是否为气胸引起的梗阻性休克。肺部超声评估还可进一步明确患者是否为ARDS所导致的急性肺源性心脏病,引起的循环衰竭。欧洲重症委员会关于ARDS患者的血流动力学监测中也首先推荐应用心肺联合超声系统评估。

CCUE基础心脏+IVC切面

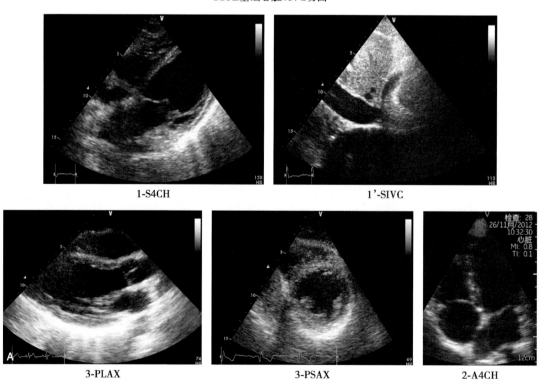

| 1-S4CH | 1'-SIVC |

| 3-PLAX | 3-PSAX | 2-A4CH |

CCUE肺部超声切面

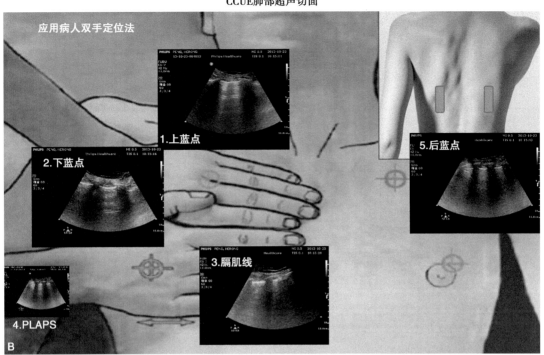

图 15-10　CCUE 方案

注:A. CCUE 心脏切面;B. CCUE 肺超切面。CCUE,重症超声快速管理;IVC,下腔静脉。

二、重症超声在休克治疗不同阶段的作用

休克的治疗分为四个阶段,分别是抢救阶段、优化阶段、稳定阶段和恢复阶段。每个阶段治疗目标和监测需要适应当时的病理生理状态,侧重点并不完全相同。如何在不同的阶段进行精确的治疗,是影响患者预后的关键因素之一。重症超声在休克治疗的不同阶段都有重要的作用,能够指导休克的精细化治疗。

(一)抢救阶段

重症患者的治疗特色首先体现在病情急,需要快速明确病因,第一时间确定正确的治疗方向,才能在危重时刻尽量挽救患者的生命。此阶段需要立刻提供抢救生命的支持方式,维持可接受的最低血压。临床工作中张力性气胸、严重低血容量、严重的心功能不全、肺栓塞、心脏压塞等是引起严重血流动力学紊乱的主要病因。重症超声可以在不干扰其他治疗的基础上迅速鉴别此类可逆性的病因,通常仅需要几秒钟或几分钟。重症超声可通过腔静脉的直径和呼吸变异度迅速判断患者的容量状态、目测估计和半定量的方法评估心脏的收缩功能,同时可根据心室收缩功能受累的特点(弥漫性或者节段性)来明确是否有非药物干预的指征。在严重血流动力学紊乱的抢救治疗中,重症超声不仅可以第一时间识别病因,并能指导和监测相应的治疗,使循环快速稳定。

(二)优化阶段

优化阶段的主要治疗目标是优化心排血量、混合静脉血氧饱和度和组织灌注状态,为组织提供充足的氧供。血流动力学的优化治疗首先是结合基础心功能的容量反应性与最佳容量状态评估,重症超声特色的心肺相互关系的容量反应性指标,具有无创,床旁,可快速重复

的优势。如主动脉流速和左室每搏射血的呼吸变化率以及上腔静脉塌陷率,下腔静脉扩张指数等(图 15-11)。在存在自主呼吸和心律失常的患者中,超声指导的被动抬腿试验及降主动脉流速指导的微量容量负荷试验等均可强有力的诊断和评估容量反应性,以达到前负荷最佳化。容量反应性是心脏的容量反应性,并且是左右心的共同反应性,因此,重症超声结合心功能的容量反应性评估优势明显。

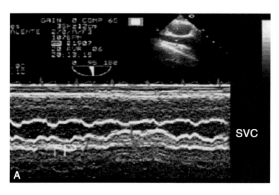 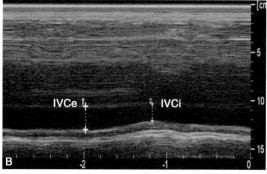

图 15-11　腔静脉的变异率

注:A. 上腔静脉塌陷率。B. 下腔静脉吸气扩张率;IVCe,呼气末下腔静脉宽度;IVCi,吸气末下腔静脉宽度;下腔静脉吸气扩张率=(呼气末下腔静脉宽度-吸气末下腔静脉宽度)/呼气末下腔静脉宽度×100%。

重症超声能在床旁提供实时有关心脏结构和功能信息,同时通过多普勒技术测量心排血量、肺动脉压、左室充盈压等相关指标,指导临床进行更精确的心脏功能调整和治疗。如在急性呼吸窘迫综合征的患者中,重症超声评估可以发现是否存在急性肺源性心脏病,同时连续的右心功能评估,并据其随着治疗的变化制定合理的血流动力学治疗策略,指导调整呼吸机支持条件及液体治疗的方向是改善 ARDS 患者的预后。重症超声的血流动力学评估 6 步法可以指导临床医疗行为的准确实施和调整。分别从心脏明显病变和是否存在基础心脏疾病、最佳的容量状态的评估、右心功能情况、左心舒张功能、左心收缩功能(弥漫抑制、节段抑制或者是增强)和器官的灌注情况六步法来进一步优化血流动力学治疗。

(三)稳定阶段

稳定阶段主要治疗目标是提供器官支持,最小化相关并发症,不恰当的血流动力学治疗决策可能加重各个脏器的损伤,而器官与器官之间存在着相互影响,需要动态监测,兼顾整体与局部的平衡协调。器官灌注导向的血流动力学治疗在维持患者整体和局部的平衡中有重要意义,重症超声使床旁的器官灌注评估成为了现实,可实现从头到脚的血流评估,帮助临床实现器官功能导向的血流动力学管理。肺部超声通过监测肺部不同部位 B 线数量可半定量肺水含量,其准确性与监测有较好的一致性,在临床上已经得到认可,在重症患者液体治疗过程中起到了一定的指导作用。近年来,重症超声监测下的肾阻力指数被认为是能够快捷,动态反映肾脏灌注情况有前途的指标(见文末彩图 15-12)。临床越来越多研究发现应用肾阻力指数可以反映肾灌注情况指导液体治疗和维持理想血压水平。同时,随着技术和经验的累积,还可以结合肾脏造影、肾脏能量多普勒及动态超声技术,进行综合动态监测肾脏灌注,指导重症患者血流动力学治疗。重症超声在颅脑的评估中,首先从结构上可以通过观察中线位移、测量视神经鞘直径反映颅内压(图 15-13),其次可以通过经颅多普勒/经颅彩色多普勒(TCD/TCCD)监测颅内动脉血流速度和脑灌注指数(见文末彩图 15-14),结合颅脑动脉血流频谱形态、压颈试验和二氧化碳改变对血流速度的影响间接了解颅内压力、脑灌注

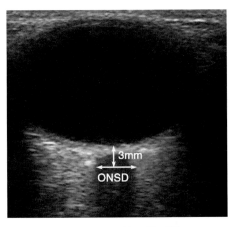

图 15-13　视神经鞘测量

情况和脑血流调节功能,从而寻找出对于颅脑灌注最佳的血压水平和容量状态。

（四）恢复阶段

恢复阶段的主要治疗目标是脱离血管活性药物,实现液体负平衡。近年来越来越多的研究提示休克患者液体正平衡量和死亡率呈正相关,如何早期实现液体负平衡,并且在不影响器官组织灌注的前提下尽快实现液体负平衡,降低CVP,减少组织间质水肿是本阶段的治疗关键节点。重症超声能够帮助临床医师及时把握降阶梯治疗的时机,很多研究证明了 IVC 和血管外肺水、氧合指数之间的关系,可以通过腔静脉的变化指导应用药物或 CRRT 进行脱水治疗,同时重症超声评估 E/E' 可以较好地预测负平衡的耐受性,在休克的恢复阶段有着重要的作用。

三、重症超声基础心脏状态评估在休克治疗中的作用

基础的心脏状态会影响重症超声检查结果的判读及后续的血流动力学治疗。基础结构变化后血流动力学会有特殊改变,只有了解患者的基础心脏状态才能正确地制定个体化的循环支持目标,预防血流动力学恶化。

基础心脏状态的评估对于临床治疗的影响主要分为两方面:

（一）对于心脏状态急性或者慢性的判断,指导治疗

例如在临床工作中患者不明原因出现低血压、低氧血症表现,超声提示右室增大,可见"D"字征。确定是否为急性导致的,对后续治疗意义较大。快速判断心脏疾病是慢性存在还是急性发生的基本原则:心室或心房明显增大一般是慢性疾病可能,只有右心室可以急性明显增大;心肌肥厚均是慢性疾病过程,和后负荷增加相关（图 15-15）。

（二）不良事件预警

如基础存在舒张功能不全或者重度二尖瓣关闭不全等疾病时,在进行液体治疗时,出现急性肺水肿的风险极高;基础存在肺动脉高压疾病时,临床治疗中体循环压力的突然下降是应尽量避免的（图 15-16）。

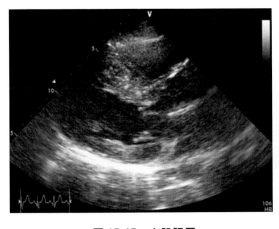

图 15-15　心肌肥厚

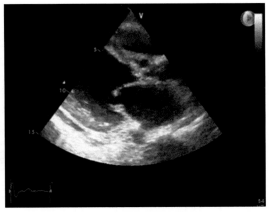

图 15-16　二尖瓣、主动脉瓣膜病变

四、重症超声在休克患者器官与微循环灌注评估中的作用

器官及微循环灌注的复苏是休克复苏的重要组成部分。但临床工作中如何评价器官和微循环灌注一直是个难题。由于体循环的血流动力学与器官和微循环灌注并不完全平行,近年来器官灌注导向的血流动力学治疗理念越来越被认可,重症超声联合超声造影能够充分评估器官的微循环灌注状态,是理想的评估工具之一。目前很多研究应用心肌造影评估心肌灌注状态,可以对局部心肌微循环扩张储备功能进行定量评价,监测心肌灌注在重症发生发展过程中的变化,为液体复苏和心脏功能支持提供治疗导向和思路。同时随着对重症患者急性肾损伤认识的增多和关注,肾脏微循环灌注导向的治疗策略成为临床治疗趋势。由于目前常用的肾脏阻力指数受较多因素的影响,用其反映肾灌注会受到一定的限制。1个关于急性肾损伤肾脏造影的研究显示,在 AKI 早期,肾皮质的血流灌注的改变并非和我们之前的预期一致,为重症患者的 AKI 治疗打开了一扇新的"窗户"。

五、重症超声在感染性休克中的特殊应用

感染性休克是非常复杂的休克类型,可出现血管内绝对血容量不足、血管麻痹导致的外周血管张力不足、严重的心功能受累等原因导致的不同分型的休克,使患者的血流动力学管理更加困难。重症超声在感染灶筛查、判断休克类型和治疗中精确的血流动力学管理、休克后器官受累评估等各方面均有重要作用,有研究发现针对脓毒症(sepsis)患者,应用重症超声指导的患者的死亡风险较不应用的患者明显下降。

重症超声在感染性休克患者中的特殊的作用有两大重要方面:

(一)感染灶的筛查

重症超声可以快速筛查识别感染灶,通过 q-USFI 方案可以迅速识别肺部、胸膜、腹腔、皮肤软组织、心脏瓣膜和中枢神经系统的感染灶,有研究发现应用重症超声可以在 10 分钟内识别相应的感染源,与常规普通的检查相比明显缩短诊断的时间。同时重症超声导向的感染灶识别具有较高的敏感性和特异性,可以将常规检查的诊断正确率提高 22.5% 左右。虽然重症超声不能有效地识别泌尿系和血行性感染,但感染灶的筛查还是一个除外性诊断,可以缩小感染灶的来源,缩短诊断的时间,保证合理抗生素的及时使用(图 15-17)。

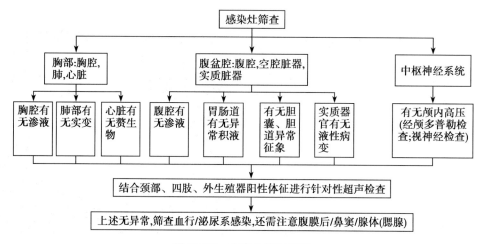

图 15-17　感染灶筛查流程

（二）脓毒症心肌受累的评价

脓毒症心肌病一直是近年来的研究热点，大家逐渐发现患者的心脏受累类型并不完全相同，分别有单纯左室受累型（应激类型）；全心弥漫受累型；单纯右心室受累型（常见于严重肺部感染、重度 ARDS 和机械通气患者），还有基础存在舒张功能受损患者可能会出现单纯左室舒张功能不全表现。不同的心肌受累类型，治疗是不完全相同的，应用重症超声能第一时间识别脓毒症心肌病受累表现，优化心脏功能的调整，在血流动力学的优化治疗方面有重要作用。

六、小　结

总之，休克是一个由中心开始到外周器官受累、由大循环到微循环受累的疾病，而重症超声是以心肺为核心，问题导向、多目标整合的全身评估，两者在本质上天然切合。重症超声有利于休克的早期诊断与分型，使患者及时获得治疗，能准确指导休克不同治疗阶段的血流动力学调整，同时在机械循环辅助的初始评估、置管、运行管理和撤离中起着不可替代的作用，是休克诊疗的利器。

（王小亭　赵华）

第十六章

超声指导的急性呼吸窘迫综合征治疗

急性呼吸窘迫综合征(ARDS)是一种常见危重病,病死率高,严重威胁重症患者的生命并影响其生存质量。ARDS 是在严重感染、休克、创伤及烧伤等非心源性疾病过程中,肺毛细血管内皮细胞和肺泡上皮细胞损伤造成弥漫性肺间质及肺泡水肿,导致的急性低氧性呼吸功能不全或衰竭。以肺容积减少、肺顺应性降低、严重的通气/血流比例失调为病理生理特征,临床上表现为进行性低氧血症和呼吸窘迫,肺部影像学上表现为非均一性的渗出性病变。

一、ARDS 病理生理与发病机制

多种危险因素可诱发 ARDS,主要包括:

(一) 直接肺损伤因素

严重肺部感染、胃内容物吸入、肺挫伤、吸入有毒气体、淹溺、氧中毒等。

(二) 间接肺损伤因素

严重感染、严重的非胸部创伤、急性重症胰腺炎、大量输血、体外循环、弥散性血管内凝血等。

ARDS 早期的特征性表现为肺毛细血管内皮细胞与肺泡上皮细胞屏障的通透性增高,肺泡与肺间质内积聚大量的水肿液。中性粒细胞黏附在受损的血管内皮细胞表面,进一步向间质和肺泡腔移行,释放大量促炎介质,如炎症性细胞因子、过氧化物、白三烯、蛋白酶、血小板活化因子等,参与中性粒细胞介导的肺损伤。除炎症细胞外,肺泡上皮细胞以及成纤维细胞也能产生多种细胞因子,从而加剧炎症反应过程。凝血和纤溶紊乱也参与 ARDS 的病程,ARDS 早期促凝机制上调,而纤溶过程受到抑制,引起广泛血栓形成和纤维蛋白的大量沉积,导致血管堵塞以及微循环结构受损。ARDS 早期在病理学上可见弥漫性肺损伤,透明膜形成及 I 型肺泡上皮或内皮细胞坏死、水肿,II 型肺泡上皮细胞增生和间质纤维化等表现。

ARDS 的基本病理生理改变是肺泡上皮和肺毛细血管内皮通透性增加所致的非心源性肺水肿。由于肺泡水肿、肺泡塌陷导致严重通气/血流比例失调,特别是肺内分流明显增加,从而产生严重的低氧血症。肺血管挛缩和肺微小血栓形成引发肺动脉高压。

二、ARDS 的临床特征

一般认为,ARDS 具有以下临床特征:

1. 急性起病,在直接或间接肺损伤后 12~48 小时内发病;
2. 常规吸氧后低氧血症难以纠正;

3. 肺部体征无特异性,急性期双肺可闻及湿啰音,或呼吸音降低;

4. 早期病变以间质性为主,胸部 X 线片常无明显改变。病情进展后,可出现肺内实变,表现为双肺野普遍密度增高,透亮度降低,肺纹理增多、增粗,可见散在斑片状密度增高阴影,即弥漫性肺浸润影;

5. 无心功能不全证据。

目前 ARDS 诊断应用 2011 年柏林定义提出的诊断标准(表 16-1)。

表 16-1　ARDS 的柏林诊断标准

柏林标准	ARDS		
	轻度	中度	重度
起病时间	1 周之内急性起病的已知损伤或者新发的呼吸系统症状		
低氧血症	P/F:201～300 并且 PEEP ≥5cmH₂O	P/F:≤200 并且 PEEP ≥5cmH₂O	P/F:≤100 并且 PEEP ≥5cmH₂O
肺水肿来源	不能被心功能不全或液体过负荷解释的呼吸衰竭**		
X 线胸片	双侧浸润影*	双侧浸润影*	至少累积 3 个象限的浸润影*

注:*:通过专业影像学培训,不能被胸腔积液,结节,肿块,肺叶塌陷所完全解释;**:如果没有危险因素,需要客观指标的评估。

三、ARDS 的影像学检查

胸部正侧位照片,早期特别是发病 12 小时内,胸片结果可为阴性。发病 24～96 小时为渗出期,X 线及 CT 均显影。所以 24 小时以内无影像学表现不能排除 ARDS,影像学多在 24～48 小时后出现。X 线一般为双侧分布,也有个别限于一侧或一部分的。胸片影像变化多为以下四个阶段:

1. 双肺纹理影像增多,模糊,也无血流重新分布 X 线征,心脏正常;

2. 双肺弥漫分布淡薄,边界不清的腺泡结节及融合为小片、大片的斑片影;

3. 双侧叶段性实变,可见支气管气相,严重者出现白肺;

4. 上述阴影消散,代之以间质纤维化。

CT 影像学表现:

1. 肺内弥漫性分布斑片状磨玻璃样密度增高影,多为初期表现(小于 1 周);

2. 肺叶段实变影,可见支气管充气征,有时可见小叶中心密度增高影;

3. 病变影可呈重力依赖区,非重力依赖区分布或密度特征;

4. 小叶间隔线比心源性肺水肿少见;

5. 牵拉性支气管扩张;

6. 后期(大于 1 周)CT 影像多样化,典型的是粗糙的网格结构及非重力依赖区的磨玻璃影,提示有可能存在肺纤维化可能。

四、重症超声与 ARDS

(一) 重症超声指导 ARDS 的诊断

急性肺损伤的肺部病变是不均匀一致的,有些区域严重损伤,有些区域轻度损伤,而有些区域甚至完全正常。ARDS 的肺部病变复杂,有弥漫、双侧和局灶等分布不同,又有渗出、实变、不张等,此外还有胸腔积液和气胸等特殊病变。床旁肺部超声检查可见,弥漫的肺组织失气化超声表现为双肺多发 B3 线,同时发现肺实变可以存在于肺的前侧后(背)部等所有区域;而局灶的肺组织失气化,前上区域和侧肺区域具有正常的肺滑动征和水平 A 线,低位背部和侧部区域存在实变和多条垂直 B 线,与 CT 所见基本一致。

在临床工作中,ARDS 肺水肿与急性心源性肺水肿的鉴别较为困难。而肺部超声检查有助于床旁即时鉴别诊断。心源性肺水肿时,超声肺彗星尾征的绝对数量与血管外肺水相关,甚至肺部表现随着含水量的不同从"黑肺"—"黑白肺"直至发展为"白肺";ARDS 时,早期 CT 能发现的所有特点包括肺部及胸腔改变,肺部超声检查均可发现:不均匀的含有未受损伤区域的肺部间质综合征、胸膜线异常改变及常见肺实变和胸腔积液等。最新的国际肺部超声推荐意见进一步建议,与心源性肺水肿相比,下述超声征象提示了 ARDS 的诊断:

1. 前壁的胸膜下实变;

2. 肺滑动征减弱或消失;

3. 存在正常的肺实质(病变未侵及部位);

4. 胸膜线异常征象(不规则的胸膜线节段增厚);

5. 非匀齐的 B 线分布。

总之,肺部超声检查对 ARDS 的诊断与鉴别诊断具有较为重要的作用。肺部超声诊断 ARDS 较其他检查具有明确的优点:

1. **花费低**　超声检查费用远低于 CT 和磁共振成像(MRI),与普通胸片相当,但又可比胸片提供更准确的信息。

2. **省时**　所有检查均可在床边进行。

3. **及时**　遇到患者病情变化可随时检查。

4. **安全**　重症患者不必转运出病房,这些患者常需要接受多种血管活性药物、呼吸机等治疗,转运这样的患者较危险。

5. **无辐射**　这是普通胸片、CT 无法比拟的优势,且结合超声心动,可以明确各心室腔的结构和功能的情况,除外静水压力引起的肺水肿,重症心肺超声对于急性心源性肺水肿和 ARDS 的鉴别诊断有着很大帮助。

(二)超声指导 ARDS 患者的循环管理

2011 年柏林标准中关于 ARDS 治疗中液体管理的意见为:实施限制性的液体管理将有助于提高 ARDS 患者的氧合和减少肺部的损伤,前提是保证机体各个组织器官的有效灌注。因为 ARDS 的病理生理特征是伴随着高通透性的肺部水肿,所以减少患者液体摄入量或应用利尿剂或进行透析等措施,可以尽可能减轻肺水肿的发生。但是如果一味限制入量会造成心脏输出量下降,有效血容量减少,导致重要脏器的灌注不足。所以,超声在 ARDS 患者的循环管理中起着很大作用。

患者平卧位时可以应用床边超声仪在剑突下测量患者下腔静脉内径的数据,取平均值,并计算下腔静脉膨胀指数,通过床边超声检查,同时还可以监测并计算患者的心脏功能情况。以此为一项临床辅助检查方法来评估急危重症患者的血流动力学状态和机体的液体容量情况。下腔静脉膨胀指数小于 36% 可作为终止快速补液的指标,以此来指导 ARDS 患者液体容量管理,包括输注液体种类的选择,液体输入的速度,是否需要利尿剂及持续肾脏替代治疗。最大限度避免因输液过多而导致肺水肿加重,或因输液不足有效血容量减少而导致休克状态。因此床旁超声的使用在 ARDS 的液体管理中起着非常重要的作用。

（三）超声指导肺复张和体位治疗选择、评估，PEEP 的选择和滴定

肺部超声已经成为一种非常有前景的 ARDS 机械通气的动态评价和反馈指导工具。肺部通气状态的超声表现可能变化在 4 种状态之间：正常（肺滑动征和水平 A 线）、间质综合征（B7 线）、肺泡-间质综合征（B3 线）和肺泡实变。已经有文献报告应用 CT 扫描测定经 PEEP 调整、大量胸腔积液引流以及呼吸机相关性肺炎应用抗生素治疗等各种治疗干预后肺部通气状态变化与肺部超声评分改变之间具有良好的相关性。弥漫性肺通气丧失的患者超声表现常见 B3 的彗尾征和/或肺实变，可以分布在前、侧、后胸壁的任意区域。局灶性肺通气丧失的病例在上部的前、侧肺区域表现为正常肺滑动征和水平 A 线，而较低位的侧、后肺区域则表现为超声肺实变征象或多发的 B 线。因此，建立以前、侧、后胸壁上下区域肺部通气状态评价为基础的床边的超声影像学评分可以用于评价全肺的通气改变。利用肺部超声在床边进行肺部形态学检查，甚至可以部分替代肺部 CT 扫描，而避免转运的风险和大剂量的放射线暴露。

70%的急性肺损伤/急性呼吸窘迫综合征（ALI/ARDS）患者会发生局灶性肺通气丧失，只有 25%发生弥漫性通气丧失。目前临床常用静态或低流速压力容积曲线指导机械通气调整及 PEEP 应用。但对于局灶性肺损伤患者，静态压力容积曲线并不能反映肺组织的实际通气特性，此时肺过度膨胀和复张之间的最佳平衡才是 PEEP 的设定目标。因此，通过肺部超声的形态学检查鉴别弥漫性肺损伤或局灶性肺损伤可以更准确地指导机械通气。在肺部超声指导下进行肺复张、最佳 PEEP 选择以及对复张时机选择都可能是很有前景的领域。

（四）重症超声评估 ARDS 肺复张效果

肺部超声可以评估肺复张，优点：

1. 即时操作，且不要求患者深度镇静和肌松；

2. 用于重力依赖区或非重力依赖区的肺复张效果的评估。

缺点：

1. 患者相关因素（如胸壁皮下脂肪的厚度、胸壁皮下气肿等）可能影响肺部超声检查的准确性；

2. 肺部超声操作者技术的依赖；

3. 肺部超声不能区分正常通气或过度通气，因而不能作为肺复张评价的唯一方法。

（五）重症超声指导 ARDS 右心保护与机械通气策略

实施肺保护性通气策略的 ARDS 患者，当平台压为 28cmH$_2$O 时，急性肺源性心脏病的发生率达到了 25%，而合并 ACP 的病死率高达 60%。通过心脏超声实施右心保护策略，即：降低平台压、限制 PEEP 水平、适度控制高碳酸血症，以达到降低右室负荷、调整机械通气参数逐步适应右心功能的目的。目前推荐，ARDS 机械通气患者前 3 天每日至少 1 次超声检查评估右心功能，调整机械通气参数，减少急性肺源性心脏病的发生，降低 ARDS 病死率。

（六）重症超声及时发现并发症——气胸

气胸是 ARDS 机械通气治疗尤其是肺复张的并发症之一，并导致病情恶化。有研究显示，超声检测气胸的敏感性为 90.9%，特异性为 98.2%；胸部 X 线检测气胸的敏感性为 50.2%，特异性为 99.4%。

（晁彦公　关键）

第十七章

心 脏 压 塞

心包腔内液体积聚是心包疾病的常见并发症,任何可导致心包积液的原因均可能导致心脏压塞。重症患者常见的心脏压塞的病因包括胸部贯通伤,临时起搏器、经皮血管造影或瓣膜介入手术后,心肌梗死后所致心室游离壁破裂,主动脉急症,心脏手术术后出血,中心静脉置管,体外生命支持技术的应用等。只要心包腔内液体积聚,腔内压力骤然升高,显著妨碍心脏舒张时血流充盈和心脏搏动,降低心肌顺应性,即可引起心脏压塞,如不及时救治,病死率极高。

一、心脏压塞的解剖基础

心包(图 17-1)是包裹心脏的出入心脏大血管根部的囊性结构,心包包裹心脏使其固定在胸腔内,限制心腔的过度扩张,同时也保护心脏免受胸腔内感染的影响。心包外层由纤维膜形成,该纤维膜往上延续至大血管外膜,向下连接至膈肌的中心腱,往前和胸骨间靠胸骨心包韧带连接,向后邻近气管、食管、降主动脉胸段。心包内层分脏层和壁层,脏层心包覆盖在心外膜上,两层间的潜在腔隙即心包腔,正常情况下内含少量液体(5~15ml)润滑心脏表面。

因为各种原因心包内液体增加时,脏壁层心包分开,即形成心包积液。左心房后壁、左右肺静脉、下腔静脉与心包后壁之间的间隙称为心包斜窦,由于心包斜窦的位置最低,液体最容易在此积聚(图 17-1 如图 B 中黑框所指区域)。由于心包弹性及空间有限,当心包腔内

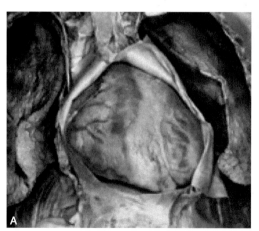
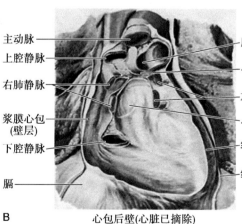

心包后壁(心脏已摘除)

图 17-1　心包的结构

液体快速积聚时,腔内压力迅速上升,限制心脏的舒张甚至影响心脏收缩,从而引起血流动力学紊乱。

二、心脏压塞的病理生理改变

心脏压塞时的血流动力学改变受心包和心腔之间的复杂相互作用以及它们之间通过呼吸和心动周期的相互关系影响。包括以下几个方面:

（一）心包的限制

心包为一层厚的纤维膜构成,里面大概有 5~15ml 心包液起润滑作用。心包弹性有限,当心包腔内液体容积快速增加至 150~200ml 时,心包腔内的压力迅速上升。心包外壁相对固定,心包腔内容积有限,心包腔内液体增加时,心腔受到压迫。心脏压塞时心脏容积只有在体循环和肺循环静脉压保持平行上升时方可得以继续维持。随着心包内压力上升,心包、右室、左室的压力在 15~30mmHg 达到极限,心脏容积难以继续维持。

跨壁压是影响心腔有效充盈的因素,等于心腔内压力减去心包腔内压力。通常,心包腔内压力和胸膜腔内压力有紧密联系,都在吸气时同等下降。心脏压塞时,心包腔内压已经增加至心室舒张时的压力水平,吸气时心包腔较胸膜腔内压力下降减少。正常右房跨壁压为正压,从而使得右房、右室充盈扩张。心脏压塞时心包腔压力的不断上涨使得右心的跨壁压下降,继而使得左心跨壁压下降。另外,心脏压塞时由于胸膜腔和心包腔内不匹配的压力关系,在呼吸周期会有周期性的跨壁压的增加或者减少。因此,心脏压塞时的病理生理特点表现为吸气时右心充盈的增加,左心减少,呼气时则相反。

（二）心室相互作用

一个心室的扩张会通过室间隔的移动进而改变另一个心室的形状(图 17-2)。某种程度上,这是由于环形肌的作用以及心包的完整。正常自主吸气时,右室容积增加,轻微推动室间隔偏向左室。心脏压塞时,这种效应被放大,而且吸气时右心的充盈依赖于室间隔向左室的移位程度。结果就是吸气时左心充盈减少。这种舒张期心室相互作用临床上表现为奇脉。

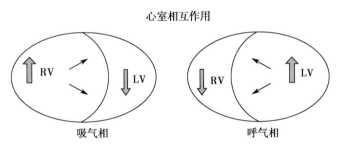

图 17-2　随呼吸周期变化的心室交互作用

注:RV,右心室;LV,左心室。

（三）心腔的顺应性

心腔的顺应性是心房/心室容积和压力之间的关系,通常用压力容积曲线(图 17-3)来描述。心脏压塞时充盈压的增加使得心腔压力容积曲线陡直,表现为舒张功能障碍。心脏肌肉的结构特点影响顺应性,心脏压塞时,右房和右室壁薄,在左室受影响前已明显受到压迫。

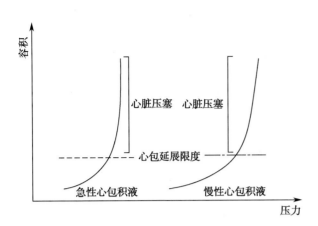

图 17-3　心腔压力容积曲线

正常吸气时,心包腔内压力和胸腔内压下降到相同水平,使得跨壁压差增加,有利于右房、右室的充盈和扩张。

心脏压塞时,吸气时心包腔内压力并不随胸腔内压力下降。跨壁压随着病情不断进展不断降低,甚至可能成负压,一开始表现在右心,随后左心。静脉充盈压代偿作用的增加与心包压力相平衡,降低所有腔室的跨壁充盈压。最终,周期性的吸气运动增加右房右室的充盈及容积,同时降低左室的充盈和容积(心室相互作用)称为心脏充盈和输出的重要影响因素,心脏压塞时尤其明显,并且和心脏压塞时心脏输出明显下降相关。

心脏压塞时心排血量减少,器官组织灌注下降,机体为保障灌注会调动代偿机制。机体保证心排血量和血压的机制包括 β 肾上腺素能激动剂介导的心率增快和交感介导的血管收缩。肾素-血管紧张素系统的激活引起机体液体潴留增加。中心静脉压增高对抗心包腔压力改善舒张期充盈。由于受压迫的心脏并没有受牵拉,心房钠尿肽的水平并无改变。

三、心脏压塞的临床表现

心脏压塞时心包扩张有限,心包腔内压力急剧上升,影响心脏舒张功能,甚至进一步影响心脏搏血,同时通过呼吸周期及心室相互作用导致左右心不同变化。

根据血液流动的方向,心脏压塞时影响循环通路的不同部位可导致相应的症状、体征。心脏压塞时心包腔内压力上升,跨壁压下降,心室充盈障碍,静脉系统回血阻力增加,右心系统回血减少,临床上可出现颈静脉怒张。右心回血障碍后进入肺循环的血液减少使得通气/血流比失调,患者缺氧,可出现发绀、烦躁不安、呼吸困难。静脉系统回心血量减少后导致左心前负荷下降,从而使得心排血量减少,出现血压下降、脉压减小、脉搏细速、皮肤湿冷甚至意识丧失。心脏压塞时机体交感系统、肾素-血管紧张素系统激活代偿使得心率增快、液体潴留增加,中心静脉压增高以对抗心包腔内压。心脏压塞限制心脏搏动,患者感胸闷,心尖搏动可减弱甚至消失,心音遥远,大量心包积液时可压迫食管、气管等引起干咳、吞咽困难、声音嘶哑等症状。由于心脏压塞时呼吸周期和心室交互作用对心脏回血的影响增强,可出现奇脉(吸气时脉搏明显减弱或消失,呼气终了时变强)以及 Kussmaul 征(吸气时颈静脉明显怒张)。

对于有胸部外伤史,尤其心前区部位有锐器伤史的患者。当患者出现低血压休克时,即使无典型的 Beck 三联征(心音遥远、中心静脉压上升、动脉压下降)也要考虑到心脏血管损伤合并心脏压塞可能,尤其是心前区穿透伤。

四、心脏压塞的评估方法

临床上现有的用于评估心脏压塞的方法包括胸部 X 线检查、心电图、CT 和磁共振,以及心脏超声。

大量心包积液时胸部平片可见增大的心影,心脏压塞时胸部 X 线透视情况下可见心脏搏动减弱,有条件的机构行心包穿刺引流时可以在心导管室用透视技术引导穿刺。心脏压塞时心电图可无特殊改变或表现为 QRS 波和 T 波低电压,严重时可见电压交替。

CT 和磁共振可用于帮助明确心包积液的情况,但限于病情相对稳定的患者,对于重症患者由于患者病情限制以及高的转运风险,可实施性相对较差。心脏超声是明确心包积液简便易行的可靠方法,无创,重复性好,可动态观察,若怀疑心脏压塞应立即行心脏超声检查。应用心脏超声明确心脏压塞需要了解的信息包括:①心包积液的性质及量;②心脏压塞的四大征象;③其他可用于评估心脏压塞的征象。评估心包积液应当通过不同切面来印证结果(剑突下、心尖四腔心、胸骨旁长短轴),但紧急情况下,单一切面(通常是剑突下)已足够诊断明显心包积液。多个切面的联合有助于帮助确认积液是广泛的还是局限的。

心包积液定性与定量评估

在二维经胸超声上,心包积液显示为心脏周围的无回声区(图 17-4)。胸骨旁长、短轴通常可以很好地显示。然而,对于已有血流动力学改变的重症患者,剑突下切面是首选。积液的超声表现对于其产生原因有一定提示作用。心包腔内纤维和脓性渗出液可导致积液分隔,某些特殊的超声回声如混合渗出或心包积血有纤维条索和血凝块容易被超声辨识。胸骨旁长轴时,有的患者的心包脂肪垫易被误认为积液。高回声、颗粒状、和心脏外缘同步运动提示是脂肪垫而非心包积液。

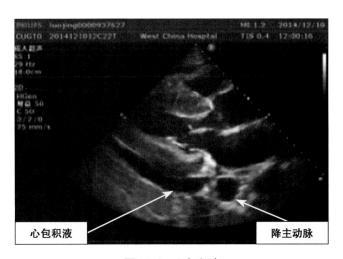

心包积液　　　　　　　　　　　　　　　降主动脉

图 17-4　心包积液

通过心脏超声可对心包积液进行半定量评价。尽管积液量不能单独用来预测血流动力学耐受性,但记录量及其变化可用于测量和前后比较。测量时记录舒张末期最大内径,边缘到边缘的测量。通常认为,小于 10mm 为少量,10~20mm 为中量,大于 20mm 为大量。

心包积液的定量评价对于诊断和随访有帮助。但是,如前所述,心包积液的量和临床症状并不是直线相关。最常用和易获取的切面是胸骨旁长轴,但不同切面,如胸骨旁短轴和心尖四腔心。剑突下切面是常用切面,但需要注意的是因为角度关系,容易高估积液的量。测量时相为舒张末期,测量胸骨旁长轴左室后壁两层心包之间的无回声区。这个征象在少量积液时仅收缩期可见,若全周期可见至少是中等量积液。

1. 心脏压塞四大征象　通常情况下,心脏腔室间的压力关系为右房<右室<左房<左室。

右心为低压力系统,心脏压塞影响血流动力学时常见征象为右房和右室的塌陷。由于心包积液限制心脏运动,同时各腔室间运动不协调,所以心脏压塞时可见心脏摆动。心包积液的外在压迫和心室腔间运动的不协调致静脉系统回流障碍,所以心脏压塞时还可见下腔静脉扩张固定。

(1) 收缩末期右房塌陷:右心房壁薄,在四个腔室中压力最低,心脏压塞时首先受到压迫。收缩末期(邻近 T 波)右房内压力降到最低,心脏压塞时随心包腔内压力上升,右房跨壁充盈压下降甚至为负,可以看到右房被压迫。右房塌陷(图 17-5)通常在收缩末期可观察到。而且,心房塌陷的时长(塌陷超过三分之一心动周期)被认为是临床心脏压塞的 100% 敏感和特异性征象。单纯的右房塌陷经常可见。而左房的塌陷,尽管有报道,很少成为单纯塌陷的腔室。若出现双房的塌陷则诊断心脏压塞的敏感性和特异性更高。

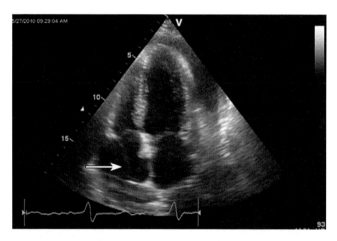

图 17-5　收缩末期右房塌陷

(2) 舒张早期右室塌陷:随着心包腔内压力逐渐上升,当心包腔内压力超过右室腔内压力时,即出现右室塌陷。舒张早期(T 波末尾)右心室腔内压力最低,所以右室塌陷(图 17-6)通常在舒张早期观察到。右室游离壁塌陷出现提示中等量心包积液,会使得每搏量降低。但由于机体有代偿机制,最初可能并无血流动力学明显改变。一开始,右室游离壁塌陷仅在呼气时出现,随着塌陷进展,整个呼吸周期都可能监测到。右室游离壁塌陷的范围是病情严重程度的指标。只要心包腔压力高于右室充盈压,则塌陷持续存在。因此,游离壁塌陷时间越长,心脏压塞越严重。受影响室壁的 M 超对于评估塌陷的范围和时长十分有效。研究发现,右室舒张期塌陷对于心脏压塞比奇脉更敏感、更特异、阳性预测值更高。左室因为室壁厚,左室塌陷并不常见,严重肺动脉高压或局限性心包积液,通常在心脏术后游离左室后壁的位置。

所有这些心脏压塞的心脏超声征象在一些基础右室充盈压增高的患者可能看不到,如肺动脉高压,正压通气,严重左心衰竭,或者其他可增加右室舒张压的心脏充血性或遗传性疾病情况。相反,在某些腔内压力基础水平下降如容量不足患者右室塌陷会较预期更早出现。即便有这些限制,没有心腔的塌陷的对于心脏压塞的阴性预测值为 90%。

(3) 心脏摆动:大量心包积液导致心脏压塞时,由于各腔室运动的不协调及心包积液的作用,整个心脏在搏动期间可表现为"游泳征"或"舞动征",若出现"钟摆样"运动,则心脏运动更加受限。

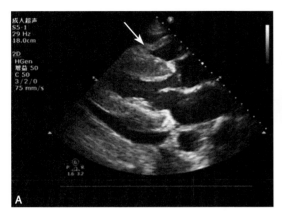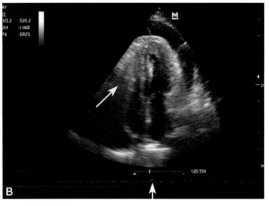

图 17-6　舒张早期右室塌陷
注：A.胸骨旁长轴；B.心尖四腔心切面。

（4）下腔静脉扩张固定：心脏压塞时心包积液对右心形成压迫以致静脉系统回流障碍，甚至进一步影响心脏收缩使得右心搏血障碍，机体代偿机制启动使得液体潴留增加，回心血流量增加，右心系统淤血，从而使得下腔静脉扩张、固定。心脏压塞一个重要的征象是下腔静脉（成人大于 20mm）和肝静脉的扩张（图 17-7）。尽管不是十分特异，但却是心脏压塞的敏感征象（92%）。自主呼吸患者下腔静脉吸气塌陷经常可见，大多明显心包积液的患者 M 超上可以看到塌陷率小于 50%。

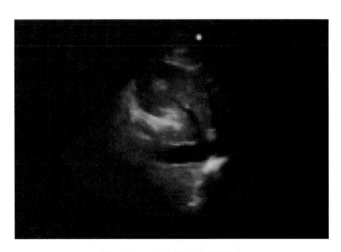

图 17-7　下腔静脉充盈固定

2. **其他征象**　正常情况下，吸气时，右室充盈增加，室间隔压向左室，左室容积减小，三尖瓣、肺动脉瓣血流峰速度增加，二尖瓣、主动脉瓣血流峰速度下降。呼气时刚好相反。在没有心脏压塞时，这种现象对心排血量的影响不超过 5%。发生心脏压塞时该效应被放大。此外，心脏压塞对肝静脉与肺静脉也会产生影响。正常肝静脉血流表现为双相，心房收缩后会有一个逆流波。心脏压塞时，吸气时尽管静脉回流仍然会增加，舒张期可见血流减少甚至逆流（心房收缩前）。肝静脉的多普勒信号的变化具有很高的阳性和阴性预测值（分别为82%和88%）。但是这也有限制，因为大约三分之一的患者很难评估到肝静脉血流。而肺静脉血流表现为双相，心房收缩后会有一个逆流波。吸气时，由于左室充盈减少（左室充盈压增高),D 波减小。呼气时,左室充盈压降低,S 波增大(朝向心室的血流增加)。

值得注意的是,心脏压塞的病情不同,其超声征象并不一定都会出现,尤其需要注意局限性心脏压塞的识别。多普勒超声技术在重症的应用可能受仪器设备限制,以及机械通气的影响,其结果可靠性可能会受一定影响。

五、心脏压塞的诊断

心脏压塞是各种原因所致心包腔内压力急剧上升引起心脏充盈受限、心排血量减少,从而引起组织器官灌注不足的急性循环障碍,是临床诊断。诊断心脏压塞时需注意患者病史、症状体征以及相应的辅助检查是否能够证实心脏压塞的存在。

引起心脏压塞的原因很多。对于临床怀疑心脏压塞时首先需追问患者是否存在形成心脏压塞的潜在条件,如心脏手术术后、胸部外伤、起搏器的安置、心肌梗死等。对于一般患者出现心脏压塞时可能出现呼吸困难、面色苍白、皮肤湿冷甚至意识丧失等表现,查体可发现患者发绀、颈静脉怒张、脉搏细速、Beck 三联征(心音遥远、静脉压上升、动脉压下降)、奇脉、休克,外伤者可见胸部伤口。而对于重症患者而言,大部分并不能像普通患者那样能够言语表达,由于机械通气、各种药物及治疗手段的使用使得其心脏压塞时临床表现并不十分典型,需要仔细观察和鉴别,整体表现为动脉系统缺血,静脉系统淤血。

胸部 X 线检查、心动图、心脏超声、CT 和磁共振,以及心导管检查等均可帮助诊断心脏压塞,其中心脏超声是首要选择。对于怀疑心脏压塞的患者,如心脏超声发现收缩末期右房塌陷、舒张早期右室塌陷、心脏摆动及下腔扩张固定等心脏压塞典型征象,或者局限性心脏压塞能够解释临床表现并符合病史者,需考虑诊断心脏压塞,及时进行相应处理。

综上,心脏压塞是心包腔内压力骤然升高后导致的血流动力学变化,有相应潜在因素、临床表现、相应的辅助检查结果时,仍需要和临床紧密结合判断。

六、心脏压塞的处理

一旦心脏压塞诊断明确后,应尽快穿刺引流或手术治疗解除压迫,根据病情选择相应急救措施。同时积极给予可行的支持治疗,为解除压迫争取时间。即使抢救过程中出现心搏停止也不应轻易放弃。

(一)维持循环稳定

心脏压塞时循环障碍,血管活性药物是维持循环稳定的重要手段。正性肌力药物(如肾上腺素、多巴酚丁胺)兴奋肾上腺素能受体,可导致心率增快,进而限制心脏充盈,对于心脏压塞患者有害。如果需要血管活性药物支持,血管加压素(如去甲肾上腺素)可以增加体循环阻力,从而提高平均动脉压,是对因处理前维持循环的可选药物。

(二)解除压迫

1. 超声引导下心包穿刺引流　除了前面说的支持治疗以外,解除压迫才是解决心脏压塞的最终手段。床旁心包穿刺现多在实时超声引导下进行。心脏超声可以评估心包积液的分布和量,以及引导最佳穿刺路径(最常用是剑突下和心尖)。穿刺过程中及穿刺或可用超声明确导丝及导管的位置,并动态监测引流的效果。

2. 手术减压　当存在经皮引流的禁忌证(如凝血障碍)或者局限性填塞时,需要进行手术减压。无法经皮引流的积液(心脏后方)同样需要手术干预。对于创伤患者,经皮引流可以作为争取抢救时间的措施,但不应因经皮引流延误手术干预。

3. 其他支持治疗　对于容量不足的患者,在准备心包穿刺引流过程中液体治疗可以帮助稳定或者延缓血流动力学崩塌,扩容可增加患者心排血量和平均动脉压,但对其他患者则是有害无利。因此对于心脏压塞患者,积极处理原发病的同时需要评估患者容量状态,必要时可液体治疗,但如果已经出现血流动力学障碍则应停止扩容。

心脏压塞是临床常见的威胁生命的危急重症,快速的识别、诊断与处理对于降低病死率至关重要。心脏压塞是由于心包腔内液体快速积聚引起腔内压力迅速升高从而影响心脏的充盈与输出,最后造成血流动力学影响,是临床诊断。目前针对心脏压塞的首选检查手段是心脏超声,心脏超声帮助诊断心脏压塞的超声征象主要包括收缩末期右房塌陷、舒张早期右室塌陷、心脏摆动、下腔静脉扩张固定。重症患者心脏压塞时不一定所有征象都能同时出现,更重要的是血流动力学后果,尤其需特别注意局限性心脏压塞的识别。此外,床旁超声可引导心包穿刺引流,明确导管位置是否正确,监测引流效果。因此,针对心脏压塞,每个重症医师都应该掌握重症超声,方可快速的识别与处理心脏压塞。

（尹万红　曾学英）

第十八章

心　肌　梗　死

一、心肌梗死的病理生理

急性心肌梗死大多是在冠状动脉粥样硬化的基础上形成血栓,使冠脉管腔变窄,冠脉血供急剧减少或中断,相应心肌出现严重而持久的缺血,从而发生坏死。全身性因素导致心肌的氧需明显增加或冠脉血氧含量显著减少,也可以成为心肌梗死的原因;冠状动脉栓塞也是心肌梗死的少见原因之一;此外,主动脉开口狭窄,严重的主动脉瓣关闭不全,快速性心律失常,以及严重低血压等都可以导致冠状动脉血流灌注明显减少,成为急性心肌梗死的诱因。

冠脉闭塞后半小时,心肌开始出现少数坏死;1小时后,心肌出现间质充血,水肿,并伴有炎症细胞浸润;随着时间延长,坏死的心肌纤维开始溶解,形成肌溶灶,随后形成肉芽组织;1~2周后,心肌出现纤维化,6~8周后开始形成瘢痕愈合,成为陈旧性心肌梗死。透壁性心肌梗死累及心包时能够出现心包炎症;累及心内膜时可以出现心腔内附壁血栓;坏死的心室壁也可以在心腔内压力增高时向外膨出,形成室壁瘤,甚至发生心脏破裂。

冠脉的不同分支闭塞会导致相应节段的心肌出现病理改变及功能异常,这是对心肌梗死进行检查和诊断的病理基础。冠脉血管对应的心肌节段如下:左前降支闭塞可以引起左心室前壁、心尖部、下侧壁、前间隔和二尖瓣前乳头肌梗死;右冠状动脉闭塞可以引起左心室膈面(右冠状动脉占优势时),后间隔以及右心室的心肌梗死,并能够累及窦房结和房室结;左回旋支闭塞会引起左心室高侧壁,膈面(左冠状动脉占优势时)和左心房梗死,可能累及房室结。左主干闭塞能引起左心室广泛梗死。右心室和左右心房梗死较少见。

心肌供血异常后会出现收缩以及舒张功能的改变,甚至并发严重的血流动力学紊乱:休克,以及心搏骤停。收缩功能异常可以最早出现,程度与心肌梗死的范围有关,非梗死区的心肌往往出现代偿性收缩增强。急性心肌梗死对心肌舒张的影响主要是心肌松弛延缓,当然,陈旧期的瘢痕也能够影响左心室的舒张期顺应性,从而出现舒张末压力升高。当心肌缺血或坏死的面积超过左室的40%时,左心室收缩功能明显受到抑制,每搏量降低,心室充盈压升高,若合并心律失常或瓣膜功能失调等并发症,能迅速出现肺水肿或心源性休克,导致猝死。血流动力学的恶化会降低主动脉压,进一步影响冠状动脉灌注,加重心肌缺血,从而引起恶性循环。心室重塑出现在心肌梗死后,左心室体积增大,同时形状改变,梗死节段心肌变薄,非梗死节段心肌增厚,这些都会影响心室的收缩效应以及电活动,从而影响心肌梗死患者的远期预后。

心肌梗死的一些并发症会严重影响血流动力学的稳定性,是急性期应该主要观察的问题,比如:室间隔穿孔,心室游离壁破裂,乳头肌或腱索的功能失调或断裂,室壁瘤及心室内血栓的形成,心包积液及心脏压塞等。

左室游离壁破裂:在急性心肌梗死的患者中发生率约为6%,介入血管成形术发展之后,发生率不足<1%。约有一半的左室游离壁破裂发生于院外,患者表现为猝死。40%的破裂发生于最初24小时内,85%发生于第1周内,10天后极少发生破裂,因为此时心肌已经开始修复。发生游离壁破裂的危险因素包括:年龄高于65岁,女性,首次心肌梗死,单血管病变,既往无左室肥厚,急性透壁性心肌梗死,前壁心肌梗死。破裂的部位通常在乳头肌基底部附近,或在前部心尖。左室游离壁破裂后会形成血性心包积液,因心包的急性代偿能力有限,临床会表现出心脏压塞的征象,患者迅速出现电机械分离而死亡;一些患者可能因心包血肿封堵游离壁破裂口而在一段时间内处于稳定状态。约五分之一的患者存在反常性心动过缓;约三分之一患者表现为亚急性,临床出现为持续性胸痛,不成比例的右心衰竭,并伴随血流动力学异常。一旦床旁超声提示心室壁破裂的可能性,需要紧急进行心包穿刺,当发现血性心包积液时,则需要紧急进行手术治疗,否则几乎都会死亡。

室间隔破裂:介入血管成形术发展之后发生率约为0.2%。室间隔破裂经常发生在变薄和失去运动的心肌节段。室间隔穿孔的类型包括:单孔型,不规则隧道型,多发穿孔型。室间隔破裂多见于单支血管病变,以左前降支最为常见。前壁心肌梗死时,心尖部室间隔可以出现破裂,但通常不大,左向右的分流并不严重;大面积下壁心肌梗死的患者,室间隔穿孔可出现在下间隔的基底部,缺损通常较大,能够导致右室功能不全。出现室间隔破裂的临床危险因素包括:高龄,女性,高血压,无吸烟史,前壁心肌梗死,心动过速,Killip 3~4级。室间隔穿孔的临床表现多为新出现的血流动力学不稳定,以及新出现的胸骨左缘收缩期杂音,并可伴随震颤。室间隔穿孔可能致死的因素包括:复杂型室间隔穿孔,右室梗死,年龄,以及下壁梗死。除非有禁忌证,修补手术并联合紧急的主动脉-冠状动脉旁路手术是1类适应证,但当合并心源性休克时,患者手术死亡率较高。经皮室间隔修补术也有少量报道,常作为无法手术患者的替代选择。

二尖瓣反流:出现二尖瓣反流会使心肌梗死患者的预后恶化。心肌梗死后出现二尖瓣反流的主要机制包括:二尖瓣在收缩期关闭不全,严重左室收缩功能不全导致二尖瓣瓣环扩张,乳头肌部分或完全破裂,腱索断裂,原有二尖瓣反流出现恶化等等。出现二尖瓣反流的临床危险因素包括:高龄,女性,既往心肌梗死,多血管病变,再发缺血,高血压,广泛心肌梗死,充血性心力衰竭。缺血性二尖瓣反流在临床上表现可能不明显,听诊出现杂音的强弱取决于左室的功能,反流量的大小,以及左房顺应性之间的综合结果。二尖瓣反流的临床处理方案取决于导致二尖瓣反流的原因,二尖瓣反流的严重程度,左室的功能,以及冠状动脉疾病的程度。

乳头肌断裂:乳头肌断裂是外科急症,经常发生在心肌梗死后的数天内,不进行手术干预的患者在24小时内的病死率高达50%。后内乳头肌发生破裂的概率是前外乳头肌的6~12倍,因为后者存在前降支和回旋支的双重血供,而前者仅接受右冠的后降支供血。乳头肌缺血或梗死后可以出现活动受抑或失去活动,导致短暂的二尖瓣反流;乳头肌断裂可以为部分断裂或全部断裂,导致重度的二尖瓣反流,急性肺水肿和心力衰竭。临床表现为急性肺水肿伴有心尖区收缩中晚期喀喇音及吹风样收缩期杂音,不伴有震颤,以及心源性休克。乳头肌断裂的危险因素包括:高龄,女性,下后壁心肌梗死,单支血管病变,无糖尿病病史。乳头肌断裂的处理措施包括:使用硝普钠快速降低后负荷或使用利尿剂减轻充血,甚至使用IABP;快速明确冠脉病变情况并进行手术处理极为重要,手术应尽量尝试修补而非置换瓣膜。虽然手术死亡率可达 25%～40%,但手术后患者的生存率很好;如同时进行冠脉再通还可以改善长期预后。

动态左室流出道梗阻:有少数患者在急性心肌梗死后出现严重的二尖瓣收缩期前向运动,导致左室流出道梗阻。通常这种情况发生在前壁心肌梗死但室间隔基底部并未受累的患者,因室间隔基底部运动代偿性增强,导致二尖瓣瓣叶在收缩期出现前向运动并产生主动脉瓣下压差,从而使左室流出道梗阻,并造成体循环低血压。目前对这种血流动力学变化的理解并不透彻,此时正性肌力药物可能会因加重流出道梗阻而使病情恶化,β 受体阻滞剂则因可能改善梗阻而改善病情。动态左室流出道梗阻的临床表现包括新出现的收缩期杂音,使用常规手段无法逆转的低血压(比如应用强心药或 IABP),此时需要注意与应激性心肌病相鉴别。逆转左室流出道梗阻的首选治疗是扩容,β 受体阻滞剂通过减少心脏基底段的高动力收缩可能有助于减轻梗阻。心肌梗死急性期过后,这类患者可以得到良好恢复,因为其左室功能基本得以保留。

左室室壁瘤:左室室壁瘤更常见于前壁心肌梗死的患者,有超过 90% 的左室室壁瘤累及左室心尖,5%～10% 累及左室下壁。室壁瘤的定义并不一致,一般来说,室壁瘤指在舒张期膨出而在收缩期扩张并存在明确边界的一种局灶性节段室壁运动异常。梗死后出现的室壁瘤多为真性室壁瘤,即瘤壁包括心室壁的三层结构:心内膜、心肌层和心外膜。真性室壁瘤的瘤壁较薄且容易钙化。由于室壁瘤不产生收缩,血流淤滞于此,容易形成心内膜血栓,成为体循环潜在的栓子来源;室壁瘤使心室收缩功能受损,在收缩期室壁瘤的反常运动会导致心排血量下降;室壁瘤局部遗留的心肌细胞和瘢痕组织会导致室性心律失常。假性室壁瘤是指心室游离壁局部破裂后血液被纤维组织及粘连性心包限制的结果。假性室壁瘤只包含血栓和纤维组织,比较少见,可能为慢性过程。

心室内血栓:以往的研究发现,心肌梗死后左室血栓的发生率大约在 20%～40%,在大面积前壁心肌梗死的患者中可以达到 60%。当采用溶栓治疗,再灌注治疗,及应用 GP Ⅱb/Ⅲa 治疗后,心肌梗死后心室内血栓的发生率明显下降。如果采用第三代造影剂进行左室腔显影,在所有 AMI 的患者中能发现大约 4.3% 的血栓,在前壁心肌梗死的患者中约能发现 10.8% 的血栓。前壁心肌梗死最容易并发心内膜附壁血栓,室壁瘤也容易形成附壁血栓,因为室壁瘤多位于心尖,心室内血栓也多位于心尖。心室内血栓脱落时存在体循环栓塞的风险,发生率约为 1%～6%,多见于起病后 1～2 周时,栓塞部位可发生在脑,肾,脾,或四肢动脉。

右室心肌梗死:右室心肌梗死可以是孤立的,但多数右室心肌梗死常伴有相邻左室下壁的心肌梗死。此时右室不能为左室提供足够的前负荷,患者常出现低血压,甚至出现心源性休克。右室心肌梗死可以通过表现右室的心电图确诊。临床和实验室主要寻找右室收缩功能下降和右室充盈压增加的表现,比如"低血压,肺部听诊正常,颈静脉怒张"三联征;比如中心静脉波形中 a 波在吸气相上升;以及超声下表现等。需要注意的是,当存在右室梗死的患者出现无法解释的低氧血症时,要考虑卵圆孔开放伴右向左分流的可能性。右室梗死时要注意血流动力学异常的处理原则,避免使用降低前负荷的药物,比如硝酸酯类及利尿剂,适当输液增加前负荷,当调整前负荷仍无改善时可以考虑使用多巴酚丁胺的强心治疗;右心导管有助于进行血流动力学优化;在高度房室传导阻滞的患者中临时起搏可能有益。虽然右室梗死的发病率和病死率都较高,但右室功能在发病后的 3 个月都能够得到显著改善。

心房梗死:较为少见,也可伴有心房局部的破裂。

心肌梗死的慢性并发症:急性心肌梗死的范围较大时,左室会发生重构,包括急性期的心室扩张,以及慢性期的非梗死心肌进展性代偿性肥大。即出现球形变及容积增加。球形形态使左室处于机械性不利条件,增加室壁张力,使后负荷分布异常,二尖瓣瓣下结构改变,导致二尖瓣反流。左室的纤维化或瘢痕形成也可能导致慢性二尖瓣反流。这些都使左室功能受到影响,增加充血性心力衰竭的发生率和病死率,需要长期慢性的跟踪和随访。

临床查体和听诊能在第一时间提示患者出现严重并发症,但是,更为便捷准确的影像学诊断方法,比如床旁超声,往往能够实现快速明确诊断,精准评估血流动力学,并能够指导临床治疗方向以及方式的选择。

二、心肌梗死的常规评估

(一)心电图

心电图的进行性改变是诊断心肌梗死的最常规手段。超急期可以出现高大两肢不对称的 T 波,数小时后 ST 段出现弓背向上的抬高,两日内可出现病理性 Q 波,并在 70%~80%的患者身上永久存在,慢性期心电图可以出现 T 波的 V 形倒置。这些变化出现在面向梗死区的导联上,而背向梗死区的导联上可以出现 R 波增高,ST 段压低,T 波直立增高的表现。根据心电图不同导联的变化也可以进行梗死区域的定位,定位的原则仍然取决于不同冠脉支配相对应的心肌区域。

(二)放射性核素检查

利用坏死心肌与特异性核素标记的物质结合,或者利用坏死及瘢痕的心肌由于血运异常而不能与特异性核素标记的物质结合,从而扫描热点或冷点,均可以显示心肌梗死的部位以及范围,前者可以用于急性期检查,后者可以用于慢性期或陈旧性心肌梗死检查。更新的核素扫描方法可以观察动态的心肌运动和左室射血能力,有助于评估心室功能,发现梗死后的室壁运动失调和室壁瘤。PET 还可以发现心肌的代谢变化,从而判断心肌的存活性。

(三)心肌损伤标志物

心肌损伤标记物的增高水平与心肌坏死的范围和预后明显相关。肌红蛋白在起病后 2 小时内出现升高,12 小时达到高峰,24~48 小时内恢复正常;肌钙蛋白 I 或 T 在起病后 3~4 小时后升高,cTnI 于 24 小时达高峰,7~10 天内降至正常,cTnT 于 24~48 小时达到高峰,10~14 天降至正常;肌酸激酶同工酶 CK-MB 在起病 4 小时内增高,16~24 小时达高峰,3~4 天恢复正常。心肌酶的增高程度能较准确地反映梗死的范围,而高峰出现的时间是否提前还有助于判断溶栓治疗是否成功。

(四)MRI

MRI 可用于评估 AMI 患者的梗死部位、受累节段数、梗死心肌质量、梗死百分比、透壁程度及左室的功能,并能发现陈旧心肌梗死的心肌瘢痕以及心室内血栓,图像空间分辨力高,无操作者依赖性,是目前评估心病变的良好手段。但 MRI 检查对时间,地点,患者条件等都存在要求,往往不是 AMI 患者的第一检查手段。

三、心肌梗死的超声评估

重症超声在急性心肌梗死的诊断及治疗过程中发挥着不可替代的重要作用。良好的运用重症超声能够对患者进行危险分层,诊断梗死部位,评估血流动力学,发现机械并发症及左室重构,辅助评估血运重建术后的缺血或梗死心肌的范围以及心肌存活性,判断心肌梗死患者的长期及短期预后,以及指导整体治疗过程。经胸超声在重症患者中的应用也会存在一定的局限性,声窗不良,心律失常伴快速心室率,以及机械通气等情况都会使左室心内膜无法被清晰的界定,影响对心脏容积和功能的精准评估。此时,经食管超声或应用超声造影剂有助于提高诊断的准确性。超声还有助于鉴别其他病因导致的胸痛或血流动力学紊乱,这对于处理重症患者是极为重要的。以下将分述重症超声用于心肌梗死患者不同层面的管理。

(一) 评估血流动力学稳定性及异常原因

重症患者的急性病情变化多合并血流动力学紊乱,对导致血流动力学变化的原因进行判断及鉴别是重症处理的首要原则。许多表现为胸痛并伴有血流动力学不稳定的病因都可以通过床旁重症超声与急性心肌梗死进行鉴别,比如急性高危肺栓塞超声下会出现急性右心负荷增加的表现,急性低血容量性休克会出现心腔变小以及心肌收缩力增强的表现,急性心脏压塞会见到心包内的积液以及心腔受压的证据,急性张力性气胸会出现病变侧的胸膜滑动征消失,以及肺点,等等。这些超声表现都可以和急性心肌梗死时超声下见到的心肌节段性运动异常进行鉴别,从而快速做到病因诊断。同时,床旁重症超声还有助于评估患者的容量状态,容量反应性以及心脏功能,进一步指明重症患者的治疗方向。

(二) 诊断心肌梗死并定位节段

急性心肌梗死时心肌收缩运动异常的几种主要形式包括:心肌非同步收缩运动(即缺血或坏死心肌与附近正常心肌收缩的时间不一致),心肌运动减弱,心肌无运动,心肌矛盾运动(即坏死心肌完全丧失收缩功能,于心肌收缩相呈收缩期外突状态)(图 18-1)。根据冠脉对心肌的支配可以把左室心肌纵向从基底至心尖分为 17 个节段,出现运动异常的节段是犯罪血管的良好标记(见文末彩图 5-1)。比如,前壁室壁运动异常提示左前降支病变,下壁室壁运动异常提示右冠脉病变。根据 3 个冠脉的不同支配节段可以进行定位,但要考虑到互相之间重叠的支配,尤其是后壁,下壁,及心尖部侧壁节段。对每个节段进行室壁运动异常的评分(比如 WMSI 评分,wall motion score index),可用于预测急性心肌梗死患者的 1 年病死率。室壁运动异常的范围反映心肌病变的范围,有助于区分多支和单支血管病变。AMI 时局部室壁运动异常可能比全心功能异常更能提供诊断信息,没有缺血的室壁会出现代偿性

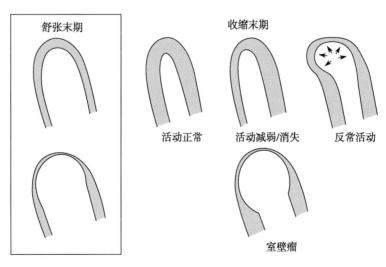

图 18-1　运动异常的形式

高动力,导致低估心肌的坏死。也应注意陈旧梗死病变对定位心肌节段以及范围的影响。不同经胸心脏超声切面可以提供不同节段心肌运动的信息,要注意结合分析。

(三) 评估机械性并发症

心脏超声是诊断心肌梗死后机械并发症的理想手段,美国超声指南里早已将评估心肌梗死后机械并发症作为心脏超声的Ⅰ类适应证。心肌梗死后怀疑出现并发症的患者应该立即在床旁行经胸超声检查加以明确,经食管超声能够在经胸心脏超声无法获取有效图像时提供补充信息。

左室游离壁破裂:心超检查最常发现心包积液,但需要注意的是,约四分之一的心肌梗死患者都可能存在心包积液;室壁完全破裂会导致血性心脏压塞;在运动异常增强的室壁相邻处出现局灶性游离壁变薄也是一个常见的表现;当发现运动异常的室壁邻近心包腔内出现高回声血栓表现时可以提高诊断的敏感性及特异性,彩色多普勒超声还能够对破裂进行定位。应用超声造影时发现造影剂出现在心包腔内能够帮助判断室壁破裂。

室间隔破裂:二维超声及彩色多普勒超声诊断室间隔破裂都具有高度敏感性。非平行室间隔的超声切面对定位缺损用处最大;应用连续多普勒可以在彩色血流缺损处估测右室的收缩期压力。气泡试验也可用于发现彩色多普勒未检测出的缺损,在外周注入气泡盐水,如果左室在 3 个心动周期内出现明确气泡影像则为阳性结果;但应该注意,当左室压力明显高于右室时,造影为阴性结果的可能性更高。当经胸心脏超声无法获取满意影像时,经食管超声可能对定位缺损更有用。

二尖瓣反流:经胸心脏超声有助于明确存在二尖瓣反流,可靠评估二尖瓣反流的程度,定量计算反流的容积以及反流孔的大小,发现反流的可能机制,经食管超声在这方面可能更有意义。缺血性二尖瓣反流的程度一般低于其他原因导致的二尖瓣反流。能够提示严重的二尖瓣反流的多普勒征象包括:缩流宽度>7mm,二尖瓣 E 峰速度>1.2m/s,致密连续多普勒信号,肺静脉收缩期反流,以及存在严重的肺动脉高压。评估二尖瓣反流时还需要评估对左室舒张功能的影响,以及左室大小,左室功能,室壁异常运动,左房大小,右室压力等。

乳头肌断裂:经胸超声往往可以发现严重的二尖瓣反流;当单纯下壁梗死仅有局灶性运动异常时,因为左室的代偿性高动力状态,局灶室壁运动异常容易被忽略。因此,当心肌梗死患者出现急性肺水肿和休克时,如果梗死面积较小,超声发现高动力的左室,以及二尖瓣早期流速增加时,需要仔细寻找有无合并严重的二尖瓣反流;如果怀疑乳头肌功能异常,可以进行 TEE,后者对明确二尖瓣反流的机制更有优势。二尖瓣的腱索分别来自于不同的乳头肌,因此,完全的乳头肌断裂会同时影响两个瓣膜功能,受累的二尖瓣叶可表现为超声下乳头肌的连枷部分在收缩期凸入左房,同时伴有严重的二尖瓣反流;乳头肌部分破裂在超声下能见到原乳头肌位置处存在可移动的团块,65%的患者可以在左房见到乳头肌的头端。此时,TEE 往往是最佳的确诊手段。经外科证实的乳头肌破裂的患者中,约 90%在超声下能见到乳头肌在左室内剧烈无规则的运动。

动态左室流出道梗阻:超声下能够见到二尖瓣前叶在收缩期出现前向运动,在胸骨旁长轴应用 M 型超声能更好的显示这种现象,在胸骨旁长轴或心尖长轴应用二维超声也可以清楚显示这种现象;彩色多普勒超声可以在左室流出道显示湍流的存在,帮助定量评估阻塞的幅度,计算梗阻处的压力梯度;动态左室流出道梗阻的频谱表现呈现匕首状,与梗阻性肥厚型心肌病的表现一致。

左室室壁瘤:常见于前壁或心尖处室壁舒张期膨出而在收缩期扩张的一种局灶性节段

室壁运动异常,边界明确。真性室壁瘤的瘤壁包括心室壁的三层结构:心内膜,心肌层和心外膜,瘤壁较薄且容易钙化,局部容易形成心内膜血栓;假性室壁瘤是指心室游离壁局部破裂后血液被纤维组织及粘连性心包限制的结果。假性室壁瘤只包含血栓和纤维组织,比较少见,可能为慢性过程。在很多情况下,超声心动图并不能区分真性室壁瘤与假性室壁瘤。

心室内血栓:前壁心肌梗死最容易并发心内膜附壁血栓,室壁瘤也容易形成附壁血栓,因为室壁瘤多位于心尖,心室内血栓也多位于心尖。心室内血栓和心肌具有不同的声学特征,新鲜的血栓为无回声,陈旧的血栓回声比较密集,如伴有钙化则表现为强回声。要注意区分心尖部血栓的影像与近场增益的伪影,超声造影有助于进行二者的鉴别。

右室心肌梗死:多数右室心肌梗死伴有相邻左室下壁的心肌梗死,超声能够发现右室扩张,局部室壁运动异常,右室游离壁基底段运动降低,或整个右室运动异常,舒张期"D"字征,房间隔凸向左房,三尖瓣反流,下腔静脉扩张且缺乏呼吸变异度,等等。需要注意的是,当存在右室梗死的患者出现无法解释的低氧血症时,要考虑卵圆孔开放伴右向左分流的可能性,超声气泡造影可以帮助明确诊断。

心肌梗死的慢性并发症:急性心肌梗死的范围较大时,左室会发生重构,包括急性期的心室扩张,以及慢性期的非梗死心肌进展性代偿性肥大。即出现球形变及容积增加。超声球形指数是指左心室短轴和长轴的比值。球形形态使左室处于机械性不利条件,增加室壁张力,使后负荷分布异常,二尖瓣瓣下结构改变,导致二尖瓣反流。左室的纤维化或瘢痕形成也可能导致慢性二尖瓣反流。这些都使左室功能受到影响,增加充血性心力衰竭的发生率和病死率,需要长期慢性的跟踪和随访。

(四) 评估非机械性的并发症

急性心肌梗死在治疗过程中会出现其他并发症,如舒张功能障碍,充血性心力衰竭,房性和室性心律失常,下肢深静脉血栓形成,肺栓塞,纤维素性心包炎,心包积液等等,这些都需要依据超声血流动力学评估流程进行谨慎筛查,给临床提供更多的诊治依据,并同时需要根据患者对治疗的反应进行动态的超声评估以及随访。

(五) 评估急性心肌梗死的预后

超声可以从很多角度评估心肌梗死患者的预后,简单的测量如射血分数和左室容积都能够很好的预测心肌梗死患者的长期生存率以及致死性并发症。当急性心肌梗死的患者射血分数小于40%,左室收缩末容积大于130ml,患者的五年生存率分别为65%和52%。但要注意,很多研究都是在急性心肌梗死的规范性治疗出现之前进行的,这些治疗方式,尤其是快速介入冠脉再血管化对心肌存活,心肌顿抑,心肌重构的影响,会使心肌梗死后的初始超声指标无法准确预测患者的长期预后。对舒张功能的评估如果发现存在限制性充盈模式(二尖瓣早期 E 波的减速时间低于 130ms 或 140ms)也是 AMI 患者不良预后的独立预测因子。AMI 后早期出现假性正常化或限制性左室充盈模式的患者容易在住院期间出现心力衰竭,具有更高的 NYHA 分级,进展性 LV 增大,以及增加心源性死亡的发生率。发现心室重构,存在二尖瓣反流,这些都代表心肌梗死患者的不良预后。一些新的超声技术也可用于AMI 患者的评估。当患者由于声窗不佳、肥胖、肺部疾病、近期胸部手术,或正压通气等原因影响超声图像质量时,超声造影能够使心内膜能够更好地显示,左室造影能更好地显示节段心肌运动,并可以发现心腔内血栓。而心肌造影则能够明确节段心肌灌注是否存在,从而预测局部心肌运动的可恢复性。预测冠脉再血管化后患者的左室功能是改善还是恶化非常重要。心肌的活力和残存的缺血是 LV 功能能够恢复的强力预测因素。多巴酚丁胺应激心脏超声(可联合阿托品)已广泛用于上述评估,较为安全,但仍要注意检查对心肌的影响。

四、总 结

急性心肌梗死是一种常见急症,同时伴有很高的病死率,需要紧急加以评估,进行明确诊断并指导治疗。心脏超声能够帮助明确急性心肌梗死的节段定位,对整体心功能及血流动力学进行评估,与其他急性心脏事件进行鉴别(比如应激性心肌病),并能够及时准确发现急性心肌梗死的机械性并发症,以及帮助判断急性心肌梗死患者的预后。但需要注意的是,要注意将超声结果与临床及其他检查方式结合,并需要进行反复动态的超声评估,从而更好地指导急性心肌梗死患者的临床诊治。

(崔嵩 朱然)

第十九章

ICU 相关性心肌病

心肌病的传统定义是指除外冠心病、高血压性心脏病、瓣膜性心脏病、肺源性心脏病、先天性心脏病和心包疾病等,以心肌病变为主要表现的一组心脏病。目前使用美国心脏病学会在2006年推出的关于心肌病定义和分类方法,定义心肌病是由各种原因(主要是遗传)引起的一组非均质的心肌病变,包括心脏机械和电活动的异常,常常表现为心室不适当的肥厚或扩张。根据疾病累及器官的不同分为两大类:原发性心肌病和继发性心肌病。所谓原发性心肌病是指病变仅局限在心肌,又分为三类:①遗传性心肌病:包括肥厚型心肌病、致心律失常性右心室心肌病/发育不全、左室致密化不全、原发心肌糖原贮积症、心脏传导系统缺陷、线粒体肌病、和离子通道病;②混合性心肌病:非遗传因素引起,少数与遗传有关,主要包括扩张型心肌病和原发性限制型心肌病;③获得性心肌病:包括炎症性心肌病、应激性心肌病、围生期心肌病、心动过速心肌病、酒精性心肌病等。而所谓继发性心肌病是指全身系统性疾病的并发症,主要包括:浸润性疾病如淀粉样变性病、蓄积性疾病如血红蛋白沉着症与糖原贮积症、中毒性疾病、心内膜疾病如心内膜纤维化、炎症性疾病(肉芽肿性)、内分泌疾病、心面综合征、营养缺乏性疾病、自身免疫性疾病/胶原病、电解质平衡紊乱、癌症治疗并发症。

鉴于ICU患者的特点,本章遵循重症患者对心功能评价的重症思维,介绍以弥漫性心功能不全为特点的脓毒症心肌病和节段性心功能不全为特点的应激性心肌病。

第一节 脓毒症心肌病

脓毒症心肌病(sepsis-induced cardiomyopathy,SIC/SICM)是脓毒症和感染性休克的并发症,Parker等人在1984年首次将其描述为感染性休克患者出现的可逆性心肌抑制。动物实验和临床研究发现在脓毒症心肌病中,心肌在结构和功能上受到炎症细胞因子和线粒体功能障碍的损伤,内毒素、细胞因子和一氧化氮等化学介质是脓毒症心肌病的主要介质(图19-1)。内毒素刺激机体产生肿瘤坏死因子和白介素1,共同介导增加一氧化氮(NO)产生增加,NO降低心肌纤维对钙离子的反应,诱导线粒体功能障碍和β肾上腺素能受体表达下调,从而导致心肌收缩力下降。亚甲蓝是NO通路的抑制剂,可抑制心肌抑制。组蛋白发生在细胞核内,在脓毒症期间由于广泛的炎症和细胞死亡而被释放到循环中。由于在脓毒症小鼠模型中,抗组蛋白抗体可以改善心功能障碍,因此组蛋白可能与败血症引起的心肌病的病理生理学有关。

Parker等为20例感染性休克的患者进行放射性核素心室造影,结果让人意外:存活的患者EF值可逆性降低,左室舒张末期内径及收缩末期内径均明显增加,而死亡患者组EF

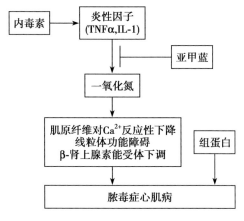

图 19-1 脓毒症心肌病发病机制

值及左室容积保持相对正常。这个研究最大的贡献是在既往人们发现感染性休克高 CI 的基础上构建了 EF 值下降和存活之间的关系。在这个基础上，Parrillo 又提出了左心室室腔急性扩大代偿收缩功能下降，以此维持一个正常的心排血量，命名为感染性休克存活患者的"前负荷适应(preload adaptation)"机制。

自 Parker 等人对脓毒症患者左心收缩功能进行较为详实描述及相关研究完善后，左室收缩功能不全伴有左室扩大，存活患者心功能在 7~10 日内恢复这一现象成为学者们对脓毒症患者心功能改变的传统认识。而对脓毒症患者心脏功能研究并未仅局限于左室收缩功能的变化。

有研究显示，超声心动图测量感染性休克患者早期左心室舒张充盈压受损，舒张顺应性下降，并有 meta 分析研究显示左心室舒张功能障碍与死亡率增加相关。脓毒症患者心脏舒张功能降低的原因尚未完全阐明，心肌水肿可能是原因之一。有研究表明，在脓毒症动物模型中，使用胶体溶液复苏可以预防心肌水肿，从而改善心室功能。低血容量休克时心肌收缩带坏死可导致舒张顺应性下降，感染性休克早期存在容量不足也可能因此发生心室舒张功能障碍。脓毒症患者左心室收缩和舒张功能障碍的同时，右心功能受损也很常见。右心室功能可能像左心室一样因脓毒症循环因子而直接受损，也可能因脓毒症并发症而受损，ARDS、缺氧性肺血管收缩和正压通气都可能增加右心室后负荷而导致急性肺源性心脏病。脓毒症还可能引发应激性心肌病，表现为冠脉不相关的节段性运动功能障碍。因此脓毒症患者的心功能抑制表现各异，各种表现都有相应的原因和发生机制，或许只有弥漫心功能抑制才是脓毒症心肌病的经典表现。

按照感染性休克指南进行休克复苏初期难以做出脓毒症心肌病的诊断，需要完成液体复苏并使用缩血管药物维持目标血压后测量 $ScvO_2/SvO_2$ 仍不达标时才考虑心功能抑制并使用正性肌力药物，或考虑输注红细胞使 Hct 升至 30% 以上，经常需要肺动脉漂浮导管(PAC)或脉搏指示连续心排血量监测(PiCCO)才能精确判断有无流量不足。即便如此，由于缺乏心脏结构功能的可视化评估，可能造成脓毒症心肌病评估的延迟或漏诊。

心脏超声的应用使更早作出脓毒症心肌病的诊断成为可能，经过容量复苏和缩血管药物使用后，在排除脓毒症以外的原因引起心脏结构和功能改变的前提下，心脏超声可见脓毒症患者早期出现左心室扩张和弥漫性心肌功能抑制(EF 值下降)，表现为左室压力-容积曲线右移，警示临床医师可能需要控制后负荷和给予强心支持。同样，感染性休克中 EF 值正常也不能排除左室功能障碍。通过调整容量和缩血管药物来改变前负荷和后负荷可以改变超声心动图的结果。

从实践的角度而言，具有初级超声心动图评估技术的重症医师在对诊断为脓毒症或感染性休克进行超声探查时，首先判断是否存在左心室扩张和弥漫性心功能降低进行脓毒症心肌病的定性诊断，对于存在弥漫性心功能抑制的患者评估其严重程度，通过视觉估计将左室功能分为严重受损(EF<30%)、中度受损(EF 30%~50%)和轻度受损(EF 50%~60%)。具有高级重症超声心动图评估能力的重症医师可以使用多种方法测量 EF 值。M 型超声依赖于直径测量，Teichholz 方法要求左心室内径在胸骨旁长轴切面心室中央水平进行测量，且要求 M 型取样线与左室壁垂直。另一个测量方法是使用面积测量法，通过在胸骨旁短轴乳

头肌切面测量舒张末期和收缩末期左室腔内面积,使用"(舒张末期面积-收缩末期面积)/舒张末期面积"计算 EF 值。除了以上两种评估左心室向心收缩能力的方法,可以联合使用 M 型超声测量二尖瓣环活动度(MAPSE)用于评估左心室的长轴收缩功能,若 MAPSE<1cm 则提示左心室长轴收缩功能受损。EF 的评估还可以采用 Simpson 法,通过心尖四腔心和两腔心切面分别测量左室舒张末期和收缩末期面积计算出准确的 EF 值,但需要使用高质量的设备和较多的时间才能完成,并且需要较高的心内膜边界识别水平和描记技术进行准确测量。

测定 EF 对衡量左室收缩功能很有帮助,但仍不能反映每搏输出量(SV)和心排血量(CO)等流量指标。低灌注高动力的左室可以表现为 EF 正常,而 SV 和 CO 可能不足,同样,扩张而收缩功能下降的 LVEF 虽低,SV 和 CO 可能足够;而左心室扩张后或患者基础存在的瓣膜狭窄或关闭不全等情况也可能影响体循环流量。因此,需要使用多普勒技术测量 SV 和 CO。在心尖五腔心切面(TTE)或胃深部切面(TEE),探头脉冲多普勒取样线位于左室流出道(LVOT)与血流方向平行获得血流频谱,收缩期血流曲线下面积为流速时间积分(VTI),与 SV 成正比,VTI 乘以 LVOT 面积即可得到 SV,再乘以 HR 即可获得 CO。

EF 为重症医师提供左室心肌功能信息,而 SV 和 CO 的测量可用于衡量氧供情况。EF 和 CO 的测量方法可随脓毒症状态的演变和治疗干预的反应而不同,这需要使用超声心动图动态监测脓毒症患者心功能变化。

伴随心脏超声斑点追踪(speckle tracking echocardiography,STE)技术的应用,近年来,开始有人应用 STE 评估脓毒症患者的心功能障碍和预后之间的关系。Orde 等人研究发现 STE 测量心肌应变可以检查出脓毒症或感染性休克患者常规心脏超声参数不能发现的心脏收缩功能障碍,右心室功能障碍与患者远期不良预后相关,而常规心脏超声或 STE 检查左心室纵向应变(GLS)与早期或晚期不良结局均无相关性。Lanspa 等人研究发现严重脓毒症或感染性休克患者的左心室纵向应变与患者的 ScvO$_2$ 和乳酸水平相关,应变测量有望作为一种新的手段应用于脓毒症患者心功能障碍评价的研究。

脓毒症引起的心肌病的治疗策略与不伴有心肌病的脓毒症的充分治疗方法相同。虽然目前的指南中推荐使用多巴酚丁胺,但最近的试验表明,在脓毒症患者中,多巴酚丁胺并不能改善预后,而且可能有反效果。近年有研究支持钙离子增敏剂用于脓毒症心肌病的强心治疗获得较好的疗效。而对于严重心功能抑制而流量严重不足的脓毒症心肌病患者,必要时可能需要机械辅助以保证循环流量和组织灌注。但无论是用何种治疗方案,连续动态的心脏超声评估和治疗调整是脓毒症心肌病诊治的重要手段。

第二节　应激性心肌病

Takotsubo 综合征(Takotsubo syndrome,TTS)又称 Takotsubo 心肌病(Takotsubo cardiomyopathy,TTC)或应激性心肌病(stress cardiomyopathy,SC/SCM),于 1990 年在日本首次被 Sato 等人发现,是一种急性且通常可逆的心力衰竭综合征。该疾病的特点是短暂收缩期和舒张期左心室功能障碍和各种各样的室壁运动异常。该病主要发生在老年妇女身上,通常在发病前有情绪或身体上的诱因,但也有报道称没有明显诱因。尽管在急性期,应激性心肌病临床表现、心电图表现和生物标志物通常与急性冠状动脉综合征相似,医师们逐渐认识到该综合征与急性冠脉综合征(ACS)不同,随着急性"心源性"胸痛患者接受紧急冠状动脉造影的增多,越来越多的人认识到这一点。

Takotsubo 综合征源于日语"章鱼篓",用来描述左心室顶点特有的球囊运动,通常被认为是一种良性疾病。然而,即使在第一次发病数年后,患者仍有复发的危险,住院和长期预后的数据也很有限。在 TTS 的病理生理过程中,儿茶酚胺起到至关重要的作用。起病初期,突发的应激状态下,交感兴奋释放大量儿茶酚胺;随着疾病进展及对症治疗过程中,也会进一步导致交感兴奋。儿茶酚胺的水平与两大因素相关:首先,在应激情况下,大脑皮质及下丘脑-垂体-肾上腺(HPA)轴的反应,即中枢神经及内分泌轴释放的肾上腺素、去甲肾上腺素的量;第二,在应激情况下,心血管系统及交感神经系统对循环中骤增的儿茶酚胺的反应。研究表明,与静息状态或心肌梗死后心力衰竭状态相比,应激状态下血清儿茶酚胺水平明显升高,可能与 HPA 轴的激活、肾上腺素的释放有关。医源性应激性心肌病可能与注射拟交感神经药物有关,如多巴酚丁胺等。

有人提出了几种假说来解释心脏应对严重的应激反应和发生 TTS 时特有的表现,包括急性冠状动脉痉挛、心肌梗死血管再通、急性心室后负荷增加等血管源因素,急性左心室流出道梗阻、儿茶酚胺直接介导的心肌顿抑等心源性因素,以及心血管综合因素,相关假说有待相关研究进一步证实。Nazir 等人的 Meta 分析发现,肾上腺素可能诱发 TTS,并且支持内源性和外源性儿茶酚胺均与 TTS 的发病机制相关。Borchert 在 TTS 多功能干细胞模型的研究中发现,β 肾上腺素能信号增强和儿茶酚胺毒性敏感性升高被认为与 TTS 表达机制相关。

自 TTS 被发现后,日本报道了越来越多的病例,直到 20 世纪 90 年代末法国和美国的研究小组开始报道 TTS 病例后,欧美国家才认识到 TTS 不仅亚裔人种发病,西方世界国家开启了对 TTS 的认识和研究。Abe 等人于 2003 年在美国提出了第一个 TTS 诊断标准,包括左心室心尖球形改变,心电图部分导联 ST-T 段改变,无心肌梗死、心脏瓣膜病、蛛网膜下隙出血或嗜铬细胞瘤等病史。1 年后,梅奥诊所的心脏外科医师们提出了他们的诊断标准,增加了情绪和生理应激导致症状出现、心血管造影无冠脉梗阻和斑块破裂的证据以及肌钙蛋白中度升高等条目。2006 年,美国心脏病学会和美国心脏协会将 TTS 列为一种原发性获得性心肌病。2007 年 Kawai 等人制定了日本应激性心肌病临床指南。2008 年,梅奥临床诊断标准的修订版纳入了神经源性心肌顿抑,定义了 TTS 的不同亚型,并且强调了 TTS 发生同时偶尔可能伴随出现阻塞性冠状动脉病变。梅奥诊所的 TTS 诊断标准是最广为人知的,但也有其他研究小组对 TTS 提出了略有不同的诊断标准。其中 2016 年欧洲心脏病协会 TTS 工作组发布的诊断标准包括:①左心室或右心室局部室壁一过性的运动异常;②局部运动异常的心室壁超过单支冠状动脉供血范围;③没有动脉粥样硬化阻塞的冠状动脉疾病;④新发可逆的异常心电图;⑤血清利钠肽(BNP 或 NT-proBNP)显著升高;⑥肌钙蛋白阳性但升高幅度相对较小;⑦随访时心脏影像学检查心室收缩功能恢复。

2018 年应激性心肌病国际专家共识发布,使得全球的心脏病专家对 TTS 有了统一的认识,具体诊断标准包括:

1. 患者表现为暂时性左心室功能障碍,表现为心尖球形、中间型、基底部或局灶性室壁运动异常,右心室亦可受累。上述室壁运动异常的类型之间都可以过渡存在。室壁运动异常通常超过单支冠状动脉供血范围,然而,可以少见病例存在单个冠状动脉供血心肌区域存在室壁运动异常(局灶性 TTS)的情况。

2. 在 TTS 事件之前可能会有情绪、躯体或联合的触发,但非必需。

3. 神经系统疾病(如蛛网膜下隙出血、卒中/短暂性缺血性发作、或癫痫发作)以及嗜铬细胞瘤可能诱发 TTS。

4. 出现新的心电图异常(ST 段抬高、ST 段压低、T 波倒置、QT 间期延长),极少数情况下没有任何心电图变化。

5. 心脏生物标志物(肌钙蛋白和肌酸激酶)水平在大多数情况下适度升高;脑钠肽显著升高常见。

6. 严重的冠状动脉疾病可与 TTS 并存。

7. 患者没有感染心肌炎的证据。

8. 绝经后妇女显著受影响。

Templin 等人对 1 750 例 TTS 患者的临床特征和预后进行了深入研究,按照发生收缩功能障碍的心脏解剖结构可以分为以下 4 种类型(图 19-2):

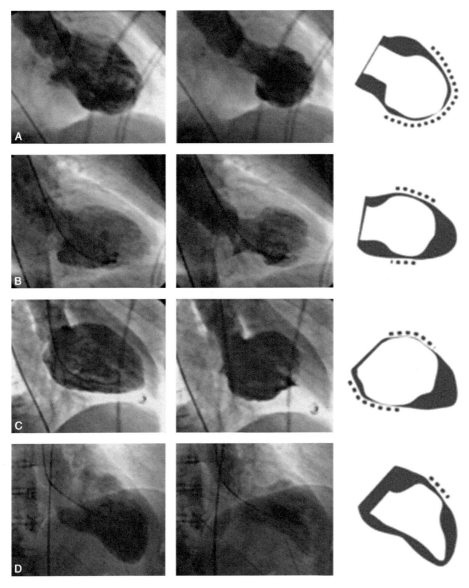

图 19-2　Takotsubo 综合征分型

注:A. 经典心尖型:TTS 最为常见,约占 81.7%,表现为左心室心尖球样变并运动功能减低,基底部收缩运动代偿;B. 左心室中间型:表现为左心室中间节段收缩功能障碍,心间和基底部收缩运动代偿,约占 14.6%;C. 左心室基底段型:又称反应激性心肌病,约占 2.2%,表现为左心室基底部节段性收缩功能减低;D. 左心室局灶型:表现为左心室局部收缩增厚和运动异常,约占 1.5%。

TTS 不仅可以累及左心室,还可以表现为左右心室同时发生节段性运动功能障碍,或表现为右心室应激。有文献报道双心室应激、右心室应激等少见类型,发病率尚不清楚。

临床上伴有心电图异常和心肌酶升高的心功能异常患者,尤其是新发胸痛患者,常常需要冠脉造影明确或排除 ACS,对于排除冠脉事件的阶段性心功能障碍患者,可以使用心脏血管造影、心脏 MRI 或心脏超声进行心功能过评估。重症患者由于病情危重,经常伴有躯体和精神严重应激,伴有循环衰竭的休克患者大多接受儿茶酚胺类血管活性药物进行血流动力学支持治疗,近年来重症患者并发 TTS 越来越受到关注。由于心脏超声具有床旁简单易行、容易重复动态监测等优势,对重症患者进行心脏超声早期识别 TTS、进行类型和动态评估,并观察心功能变化。

对于伴有 ECG、cTnI 异常的心功能异常的重症患者,可按照流程进行临床判断、选择影像学评估和决策治疗方案(应激性心肌病诊断流程见图 19-3;应激性心肌病诊治流程见图 19-4)。对 ACS 高风险患者应接受阿司匹林和 β 受体阻滞剂治疗的同时尽早行冠脉造影证实或排除心肌梗死,对于无冠脉阻塞或 ACS 低风险患者进行心脏超声评估。由于 ACS 的发

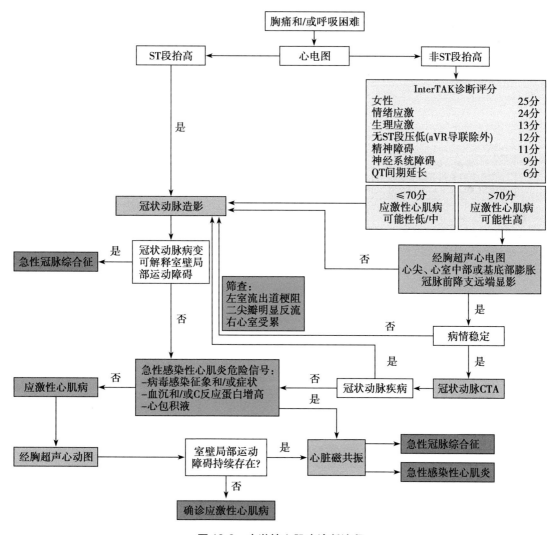

图 19-3 应激性心肌病诊断流程

生可能对患者造成不可逆的损害甚至在短时间内危及生命,心脏超声评估对于有节段性运动功能障碍的患者应结合患者病史特征、心肌酶学和心电图变化综合考虑心功能障碍是否为冠脉阻塞所致,不应因为患者存在 TTS 的可能而延误 ACS 相应的紧急诊治措施。诊断TTS 时,还应结合患者病史特点排除嗜铬细胞瘤、心肌炎等疾病,必要时可以行心脏 MRI 进行鉴别。对于明确诊断 TTS 的患者,应尽可能避免使用儿茶酚胺类的血管活性药物,如果存在心排血量低下导致的血流动力学不稳定,可选用磷酸二酯酶抑制剂或钙离子增敏剂进行强心治疗,对于 CO 极度低下的患者可以考虑 IABP 或 ECMO 等机械辅助支持。

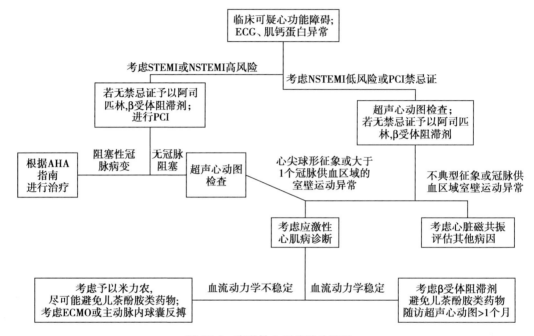

图 19-4　应激性心肌病诊治流程

注:ECG,心电图;STEMI,ST 段抬高型心肌梗死;NSTEMI,非 ST 段抬高型心肌梗死;PCI,经皮冠状动脉介入治疗;AHA,美国心脏协会;ECMO,体外膜氧合。

（张宏民　蔡书翰）

第二十章

动态左室流出道梗阻

左心室流出道梗阻(left ventricular outflow tract obstruction，LVOTO)最早见于肥厚型心肌病(hypertrophic cardiomyopathy，HCM)患者。LVOTO 通常是由于二尖瓣前叶的收缩前运动(SAM)引起的,其特征为具有延迟加速的刀形多普勒流速曲线。然而,许多临床病例报告表明,无肥厚型心肌病(HCM)的 ICU 患者也可能发展为 LVOTO。故而,动态左室流出道梗阻(D-LVOTO)分为两种,其一是基于 HCM 的动态出现或加重;其二是非肥厚型心肌病出现左室流出道动态梗阻。

一、基础存在肥厚型心肌病

HCM 是一种遗传性心脏病,其定义为一个或多个 LV 心肌节段内室壁增厚至少 15mm,无法用异常后负荷来解释。它是一种常染色体显性疾病,由心脏肌节蛋白基因突变所导致,青少年和成年人中多达 60% 的人患有此病,一般成人人群中每 500 人中就有一人患有此病,这使得它成为最常见的遗传性心血管疾病,这种遗传障碍与心肌紊乱、肥大和 LV 心肌细胞的能量障碍以及间质纤维化有关。HCM 的超声诊断标准:①临床型,成人 LVW 厚度>15mm,小儿>20mm,常常有特异基因型。②亚临床型:临床表型不够,但是存在特异基因表达。任意节段室壁厚度>15mm;正常血压下,室间隔/后壁>1.3;高血压患者,室间隔/后壁>1.5。

HCM 的临床表现很复杂,包括多种表型,肥大可局限于心室的顶端、前外侧、后(下)壁或间隔,位于间隔基底段的不对称肥大是 HCM 最常见的病因,心尖 HCM 的发病率在文献中有很大的差异,从 1% 到 25% 不等;室间隔中三分之一突出的肥大可导致严重的心室内狭窄和梗阻,这也可能与心尖部动脉瘤的形成有关,这是由于心室中梗阻或心尖梗死引起的心尖收缩压升高所致。HCM 只是一种室间隔疾病,二尖瓣疾病也是一个必须解决的关键问题,在约 4% 的 HCM 病例中存在对称肥大,应排除 LV 增厚的其他原因。虽然大多数患者无症状,但约 25% 的患者出现症状,如呼吸困难、胸痛、心悸、晕厥,可伴有心律不齐,有心脏猝死的危险。通常标准的 12 导联心电图表现正常,但通常也合并 LVH、ST 段、T 波异常和病理 Q 波的组合存在。超声心动图和多普勒检查是诊断 HCM 和 LVOTO 的关键。诊断的主要方法是至少 15mm 的 LV 壁厚,许多超声心动图指标提供了 LVH 的半定量评分,但用于诊断的单一最强参数是任何水平的最大 LV 壁厚。对于已知或怀疑 HCM 的患者,必须检查从基部到心尖部的所有 LV 节段,记录二尖瓣、LV 中段和心尖水平记录壁厚。

大约三分之一的患者有二尖瓣的静息 SAM,导致 LV 流出道梗阻,而另外三分之一的患者只有在改变负荷条件和 LV 收缩力的治疗后才有潜在的梗阻,还有三分之一呢? 超声心动图可以从胸骨旁长轴或心尖四腔平面观察到 SAM,但也可以通过 M 型超声记录。其他导致

LVOTO 的形态学特征包括乳头肌异常（如肥大，前、内移位，直接插入二尖瓣前瓣等）和二尖瓣小叶畸形，如伸长或存在副组织等，梗阻也可能与上述这些因素都无关。在检查左室流出道时，高速、迟峰、匕首形连续波多普勒信号是动态流出道阻塞的标志，利用修正的伯努利方程来估计流出道的峰值梯度。根据惯例，LVOTO 被定义为在休息或生理刺激时（如 Valsalva 动作、站立和运动）瞬时多普勒 LV 流出道压力梯度达到 30mmHg 以上。总的来说，75% 的 HCM 患者在休息或运动时发生 LVOTO，甘油三硝酸酯，亚硝酸戊酯，或运动也可能引起梗阻。多普勒彩色血流显像可用于确定二尖瓣反流的存在，并提供其严重程度的半定量估计。

SAM 征常伴有二尖瓣小叶复位失败和典型的收缩中后期的二尖瓣反流；测量二尖瓣喷射的速度和时间有助于区分它与 LV 流出道湍流。与 SAM 相关的二尖瓣反流具有内在的动态性，其严重程度随 LVOTO 的程度而变化。LVOTO 和二尖瓣反流进一步损害左心房的血流动力学。在 HCM 中，左心房经常增大，其大小提供重要的预后信息。左心房容量主要由舒张功能障碍、二尖瓣反流、心房改变严重程度和左心房压力升高的慢性程度决定。正常指数化左心房容积小于 (22 ± 6) ml/m^2，左房容积是左室长期功能改变的独立指标，超过 34ml/m^2 的左房容积指标被证明可以预测更严重的舒张功能障碍和不良心血管结局。

HCM 患者常伴有舒张功能障碍，评估左室充盈压力有助于评估症状和疾病分期。心室顺应性的降低（LV 质量的增加）和刚度的增加（心肌纤维化），再加上心室体积和抽吸的减少，在 HCM 患者舒张功能障碍的病理生理学中起作用。同样地，收缩不同步、收缩后松弛的异质性似乎是重要的潜在贡献机制。在 HCM 患者中，径向收缩功能（射血分数或缩短分数）是正常的或增加的。由多普勒心肌成像或斑点追踪技术得到的心肌纵向速度和变形参数（应变和应变率）通常在射血分数正常的情况下降低，并可能在受遗传影响的壁厚增加之前出现异常。终末期，心肌纤维化导致收缩期功能的逐渐损害（终末期 HCM）。

HCM 患者的许多严重并发症包括晕厥、心力衰竭、心律失常和猝死。最常见的为致死性心律失常事件是自发性室颤，但也存在心律失常、房室传导阻滞和无脉电活动等可能。是否需要治疗是基于症状和对心脏猝死风险的估计。对于心脏衰竭和射血分数至少为 50% 的患者，没有证据表明 β 受体阻滞剂、维拉帕米或地尔硫草可以改善心力衰竭症状。对于心力衰竭和射血分数低于 50% 的患者，除了 β 受体阻滞剂外，还应考虑使用 ACE 抑制剂。HCM 患者如果在心室颤动或持续室性心动过速中存活，则极有可能再次发生致命的心律失常，应接受植入式心律转复除颤器。

二、ICU 中的左室流出道梗阻

LVOTO 在 ICU 患者中并不少见，各种临床情况下都特别容易出现这种梗阻，LVOTO 目前被认为是一种动态现象，一般伴有明显的心肌收缩动力性增强表现，使得血流通道狭窄、流速增快。LVOTO 的发生需要两个要素的并存：易诱发解剖学因素；以及引发这种现象的生理条件。因此，SAM 和 LVOTO 在所谓的高危患者（解剖学上倾向于）中可能是短暂的，因为容量状态的改变，比如液体负平衡，外科手术和与全身麻醉相关的低血压等。LVOTO 发生时，超声常常发现如下三个特点：①LVOT 存在不对称机械性肥厚；②SAM 征；③二尖瓣收缩期瓣叶触及左室流出道或者室间隔。另外常常还伴有如下特征：大量二尖瓣反流、左室流出道 CW 不易获取。D-LVOTO 的血流特征可见血流始于收缩早期，并持续加速于中晚期，形成"匕首征"；甚至出现加速过程仅见于收缩晚期，也就形成收缩中期流速下降，形成"龙虾钳征"。

D-LVOTO 还需要与左室中部梗阻（mid-ventricular obstruction，MVO）相鉴别，MVO 的诊

断包括左室内瞬间压力梯度>30mmHg,MVO 常常由明显肥大的室间隔引起的,导致收缩过度的左心室游离壁和收缩时的乳头肌接触形成狭窄所致。对于某些非对称性肥厚型心肌病(如上述左室中部或心尖肥厚)的患者,在低容量等诱因条件下,解剖畸形会进一步放大显现出来,使得室间隔更加偏向左心室,LVOT 狭窄加重。此类患者死亡率极高,但常常表现出良好的容量反应性。尝试标准的容量负荷试验不一定会增加心排血量,但可改善收缩指数,使心率减慢,利于 LVOTO 的缓解。(参看室间流出道梗阻的内容)

(一) 解剖基础

存在 HCM、高血压或主动脉狭窄、心肌梗死、二尖瓣置换术、心尖球形综合征(Takotsubo)、S 型室间隔、主动脉根部角度尖锐、二尖瓣下结构异常、急性肺源性心脏病或心房颤动等患者中,LV 肥大可导致 ICU 患者 LVOTO。当然,有很多患者没有结构异常。

(二) 诱发因素

可能包括后负荷或前负荷的降低、心搏加速或增加收缩力的因素均可诱发 LVOTO。临床情况下,如低血容量、活动性出血和手术失血可导致左心前负荷降低,从而诱发 LVOTO;疼痛、心律失常、正性肌力和发热可导致心动过速,是 LVOTO 的诱发因素;因感染性休克或麻醉药物引起的血管张力下降也被报道会诱发 LVOTO。LVOTO 可能是由于儿茶酚胺,如多巴酚丁胺,增加了 LV 的收缩力,在收缩过程中使 LVOT 变窄所致。研究表明,17%~43%的患者在常规心脏科检查时,在多巴酚丁胺负荷超声心动图检查中也可出现 LVOT 梯度增大。

与二尖瓣反流相关的 LVOTO 可能导致重症监护病房患者在手术期间或术后发生严重休克。左心室流出道梗阻是一种动态状态,受容量状态的波动、自主神经活动,甚至患者的体位影响。出血、过度利尿导致低血容量,这会增加交感神经系统的输出,高水平的儿茶酚胺能增强正性肌力和变时效应,这两种效应对 LVOT 梗阻均有不良影响。由于增强的正性肌力效应,左室收缩力的增加,加速血流通过 LVOT。另一方面,心动过速可缩短左室充盈时间,减少舒张末期容积,进而减少收缩期 LVOT 横截面积,进一步加快血流流过左室流出道的流速;结果,心排血量减少,低血压恶化,进一步激活交感系统。这个过程可能进入恶性循环,直到最初的病因被中断。

患者基础存在左心室肥厚,可使其在出现低血容量时容易出现 D-LVOTO。而应用扩血管药物会加重梗阻。

(三) 左心室流出道梗阻的特殊病理生理状态

1. 术中左心室流出道梗阻 术中刺激、麻醉药物诱导的血管麻痹和出血继发的低血容量可引起左室高度动态收缩状态。在这种情况下,D-LVOTO 可以在术中发生,甚至在术前无症状且没有左室解剖异常的患者中也会发生。

2. 术后左室流出道梗阻 LVOTO 可以在非心脏手术或心脏手术后发生,甚至是没有已知心脏病的患者。LVOTO 可能是短暂的,在术后可能是由于低血容量和使用镇静剂引起血管扩张,它是术后不明原因低血压的常见原因之一。

3. 二尖瓣成形或二尖瓣更换 已发表的报告表明,在大约 5%的病例中,二尖瓣成形手术可能被 SAM 和 LVOTO 复杂化,SAM/LVOTO 可能与二尖瓣修复中的技术因素直接相关,包括使用刚性环、全身麻醉以及注射肌力药物如多巴酚丁胺等。

4. 主动脉瓣置换 主动脉瓣置换术后主动脉瓣狭窄可发生于主动脉硬化,左室肥厚合并一些手术相关病理生理征象,如低血容量、失血,或多巴酚丁胺输注是导致 LVOTO 的因素。

5. 肺高压（具体机制）　在急性或慢性肺源性心脏病患者中可观察到 LVOTO，在这种情况下，右心室增大，LV 大小随着 LV 形状的改变而减小。二尖瓣靠近室间隔，与其他情况一样，诱发 LVOTO 的因素包括麻醉、儿茶酚胺输注或心动过速等。

6. 急性心肌梗死　在这种情况下，动态 LVOTO 的机制是存活的心肌节段进行代偿性运动，当只有一根冠状动脉（通常是左前降支）受到影响时更常见。其余未受损伤的心肌节段补偿心肌梗死受累心肌节段；正常心室几何形状的扭曲可能导致心室系统向下倾斜导致动态 LVOTO。此外，二尖瓣环钙化和多余的二尖瓣小叶组织可导致二尖瓣的前移位。部分二尖瓣小叶穿过交会点，突出进入流出道，从而引起 D-LVOTO。然而，D-LVOTO 也可以发生在其他情况下，包括成功的经皮冠状动脉介入治疗后低血容量导致的。

7. 应激性心肌病　LVOTO 可发生在 Takotsubo 心肌病患者，其特点是在无明显冠状动脉疾病的情况下，大部分存在短暂的、明显的 LV 心尖壁运动异常，并保留了心脏基底部的功能。有研究发现 Takotsubo 心肌病患者中观察到近 15% 的动态 LVOT 梯度。Takotsubo 心肌病机制包括儿茶酚胺毒性损害冠状动脉微循环和多处冠状动脉痉挛等。循环内的血浆儿茶酚胺水平升高可能会增加 LV 的收缩力，导致 LVOT 的降低，最终导致 LVOTO。

Takotsubo 心肌病（TTC）被认为是一种独特的可逆性急性心肌病，其主要特征是包括动态左室流出道梗阻在内的各种特殊并发症。在 TTC 情景下，LVOT 梯度是众所周知的，它是一种早期发生的现象，与室壁运动异常同时发生，通常与明显的血流动力学损害有关。另一方面，TTC 可能会导致左心室（LV）几何结构的各种持续性或永久性的改变（心室间隔厚度增加，室管扩张等），也可能会在已经存在的心肌病理包括肥厚型心肌病（HCM）、高血压性心脏病的背景下，引起多种显著的临床表现（晚发性 LVOT 梯度、舒张功能障碍和心律失常加剧等）（表 20-1）。

表 20-1　TTC 合并 LVOTO 的早发型和晚发型特征

	早发型 LVOTO	晚发型 LVOTO
出现时机	通常在 TTC 初期阶段，伴有局部室壁运动异常	TTC 的后期或恢复期
机制	局部运动过度增强（常为 LV 基底段）	LV 出现暂时的结构几何改变（室壁厚度，直径）
TTC 发病前是否合并存在心肌病	并非必需	此为先决条件
持续时间	仅仅在 TTC 存续期间存在	在 TTC 后也可能存在，甚至永久
可逆性	可逆的	不可逆的，部分可逆的，或仅仅很少可逆
可预测因子	没有统一的预测因子（相对后壁增厚，小 LVOT 直径等）	存在亚临床或此前存在的心肌疾病
临床表现	以可逆性血流动力学表现为主	常伴有晕厥、心绞痛、严重心律失常、猝死等严重并发症
临床意义	- 很少或没有长期临床相关性 - 急性 TTC 过程严重程度的潜在标记（提示交感神经活动水平相对较高）	- 强烈提示存在心肌疾病，包括 HCM - 长期预后较差，因其持续性或潜在的永久性以及潜在的心肌疾病的风险 - 强烈需求预防未来的 TTC 复发

8. **高血压**　必须强调的是,SAM 通常发生在严重未经治疗的高血压患者中,然而,在多巴酚丁胺激动超声心动图中,LVOTO 可以是潜伏的和动态的,但这些病例大多没有显示任何明显的临床或血流动力学变化,在 ICU 合并 LVOTO 的患者中,常可观察到高血压合并左室肥大的病史。

9. **机械正压通气**　机械通气在低血容量的情况下也能诱导 LVOTO,在机械通气吸气期,胸腔内压升高,静脉回流减少,导致右心室后负荷增加,右心室 SV 减小。因此,几秒钟后,左室前负荷降低,左心室充盈不足,导致左心室形状发生改变,在低血容量的情况下,这种现象会被放大,并可能发生 LVOTO。

10. **感染性休克**　218 例感染性休克患者中,我们观察了 47 例(22%)LVOTO 患者,这组患者的死亡率很高,与没有 LVOTO 的感染性休克患者相比,高达 53%(24%)。

11. **左心室收缩过度**　仅有 2 例患者存在左室肥大,43%的患者存在舒张末期后壁厚度至少 12mm,4%的患者存在间隔舒张末期壁厚度至少 13mm,19%的患者存在间隔最大厚度至少 15mm。这表明二维超声心动图显示的壁增厚实际上与假肥大相对应,所有 LVOTO 患者对输液有反应(尽管 SVV 不高),LVOTO 降低,心排血量增加,临床改善。

(四) 肥厚型心肌病的动态流出道梗阻

尽管肥厚型心肌病是 LVOTO 常见的解剖学基础疾病,但临床上仅有 25%~30%的肥厚型心肌病患者在静息状态下即表现出 LVOTO。大多数患者日常并无流出道梗阻表现。然而在某些刺激因素(如运动)诱导下,60%的肥厚型心肌病患者可发现 LVOTO,甚至是导致心功能不全、休克加重的主要原因。这部分伴有动态流出道梗阻的 HCM 患者的识别和诊断是体现重症超声优势的重要场景之一。

三、动态左室流出道梗阻的病理生理改变

D-LVOTO 是一种独特的现象,通常发生在二尖瓣瓣叶异常插入左心室流出道内,这种几何结构的异常导致一过性解剖结构的改变,例如二尖瓣瓣叶面积增加导致瓣叶松弛,前乳头肌位移减少了对后叶的抑制力等因素。当血流被迫绕过肥厚且不对称室间隔时,血流冲击二尖瓣并在收缩期前向移动(systolic anterior motion,SAM),因此,SAM 可以被描述为中心二尖瓣瓣叶(A2 和/或 P2)脱垂到 LVOT。虽然室间隔肥大也减少了 LVOT 横截面积而直接导致动态梗阻,但二尖瓣瓣叶运动紊乱作为 SAM 的主要原因已在临床中确立。这个理念的重要意义在于没有室间隔肥厚的基础上也有可能出现 SAM 征,早年人们用文丘里现象来解释 SAM 征,现在这种理论受到挑战,因为在 SAM 发病时流速是正常的,而这种低流速无法产生明显的文丘里现象;但值得注意的是,一旦血流速度随着流出道梗阻的发展而增加,SAM 可能会被文丘里力强化。其他二尖瓣异常包括退行性小叶改变,畸变的脊索附件和乳头肌异常。导致二尖瓣小叶伸长的原因尚不清楚,但认为可能是复杂因素的组合,如瓣叶和腱索的异常牵引力和张力等。

研究发现,左心室血流冲击二尖瓣后面的推力是启动 SAM 的主导动力。在 59%的患者中,因为增厚的室间隔使得血流方向偏转向后,血流在瓣膜后部推动。另外 41%的患者舒张末期流入二尖瓣的前向血流从室间隔反弹回来,从而在等容收缩期间产生漩涡推动瓣膜后侧,使二尖瓣的小叶提前进入射血流出道(图 20-1)。

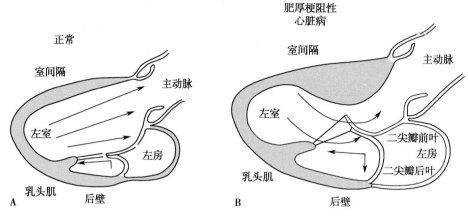

图 20-1 正常情况下的血流(A)和肥厚型心肌病情况下的血流方向(B)

四、ICU 患者左室流出道梗阻的临床表现

ICU 中患者动态流出道梗阻的临床病程表现为极端异质性,尽管左室射血分数正常甚至超正常,但心力衰竭症状的发展是不可预测的,临床表现也可以仅仅是患者出现脱机困难,为了解释血流动力学恶化的病因,提出了多种血流动力学机制(图 20-2):左室松弛受损、左室刚度增加、左室功能受损、左室充盈压力升高均被认为是动态流出道梗阻的主要机制。心肌缺血、左室压力过负荷并伴 LVOT 梗阻、二尖瓣反流可进一步升高左室舒张压,导致更严重的症状。但是,动态 LVOT 梗阻与心功能不全的症状之间的关系是可变的,这可能是由于 LVOT 梗阻的不稳定性,流出道压力梯度受左心室大小、收缩性和负荷条件影响很大。

另一方面,一部分有显著 LVOT 梯度的患者(如压力阶差>50mmHg)却可能没有临床症

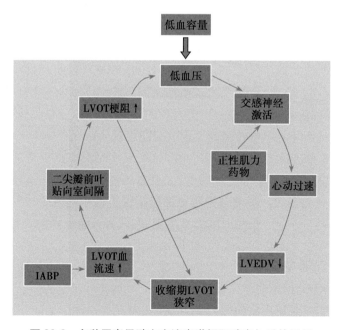

图 20-2 多种因素导致左室流出道梗阻动态加重的机制

状,这可能与患者存在较大的左室容积减少二尖瓣瓣松弛有关,可以解释这些没有患者梗阻带来的临床症状。同时,低容量状态会导致一系列的效应而导致肥厚的左室流出道梗阻进一步加重。

五、ICU 患者左室流出道梗阻的治疗

LVOTO 的治疗目的是增加后负荷、增加前负荷、降低心率、降低左室收缩力,针对已被确定为诱发因素积极去除。首先,如果可能,应停止或至少减少所有正性肌力药物、β 受体激动剂、利尿剂和硝酸盐输注。特别需要注意的是主动脉内球囊反搏在这种患者中应用是有反指征的。其次,在没有右心室扩张的情况下,输液可以增加前负荷和 LV 的大小。扩容对存在 LVOTO 的感染性休克患者中特别有用,它能减少左室梗阻,增加心排血量,提高组织灌注。第三,当 LVOTO 在停止肌力药物和静脉输液后仍然持续存在时,可考虑药物治疗。一线药物治疗包括非血管扩张 β 受体阻滞剂滴定到最大耐受剂量;β 受体阻滞剂通过降低心率、改善舒张容积、发挥负性肌力作用或抑制儿茶酚胺过度活性,如在心尖球形综合征中亦所起治疗作用,进而降低 LV 的收缩力,可改善临床和血流动力学征象。Morelli 等人最近的研究表明,在收缩期无功能障碍和心动过速的感染性休克患者中,β 受体阻滞剂可以降低死亡率,而不会对血流动力学造成任何有害影响。对于严重哮喘患者,维拉帕米或地尔硫草可以替代 β 受体阻滞剂,丙吡胺也已成功用于左心室收缩力降低严重 LVOTO 的患者。超声心动图评估 LVOT 在梗阻方面的作用是诊断重症监护休克患者 SAM/LVOTO 的关键(图 20-3)。

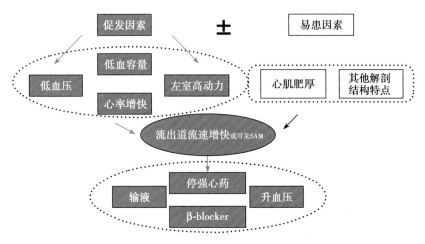

图 20-3　非肥厚型心肌病的 LVOTO 患者的治疗流程图

（杜微　汤铂　王小亭）

第二十一章

肺 栓 塞

　　肺栓塞（pulmonary embolism, PE）是来自静脉系统或右心的栓子阻塞肺动脉或其分支所导致的疾病，它是继心肌梗死和脑卒中后血管性死亡的第三个常见原因，也是住院患者可以预防的主要死亡原因。每10万人中约有7例患者发生PE，2004年对6个欧洲国家总人数约45 400万例的流行病学调查发现，超过31 700例死于静脉血栓栓塞，其中59%死于生前未诊断出的PE。根据PE发生后的不同血流动力学状态，其死亡率可达8%~65%，幸存者可能会形成严重肺动脉高压并持续终身，造成巨大的卫生保健负担。PE绝大多数（90%~95%）是深静脉血栓形成的结果，最常见于下肢、骨盆静脉或下腔静脉内深静脉血栓形成（deep venous thrombosis, DVT）。临床上，很多检查均有助于肺栓塞的诊断，如心电图、血气分析、D-二聚体、磁共振等，目前增强计算机断层扫描肺血管造影（CTPA）和肺动脉造影术是PE诊断的金标准。而心脏超声因其简单、低成本、无创以及使用灵活等特点，已经成为了PE诊断的一种非常有用的辅助手段。值得注意的是，因超声心动图极少能发现肺栓塞的直接证据，并不能用于诊断PE，而是只用于鉴别诊断和PE危险分层。

一、肺栓塞的常规方法监测

（一）心电图

　　心电图作为临床上针对急性胸痛诊断的常规检查，尤其是在基层医院，是肺栓塞诊断和鉴别诊断的主要手段之一。肺栓塞心电图最常见的表现为：①$S_I Q_{III} T_{III}$（图21-1），但是具有这种典型表现的临床上只占5%~37%，所以要求具备这种心电图表现才能确诊会漏诊大部分肺栓塞患者；②新出现的完全性右束支阻滞（20%）；③窦性心动过速；④右胸导联（III、V_1~V_4、V_{3R}、V_{4R}）T波倒置及ST段改变；⑤aVR导联的R波增高；⑥肺型P波或者不明原因的心房颤动。

（二）血气分析

　　急性肺栓塞一旦发生，可引起反射性支气管痉挛，同时由于血栓本身释放的5-羟色胺、缓激肽、组胺、血小板活化因子等也促使气道收缩，增加气道阻力，肺通气量减少。栓塞后肺泡表面活性物质减少，肺泡发生萎陷，肺顺应性下降；肺泡表面活性物质减少，又促进肺泡上皮通透性增加，引起局部或弥漫性肺水肿，通气和弥散功能进一步下降。栓塞部分形成无效腔样通气，不能进行气体交换，未栓塞部分的肺血流相对增加，致肺通气/灌注比值严重失衡。这些因素导致低氧血症和$P(A-a)O_2$升高。此外，由于过度通气，导致发生低碳酸血症和呼吸性碱血症。

　　血气分析是一种快速、简便易行的无创检查，虽然在确诊急性肺栓塞方面仍有其局限性，但将动脉血气指标，$P(A-a)O_2$、$PaCO_2$和PaO_2进行综合分析可以提高对可疑肺栓塞的

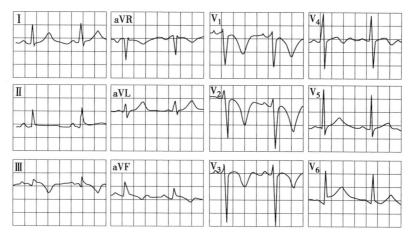

图 21-1　急性肺栓塞患者（经 CTPA 证实）的心电图表现：$S_I Q_{III} T_{III}$

诊断敏感性，对急性肺栓塞筛选诊断具有重要的临床意义。

（三）D-二聚体

D-二聚体（D-Dimmer）是血浆交联纤维蛋白单体经纤溶酶水解所产生的一种特异性降解产物，D-二聚体水平升高反映了凝血和纤溶的激活。D-二聚体水平在急性血栓形成时会升高。由于 D-二聚体诊断深静脉血栓的特异性较差，因此 D-二聚体的升高对 PE 的诊断并没有帮助，D-二聚体阳性作为怀疑肺栓塞并开始诊断工作的依据。仅仅在临床疑似肺栓塞后，再检测 D-二聚体的水平有一定的临床意义，如果 D-二聚体的水平并没有升高，提示患者出现急性肺栓塞的可能性较小。

（四）CT 肺动脉造影（CTPA）

肺栓塞的 CT 诊断主要靠 CT 肺动脉造影（CTPA），在静脉注射造影剂后，肺动脉可直接显影，可清楚显示腔内血栓部位、形态、范围、血栓和管壁的关系及内腔受损状况。

肺动脉内的充盈缺损是肺栓塞的直接征象。根据栓子大小、新鲜或陈旧程度不同，可表现为中心的、偏心的或附壁的充盈缺损，从而造成不同程度的狭窄。充盈缺损的形态分 4 种形式。中心性充盈缺损：充盈缺损位于管腔中央，周围见对比剂充盈即轨道征；部分充盈缺损：充盈缺损位于管腔一侧，旁边见对比剂充盈；附壁充盈缺损：充盈缺损紧贴管壁；完全闭塞：受累肺动脉管腔内无对比剂充盈。4 种直接征象中，部分充盈缺损最常见（图 21-2）。

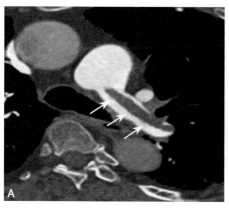
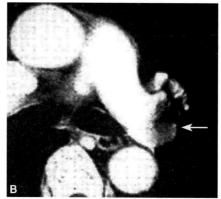

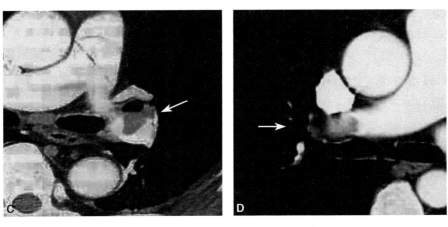

图 21-2　急性肺栓塞 CTPA 的直接征象——充盈缺损
注:A. 中心性充盈缺损;B. 部分充盈缺损;C. 附壁充盈缺损;D. 完全性闭塞。

　　另外,CTPA 还可以发现一些 PE 的间接征象。间接征象中,比较重要的是"马赛克"征,即肺内灌注的不均匀,表现为在肺窗上肺灌注正常或过度灌注区与灌注下降区相间存在,但是此征象不具备特异性。当栓塞肺动脉所支配区域发生坏死时,就会出现典型的肺梗死的征象,梗死灶表现为楔形致密影,底边位于胸膜,尖端指向肺门。如果 PE 引起肺动脉压力升高,可能会出现主肺动脉或/和左、右肺动脉扩张;右心室增大等 CT 征象(图 21-3)。

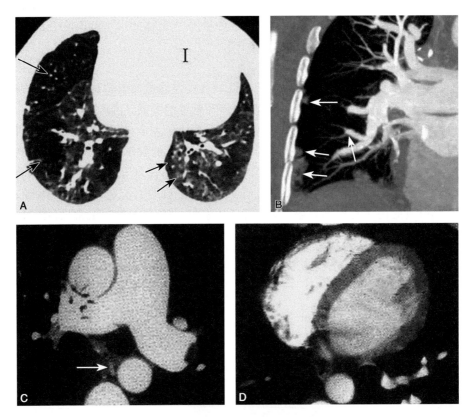

图 21-3　急性肺栓塞 CTPA 的间接征象
注:A. 马赛克征;B. 肺梗死;C. 肺动脉干增粗;D. 右心增大。

（五）放射性核素肺通气/血流（V/Q）灌注显像

V/Q显像是在静脉注射或者吸入标记有^{99m}Tc的放射性同位素后进行显像。肺灌注显像反映肺组织的血流灌注情况,而肺通气显像则反映肺组织的气体充盈情况。目前,广泛采用肺栓塞诊断前瞻性研究（PIOPED）诊断标准,将图像分析结果定义为高度可能性、中度可能性、低度可能性、更低可能性及正常。结果为高度可能性的患者结合临床资料可以诊断为肺栓塞,结果正常的患者可排除肺栓塞的诊断,而其他结果则需要进一步检查以明确诊断。V/Q显像已广泛被CTPA取代,主要用于有CTPA禁忌证患者,多数为肾功能衰竭患者。

（六）磁共振成像技术

磁共振成像常规采用自旋回波和梯度回波脉冲序列扫描,对主肺动脉和左、右肺动脉主干的栓塞诊断有一定价值。平扫磁共振血管造影的影响因素多,限制了其临床应用;增强MRA的扫描时间长,容易受呼吸、心搏影响产生伪影。Bergin一组手术与诊断对比研究报告,MRA与CTPA相比,对中央型肺动脉栓塞诊断的敏感性仅为36%,特异性为65%。可见,到目前为止,对肺动脉栓塞的诊断,螺旋CT血管造影效果明显优于MRA。

（七）肺动脉造影

肺动脉造影是指经股静脉插管作选择性肺动脉造影,表现为肺动脉腔内充盈缺损、完全闭塞及部分闭塞等,是临床诊断的"金标准"。但实际上肺动脉造影并未能得到广泛的应用。对于急性肺栓塞,因患者处于紧急状态下,此项检查几乎不可能实现。血管的重叠使外围肺动脉栓塞显影受到限制,合并胸肺疾病可产生假阳性是其缺点。

二、肺栓塞的心脏超声诊断

（一）肺栓塞超声心动图检查的病理生理学基础

PE主要由来源于下肢形成的深静脉血栓随血流到达右心房、右心室,再经右室流出道栓塞于肺。根据其栓塞肺血管床面积的大小造成不同程度的肺动脉阻力的增加和气体交换障碍,再因PE发生的快慢程度及患者基础心肺功能的不同状态,继而引起不同程度的右室形态改变及功能障碍,过高的右室压力会引起左室充盈下降,导致左室搏出量下降、体循环缺血,极其严重时出现全身顽固性低血压甚至心搏骤停。故超声心动图用于PE的检查主要是发现有无下肢深静脉血栓（DVT）,有无肺动脉高压,有无右室形态改变及功能障碍,以及鉴别顽固性低血压的病因。

（二）肺栓塞超声心动图检查的解剖学基础

1. 下肢静脉　下肢静脉内有丰富的向心单向开放的瓣膜,阻止静脉血逆流,保证下肢静脉血由下向上,由浅入深地单向回流。下肢静脉分为浅、深两组,浅静脉和深静脉有许多交通支相连,最终汇入深静脉。浅静脉主要有大隐静脉和小隐静脉,足和小腿的深静脉均分为两条;胫前、胫后静脉汇合成腘静脉,穿收肌腱裂孔移行为股静脉,达腹股沟韧带深面移行为髂外静脉。股静脉收集下肢所有浅、深部的静脉血,最后流向心脏。如以下路径所示:下肢浅静脉→胫前、后静脉→腘静脉→股静脉→髂外静脉→髂总静脉→右心房→右心室。在临床上,下肢深静脉血栓形成所导致的血栓脱落也是遵循了上述路径最后嵌入肺动脉内,引起肺栓塞。

2. 右心系统　卵圆孔是房间隔中部的一个开放区,位于胚胎期原发间隔与继发间隔的交界处,通常由原发间隔的一个薄片所覆盖。出生建立了正常的肺循环后,卵圆孔闭合,当发生PE后,肺血管床阻力增加并向后顺延,导致右房压力上升,卵圆孔重新开放。右心室位于右心房前下方,大致为三角形,由前壁、下壁和外侧壁组成,其包括右室流入道及右心室心尖部,大动脉短轴切面呈围绕左心室的月牙状;右室壁心肌厚度比左室壁心肌厚度薄;右心室内膜较多粗大肌小梁,导致心内膜不易准确描记;右心室位于胸骨后的解剖位置,使得超声的透声声窗变小;右室功能受前负荷影响小,而受后负荷影响大。

3. **肺动脉(pulmonary artery,PA)** 肺动脉起于右心室,在主动脉之前向左上后方斜行,在主动脉弓下方分为左、右肺动脉,经肺门入肺。左肺动脉较短,在左主支气管前方横行,分二支进入左肺上、下叶。右肺动脉较长而粗,经升主动脉和上腔静脉后方向右横行,至右肺门处分为三支进入右肺上、中、下叶。由于肺动脉连接着输送静脉血的右心室,所以它输送的是静脉血。肺动脉段突出是肺动脉高压的表现。

心尖四腔心、胸骨旁短轴、右心室流入流出道、肺动脉干、剑突下四腔和 IVC 切面,以及双下肢深静脉超声都可以为 PE 的诊断提供超声线索。在心脏超声中,肺栓塞直接超声征象为右心系统或肺动脉内栓子,但上述情况非常少见;间接征象可反映肺栓塞病理生理改变,包括大面积或次大面积肺栓塞时由于右室充盈压急剧增加导致的右心急性增大、右室运动障碍、IVC宽大固定,和肺动脉压力增高导致的肺动脉增宽、肺动脉瓣和三尖瓣反流等超声表现。值得强调的是,间接征象并非肺栓塞特有,还可见于右室梗死、结缔组织病、肺部疾病等,需注意鉴别。

(三) 肺栓塞的心脏超声征象

1. **直接征象(图 21-4)** 直接征象主要包括肺动脉内或右心系统内栓子。常规经超声

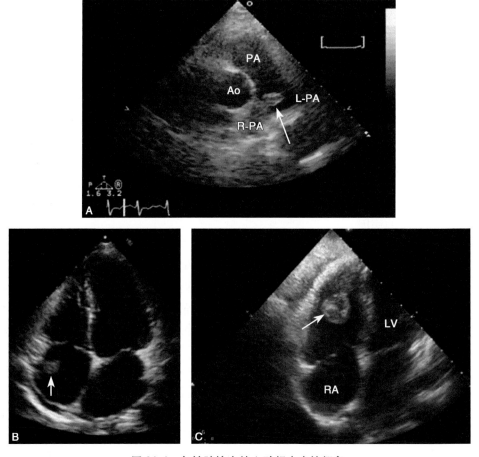

图 21-4 急性肺栓塞的心脏超声直接征象

注:A.肺动脉内血栓;B.右心房内血栓;C.右心室内血栓。

极少能直接检测出肺动脉内的血栓。通过经食管超声心动图可以看到右侧心脏结构、肺主动脉、右肺动脉（L-PA）大部分和左肺动脉（R-PA）的一部分。经食管超声心动图可在大约5%的急性肺栓塞患者中观察到心腔内血栓（通常是右心房），一般检测不到肺动脉中的栓塞。经食管超声心动图对于查看中央肺动脉（肺主动脉，右肺动脉，左肺动脉近端部分）栓子具有高度特异性（>90%）。如果超声发现右心房（RA）或右心室内血栓，同时患者存在急性右室扩张的表现，则提示急性 PE，应及早开始溶栓治疗。

2. **间接征象**　间接征象主要包括右心室的扩张，室间隔矛盾运动及下腔静脉增宽（图21-5）。在没有明显的左室瓣膜或室性疾病或已知肺部疾病的情况下，约 25%肺栓塞的心脏超声可发现右心室扩张，也是进行危险分层的有价值指标。右室压力增大的情况下，室间隔会出现矛盾运动，在收缩期变得扁平或向左室弓形突出，在左室短轴呈"D"字征。另外，右心压力的升高也会使得下腔静脉回流受阻，出现明显的扩张固定的表现。

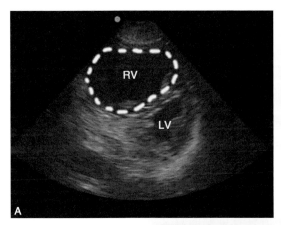
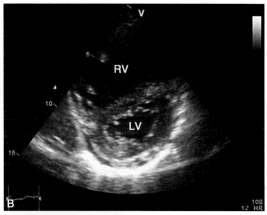
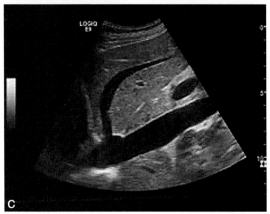

图 21-5　急性肺栓塞的心脏超声间接征象

注：A. 右心室扩张；B. 室间隔矛盾运动；C. 下腔静脉增宽。

三、肺栓塞对患者心脏功能的影响

（一）右室收缩功能下降

三尖瓣瓣环收缩期位移（tricuspid annular plane systolic excursion，TAPSE）是反映右室收缩功能的重要指标（图 21-6）。有研究表明，在急性肺栓塞患者中，TAPSE 与间接反映该疾病病死率的指标有很好相关性,可用于评价肺栓塞的预后。但是该参数仅限于评价右室游离壁在长轴方向上的收缩功能,不能反映室间隔及右室流出道的功能,此外,该指标受左心功能及心室负荷的影响,有角度依赖性。TAPSE>15mm,提示右室收缩功能正常,<8mm 提示常有严重右心功能障碍。在肺栓塞时,右室游离壁尖端运动正常或增强,右室游离壁其余部分运动低下或消失(可能是继发于游离壁缺血),这种征象被称为 McConnell's 征。McConnell's 征被认为是 PE 最具体的超声心动图改变,然而它的敏感性却非常低。

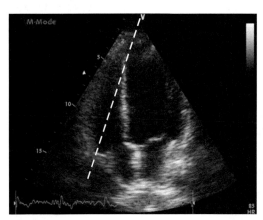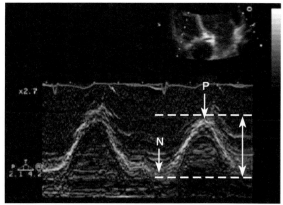

图 21-6　三尖瓣瓣环收缩期位移(TAPSE)的测量

(二) 肺动脉压力升高

肺动脉压力的升高是肺栓塞时造成患者血流动力学改变的主要原因。因此,肺动脉压力的测量对于肺栓塞时的血流动力学评估有着重要的意义。在没有右心室流出道梗阻或肺动脉狭窄时,肺动脉收缩压=右室收缩压,这时常规利用三尖瓣反流法估测肺动脉收缩压(PASP)。有部分肺动脉高压的患者中可能不出现三尖瓣反流。在 PASP≥35mmHg 的患者中只有 80%出现三尖瓣反流,而在 PASP>50mmHg 的患者中三尖瓣反流的比例超过 95%。当无三尖瓣反流或 TRV≤3.4m/s 时,需结合肺动脉增宽、肺动脉瓣反流、右心扩大运动障碍,以及 IVC 宽大伴吸气塌陷率下降等超声表现来诊断肺动脉高压,同时需鉴别由于左心功能障碍和结构异常引起的左心源性肺动脉高压。在无三尖瓣及肺动脉瓣反流等情况时,肺动脉压还可用肺动脉血流频谱的加速时间来估计肺动脉压。

四、重症超声诊断肺栓塞的流程

对于血流动力学稳定的疑似 PE 的鉴别诊断,并不常规推荐使用心脏超声。而对于疑似高危 PE,如果超声缺乏 RV 过负荷或功能障碍的表现则可大致排除 PE 导致的休克;反之,疑似 PE 的休克患者如果不能立即行 CTPA,一旦超声证实 RV 后负荷增加并功能障碍,则可启动急诊溶栓治疗。对于高危 PE 疑似病例,重症超声还能进一步鉴别是否有低血容量、心功能不全、心脏压塞、主动脉夹层、急性瓣膜病和张力性气胸等原因所致的休克。具体流程见图 21-7。

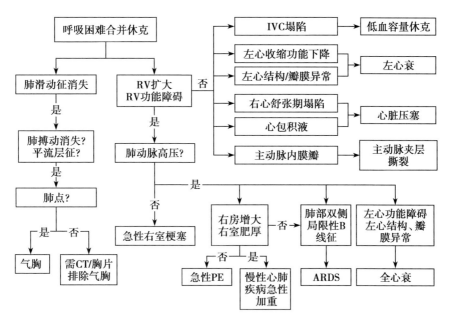

图 21-7　重症超声对高危 PE 疑似病例的诊断流程

五、小　结

由于超声心动图很少能够成为发现 PE 的唯一证据,且特异性和灵敏度都有限,在 ICU 外,超声心动图不应作为 PE 诊断的独立技术使用。右心室增大及运动功能减弱与 McConnell 征相结合似乎是右室功能障碍最有效的超声心动图标准。然而,在不明原因的休克患者中,鉴别诊断应包括可导致右心室扩张和功能障碍的许多疾病,即使超声心动图不能直接诊断 PE,但仍然可以帮助排除其他休克原因(如急性左心室功能障碍,急性心包积液、急性瓣膜病和主动脉夹层),同时按照诊断流程进行,使诊断快速窄化,为临床诊治赢得时间。

(何伟　张军伟　吕立文)

第二十二章

肺　高　压

肺高压是一种由不同病理生理改变所致肺动脉收缩所导致的肺循环阻力升高,从而引起的异常血流动力学状态,其表现为一组临床症状,由于肺动脉压力的升高,影响右心的压力,导致呼吸循环功能障碍,最终影响临床治疗的方向。该类病理生理改变在危重症患者中并不少见,值得我们关注。

一、肺高压的定义和分类

(一) 定义

根据 2015 年欧洲心脏病学会/欧洲呼吸学会(ESC/ERS)肺高压诊断和治疗指南,肺高压是指肺动脉压力(PAP)超过一定的界值的一种血流动力学异常状态,定义为静息状态下经由心导管检查测得的平均肺动脉压(mPAP)≥25mmHg。

(二) 传统分类

根据不同的临床症状、病理生理改变、血流动力学特点及治疗特点,我们将肺高压分为 5 大类,包括:

1. 动脉性肺动脉高压　其中包括:特发性,遗传性,药物和毒物所致动脉性肺动脉高压,疾病相关肺动脉高压(如结缔组织疾病,获得性免疫缺陷,门脉高压,先天性心脏病,血吸虫疾病);静脉闭塞和/或肺毛细血管瘤样增生症;新生儿持续性肺动脉高压;

2. 左心疾病所致肺高压(如左心室收缩性功能不全,左心室舒张性功能不全,心脏瓣膜病,先天/获得性左心流入/流出道梗阻和先天性心肌病);

3. 肺部疾病和/或低氧所致肺高压,如慢性阻塞性肺疾病,间质性肺疾病,其他限制性与阻塞性通气功能障碍并存的肺部疾病,睡眠呼吸障碍,肺泡低通气,长期居住高原环境,肺发育异常;

4. 慢性血栓栓塞性肺高压;

5. 未明多因素所致肺高压。

(三) ICU 中的急性肺高压的病因学分类

急性肺源性心脏病(acute cor pulmonale,ACP)是由大面积肺栓塞(massive pulmonary embolism,MPE)和急性呼吸窘迫综合征(ARDS)等引起右心室后负荷突然增加的一种致命性并发症,表现为右心室流出道阻力突然增加、右心室增大、右心室射血受损,常引起循环衰竭。超声检查可发现右心室收缩期和舒张期过负荷,表现为室间隔运动障碍和右心室增大。

右心室相较于左心室,其壁薄,受制于其后负荷,即肺动脉压力的高低。正常情况下,肺循环是低阻力状态,但是当各种原因导致了肺循环阻力升高达到一定程度,则可对右心造成影响,进而影响整个血流动力学。而这样的病理生理改变,则考虑患者可能存在急性肺源性心脏病。

因此对于重症患者而言,肺高压的影响主要分为两类。一类是由于慢性肺高压所致呼吸循环支持难度增加;另一类是各种原因,如气胸、急性大面积肺栓塞、急性呼吸窘迫综合征(ARDS)等急性病因,导致急剧的血流动力学变化,引起治疗方案的调整,以减少对血流动力学的影响,如控制补液速度、调整机械通气的参数设置等。ICU 医师需要对该类情况进行重点抢救性识别及处理。例如 ICU 常见的 ARDS,其病理生理改变是常见的影响右心功能的因素之一,且已有研究发现,其所导致的右心功能衰竭是患者 28 天死亡率的独立危险因素。而肺栓塞也同样存在29%～56%的患者可能发展至右心功能衰竭,从而增加患者的住院死亡风险。按照引起急性肺高压的原因,分成了以下三类(表 22-1):

表 22-1　ICU 中引起急性肺高压的原因

肺静脉压力的升高
　左心室功能衰竭
　二尖瓣反流或狭窄
　肺部静脉阻塞疾病
肺动脉压力升高
　慢性肺动脉高压加重
　低氧或高碳酸血症所致肺血管收缩
　机械通气(同呼气末正压及平台压升高有关)
　急性肺损伤或急性呼吸窘迫综合征(包括体外循环或肺移植后的肺损伤)
　大面积肺叶切除
　肺栓塞(血栓栓塞、空气、肿瘤或羊水)
　镰状细胞病中的急性胸部综合征
先天性心脏病伴肺流出道梗阻
　右室流出道梗阻
　先天性心脏病
　心脏手术后

当然临床重症患者中,存在慢性肺动脉压力升高的情况也较为常见,例如存在肺源性心脏病的患者,该类患者存在慢性肺动脉压力的升高,导致右心后负荷长期慢性地增加,右心室作功增加,从而引起右心室扩张及室壁增厚。该类病理生理改变也同样会影响临床的治疗决策,例如液体管理,机械通气等。

二、肺高压的血流动力学病理生理改变

根据肺高压的病程进展,肺高压的病理生理改变可以被分为三个期,每个期均有其特色的临床表现及超声心动图表现(图 22-1)。

1. **肺血管功能障碍——肺血管压力升高**　该期是肺血管压力开始升高但未尚未引起右心压力明显升高的时期。因此,该期主要临床表现与肺血管压力升高相关,如出现呼吸困难、干咳等表现。此时可出现肺血管压力升高的超声表现,如肺动脉瓣前向血流加速等。

2. **右心压力升高代偿期**　随着肺血管压力的进一步升高,右心压力升高,但尚在代偿期,未引起明显的血流动力学改变。临床可表现出右心压力升高,如颈静脉怒张、肝淤血、双下肢水肿等。此时的心脏超声可发现右心室形态改变,左右心室比例失调。左右心室的面

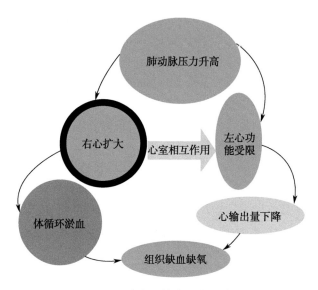

图 22-1　肺高压的病理生理过程

积比例可以在心尖四腔心切面或者 TEE 的食管中段四腔心切面进行测量：当舒张末期右心室面积/左心室面积>0.6 但<1.0 时，考虑右心室中度扩张；当右心室面积/左心室面积>1.0，考虑右心室重度扩张，侧面反映了右心室压力的升高。同时由于右心室后负荷的增加，右心室的运动可能受限，而表现出 TAPSE 的下降<16mm；而三尖瓣可进一步出现三尖瓣反流，其反流速度>2.8m/s 或者在既往三尖瓣反流基础上反流量增加。而反映右心前负荷的下腔静脉，也可出现充盈固定，表现为下腔静脉>21mm，吸气塌陷率下降（用力吸气<50%，平静呼吸<20%）。

3. 心室相互作用恶化期　而随着进一步的肺血管压力的增加，右心室的压力超过了左心室压力。根据心室相互左右的原理，在左心室舒张期，甚至是收缩期及舒张期，右室均会压迫左室，影响左心室的舒张和收缩功能，从而进一步影响心排血量及全身组织灌注，导致全身脏器缺血缺氧，多器官功能衰竭。在此阶段，临床上可表现出各种由于心排血量下降而引起的各种灌注不良的表现。此时的心脏超声可表现出右心室/左心室面积比例常大于1.0，在胸骨旁短轴，表现出舒张期"D"字征或双期"D"字征，TAPSE 进一步下降，三尖瓣反流进一步增加，反流速度常常>3.4m/s。

三、肺高压的临床评估

肺高压的临床评估包括了临床表现、心电图表现、胸部 X 光、肺功能测试和动脉血气、心脏超声和有创血流动力学监测。肺高压的临床表现并不典型，多数与右心室功能障碍程度有关，如呼吸困难，疲倦，虚弱，心绞痛甚至晕厥。也有少数患者表现为干咳，活动后恶心及呕吐。随着右心衰竭进一步加重，可表现出腹部膨隆、膝关节水肿等体循环淤血。查体可发现左侧胸骨旁膨隆，第二心音增强，听诊收缩期右心室三尖瓣反流杂音及舒张期肺动脉反流杂音。颈静脉怒张，肝脏长大，腹水增多，外周水肿等。心电图可表现为肺高压的异常心电图通常包括：肺性 P 波，电轴右偏，右束支传导阻滞，QTc 延长。而不同原因所致的肺高压，胸部 X 光表现有所差异。肺功能测试和动脉血气主要用于鉴别是否存在潜在气道和实质性肺部疾病的情况。由于重症患者多为气管插管，镇痛镇静等情况，无法配合肺功能测试，故主要以动脉血气分析为主,协助诊治。超声心动图主要通过各种切面评估是否存在肺高压及其出现的病因。心导管是诊断肺高压,尤其是肺动脉高压的主要手段之一,测量 PCWP 可以有助于鉴别诊断。有创血流动力学监测的动态评估包括肺血管舒张实验、补液实验判断是否存在肺高压及其原因。值得注意的是,目前并没有明确的诊断肺高压的有创监测数据截断值,因此需要临床医师整合其他的诊断指标,包括病史,查体,心脏超声检查结果,进行综合判断。

四、肺高压的超声检查方法及超声征象特点

(一) 肺高压超声检查常用检查手段及常用切面

肺高压的超声检查,主要探求肺血管的压力及其压力升高所带来的左右心室相关的超声变化,评估的手段包括经胸心脏超声评估及经食管心脏超声评估。经胸心脏超声评估主要在胸骨旁短轴评估左心室离心指数,大动脉短轴切面评估肺动脉瓣前向血流速度,心尖四腔心切面进行左右心室面积比例的测量,TAPSE 的测量,三尖瓣反流速度的测量,在组织多普勒下测量三尖瓣环运动的峰速度等。而剑突下下腔静脉切面可辅助判断右心压力的大小。

经食管心脏超声主要在食管中段心尖四腔心切面测量左右心室面积比例、右心室面积变化分数;在经过胃乳头肌短轴平面测量左心室离心指数。

(二) 急性肺源性心脏病的超声心动图特点

1. 右心室收缩过负荷　正常情况下,由于左心室压力始终高于右心室压力,故而室间隔凸向右心室,在胸骨旁短轴表现为"CO"形。而急性肺源性心脏病时,由于右心室压力的急剧增加,室间隔将会向左心室偏移。根据压力梯度的程度不同,心脏超声可发现左右心室在胸骨旁短轴的形态表现,可以从左心室舒张期室间隔出现形态改变,到左心室收缩及舒张期室间隔出现形态改变。我们根据胸骨旁短轴的心室形态分别称之为"舒张期 D 字征"和"双期 D 字征"(图 22-2)。大面积肺栓塞的患者,除了上述室间隔异常表现外,还可出现右室游离壁运动减弱表现。

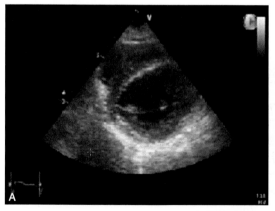
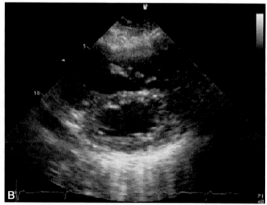

图 22-2　舒张期(A 图)D 字征和双期(B 图)D 字征

心脏超声的多普勒频谱改变主要表现为右心室和肺动脉流出道收缩期峰值血流速度明显降低。脉冲多普勒显示,肺动脉瓣血流频谱加速时间、血流持续时间及加速时间/血流持续时间比率减小,射血前期/射血期比值增大。右心室压力负荷突然增加使肺动脉血流速率

明显降低。大面积肺栓塞所致 ACP 患者,常观察到肺动脉血流频谱呈现收缩中期断流的双峰改变,即血流频谱表现为收缩早期突然加速,加速支上升陡直,峰值流速前移至收缩早期,而后提前减速,收缩晚期血流再次加速,出现第 2 个较低峰(图 22-3)。部分肺动脉血流频谱呈单峰者,加速时间明显缩短,频谱形态似倒置直角三角形。进行或持续性急性压力超负荷使肺动脉血流速率与主动脉血流速率相同,并伴有峰速度增加或提前。严重肺动脉栓塞所致 ACP 者常出现不同程度的三尖瓣反流。彩色多普勒可显示三尖瓣反流,测定三尖瓣最大反流速度可评价肺动脉收缩压,三尖瓣反流速度的不同,结合是否存在其他肺高压的超声征象可对于肺高压的危险程度进行评价(表 22-2、表 22-3)。最后,严重右心室压力超负荷引起心排血量减少,心排血量可通过主动脉和肺动脉血流速度时间积分测得。

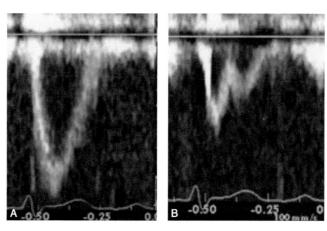

图 22-3　肺动脉血流频谱
注:A. 正常;B. 急性肺心病时,可见收缩中期断流的双峰改变。

表 22-2　存在肺高压临床症状患者的超声心动图诊断危险程度

三尖瓣反流速度/(m·s⁻¹)	是否有其他肺高压的超声征象(表 22-3)	肺高压的危险程度
≤2.8 或无法测量	无	低危
≤2.8 或无法测量	有	中危
2.9~3.4	无	中危
>3.4	不需要	高危

表 22-3　其他提示可能存在肺高压的征象

心室	肺动脉	下腔静脉和右心房
右心室基底部直径/左心室基底部直径>1.0 室间隔变平(左心室离心指数>1.1)	右心室流出道肺动脉瓣切口收缩中期多普勒加速时间<105ms 舒张早期肺动脉瓣反流速度>2.2m/s 肺动脉直径>25mm	下腔静脉>21mm,吸气塌陷率下降(用力吸气<50%,平静呼吸<20%) 右心房面积(收缩末)>18cm²

2. 右心室舒张过负荷　右心室扩张是右室舒张过负荷的典型变现。右室舒张期内径可以从心尖四腔心切面或经食管超声测定右心室长轴舒张末面积获得。右心急剧扩张时可压迫左心室,右心室/左心室舒张末面积比率可用于判断右室是否扩张。一般认为,舒张末期右心室/左心室比率>0.6 为中度右心扩张,≥1 为重度右心扩张。右室舒张期过负荷还会

引起下腔静脉与卵圆孔的改变。舒张期右心室增大,由于压力的传导,常伴有右心房和下腔静脉扩张。肺动脉高压右心功能不全时引起右心房平均压力增高,使下腔静脉内径小于呼气时最大直径的 40%。当基础并无慢性肺动脉压力升高的患者(例如慢性阻塞性肺疾病),若下腔静脉出现充盈固定,往往提示患者的肺高压已经带来了血流动力学后果。当肺高压形成,右心房压力升高时,可心房水平的右向左分流也有可能出现,主要表现为卵圆孔的开放。

需要注意的是右心室的急性扩张需与慢性肺源性心脏病进行鉴别。在影像学上,两者的主要区别主要表现为右心室壁厚度和是否存在左室受累来进行鉴别。慢性肺源性心脏病时舒张期,剑突下四腔心切面测得右心室壁厚度明显增加(>0.5cm,通常超过 0.9cm),右心室腔内有明显肌小梁形成。另外,慢性肺源性心脏病时常出现左心室肥厚,常累及室间隔和左室游离壁。

ACP 时右心室增大还需同右心室梗死患者进行鉴别,其临床表现同 ACP 存在明显差异,急性心肌梗死患者可存在相应室壁运动异常。若患者存在心脏瓣膜病或扩张型心肌病引起慢性左心室扩张时,则无法通过心室舒张末面积比来评价右心室扩张程度。

3. **左心室改变**　ACP 时,一方面,由于左心室前负荷急剧下降,从而影响左心室心排血量,最终导致循环衰竭;另一方面当右心室由于压力的升高压迫左心室时,左心室舒张末容积减小,左心室舒张功能受限,在舒张期左心室和左心房压力梯度差减少,从而导致快速充盈期血流速度减慢,左房充盈压力升高,进一步加重肺高压,从而形成恶性循环。因此在肺高压患者可能会出现二尖瓣前向血流 E 峰/二尖瓣环根部组织多普勒 E' 峰比值明显升高。

综上所述,对于急性肺高压的诊疗流程中,嵌入了重症心脏超声的评估,可以更加快速、高效对患者进行诊疗,具体流程总结见图 22-4。

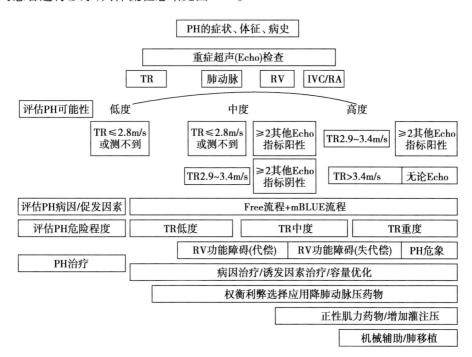

图 22-4　急性肺高压诊疗流程
注:PH,肺动脉高压;TR,三尖瓣反流;RV,右心室;IVC,下腔静脉。

对于急性肺高压的患者,若能够快速识别,及时处理病因,纠正血流动力学紊乱,可挽救患者生命。而对于重症患者,在出现肺高压时,转运风险极大,因此床旁的血流动力学评估则显得尤为重要。因此重症超声的介入,可帮助我们快速评估患者存在肺高压的危险程度,同时可以协同重症超声的血流动力学流程及改良的肺部超声评估,获取患者的肺高压原因和诱发因素,同时根据重症超声的评估进行肺高压的分级,以指导临床的分级治疗。

（尹万红　周然）

第二十三章

肺　水　肿

急性肺水肿指肺毛细血管内血浆渗入到肺间质和肺泡内,影响气体交换,从而引起咳嗽、泡沫痰、呼吸困难、低氧血症等综合征,是常见的危重症之一。临床上根据发生机制将肺水肿分为两类:一类是心源性肺水肿(cardiogenic pulmonary edema,CPE),又称为静压性肺水肿,常由各种原因所致心脏疾病的急性失代偿引起,是心力衰竭的严重阶段。另一类是非心源性肺水肿(non-cardiogenic pulmonary edema,NCPE),由其他疾病如急性肺损伤、脓毒症、过敏、高原缺氧等引起血管通透性增加,导致肺水肿。传统分类方法没有考虑到肺水肿形成的复杂性,如静压性与通透性可能同时存在等。根据肺内自然屏障即血-气屏障的病理学基础,目前将肺水肿分四种类型:静压性肺水肿;由弥漫性肺泡损害(DAD)所致的通透性肺水肿;无 DAD 所致的通透性肺水肿;混合型肺水肿(静压和通透同时存在)。各种肺水肿延长 ICU 住院时间,影响患者预后的同时大大增加医疗费用。早期识别和恰当干预是抢救急性肺水肿的重要环节。随着血流动力学监测技术如重症超声等在临床越来越多的应用,临床医师得以通过这些媒介再认识 CPE。本章重点从血流动力学角度介绍肺水肿的病因、病理生理、临床症状、监测和诊断方法。

第一节　肺循环特征

肺循环(pulmonary circulation)是指静脉血从右心室射入肺动脉,经过肺动脉到达肺内各级分支,流至肺泡周围毛细血管并进行气体交换,使静脉血变成含氧丰富的动脉血,再经过肺内各级分支汇入肺静脉,后注入左心房的过程。肺循环的具体过程(图 23-1)如下:上下腔静脉的混合静脉血汇入右心房,经过三尖瓣到达右心室,通过肺动脉瓣泵入肺

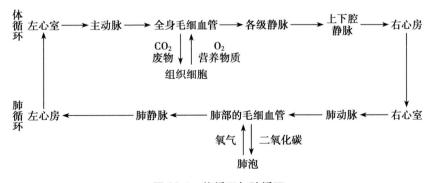

图 23-1　体循环与肺循环

动脉,标志肺循环的开始。肺动脉的静脉血到达肺毛细血管床发生氧合。由于每个肺泡周围包绕 1 800~2 000 根毛细血管,整个肺脏共有近 3 000 亿根毛细血管,使得肺血流与肺泡气体的交换面积最大化,且最大程度缩短气血交换的距离。毛细血管离开肺泡后汇聚为肺小静脉和肺静脉,回流至左心房,肺静脉口与左心房的衔接标志着肺循环的结束。肺循环的功能是使血液在流经肺泡时和肺泡之间进行气体交换。肺循环的血管系统是功能性,而非营养性,所以肺循环是一个不同于体循环的低压力、低阻力、高流量系统。

一、肺循环血管的解剖特点

肺有两套血管系统,一是组成肺循环的肺动脉和肺静脉,是肺的功能性血管;二是属于体循环的支气管动脉和支气管静脉,是肺的营养血管。正常情况下,支气管动脉与肺动脉之间可存在吻合,此处称为制约动脉,是 Von Hayek(1942 年)最先提出,制约动脉内膜的纵行肌纤维束收缩可产生持续性血管扩张,其环形肌纤维束可完全关闭血管腔,从而调节体、肺血管之间的血流,具有重要的生理功能。生理情况下,有一部分支气管静脉血液可经过这些吻合支进入肺静脉和左心房,使主动脉血液中掺入 1%~2% 的静脉血。当出现肺泡间质缺氧,或肺动脉结扎或栓塞等病理情况下远端肺动脉压降低并形成压力差,支气管动脉与肺动脉产生血管间分流,通过原有吻合支的扩张和/或形成新的吻合支来完成,可导致支气管动脉-肺动脉瘘、肺动脉高压。

(一)肺动脉

随着年龄的增长,肺动脉弹性纤维逐渐减少,管壁逐渐变薄,管腔扩大,称为"成人型"肺动脉,成人肺动脉干壁厚度约为主动脉壁厚度的 40%~70%。肺动脉起源于右心室,向后上行约 5cm 分为左、右肺动脉,分布到两肺,肺内继续分支为肺小动脉,最后形成毛细血管网环绕肺泡周围,从肺动脉主干至肺泡毛细血管网经过 17 级分支。大多数(90%以上)起于肺的纵隔面及叶间面,分支的分裂和合干频繁,形态变化多样,规律性较差,详见图 23-2。

一般将肺动脉按照直径从大到小分为弹力型、肌型及微细动脉。自肺动脉主干至肺内小动脉(直径 500μm)之间称为弹力型动脉,向外围逐渐移行为肌型肺小动脉。肌型肺动脉外直径约 80~500μm,常与末梢细支气管和呼吸性细支气管、肺泡管伴行,外径较伴随的支气管动脉粗。肺泡塌陷时,肌型肺动脉直径近似于伴行的细支气管;肺泡膨胀

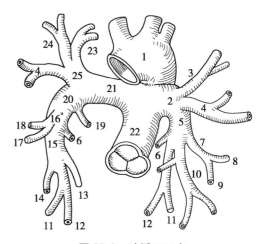

图 23-2 肺循环示意

注:1. 主动脉弓;2. 左肺动脉;3. 尖后段动脉;4. 前段动脉;5. 左肺下叶动脉;6. 上段动脉;7. 舌动脉干;8. 上舌段动脉;9. 下舌段动脉;10. 内前底段动脉;11. 外侧底段动脉;12. 后底段动脉;13. 内侧底段动脉;14. 前底段动脉;15. 右肺下叶动脉;16. 右肺中叶动脉;17. 内侧段动脉;18. 外侧段动脉;19. 升动脉;20. 右肺叶间动脉;21. 右肺叶动脉;22. 肺动脉干;23. 尖段动脉;24. 后段动脉;25. 右肺上叶动脉。

时,肌型肺动脉小于伴行的细支气管。肌型肺动脉壁组织学层次结构比其他类型动脉更清晰,分内膜层、中膜层、外膜层。其中中层比同样大小的体循环动脉中层薄,管腔更大,使得

肺动脉血流量相对较大,肺循环阻力较低,这使得肺循环不同于体循环。肺微细动脉外径常小于 $80\mu m$,在正常状态下,肺微细动脉中层无完整肌层,如出现完整肌层,称为肌型化,是肺动脉高压组织学特征之一。微动脉壁含不连续的平滑肌细胞,称为部分肌型动脉,微细动脉末梢不含肌细胞,称为无肌型动脉或毛细血管前动脉,直径约 $20\sim30\mu m$。

(二) 肺静脉

肺静脉是连接肺与左心房的大静脉。左右各两条,分别为左、右肺上静脉和下静脉。肺静脉在肺内有两种属支:段间支——行于相邻的肺段之间;段内支——行于肺段内。肺动脉、肺静脉与支气管的关系见图 23-3。

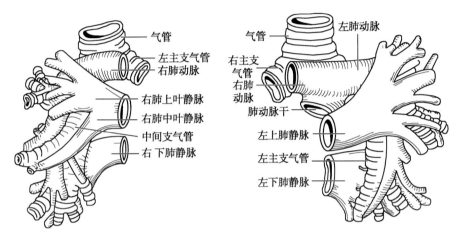

图 23-3 肺动脉、肺静脉与支气管的关系

肺静脉是人体体内唯一一个流着动脉血的静脉,肺静脉比同行的肺动脉壁薄,内无瓣膜。与肺泡毛细血管连接的肺细静脉被称为毛细血管后静脉,肺细小静脉如出现双层弹力板、肌性增厚,则称为静脉“动脉化”。正常成人此动脉化约占静脉支数的 2%,如超过 2%,则提示慢性肺静脉高压。在慢性心力衰竭、肺静脉高压的患者可见肺静脉壁增厚、内膜纤维化增厚,进一步加重可引起管腔狭窄,继发肺动脉高压。

(三) 支气管动静脉

支气管动脉属于体循环系统,流经肺的支气管动脉的血占心排血量 1%~2%,它供应肺组织包括结缔组织和大小支气管等的氧和营养物质。支气管动脉具有体循环动脉结构,管壁比同径肺动脉厚且管腔较小,分布于支气管壁、肺动脉或胸膜内。支气管动脉来自主动脉或肋间动脉,进入肺门后伴行于支气管,形成毛细血管网,后汇聚为支气管静脉,流向肺静脉和右心房。

(四) 肺泡毛细血管网

从无肌肺细动脉(毛细血管前动脉)发出致密的毛细血管网,血管间有疏松的胶原纤维。细淋巴管穿入肺毛细血管网,肺泡毛细血管网绕行于肺泡壁之间,每个肺泡表面约有 1 800~2 000 段毛细血管包绕。全部血管血量约 600ml,其中肺毛细血管内的血容量约 60~70ml,占全部肺血管血容量的 5%~10%。

肺泡毛细血管网衬有内皮细胞,内皮细胞层外绕以基底膜,内皮细胞的排列不像肺泡上皮细胞那样紧密。气血屏障(blood-air barrier)是指肺泡内氧气与肺泡隔毛细血管内血液携带二氧化碳间进行气体交换所通过的结构,其厚度约 $1.6\sim1.8\mu m$。它包括肺泡表面液体层、Ⅰ型肺泡细胞及基膜、薄层结缔组织、毛细血管基膜及内皮。

（五）体循环与肺循环吻合通路

体循环与肺循环吻合通路包括：肺动脉-支气管动脉吻合处、支气管动脉毛细血管网与肺动脉毛细血管网相交通、支气管动脉毛细血管前支或其毛细血管网与肺静脉交通、支气管静脉与肺静脉之间交通、支气管静脉间交通。

当支气管动脉管壁的纵行肌束造成管腔狭窄甚至闭锁时，为肺动脉、支气管动脉交通处。正常情况下这些交通几乎不开放，在肺动脉病变至阻塞时，支气管动脉通过此交通支代偿供应原肺动脉供血区。在慢性支气管扩张、慢性肺脓肿、肺结核纤维化、法洛四联症等疾病，肺动脉-支气管动脉交通支增多、增大。由于支气管动脉的血液占心排血量的 $1\% \sim 2\%$，所以肺内解剖分流不超过 2%，左心室的心排血量比右心室的心排血量高 $1\% \sim 2\%$。

二、肺循环的压力及阻力

肺动脉及其分支都较粗，管壁较主动脉及其分支薄，故肺循环的血流阻力小，血压低，肺循环压力明显低于体循环系统。肺循环的全部血管都在胸腔内，而胸腔内的压力低于大气压，这些因素使肺循环有与体循环不同的一些特点。肺动脉管壁厚度仅为主动脉的 $1/3$，其分支短而管径较粗，故肺动脉的可扩张性较高，使整个肺动脉树具有高顺应性，使得肺动脉系统能够适应右心室搏出量变化。

由于肺动脉具有高可扩张性，所以肺循环对血流的阻力较小。尽管肺循环接受与体循环相同的心排血量，但是由于其阻力低（约为体循环阻力 $1/10$），故肺循环压力也更低。肺循环压力主要指的是血管内压，即管腔内任意一点与大气压的差。测量肺循环压力，主要了解几个重要点的数据，即右心房、右心室、肺动脉、肺静脉和左心房的压力，肺静脉和左心房的压力不易测量，常用肺毛细血管楔压代替（肺静脉压≈左心房压≈肺毛细血管楔压）。肺循环动脉部分总的阻力和静脉部分总的阻力大致相等，故血流在动脉部分的压力落差和在静脉部分的压力落差相等。肺循环毛细血管压大致在右心室压和左心房压数值的中点，由于肺循环血管对血流的阻力小，所以，虽然右心室的每分输出量和左心室每分输出量相等，但肺动脉压远较主动脉压为低。右心室压和肺动脉压可用插入导管的方法直接测量。在正常人，右心室收缩压平均约 22mmHg，舒张压为 $0 \sim 1$mmHg。在收缩期，肺动脉的收缩压和右心室收缩压相同，平均为 22mmHg，但在收缩期末，由于肺动脉瓣关闭，右心室压力急剧下降至 $0 \sim 1$mmHg，此时肺动脉内压力即舒张压为 8mmHg，平均压约 13mmHg。用间接方法可测得肺循环毛细血管平均压 7mmHg。肺循环的终点，即肺静脉和左心房内压为 $1 \sim 4$mmHg，平均约 2mmHg。由于 Swan-Ganz 导管无法直接到左心房内，无法直接测量左心房压力，一般采用测量 PAWP（pulmonary artery wedge pressure）来间接反映左心房内的压力大小。测量的 PAWP 一般约为 5mmHg，通常比左心房内压力高 $2 \sim 3$mmHg，随着左心房压力增高而增高，所以临床上用 PAWP 来估计左心房压力和毛细血管压力的改变。

肺静脉是连接肺与左心房的大静脉，是唯一一个静脉里流动脉血的血管。当肺毛细血管-肺静脉压超过 10mmHg 即为肺静脉高压。静脉压大于 18mmHg 时即可出现肺淤血，若压力大于 $20 \sim 25$mmHg，血浆可外渗而出现间质性肺水肿；压力进一步升高达 25mmHg 以上即可出现肺泡性肺水肿，严重者可升高至 $35 \sim 45$mmHg。肺静脉淤血性肺动脉高压，是由于肺静脉内血液淤滞而引起的肺动脉高压。

肺循环阻力是指肺血管产生的阻止血流进入肺循环的阻力，即右心室射血时必须克服的阻力,用肺血管阻力(pulmonary vascular resistance,PVR)表示。

根据 Poseuille 公式,简单液体流经圆柱形管道,液体流量为:

$$Q = \pi(P_i - P_o)r^4/8\eta L$$

其中 Q 为流量,π 为圆周率,P_i 为流入压,P_o 为流出压,r 为管道半径,η 为液体黏滞度,L 为管道长度。

根据 Ohm's 定律,阻力为压力差与流量比值,上述公式改写为:

$$R = 8\eta L/\pi r^4$$

从上述公式可以看出,血流阻力与血管长度和血液黏滞度成正比,与血管半径四次方成反比。因为成人血管相对固定,血管阻力主要受血液黏滞度和血管半径影响。在肺循环功能的调节中,也主要通过改变肺血管口径来调节血管阻力,并进一步影响肺血流量。在肺循环血管不同横截面上,如果有新的血管开放或原有开放血管扩张,血流阻力都会降低。黏滞度取决于红细胞比容、血流切率和温度。

在临床上,对于肺血管阻力与肺动脉压、肺毛细血管楔压(代替不易测量的左房压)与肺循环血流量有关。肺循环阻力用公式表示:

$$PVR = (PAMP - PCWP)/Qp$$

$$TPR = PAMP/Qp$$

其中,PVR 为肺循环阻力,TPR 为全肺阻力,PAMP 为肺动脉平均压,PCWP 为肺毛细血管楔压,Qp 为肺循环血量。通过计算肺循环阻力有助于了解肺循环的一般情况,但肺循环作为一个动态系统,受到许多因素的影响,如血管活性物质的变化、氧和二氧化碳分压变化、肺泡压及胸腔内压的变动、肺水肿情况以及神经调节的变化等,因此,对肺循环阻力的解释必须与其他临床资料及血流动力学参数相结合。

正常成年人肺动脉平均压小于 20mmHg,平均约 15mmHg,而肺毛细血管楔压约为 10mmHg,约为肺动脉平均压的 2/3,因此肺毛细血管楔压对肺循环阻力的影响不容忽视,尤其在肺动脉压力正常或轻度增高时,肺血管阻力的意义远大于全肺阻力。

三、肺循环血流的分布

与肺通气的分布不均相仿,在正常生理条件下,肺内血流的分布并非均匀一致,血流分布受到地心引力,肺血管内的压力和肺血管外的压力等因素的影响。人直立时,自肺尖至肺底有一定距离,成人约为 30cm,West 提出的肺三区模式把肺上中下划分成Ⅰ、Ⅱ、Ⅲ三个区域(图23-4),肺内血管的分布自上而下逐渐变细,三个区域的平均动脉压约 15mmHg。当处于直立位时,与肺门相比,Ⅲ区比肺门低 12cm,相当于9mmHg 的压力作用于Ⅲ区,Ⅲ区肺动脉压力比Ⅱ区高 9mmHg。Ⅰ区比肺门高约 12cm,血液泵入Ⅰ区需要克服重力作用,所以Ⅰ区肺动脉压力比Ⅱ区低 9mmHg。

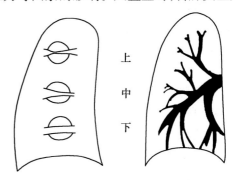

图 23-4　肺血流机制分布示意

在这三个区域里,肺泡压 PA、肺动脉压 Pa、肺静脉压 Pv 之间相互关系影响肺血流量。在Ⅰ区(肺尖部),重力作用使动脉端和静脉端压力均低于肺泡压,血管受压,几乎没有血流通过或者仅在右心室收缩期有少量血流通过。Ⅰ区肺泡有通气但没有血流,构成肺泡的无效通气。在正常自主呼吸、血压正常的个体,由于动脉压高于肺泡内压,Ⅰ区不存在。但是当严重低血压时,由于肺动脉压下降可出现Ⅰ区。在Ⅱ区(肺中部),动脉端压力大于肺泡压,静脉端压力低于肺泡压,血管受压,血流减少。当血流进行性减少至中断时,血流静止使得毛细血管内压力迅速达到动脉端压力,毛细血管重新开放,恢复血流。由于毛细血管间断的开放和关闭,所以此处血流呈间断性。在Ⅲ区(肺底部),肺泡单位里毛细血管动脉端压力大于静脉端压力,且两者都大于肺泡压,血流得以顺利通过。由于重力作用,此区域在直立位的时候血流量最大。

肺血流的分区在实际情况下不是固定的,相对复杂。不同生理情况下,肺血流分区发生相互转换。当咳嗽、屏气时,肺泡内压迅速上升,超过动脉内压力,在肺尖产生Ⅰ区;大量失血,血压降低时,肺动脉压明显降低,在低于肺泡内压的区域产生Ⅰ区;机械通气时,肺泡内压增加,可使肺内部分Ⅱ区转化为Ⅰ区;运动、交感神经兴奋时,血压升高,肺动脉压增加,使部分Ⅰ区转化为Ⅱ区,或者Ⅱ区转化为Ⅲ区。Hughes 等修改了肺三区模式,在肺底部增加一个Ⅳ区,认为此区较大血管的血管外压力较高,血管壁受压血流阻力上升,导致血流量较低。当肺血流量增大、胸腔压力增高,此区消失。

肺血流分布随体位不同而变化,肺在立位时的血流梯度依赖于重力,而在仰卧时则依赖于距离,所以自肺底至肺尖的血流分布差异消失。卧位时,肺血流量梯度的形成机制可能与腹腔脏器和纵隔对肺挤压有关,但在俯卧位时不存在这种肺部血流分布梯度现象,目前机制不清。

四、肺循环血流的调节

肺循环血量的调节包括被动调节与主动调节,两者相互作用、相互影响。被动调节指的是作用于血管壁的力对血管收缩与舒张的影响,包括肺血管跨壁压和血管壁弹性回缩力。肺血管跨壁压是血管腔内压与血管壁外压的差值,当肺血管跨壁压是正值,血管开放,随着跨壁压值的增加,血管扩张,肺血流阻力减小,血流量增加;当肺血管壁为负值,血管关闭。血管弹性回缩力在血管壁扩张变形时成为弹性阻力,与血管壁顺应性成反比。主动调节指的是神经、体液调节作用于血管壁,具体包括以下三个方面:

(一) 神经体液调节

肺循环血管受交感神经和迷走神经支配。刺激交感神经对肺血管的直接作用是引起收缩和血流阻力增大。但在整体情况下,交感神经兴奋时体循环的血管收缩,将一部分血液挤入肺循环,使肺循环内血容量增加。循环血液中的儿茶酚胺也有同样的效应。刺激迷走神经可使肺血管舒张,乙酰胆碱也能使肺血管舒张,但在流经肺部后即分解失活。

(二) 肺泡气氧分压

引起肺血管收缩的另一重要因素是肺泡低氧分压。当一部分肺泡内气体的氧分压降低时,这些肺泡周围的微动脉收缩。在肺泡气的二氧化碳分压升高时,低氧引起的肺部微动脉的收缩更显著。肺泡气的氧分压对肺部血管的舒缩活动有明显的影响,急性或慢性的低氧都能使肺部血管收缩,血流阻力增大。引起肺血管收缩的原因是肺泡气的氧分压低。当一部分肺泡内气体的氧分压低时,这些肺泡周围的微动脉收缩。在肺泡气的二氧化碳分压升高时,低氧引起的肺部微动脉的收缩更加显著。肺循环血管对局部低氧发生的反应和体循环血管不同,肺部血管对低氧发生缩血管反应的机制,目前尚不清楚。

当一部分肺泡因通气不足而氧分压降低时,这些肺泡周围的血管收缩,血流减少,而使较多的血液流经通气充足、肺泡气氧分压高的肺泡。假如没有这种缩血管反应,血液流经通气不足的肺泡时,血液不能充分氧合,这部分含氧较低的血液回流入左心房,就会影响体循环血液的含氧量。当吸入气氧分压过低时,例如在高海拔地区,可引起肺循环动脉广泛收缩,血流阻力增大,故肺动脉压显著升高。长期居住在高海拔地区的人,常可因肺动脉高压使右心室负荷长期加重而导致右心室肥厚。

(三) 血管活性物质对肺血管的影响

肾上腺素、去甲肾上腺素、血管紧张素 Ⅱ、血栓素 A_2,前列腺素 $F_{2\alpha}$ 等能使肺循环的微动脉收缩。组胺、5-羟色胺能使肺循环微静脉收缩,但在流经肺循环后即分解失活。

五、肺的血容量

肺部的血容量约为 450~600ml,占全身血量的 9%。肺血管系统介于右心和左心之间,由于肺组织和肺血管的可扩张性大,故肺部血容量的变化范围较大。在用力呼气时,肺部血容量减少至约 200ml,而在深吸气时可增加到约 1 000ml。人体卧位时的肺血容量比立位和坐位要多 400ml。

由于肺的血容量较多,而且变化范围较大,故肺循环血管起着贮血库的作用,可以调节肺循环和体循环的血量。当机体失血时,肺血管收缩,血管容积减小,肺循环可将一部分血液转移至体循环而起代偿作用。

肺血容量随着呼吸周期的变化而变化,并对左心室输出量和动脉血压发生影响。在吸气时,由腔静脉回流入右心房的血量增多,右心室射出的血量也增加。由于肺扩张时可将肺循环的血管牵拉扩张、容量增大,能容纳较多的血液而由肺静脉回流入左心房的血液则减少。但在几次心搏后,扩张的肺循环血管已被充盈,故肺静脉回流入左心房的血量逐渐增加。在呼气时,发生相反的过程。因此,在吸气开始时,动脉血压下降,到吸气相中期降至最低点,吸气相后期逐渐回升,呼气相前半期继续上升,至呼气相的中期达到最高点,呼气相后半期又开始下降。在呼吸周期中出现的这种血压波动,称为动脉血压的呼吸波。

第二节　维持肺水稳态血流动力学机制

血管外肺水(extravascular lung water,EVLW)是指肺血管腔以外的肺组织含水,其数值变化与肺水肿密切相关,是 ICU 常用的检测指标,对于判断循环系统,尤其是危重患者的肺循环的病理生理改变以及肺的气体弥散功能具有十分重要的作用。

一、EVLW 定义

血管外肺水是指肺血管腔以外的肺组织含水,包括肺间质含水、肺各种细胞含水以及肺泡腔内表面膜含水。EVLW 大小由淋巴系统回流情况决定,根据体重计算所得血管外肺水指数[EVLWI=EVLW(ml)/体重(kg)],通常<7ml/kg。

二、EVLW 的病理生理学

与其他部位微循环血管床一样,在肺微循环部位组织液的生成和回流可通过 Starling 公式计算。组织液的生成:组织液是血浆经毛细血管壁滤过而形成的,液体通过毛细血管壁的滤过和重吸收取决于四个因素:即毛细血管血压(Pc),组织液静水压(Pif),血浆胶体渗透压(πP)和组织液胶体渗透压(πif)。其中,Pc 和 πif 是促使液体从毛细血管内向血管外滤出的力量,而 Pif 和 πP 是将液体从血管外重吸收入毛细血管内的力量。滤过的力量(即 Pc+πif)和重吸收的力量(即 πP+Pif)之差,称为有效滤过压 ΔP。单位时间内毛细血管壁滤过的液体量 Q 等于有效滤过压与滤过系数 Kf 的乘积,即

$$Q = Kf[(Pc+\pi if)-(\pi p+Pif)]$$

从病理生理角度来讲,EVLW 增多的病因可分为高静水压性和毛细血管高通透性或二者兼而有之的混合型肺水肿,多见于急性呼吸窘迫综合征、脓毒症休克及术后肺水肿等危重症疾病。高静水压性肺水肿是由于 ΔP 的上升大于水从肺间质的排出,测定 ΔP 就能估计出 EVLW 的增减程度。而通透性肺水肿时,EVLW 的增加是由于 Kf 的变化引起,除非测定 EVLW,否则其他参数很难估计 Qf。因此,测定 EVLW 对于通透性肺水肿更具临床意义。临床上,EVLW/胸内血容量(ITBV)比值定义为肺血管通透性指数(PVPI),正常比值为 0.25,严重损伤时比值高达 1.5。急性左心衰竭与高容量状态导致的高静水压性肺水肿,不仅 EVLW 明显增加,PBV 也明显增加,PVPI 可正常或降低;相反,ARDS 引起的高通透性肺水肿,EVLW 增加,而 PBV 不增加或增加不明显,则 PVPI 将明显升高。

三、EVLW 的调节机制

肺循环毛细血管平均约 7mmHg,而血浆胶体渗透压平均 25mmHg,故将组织中的液体吸收入毛细血管的力量较大。现在一般认为肺部组织液的压力为负压,这一负压使肺泡膜和毛细血管管壁互相紧密相贴,有利于肺泡和血液之间的气体交换。组织液负压还有利于吸收肺泡内的液体,使肺泡内没有液体积聚。同时,肺泡隔内有丰富的淋巴管网,可迅速分流间隙内的组织液。在这些因素的共同作用下,正常肺泡内不会有液体存留。

在某些病理情况下,如左心衰竭时,肺静脉压力升高,肺循环毛细血管压也随着升高,就可使液体积聚在肺泡或肺的组织间隙中,形成肺水肿;缺氧、酸性物质、炎症使肺泡壁损坏,血管内皮损伤,毛细血管通透性增加,血浆蛋白进入肺间质和肺泡,导致肺水肿;各种原因导致淋巴回流障碍,利于肺水肿的发生。在生理情况下,肺的正常解剖结构和生理调节机制可以对抗 EVLW 的增多,从而保证肺间质的水分趋于恒定。这些机制包括:肺血管上皮屏障和肺泡上皮抗渗漏作用;当毛细血管内液体滤过增加导致组织间液增多时,淋巴回流速度在一定程度增加;肺泡表面活性物质能降低肺泡张力,对抗 EVLW 滤出;肺泡上皮的水通道蛋白对 EVLW 的调节功能。

第三节　肺水肿发生机制和类型

一、肺水增加的血流动力学机制

临床上根据血管外肺水(extravascular lung water,EVLW)增加的来源,可以将肺水肿分为心源性肺水肿(cardio-genic pulmonary edema,CPE)和非心源性肺水肿。心源性肺水肿是由于各种原因导致的左右心不匹配,造成肺毛细血管静水压增加,EVLW 产生超过机体自身

吸收。非心源性肺水肿是由其他疾病,如急性肺损伤、脓毒症、过敏等原因导致以肺通透性增加为主要特征的 EVLW 增加。

心源性肺水肿是急慢性心功能衰竭的严重阶段,通常描述为左心室充盈压升高所导致的不可避免的结果。原发性心肌舒缩功能障碍是引起心力衰竭最常见的原因,包括:①心肌病变:主要见于如心肌梗死、心肌缺血等节段性心肌损害,也可见于如心肌炎、各种原因导致的心肌病、结缔组织病的心肌损害等引起弥漫性心肌损害。由于心肌病变常是不可逆的,故由本类病因所导致的心力衰竭一般预后较差,继发的肺水肿较重且持续时间较长;②原发或继发性心肌代谢障碍:常见于冠心病、肺源性心脏病、高原病、休克和严重贫血等各种疾病。主要是由于心肌缺血缺氧,引起心肌能量代谢障碍或伴发酸中毒,使能量产生减少导致舒缩功能障碍。维生素 B_{12} 缺乏,糖尿病心肌病及心肌淀粉样变性等病变也可发生心力衰竭。

左右心每搏输出量不匹配是肺水肿发生的重要因素,当心脏后负荷增加或左心功能不全时,左心排出量下降,左心室舒张末压升高,左心房压力升高,导致肺毛细血管静水压升高。左心室收缩能力下降使得心排血量降低,激活肾素-血管紧张素-醛固酮系统,刺激儿茶酚胺的产生,增加心室壁的张力,升高体循环阻力,使体循环静脉系统的非张力性容量转化为张力性容量,增加回心血量。此时由于 Frank-Starling 定律,导致右心排血量增加,左右心室输出量不匹配,加重肺水肿。

正常情况下,肺毛细血管内、外液体存在交换,其中肺毛细血管静水压、肺间质液的胶体渗透压、肺间质负压和肺淋巴回流负压是促进肺毛细血管液体向肺泡或间质滤出的因素,肺泡毛细血管胶体渗透压和肺淋巴管的胶体渗透压是促使肺泡或间质液体回流入肺毛细血管的因素。肺毛细血管静水压上升是肺水增加的重要原因。通常情况下,肺毛细血管胶体渗透压≈体循环的胶体渗透压≈25mmHg,而肺毛细血管静水压明显低于外周毛细血管静水压,约 10mmHg,所以,当肺毛细血管静水压快速增至 30mmHg 以上时,肺毛细血管液体外漏,肺水迅速增加,引发急性肺水肿。肺淋巴管是存在于支气管周围血管、小叶间隔和胸膜腔,在血管外肺水积累早期阶段从肺泡间质中排出液体,当组织间液生成过多,超过血管和淋巴管引流能力,亦引发急性肺水肿。

随着人们对肺水肿的发病机制的深入研究,"肺毛细血管静水压增高"学说不断得到质疑。研究发现,静水压和血管渗透性之间并不是线性关系,这种关系偏离了经典的 Starling 曲线,进一步研究发现,在毛细血管内皮内层表面衬有糖胺聚糖的复杂网络和蛋白质,形成凝胶状的涂层结构。这种内皮表面层被称为内皮糖萼(endothelial glycocalyx,EG),充当分子筛的作用,可以限制水和溶质通过细胞间流出。此外,EG 还提供一个血浆蛋白质积累的场所,在内皮和 EG 之间形成超滤液,这层超滤液可以产生强大的渗透力,将液体拉回血管内。EG 可预防过多的液体外渗。静水压力性肺水肿患者的毛细血管壁破裂,通透性发生改变,水肿液蛋白质水平较高。电子显微镜下观察,肺毛细血管被破坏,发生"应力性骨折"。红细胞等血液成分从损伤的毛细血管内皮和肺泡上皮进入细胞,所以高静水压性引起的肺水肿,肺泡毛细血管膜渗透性更高,由此产生的水肿液蛋白质含量比预期更高。水通道蛋白(aquaporin)家族中的 AQP1 和 AQP5 在肺泡毛细血管间的水转运发挥重要作用。如果缺失 AQP1 或 AQP5,肺泡毛细血管间水的跨膜转运能力降低,在动物实验中已经能够充分证明。

二、左右心交互影响与肺水肿

CPE 是急慢性心力衰竭的严重阶段,通常被描述为左心室充盈压力升高所导致的不可避免的结果。当心脏后负荷增加或左心室功能受损时,左心室排血量下降、左心室舒张末压升高、左心房压力升高而致肺毛细血管静水压升高。另一方面,提高毛细血管静水压的主要能量来源还有右心室,(急性)肺水肿从本质上说是由左右心室每搏输出量的短暂不匹配所致。左心室收缩功能不全使心排血量降低,激活肾素-血管紧张素-醛固酮系统,刺激儿茶酚胺产生,增加心室壁张力,升高体循环阻力,同时使体循环静脉系统非张力容量转换为张力容量,增加回心血量的驱动力,也就是体循环平均充盈压。因此,右心室在 Frank-Starling 定律下,右心排血量增加,可能导致左右心室输出量的不匹配,导致或加重肺水肿。循环系统包括两个心泵的串联,左心和右心必须保持相同的每搏输出量(stoke volume,SV),当左右心压力失衡、左右心运动不同步时,引发肺水肿(图 23-5)。图 23-5 的左图代表正常状态,假定正常 SV 为 80ml,右图表明当左心室 SV 减少 2ml 时,系统静脉收缩来代偿血管内容积的减少,容量被转移到右心,左右心室 SV 不匹配。假定心率为 80 次/min,多余的液体会以160ml/min 的速度累积。

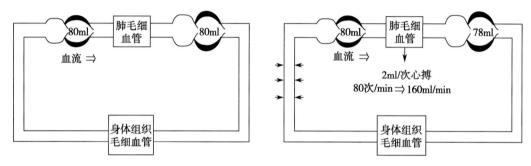

图 23-5　左右心与肺水肿

三、以左心为主因肺水肿发生机制和类型

急性左心衰竭是指短时间内左心室排血量骤然减少所引起的临床综合征。当左心室排血量减少,导致肺静脉压增加超过血浆胶体渗透压,致使血浆渗透到肺间质和肺泡内影响气体交换,引起急性肺水肿。临床上可表现为呼吸困难、发绀、咳粉红色泡沫样痰。

任何能引起左心室和左心房衰竭的疾病均可发生肺水肿。常见的原因及机制如下:大面积急性心肌梗死、严重的心肌炎、急进性高血压造成左心室排血功能急剧下降、左心室舒张末压升高,肺毛细血管静水压升高而发生肺水肿;严重的二尖瓣狭窄、左心房内球瓣样血栓或左房黏液瘤嵌顿造成机械性梗阻,使左心房流入左心室血液减少,左心房扩张,从而导致左心房衰竭,肺静脉压和毛细血管静水压升高而致肺水肿;主动脉狭窄、肥厚型心肌病导致左心室流出道梗阻,肺静脉压升高引起肺水肿;严重心律失常,特别是快速心律失常时,由于左心室充盈受限导致左房压和肺静脉压升高,引起肺水肿。超声心动图可显示左房/左室肥大,搏动减弱,同时可检出相应心脏病的形态学改变,EF 小于 50%。

肥厚型心肌病(HCM)是最常见的基因相关性心肌病,分布于多个地域及种族,以常染色体显性模式遗传。可出现不良结局:包括心源性猝死、由左室流出道动力性梗阻和/或舒张充盈异常导致的活动受限、心房颤动及左室收缩功能不全,均可导致肺水肿的发生。临床诊断 HCM 的依据是:存在明显的左室肥厚,却无法用其他疾病合理解释。超声心动图可以很好地明确左室容积和心肌肥厚模式。左室壁肥厚虽然通常呈非对称性,但亦可能是对称的。肥厚心肌可以以任何形式分布于任何部位,包括右室。虽然肥厚较常见于室间隔,但也可单独累及左室游离壁和心尖(图 23-6)。当怀疑 HCM 患者存在心尖肥厚时,需注射超声对比剂来确定肥厚程度,明确是否存在心尖室壁瘤和血栓。实时三维(3D)超声心动图,可以提供更准确的定量方法,但在评价 HCM 的准确性方面尚缺乏数据。HCM 患者左室射血分数通常正常或增高,所有影像学检查中都应评估收缩功能。需注意的是,HCM 患者如心肌肥厚严重,其左室舒张末期容积可能较小,此时尽管 EF 正常,每搏输出量依然是降低的。HCM 患者 LVEF 如<50%,通常定义为显著的左室收缩功能不全,这种情况仅发生于少数患者(2%~5%),被称为"扩张性或进展性 HCM""HCM 终末期"或者"HCM 耗竭"。一旦出现左室收缩功能不全,预后明显变差。

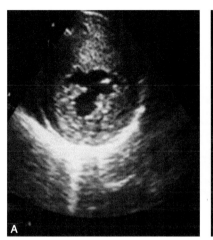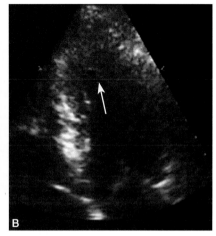

图 23-6 肥厚型心肌病(HCM)

注:A.胸骨旁短轴切面显示重度非对称性 HCM 累及前间隔及前侧壁;B.心尖四腔心切面显示心尖部 HCM,箭头提示远端侧壁肥厚。

在明显的心肌肥厚出现之前可以发现收缩期 Sa 降低和舒张早期 Ea(或 e')速度降低。组织多普勒还可用于测定心肌应变和应变率,这些指标与组织多普勒速度不同,一般不受心脏搏动和周围心肌牵拉的影响。应变率有助于鉴别非梗阻性 HCM 与高血压所致的左室肥厚。斑点追踪超声心动图(speckle-tracking echocardiography,STE)直接通过二维图像评价心肌运动,对超声束和运动平面的夹角没有依赖。一些研究已表明,与正常人比较,HCM 患者的二维应变降低,但目前尚不推荐常规应用 STE。

不论左室肥厚存在与否、程度如何,HCM 患者都存在左室和左房充盈异常。二尖瓣及肺静脉血流速度与有创的左室舒张功能参数间相关性较弱,因而在评价 HCM 患者左室舒张功能中的作用有限。但是,肺静脉血流频谱中的心房反向波速度及其持续时间与左室舒张末压显著相关。疾病初期 HCM 患者的左房扩大是多因素的,其中二尖瓣反流严重程度、是否存在舒张功能不全以及可能存在的心房肌病变都起到了重要作用。二尖瓣或腱索的收缩期前向运动(systolic anterior motion,SAM),这是梗阻性 HCM 二尖瓣异常的特征性表现。SAM 被定义为收缩期二尖瓣叶移位,进入左室流出道 LVOT,导致湍流,彩色多普勒显示为五彩镶嵌的血流。SAM 征还会使二尖瓣叶对合变形导致二尖瓣反流(见文末彩图 23-7)。

超声心动图可以评价心肌梗死患者心腔的大小,瓣膜、室壁运动的情况,心脏的收缩和舒张功能,局部心肌灌注情况,冠状动脉的结构和血流等。M 型、二维、三维、组织多普勒超声心动图以及应变、应变率成像等均可用于冠心病心肌梗死患者的评价。急性心肌梗死时，由于心肌急性缺血坏死，心肌的功能丧失，二维超声心动图显示相应室壁节段性运动消失甚至矛盾运动。美国超声心动图协会推荐左心室壁 16 节段分法（图 23-8）。M 型超声心动图表现为室壁运动幅度、运动速率及增厚率降低或消失。非透壁性心肌梗死多表现为节段性室壁运动降低。梗死心肌的周围区域因受累表现为室壁运动降低，而相对应部位表现运动增强。急性心肌梗死，特别是大面积透壁性梗死，导致左心腔变形、扩大，出现几何形态学改变，这种变化过程称为左室重构。左室重构是心肌梗死最常见的改变。梗死区心肌厚度变薄，心室壁膨隆，其心肌内膜失去了光滑的回声特征，出现回声增强、断裂、僵硬感等。

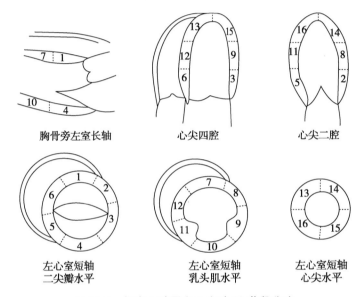

胸骨旁左室长轴　　心尖四腔　　心尖二腔

左心室短轴二尖瓣水平　　左心室短轴乳头肌水平　　左心室短轴心尖水平

图 23-8　超声心动图左心室壁 16 节段分法

注：1. 前间隔；2. 前壁基底段；3. 前外侧壁基底段；4. 后外侧壁基底段；5. 下壁基底段；6. 后间隔基底段；7. 前间隔中段；8. 前壁中段；9. 前外侧壁中段；10. 后外侧壁中段；11. 下壁中段；12. 后间隔中段；13. 室间隔心尖段；14. 前壁心尖段；15. 侧壁心尖段；16. 下壁心尖段。

正压通气已经作为常规手段治疗心源性肺水肿，而机械通气对心功能正常患者血流动力学产生负性作用，即每次吸气时胸腔正压会减少静脉回心血量。当进入脱机阶段，心功能障碍的问题暴露，从而诱发撤机相关性肺水肿（weaning-induced pulmonary edema，WIPE）。WIPE 是撤机失败重要原因之一，可延长患者住 ICU 时间，并增加病死率 5%~23%。发病机制如下：首先左心室后负荷增加。撤机后转变为自主呼吸时，胸腔内压下降，左心室舒张末期跨壁压增加，左心室室壁张力（后负荷）增加。机械通气转化为自主呼吸的过程中儿茶酚胺增加，血压升高，左室顺应性降低，引起肺水肿。其次，自主吸气使胸腔压力下降，静脉回心血量增加，左心前负荷增加。交感神经兴奋引起外周静脉收缩，进一步增加回心血量，加重左心前负荷，引起肺水肿。此外，由于静脉回流增加导致右心室舒张末期容积增大，室间隔左移，或撤机后各种原因所致心肌缺血，均使左心室顺应性下降，导致左室舒张功能不全，促进肺水肿的发生。

综上所述，脱机过程中出现左室前负荷增加和/或左心室顺应性降低（心肌缺血、两心室相互依赖性)以及后负荷增加,造成左室灌注压力增高,在无左心功能障碍的患者中,肺动脉楔压(pulmonary arterial wedge pressure,PAWP)增加有限。患有左心疾病的脱机失败的患者,PAOP 显著增加,提示 PAOP 对预测心源性肺水肿患者的脱机具有预测意义。

Auguel 等对 46 名连续两次 SBT 试验失败的患者放入肺动脉导管作监测,其中 24 名患者在第三次 SBT 期间出现了脱机相关性,PAWP 平均从 13mmHg 升至 26mmHg。脱机期间患者的淋巴蛋白显著增加,淋巴蛋白在 SBT 期间增高 6%,对监测脱机相关性肺水肿敏感性为 87%,特异性为 95%,提示在 SBT 期间可测量淋巴蛋白急性变化对监测脱机相关性肺水肿,减少或替代右心导管这类侵入性监测手段。

四、以右心为主因肺水肿的发生机制及类型

随着重症血流动力学治疗的理论与实践的发展,我们逐渐认识到,重症患者右心受累比左心受累更具普遍性,如果受累加重或未能及时纠正,右心室功能失代偿,出现右心衰竭,心搏量急剧下降,肺动脉阻力增高,促进肺水肿的发生。以右心为主因的肺水肿大致分两类:一类是右心流量增加性,包括血管外加压、血管内加压、心脏加压性、心脏减压性;另一类是肺循环分布异常,包括梗阻性、阻力性、胸膜腔减压/负压性。用 PAC 评估右室功能及肺循环的方法有创伤,临床应用受限,而 BNP 虽然对于右心衰竭诊断有一定价值,但是还是常用于左心衰竭的辅助诊断。随着心脏超声的进步,心脏超声对右心的评估不可替代。

(一)右心流量增加

1. **血管外加压**　各种原因所致外周静脉收缩,回心血量短时间内明显增加,常伴有心脏后负荷增加,左心功能障碍时更易发生。主要是指运动相关性肺水肿(exercise-induced pulmonary edema,EIPE),与游泳、马拉松、极限运动等密切相关。

EIPE 的主要病理生理是动脉、静脉血管收缩,导致血流向心行分布,心脏的前后负荷均增加。游泳相关性肺水肿(swimming-induced pulmonary edema,SIPE)又称为浸入性肺水肿(immersion pulmonary edema,IPE),在游泳、浮潜等水上运动中发生,因而得名,于 1981 年在潜水员中被报道。发病机制是由于身体在水里时,外周容量血管压力增大,引起血液在胸腔的重新分布,静脉回流和双心室前负荷增加。尤其对于铁人三项运动员,紧身的氯丁橡胶潜水服进一步加剧了这种重新分布,可能引起比较明显的血流动力学变化,静息水浸泡时中心静脉压增加 12~18mmHg,每搏输出量增加大于 25%。在冷水中运动可增加平均肺动脉压力和肺动脉楔压,从而导致肺水肿的发生。有研究表明,升高的静水压可导致血气屏障膜的微观断裂,称为毛细血管应力衰竭(capillary stress failure),所以 SIPE 患者会出现咯血。当患者发生 SIPE 时,要立刻从水中出来,到温暖的环境中,脱掉紧身潜水服或泳衣。可根据具体情况给予支持疗法,包括氧气、利尿剂和 β_2 受体激动剂。西地那非和二氢吡啶类钙通道阻滞剂等血管扩张剂可以预防 SIPE。

高原肺水肿(high altitude pulmonary edema,HAPE)是指人们从平原快速进入高原后,由于缺氧环境导致肺动脉压突然升高、肺血容量增加、毛细血管内液体渗出至肺间质及肺泡而引起的肺水肿。肺动脉压力在进入高原数小时后迅速增加是本病特征。HAPE 患者的平均动脉压介于 36~51mmHg,而肺毛细血管压介于 20~26mmHg。内皮素-1 具有强大的收缩肺血管功能,HAPE 易感者体内表现出高水平的内皮素-1。在高原环境诱导下,血浆中的内皮素的升高与肺动脉高压有着直接关系。也有研究认为,在缺氧情况下,氧化应激自由基增加可减少肺部 NO 的合成和释放,而 NO 可舒张肺血管,引起缺氧,故肺血管收缩加强。HAPE

与血管外加压关系有,但不是主要的。

血管外加压还与神经-内分泌有关,包括各种交感儿茶酚胺风暴、各种血管加压药物的应用,内分泌肿瘤所引起等。神经源性肺水肿(neurogenic pulmonary edema,NPE)是中枢神经系统疾病的潜在合并症,可见于脑出血、未控制的癫痫发作、脑性昏迷、肿瘤和神经外科手术等,其病因学推测是由于广泛的中枢神经系统损伤而引起强烈的放电。嗜铬细胞瘤可出现生命相关的肺水肿,临床上虽不常见,但可快速致命。有病例报道,患者出现急性肺水肿,心源性休克,心肌梗死不能排除,使用大剂量心肌正性肌力药物及主动脉球囊反搏(IABP)治疗,为了排除腹主动脉瘤行腹部 CT 检查,显示右肾上腺有一个 6cm 肿块,在减少正性肌力药物后,24 小时尿儿茶酚胺和去甲肾上腺素水平仍然升高,证实为嗜铬细胞瘤,肿瘤切除后,药物控制一周后,心功能逐渐恢复正常。所以遇到不好解释的肺水肿和休克时,要考虑到嗜铬细胞瘤存在的可能。

NPE 发生的血流动力学机制主要是肺循环超载和肺血管收缩。中枢神经系统损伤后颅内压急剧增高,脑血流量减少,同时,下丘脑功能紊乱,对视前核水平和下丘脑尾部"水肿中枢"抑制作用减弱,二者均可导致交感神经兴奋,循环血液中儿茶酚胺突然增加导致体循环和肺循环血管收缩,体循环血压增高可使血液从体循环大量进入肺循环,导致肺血管容量增加,大量肺循环血液进入低压区域,肺血管静水压增加,形成 NPE。通过给予交感神经阻滞剂和肾上腺素 α 受体阻断剂均可以降低或避免 NPE 的发生,进一步验证学说。

2. **血管内加压**　血管内加压指的是血管内容量的相对或绝对超负荷。当出现快速容量负荷,近心端动静脉短路,导致右心负荷明显增加,左心功能不全者更易发生。临床上,液体负荷过多性肺水肿易见于缺氧、肺炎、贫血、心或肾功能不全、麻醉、心脏手术和血浆蛋白质过低的患者,一旦输液过多、过快,较易诱发肺水肿。此外,在 ICU 的休克、严重创伤患者,当大量输入液体以维持其有效血容量时,同时合并使用如去甲肾上腺素等强有力的血管收缩药物,能促使更多的体循环血液进入压力较低的肺循环中,使肺毛细血管压力增大,液体漏出至肺泡形成肺水肿。

在循环功能评估中,可以用超声对下腔静脉(inferior vena cava,IVC)直径及呼吸变异度的监测,以评估液体反应性及容量负荷状态。IVC 直径及呼吸变异估测液体反应性及容量负荷状态的原理为:在机械通气或自主呼吸过程中,胸腔内压力周期性变化,IVC 回心阻力随之周期性变化。当循环容量不足时,IVC 回心血流受胸腔压力的变化影响越大,其呼吸变异度越明显,通常认为呼吸变异度>50%,提示容量不足。该指标较易受右心功能、肺循环阻力、右心前负荷等其他因素影响,应结合临床综合判断。中心静脉压作为早期心脏前负荷评估的指标,因受到多种因素影响,常不能准确反映心脏前负荷。肺动脉楔压被认为是诊断急性肺水肿病因的金标准,当肺动脉楔压>18mmHg 时,表明肺水肿是由于容量负荷过重引起。经肺热稀释法是从中心静脉注入冰生理盐水,由主动脉(股动脉或腋动脉)导管末端的热敏电阻检测并描绘出热稀释曲线。当肺部存在水肿,动脉热敏探头监测热稀释增加(液体变暖),这个指标损失可以用来量化血管外肺水。

超声心输出量监测(ultrasonic cardiac output monitor)是一种无创心排血量监测技术,可以间接判断容量负荷。其原理是当患者被动抬腿时,导致回心血量变化,这一变化可引起左心室流出道血液流速变化,如果此时每搏输出量随之显著增加,说明患者液体容量不足,反之说明液体负荷过重。

研究发现,很多心源性肺水肿也存在水钠潴留和液体分布异常引起的液体过负荷。在发生机制上,无论是心源性肺水肿还是单纯液体负荷过多性肺水肿,其肺毛细血管楔压都会升高,但是否发生肺水肿与肺毛细血管静水压上升速率有关。由于心力衰竭的不断进展导致心源性肺水肿的发生,所以心源性肺水肿患者的肺毛细血管静水压往往比液体过负荷性肺水肿更高。

3. 心脏加压性 心室相互作用是血流动力学变化及相应调整的重要机制及依据之一。对血流动力学的管理离不开对心室相互作用的充分理解。无论是容量、心功能还是后负荷的调整均需考虑左右心室的相互影响,以及相应治疗可能对两个心室的作用。左右心室两者是相呼应依赖和交互影响的,一侧心室容积、压力的改变或一侧心肌硬度和收缩力的改变均会影响另一侧心室。右心对左心影响的突出表现为影响左心充盈,左室舒张受限,增加左室充盈压而导致血管外肺水增加,造成肺水肿。右心功能在肺水肿的生成机制中起着承前启后的重要作用,可通过左右心室间的相互影响使左心舒张受限,一旦右心流量变化超过肺循环和左心适应性匹配范围时,均会导致肺水肿增加。

心脏加压性肺水肿分成两种情况:一是当左心心肌梗死或左心应激性心肌病时,左心功能减弱,使得左右心功能不匹配;二是右心功能收缩活动增强,往往发生于左心功能障碍,使得左右心功能不匹配。左心室收缩功能下降引发肺水肿的主要机制:①急性冠脉综合征相关的心肌梗死导致左心室出现节段性室壁运动障碍,左心室收缩功能下降,使得左右心功能不匹配;②急性心尖球形综合征(如应激性心肌病)出现左心室节段性收缩功能下降和舒张末期容量不规则增加,同时部分患者合并左心室流出道动态梗阻,血液流出受限,两种因素可导致肺水肿的发生;③恶性高血压,导致严重的左心衰竭导致左右心运动不匹配,产生肺水肿;右心室收缩功能增强引起的肺水肿的主要机制是各种原因引起的左心收缩功能下降,可伴低血压,右心室代偿低灌注状态,收缩增强,左右心运动不匹配引起肺水肿。

此外,还应密切关注左右心间的分流情况,除了先天性心脏病外,重症相关的疾病也需要除外新发的左向右分流,如心肌梗死的患者并发室间隔穿孔,新发的左向右分流会导致右心容量负荷骤然增加,引起肺水肿。通过心脏超声指导我们对左右心功能进行正确评估,维持合适的前负荷状态,避免容量不足,降低已满足灌注而过高的血压保证心排血量的情况下,控制心室率在稳定范围,使左右心及肺循环在相对稳定的状态。

4. 心脏减压性 心脏减压指心包腔减压或胸膜腔减压,导致的肺血流量增加,引起肺水肿。由于心包压力快速降低,短时回心血量增加,右心排增加,所以存在左心有障碍者更易发生肺水肿。

当患者存在心包积液时,血液回流受阻,肺静脉的血回流受阻,积液时回流右心的血也跟着减少,右心射入肺动脉的血也跟着减少,此时肺静脉虽然回流到左房受阻,肺淤血,但因为右心射入肺动脉血减少,所以不至于导致肺淤血水肿。当积液抽出过快过多,心脏受压解除,血液大量回流,射入肺动脉的血液短时间增多,肺组织短时间大量血液淤积,导致急性肺水肿。此时在临床上的处理原则包括镇静、吸氧、减少静脉回流、快速利尿等。心脏压塞时间较长,心肌有不同程度损伤、萎缩,一次大量抽液解除心脏压塞时,可导致心脏急性扩张或回心血量急剧增加,左心房压升高,肺毛细血管压增高,血浆渗透到组织间隙或肺泡内引起急性肺水肿。

(二)肺循环分布异常

1. 梗阻性 肺栓塞后肺水肿的报道并不多见且临床认识不足,水肿的存在可能掩盖了肺栓塞的及时诊断与处理。肺栓塞导致肺循环面积减少,非栓塞区域过灌流,可能成为肺水肿发生的主要因素之一。动物实验中通过栓塞微粒造成栓塞或球囊阻断肺大血管均可诱发非栓塞区域的漏出及肺水肿产生,对于临床肺栓塞患者同样会出现类似的改变,Hultgren 提出过灌流机制,用以阐明高原性肺水肿发生的血流动力学原理,同样可用于解释肺栓塞相关性肺水肿的发生。Yuceoglu 对肺栓塞相关肺水肿进行了研究,发现 51% 的肺栓塞患者出现了肺水肿,这些发生肺水肿的患者绝大多数都有冠心病基础,无冠心病者较少发生,这表明对于此类过灌流性肺水肿更容易发生于左心有舒张/收缩功能障碍者。但对于一些既往无任何心脏病史,且临床上无任何左心障碍的肺栓塞患者仍然可出现正常灌注区域的肺水肿,对于此类患者很容易误诊为肺水肿而忽略潜在真实的病因,心肺联合超声可对此类患者快速识别。

2. **阻力性**　病理生理状况下的诸多因素可导致肺循环阻力改变,致使肺血流重新分布,使得肺循环血流和压力分布失衡,致使区域性过灌流而促使肺水不均质性增加。缺氧诱发以肺血管收缩为主要特征的高原相关性肺水肿(high altitude pulmonary edema,HAPE)是急性肺循环阻力改变相关肺水肿的典型代表。虽然大多数研究认为 HAPE 与缺氧状态下炎症反应所致的内皮、肺泡上皮损伤有关,诸多传导通路和介质参与其中,包括低氧诱导因子(HIF)、血管内皮生长因子(VEGF)、内皮素-1(ET-1)、诱导型一氧化氮合酶(iNOS),同时调节水转运的钠通道、Na^+-K^+-ATP 酶及水通道蛋白(AQPs)亦参与其中,但肺循环血流动力学改变及静水压升高在急性快速进展的 HAPE 发生过程中,发挥着重要作用。HAPE 发生的初期肺泡内蛋白及红细胞先于炎症介质的出现,提示其始动环节是肺循环压力改变所致的肺毛细血管床机械性损伤(应力性),Visscher 提出缺氧时肺血管呈现不均质性收缩,这种改变使得血管收缩区域的血流减少,而非血管收缩区域承受比较大的血流量和压力,从而导致机械性应力损伤和诱发 HAPE。通过肺动脉导管和同位素标记转铁蛋白对 HAPE 易患者进行研究发现,缺氧暴露早期,其肺动脉压、毛细血管压及跨毛细血管漏出均明显增加,提示此类患者肺水早期增加与静水压的升高密切相关。由于体位和重力,机体的肺血流呈现不均质分布,而缺氧可加剧肺血流空间分布的不均质性,进而导致肺循环阻力、肺动脉压及肺毛细血管楔压升高,这种改变与 HAPE 的发生密切相关,而不均质性改变与血管平滑肌分布特性、平滑肌对缺氧反应状态及无肌性小动脉的存在有关。

通过心脏超声对 HAPE 易感人群的肺动脉压进行监测发现,在高海拔地区其肺动脉压力较非易感人群升高更为明显,而平板自行车运动同样可以诱发类似的改变,表明个体肺动脉收缩性是导致 HAPE 发生的主要因素,通过运动负荷超声可以及早识别此类对缺氧或高海拔不耐受患者。HAPE 发生的主要诱因是缺氧,其可导致左心舒张/收缩功能障碍,左心功能改变同样可以引发压力相关性肺水增加。虽然有研究表明缺氧或运动诱导的三尖瓣跨瓣血流的增加与 E/A 改变之间无相关性,且缺氧或运动状态下 E/E' 没有明显改变。但也有研究表明随着海拔的增加,心脏超声提示三尖瓣跨瓣血流速度在增加,二尖瓣早期血流速度与晚期血流速度比值(E/A)明显降低,组织多普勒下的二尖瓣瓣环早期及晚期运动速度比值(Em/Am)同样明显降低,三尖瓣跨瓣血流速度的增加与 E/A、Em/Am 的降低呈负相关。这些改变提示左心的舒张功能出现了改变,其程度与肺动脉高压的程度密切相关,随着肺动脉压力增加,右心的压力通过压力传导及室间隔对左心的舒张产生影响,不同受累程度的 HAPE 呈现不同的左心舒张功能状态,取决于肺血管收缩所致右心受累的程度。

肺切除是临床上导致肺循环阻力增加的另一类常见原因,其相关性肺水肿称之为肺切除后肺水肿(post-pneumonectomy pulmonary edema,PPE),Gibbon 于 1942 年提出,由于其进展快,常常需要机械通气治疗,临床上常常难以与 ALI/ARDS 相鉴别。PPE 的总体发生率在 7% 左右,而死亡率 12% 左右,1/3 的患者手术后 24 小时内即可出现临床症状,而大部分患者在术后 3 天内出现呼吸困难的表现。全肺切除患者 PPE 发生率明显高于部分肺切除患者,肺切除后所致的肺毛细血管总体容积减少、肺灌注血流及肺毛细血管滤过压增加是导致其发生的关键因素,而缺血/再灌注损伤、炎症反应和内皮损伤、肺过度膨胀及淋巴回流受损同样参与此病理生理过程的发生,术中的容量过负荷、术前放射治疗、输注新鲜冰冻血浆及术中过高压力机械通气是 PPE 发生的独立危险因素。对于肺切除术后的患者,任何导致胸腔内负压增加的因素均可促进 PPE 的发生,Deslauriers 发现 85% 的 PPE 患者均未行术后水封瓶式胸腔闭式引流,而行三腔平衡引流系统引流的患者未发生 PPE,Alvarez 也同样发现类似的现象。动物研究进一步证实肺切除术后持续予以胸腔内负压吸引可明显增加 PPE 的发生,通过平衡引流法可减少此类肺水肿的发生。这些现象表明在肺切除术后肺过灌流状况下,过大的胸腔内负压可增加跨血管压,从而加重水跨毛细血管漏出,从而引发肺水肿。这要求我们不但需要相对合理的胸腔内引流,更需要关注增加胸腔内负压的相关因素。

3. **胸膜腔减压/负压性**　胸膜腔可因液体、气体及纵隔或膈下占位等因素影响导致肺不同程度的压缩或膨胀不全,当这些因素去除时,胸膜腔内负压恢复,肺复张并恢复膨胀状态,此过程中可能会出现以低氧、呼吸困难等为主要特征的肺水肿表现,临床上称之为复张性肺水肿(re-expansion pulmonary oedema,REPO),对 REPO 的描述出现在 150 多年以前,多发生于胸腔积液、气胸引流过程中或 24 小时内,也可出现于胸腹腔占位病变切除术后,胸腔手术时肺复张过程中也可出现,往往发生于减压侧,也有少数会出现对侧或双肺改变,其总体发病率和死亡率报道差异比较大,一般发病率为 1% 以内,死亡率为 0.1% ~ 20%。

REPO 发生的确切病理生理机制未完全阐明,一般认为与过快降低的胸膜腔内压、表面活性物质减少、炎症介质释放及氧自由基产生有关。虽然众多研究都认为 REPO 的发生与众多缺氧、炎症相关介质及因素有关,但对肺泡液的成分分析显示其含有的蛋白成分与血浆相比,不支持此类肺水肿的产生是继于炎症相关通透性增加,越来越多的研究表明其发生过程与血流动力学改变密切相关。首先 REPO 与血流分布特征改变有关,复张过程中受压萎陷肺组织呈现不同缺氧状态及血管舒缩状态,从而呈现出低灌流区域和高灌流区域,高灌流区域成为压力性肺水增加的主要原因之一。胸膜腔内压的快速改变是促使 REPO 发生的另一原因,引流过程中胸膜腔压力迅速降低往往提示可能存在肺顺应性差、脏胸膜受压等因素使得肺难以完全膨胀,过高的跨肺压和跨血管压,特别是对于顺应性差的肺组织,引发静水压相关性肺水增加,当胸膜腔内压很快降低 $-20cmH_2O$ 以上很容易引发 REPO,英国胸科协会建议胸腔引流时胸膜腔内压不应超过 $-20cmH_2O$。对于 REPO 患者及时胸膜腔内给予液体或气体进行胸膜腔再复张,从而提高胸膜腔内压,部分恢复肺不张状态可以很快缓解此类患者的症状,这进一步表明压力因素改变在 REPO 发生中的作用。另外,胸膜腔占位所致的胸膜腔压力增加可影响左、右心室的舒张及收缩功能,胸膜腔内压降低时心脏的舒张受限改善,回心血流增加、心排血量增加,当左心舒张、收缩功能存在明显障碍而不足以承受回心血流增加时,会加剧肺水肿的产生。另外,胸腔内压和肺容积对于静脉回流和心脏收缩功能会产生明显影响,胸膜腔内压的增加会降低左室跨壁压,从而降低左室射血压及其上游的压力。胸腔引流后,随着胸膜腔压力降低,左室跨壁压和射血压增加,特别是胸腔内负压明显增加的情况下左室后负荷明显增加,从而引起左室功能减退和肺水肿发生,特别是对于有左室病变基础的患者。这提示我们对于高危患者在进行胸膜腔减压时应进行心脏超声检查以明确左心功能,从而判断 REPO 发生的潜在风险。

另一种和胸腔内负压变化密切相关的血流动力改变性肺水肿为负压性肺水肿(negative pressure pulmonary edema,NPPE),发生于各种原因所致的胸腔内负压过度增加,见于各种原因引起大气道梗阻,也称之为梗阻后肺水肿(postobstructive pulmonary edema,PPPE),如拔管后喉头痉挛、扼颈、会厌炎、异物气道吸入、气道分泌物浓集、严重呃逆、喉炎、上气道和纵隔肿瘤、路德维希咽峡炎、阻塞性睡眠呼吸暂停、重症哮喘、气管插管或喉罩咬闭等。1977 年 Oswalt 描述 NPPE 是气道梗阻的一类严重并发症,更严重者会导致肺毛细血管破裂和肺出血。用力克服气道阻力的用力吸气可产生高达 $-140cmH_2O$ 的胸腔内负压,引起静脉回流至右心的血流明显增加,同时左心由于跨壁压的增加导致后负荷明显增加而心排出减少、肺静脉压增加,致使肺循环静水压明显增加。另外,胸腔内负压可传导至肺组织,导致跨血管静水压梯度增加而引发血管内水进入肺泡腔。此外,缺氧会引发交感反射使得外周血管收缩,体循环血流向肺循环血流重新分布,缺氧同时导致肺血管不均质收缩,使得增加的血流进一步呈现过灌流状态,引发 NPPE 的发生。NPPE 的发生与胸腔内负压程度及机体反应性和交感激活密切相关,这就解释了为什么健康男性更容易出现 NPPE。

(武钧 吴璟奕 韩晓黎)

第二十四章

脱机相关的心源性因素

对心功能正常的患者来说,机械通气通常会产生负面血流动力学作用,因为每次吸气产生的胸腔内压力会引起静脉回流减少。相比之下,正压通气对心源性肺水肿的患者是有益的,已经用于此类患者的治疗。与此相反,在左心受累的患者中,自主呼吸所导致的心脏的后果可能会导致脱机的失败,即使患者需要机械通气的原因并不是心源性肺水肿。多年来,心源性肺水肿已被认为是患者脱机失败的常见原因。

在本章中,我们会对脱机相关的肺水肿可能发生的机制进行描述。然后,着重介绍如何应用超声以及其他方法发现心源性的脱机失败,简单介绍目前可用的治疗选择。

一、脱机相关肺水肿的机制

在患者从机械通气转为自主呼吸时,会产生两个主要的血流动力学效应,一方面,呼吸肌的活动性增加,从而导致呼吸功的增加以及胸腔内压的下降,另一方面,导致交感兴奋性的增加。呼吸功的显著增加导致全身氧耗的增加,从而增加心脏作功和心肌耗氧量,进一步导致易患患者的心肌缺血。另外,呼吸肌氧耗的增加也会导致血流向呼吸肌的再分布,从而使得重要脏器存在缺血的风险。胸腔内压的下降往往会增加全身静脉回流和中心血容量,从而有造成肺水肿的风险。胸腔内压的下降同时会降低左心室(LV)射血压力梯度,导致左心室的后负荷增加。增加的肾上腺素能张力也可能增加静脉回流,LV 后负荷,心脏功和心肌需氧量,因此可能导致心肌缺血。

在已存在右心功能不全的患者中,由于低氧血症或内源性呼气末正压(PEEPi)恶化,可能会出现脱机引起的 RV 后负荷增加。除了同时增加全身静脉回流外,RV 后负荷增加可能导致脱机期间 RV 明显增大,从而通过双心室相互依赖机制阻碍左心室舒张充盈。总之,在脱机的过程中,由于左室前负荷的增加和/或左室顺应性的下降(心肌缺血,双心室互相依赖)和/或左室后负荷的增加,左室的充盈压可能会增加(图 24-1)。因此可以怀疑,他们脱机失败的原因是出现了心源性肺水肿。

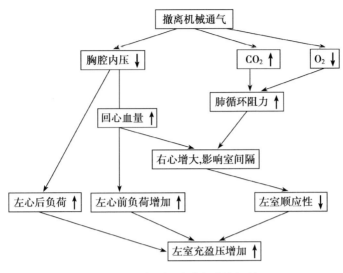

图 24-1　脱机相关肺水肿的机制

二、脱机导致的肺水肿的诊断

当患者自主呼吸试验（spontaneous breathing trial，SBT）失败，并且除外其他脱机失败原因时，应怀疑脱机导致的肺水肿。合并左心疾病以及慢性阻塞性肺疾病（COPD）的患者出现脱机导致的肺水肿的风险更高。在这种情况下，气道阻力的增加放大了导致 LV 充盈压升高的两种机制：①胸腔内压力的下降在吸气时增强，导致自主呼吸期间 LV 后负荷显著增加；②呼吸功进一步增加，导致了心肌缺血易患患者出现心肌耗氧量的增加。此外，在存在 RV 扩张的 COPD 患者中，双心室互相依赖现象更为明显，从而促进 LV 充盈压的显著升高。

根据我们的经验，脱机失败时出现的动脉压和心率的增加很可能提示心源性因素在其中起作用，而在这种情况下，呼吸困难通常在脱机的早期就已经出现。

（一）右心导管

右心导管检查有助于评估同时患有肺部疾病和心脏疾病的患者的急性呼吸困难，因为它可以测量 PAWP，肺动脉压，右心房压和与氧供氧耗相关的其他衍生变量。在一个失败的 SBT 的过程中，如果测量的 PAWP 的值高于正常，高度提示脱机相关的肺水肿的诊断。大量研究表明，患者在脱机期间 PAWP 增加，而在存在 COPD 和左心疾病的患者的脱机试验中，PAWP 的增加更为明显。

研究显示，脱机失败期间，心排血量并没有减少，相反，心排血量可能会随着呼吸功能的增加以及患者从机械通气突然转移到自主呼吸所产生的压力而增加。心功能受损的患者可能无法充分增加心排血量和氧输送以满足增加的氧气需求，而在临床上表现为 SvO_2 的下降。

总之，右心导管检查有助于诊断心源性脱机失败，它不仅可以识别脱机期间 PAWP 升高的患者，还可以提供有关脱机引起的急性心功能不全的机制的重要信息。

（二）重症超声

前面我们提到，左室充盈压的增加是脱机相关的心源性肺水肿的一个重要的诊断指标。由于右心导管是一种有创操作，大大限制了其广泛使用。而对于左室充盈压的无创评估，重症超声通常是首先想到的检查。根据最新的左室舒张功能的评估指南,左室充盈压的估测取决于临床特征,二维数据以及多普勒的信号,并且对于射血分数下降或者正常的患者均适用。另外,左室应变以及舒张应变率,左房应变也都可以作为用于测量左室充盈压。这些指标为左室松弛、左室充盈压以及左房功能的评估提供了有价值的数据。窦性心律的患者的左室充盈压的评估目前应用最为广泛,然而,对于心房颤动的患者,存在二尖瓣膜病变以及左室辅助装置的患者,其左室的充盈也有可能进行评估从而得到有关左室充盈压的线索。

1. **评价左室舒张功能的参数**　二尖瓣的跨瓣多普勒血流和组织多普勒参数是最常用的评估左室充盈压的指标。跨瓣多普勒血流可以测量舒张早期(E)和晚期(A)的峰流速,而二尖瓣环的组织多普勒成像可以测量二尖瓣环舒张早期的峰流速(e')。近些年来,左室的其他舒张指数,包括早期舒张期血流传播速度(通过彩色 M 模式获得),舒张期左室应变,左室应变速率与左房的应变也均可以通过超声进行测量。尽管这些指标都经过了有创的金标准的验证,但每个指标均具有其局限性。表一对于评估左室舒张功能的各项参数以及其局限性进行了总结。而最近,ASE/EACVI 的指南提出了一种新的评估方法,该方法基于几个参数的组合,具有高可行性和高重复性。

2. **评估心脏的基本病变**　舒张早期(E)相对于晚期(A)二尖瓣血流速度的增加或者E/A 的增加是左室松弛功能受损的患者的一个重要二尖瓣的血流特征,提示着左室充盈压的增加,但是因为在左室舒张功能正常且左房压力正常的受试者中,二尖瓣舒张期的血流也可以表现为同样的特征,因此,首先识别患者是否存在心肌病变是判断患者舒张功能的基础,而 2016 年的指南中所推荐的流程也是建立在已经存在心肌病变的基础上的。在判断患者是否存在心血管疾病时,应该获得完整的临床数据,例如高血压、慢性肾病、糖尿病、冠状动脉疾病和既往心肌梗死的存在。左心室,左心房和右心室的结构变化对于确定心肌疾病的存在也是重要的,因为 LA 增大,病理性 LV 肥大或重塑以及异常的右心室(RV)功能都与心脏病一致。虽然异常对于确定 LV 疾病的存在是有价值的,但在得出结论之前应考虑其他异常发现的原因。例如,在没有心脏病的运动员和孤立性心房颤动的患者中可见 LA 增大。此外,在没有 LV 舒张功能障碍的情况下,在存在显著的二尖瓣疾病的情况下可发生 LA 增大。在存在正常 LA 压力的情况下,患有肺实质或血管疾病的患者可能存在右心室异常。左心室收缩和舒张功能障碍通常共存,左心室收缩功能障碍可导致左心室舒张功能障碍。左心室收缩功能障碍的超声表现包括,左室射血分数下降(射血分数<50%),LV 收缩期射血参数降低如二尖瓣环收缩期射血速度和 LV 整体纵向应变受损(通常定义为>−18%)。此外,有多普勒发现本身非常有用,可用于推断左心室舒张功能障碍。这些包括表明 LV 舒张压升高(LVEDP)和/或 LV 压力受损的 LA 压力升高的信号。

3. **左心室舒张压评估的多普勒参数**　舒张早期左室的压力最低,并且可以通过压力导管进行测量。二尖瓣打开后,LV 开始充盈,LV 压力开始下降(在 LV 主动松弛期),此后根据 LV 压力-体积曲线,LV 开始增加,增加的幅度由左室的顺应性决定。LA 收缩前的 LV 舒张压是 LV pre-A 压。它与平均 LA 压力和平均楔压非常相似。在 LA 收缩后,LV 压力上升(LV 压力记录中的波浪上升),最终达到 LVEDP。这些压力都可以通过右心导管进行可靠的测量。2016 年的指南主要是基于平均楔压的预测而不是 LVEDP,因为楔压与肺泡毛细血管跨壁压有关,从而造成肺淤血。

患有舒张功能障碍的患者在休息时,LV 舒张压可以正常。在下一阶段,LVEDP 增加但平均 LA 压力仍然可以正常。这一阶段的患者可以通过分析舒张末期出现的多普勒信号进行识别。

通过二尖瓣的流量与跨二尖瓣压力梯度有关,在 LV 僵硬度较差的患者中,LVEDP 会出现异常升高。LVEDP 及左房收缩的后负荷的增加,导致左房收缩力以及舒张晚期跨二尖瓣压力梯度的降低,简而言之就是血流的下降。因此,由于左房收缩功能(心房充盈分数)的下降,二尖瓣 A 峰的速度和持续时间减少,同时左室充盈分数也有所减少。二尖瓣 A 峰减速时间也进一步变短。此外,流入左心房的肺静脉血流也有助于确认是否存在 LVEDP 的升高。舒张晚期当左心房收缩时,通过二尖瓣流入左心房的前向血流与进入肺静脉的后向血流同时存在。当 LVEDP 增加时,逆行流入肺静脉的血流的持续时间超过前向的流入左心室的持续时间,因此肺静脉心房反向血流与二尖瓣的 A 峰之间持续时间的差值≥30ms 是 LVEDP 升高的一个很好的指标。这个指标并不随着年龄而改变,因此可以用于任何年纪的患者。这个指标应用的主要局限性在于重症医学科病房的患者的可行性较低,另外当患者存在 LA 收缩功能障碍,心房颤动/房扑/心动过速或者房室传导阻滞时,这个指标也不适用。有关左心室舒张功能的超声评估流程,可参考《重症超声临床应用技术规范》(图 24-2)。

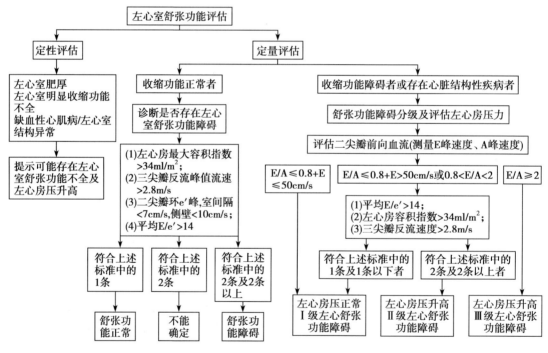

图 24-2　左室舒张功能超声评估流程

4. 左心房压力的估算

(1)左室射血分数降低的患者:一些研究表明,多普勒方法在估计该患者人群的 LV 充盈压方面具有很高的可行性和准确性,主要基于对二尖瓣流入血流和肺静脉血流速度的分析。在存在窦性心律的情况下,LA 压力升高的患者表现为二尖瓣 E/A 比增加,以及肺静脉收缩与舒张(S/D)速度比降低。由于肺静脉和左心房之间的正压梯度,在心脏收缩和舒张期间肺静脉的血流都会进入左心房。LA 压力增加会使得压力梯度下降,从而减少肺静脉流入左心房的血流量。由于在舒张期,左房会有一个将血排空至左心室的过程,造成左房压的下降,因此肺静脉-左房的压力梯度在收缩期高于舒张期,从而导致了肺静脉舒张期流速更高,S/D 比更低。重要的是,在射血分数下降,左室充盈压升高的患者中,E/A≥2(限制性充盈模式)在识别心力衰竭方面具有高准确性。

相比之下,当患者存在左室舒张功能障碍,但 LA 压力正常时,二尖瓣 E/A 比<1(松弛模式受损)和肺静脉 S/D 比>1。特别是,E/A 比≤0.8 且二尖瓣 E 速度≤50cm/s 是确定 LV 充盈压正常的可靠指标。最新的指南强调,当二尖瓣的血流模式介于这两个极端之间时,需要评估其他指标,这些指标包括 LA 最大体积指数,平均二尖瓣 E/e' 比率和连续多普勒峰值三尖瓣反流(TR)速度,如果前三个指标中有一个不可用或质量欠佳时,可使用肺静脉血流 S/D。这种评估方法在最近的一项大型多中心研究中进行了测试,结果显示其不仅高度可靠,而且比临床评估更准确。另外一项针对 159 例患者的研究报告了该方案在确定 LVEDP 升高患者方面的准确性,值得注意的是,该方案是基于平均楔压的估计而不是 LVEDP 来构造的。除了上述方法之外,一种叫 CART 分析方法在评估 LV 功能障碍患者的楔压方面的准确性更高。在后一项研究中,平均 E/e' 比≥13 或 E 速度减速时间<150 毫秒是与 LV 充盈压升高密切相关。重要的是,大多数楔压升高的患者都能够被准确识别,敏感性和特异性分别可达到 87% 和 90%。

(2)左室射血分数正常的患者:如果无法确定是否存在心肌疾病,评估 LVEF 正常的患者的 LA 压力可能具有挑战性。因此,在开始估算 LV 充盈压力之前,获得可靠的临床数据以及仔细的测量心腔的大小和体积显得尤为重要。如上所述,将临床数据与左室的容积,体积,左房的容积以及反应左室收缩功能的参数相结合,能够得到患者是否存在基础心肌疾病的线索。由于右心室是唯一可以急性显著扩张的心室,即使患者既往没有明确心脏基础疾病,如果超声发现患者存在左室或者左房扩张,左室增厚等表现,可以间接提示患者存在基础的心脏疾病。

对于没有明确的基础心肌病变的患者,应该评估关键的多普勒以及二维超声的指标以确定患者是否存在舒张功能障碍。这些指标包括二尖瓣环 e' 速度(间隔 e'<7cm/s,侧壁 e'<9cm/s),平均 E/e'(>14),峰值 TR 速度(>2.8m/s),和 LA 最大体积指数(>34ml/m²)。如果大多数指标的值不超过正常值的上限,那么可以认为患者的舒张功能正常。最近一项关于老年人心力衰竭发生率的研究证实,上述指标的临界值与临床状态密切相关,并且有>1 个参数异常的患者的预后更差。

在存在心肌疾病时,与 LVEF 下降的患者相似,第一步是检查二尖瓣的血流模式,明确两组不需要除了二尖瓣流入以外数据的情况,即 E/A 比≤0.8 且二尖瓣 E 速度≤50cm/s 的患者,以及 E/A 比≥2 的患者。对于不属于这两组之一的值,在进一步评估平均 E/e' 比,LA 最大体积指数和峰值 TR 速度。这种评估方法在应用于呼吸困难但 LVEF 正常的患者中时,对于在识别患有心力衰竭且射血分数正常的患者(HFpEF)时具有良好的准确性(84%),明显优于包括胸部 X 线和 NT-proBNP 在内的临床评估方法。对于 HFpEF 的患者,超声还可以提供一些其他有意义的评估心脏功能的指标,包括继发性肺动脉高压以及右心室收缩功能障碍。右心室功能障碍可通过 RV 分数面积变化<35%,三尖瓣环平面收缩期偏移(TAPSE)<17mm 和三尖瓣环收缩速度<9.5cm/s 进行识别。重要的是,肺动脉压力增加和 RV 功能降低是 HFpEF 患者预后较差的预测指标。

HFpEF 患者的动脉弹性收缩末期压力与 LV 每搏输出量的比值(收缩末期压力可推导为:0.9×收缩压)增加,动脉弹性与 LV 收缩末期弹性的比值也会增加。可以将超声心动图与动脉血压结合使用以获得这两个指标,尽管它们不是常规的测量指标,但是一些研究已经显示 HFpEF 患者与没有心力衰竭的孤立性舒张功能障碍患者之间这两个指标的测量结果相似。

(3) 心房颤动的患者:在 LVEF 降低的患者中,二尖瓣流入速度的减速时间可以很好地评估平均楔压。减速时间≤160ms 与楔压升高具有一致性。在 LVEF 正常的患者中,也有一些指标可以推测 LV 充盈压力,这些指标包括等容舒张时间(IVRT≤65ms),二尖瓣舒张速度峰值加速率(≥1 900cm/s^2),肺静脉舒张速度减速时间(≤220ms),间隔 E/e' 比≥11,峰值 TR 速度(>2.8m/s)。LA 最大容积指数在这里没有用处,因为心房颤动在没有 LV 舒张功能胀气的情况下也会导致左房扩张。

(4) 左心室辅助装置患者:在晚期心力衰竭的患者中,左心室辅助装置(LVAD)通常可以改善患者的症状。然后,一些患者仍可能会出现明显的症状,或者在初步改善后呼吸困难复发。导致该患者群体呼吸短促的原因有几个,其中包括心脏和心外因素,如贫血和代谢性缓解。LV 充盈压的升高也可能是其中的一个因素,可以随着 LVAD 支持条件的增加而改善。已经有一种诊断的策略在进行测试和验证,其中包含了多个常规的多普勒参数,包括二尖瓣 E/A 比率,LA 最大体积指数,E/e' 比率,肺动脉收缩压和右心房(RA)压力。该策略在识别平均楔压升高的 LVAD 患者方面具有良好的准确性。此外,与有创测量的压力和心指数相比,基于多普勒测量的方法用于肺动脉压、RA 压力和心脏指数估测的准确性也令人满意。

5. 其他评估左心室舒张指数和左心室充盈压的指标 舒张期时 LV 扩张的速度和程度是 LV 松弛的指标。在松弛功能的心室中,左心室松弛得更快,当松弛功能下降时,等容舒张期和舒张早期的左室整体舒张应变率下降。在动物和人体上进行的一系列有创的研究显示,这两个指标与左室松弛时间常数以及-dp/dt 显著相关。另外,在等容舒张期以及舒张早期二尖瓣 E 峰流速与 LV 舒张应变率之间的比值也可以用来预测平均楔压以及相关的临床实践,这些研究已经在一些患者人群包括诊断为心力衰竭的患者人群得到了证实。

在心力衰竭的患者中,也有研究对左心房的应变进行了评估,发现收缩期左房的应变与平均楔压以及 LVEDP 呈显著负相关。进一步的左房僵硬性的无创指标已经可以将 HFpEF 的患者与孤立性舒张功能不全的患者区别开来。虽然很有前景,但二尖瓣疾病以及房性心律失常对于 LA 应变的效应目前尚没有得到有效的评估,对其临床的应用造成了一定的限制。

以上指标日常应用的主要限制在于其可行性和可重复性仍交叉,这很大程度上取决于图像的质量以及分析队伍的经验。这些参数对于特定的患者人群是否具有特殊的优势仍需要进一步的观察。

在一系列 39 名难以脱机的患者中,Lamia 及其同事测试了 E/A 和 E/Ea 可用于检测 SBT 期间 PAWP≥18mmHg 定义的脱机诱发的升高的假设。该研究的主要发现是在 SBT 结束时 E/A>0.95 和 E/Ea>8.5 的组合预测 PAWP≥18mmHg 具有良好的敏感性(82%)和特异性(91%),而单独的 E/A 和单独的 E/Ea 的截止值具有弱的特异性(分别为 68% 和 73%)。Lamia 及其同事的研究因此提供了证据,证明完全非侵入性方法可以识别脱机引起的肺水肿患者。此外,由于超声心动图是评估床边心脏功能的有价值的方法,它还可以为临床医师提供关于脱机期间导致心脏功能障碍的主要机制的重要信息。然而,超声心动图是一种依赖于操作者的方法,需要很长的训练时间来确保重症监护医师能够熟练地使用它。因此,其他可以更简单地检测脱机引起的肺水肿的工具是必要的,比如侵入性监测。

（三）生物标志物

B 型利尿钠肽（BNP）和 N-末端 proBNP（NT-proBNP）是由心室肌细胞在心肌牵张时合成的肽。左心室的收缩和舒张功能障碍均可导致循环 BNP 和 NTproBNP 水平的升高。在危重患者中,这种心脏生物标志物越来越多地被用做排除心脏功能障碍的筛查工具。最近的两项研究解决了 BNP 或 NT-proBNP 是否可用于鉴别因心脏原因而无法脱机的患者。但是我们认为,没有必要仅仅为了避免履行 SBT 而衡量 BNP 水平。此外,在随后 SBT 失败的患者中,血浆 BNP 浓度在 SBT 之前较高的事实并不意味着在 SBT 期间发生心脏功能障碍和心源性肺水肿。在 SBT 之前的高基线血浆 BNP 浓度可能反映了不耐受 SBT 的患者更严重的全身状况。应该强调的是,即使没有左心功能不全,在高龄,败血症,肾功能不全和肺动脉高压的情况下,血浆 BNP 水平也会升高。

三、治　疗

脱机引起的肺水肿的治疗应该考虑到脱机失败的机制。因此,重要的是首先仔细分析 SBT 时心血管系统的反应,然后使用有创或无创的血液动力学工具监测所选择的治疗。当脱机期间过度增加的前负荷被认为是导致脱机失败的主要机制时,必须考虑利尿剂治疗。在这种情况下,在 Lemaire 及其同事的研究中,15 例因出现肺水肿而未能脱机的患者中有 9 例在用呋塞米治疗 1 周后成功脱机,多脱水量大约有 5L。治疗后,在 SBT 结束时 PAWP 低于给予治疗前的 PAWP（9mmHg±3mmHg vs. 25mmHg±15mmHg）。在每个难以脱机的患者中凭经验给予利尿剂变得越来越积极。尽管如此,我们似乎很难推荐这种方法,至少 50% 的患者脱机失败是心外原因引起的,并且由于不受控制的利尿剂治疗可能具有潜在的有害作用。在怀疑过量增加后负荷作为主要机制的情况下,可以选择使用血管扩张剂代替（或联合）利尿剂。根据我们的经验,SBT 期间收缩动脉压显著增加是给予血管扩张剂给药的合理指征。硝酸盐可能是一种很好的治疗选择,因为这种治疗可以降低 LV 后负荷和中心血容量（心脏前负荷效应）。此外,由于其冠状血管扩张作用,当心肌缺血是导致脱机失败的机制之一时,它甚至可能更有帮助。在这种情况下使用 β_1 受体激动剂如多巴酚丁胺是不合逻辑的,因为脱机引起的肺水肿很难由心肌收缩力的降低引起。此外,不成功的脱机与内源性儿茶酚胺排出量的大量增加和 β_1 受体激动剂的给药有关。然而,据报道,磷酸二酯酶抑制剂,如依诺昔酮可有效治疗心脏手术后可能发生的脱机诱发的肺水肿。这些药物的血管舒张作用可能对其有益影响有显著贡献。最后,钙通道阻滞剂有助于在肥厚型心肌病的特定背景下成功脱机。在通气方式方面,没有明确的建议。在脱机失败后,必须重新进行机械通气。在保持 5~8cmH$_2$O 的 PEEP 的同时逐渐减少压力支持水平的做法可能是一个选择,因为假设压力支持增加 LV 后负荷小于自主呼吸。拔管后,可以使用面罩的无创正压通气。但是,对这种做法没有明确的建议。

四、结　论

在机械通气脱机期间可能发生急性心功能不全和心源性肺水肿,尤其是有左心病和 COPD 病史的患者。在复杂的机制中,心肌缺血,LV 后负荷过度增加和心脏前负荷增加起主要作用。使用右心导管测量 PAWP 是作为诊断心源性脱机失败方法的金标准。经胸超声心动图或血浆蛋白浓度测量的微创工具作为脱机诱导的肺水肿的有价值的替代诊断方法。针对脱机相关的肺水肿,在仔细分析主要贡献机制后,应考虑使用利尿剂和/或硝酸盐。

（丁欣　陈焕）

第二十五章

急性主动脉综合征

急性主动脉综合征(acute aortic syndrome,AAS)包括四种不同的急性主动脉疾病,即经典(完全性)主动脉夹层,主动脉壁间血肿(intramural aortic hematoma,IAH),主动脉穿通性溃疡(penetrating aortic ulcer,PAU)以及不完全性主动脉夹层。各种疾病类型的病理生理学机制有所不同。急性主动脉综合征一旦继发动脉外膜破裂,患者死亡风险极高。有研究表明,在症状出现的前48小时内,患者在术前每停留1小时,死亡率增加约1%。故AAS的早期临床识别显得尤为重要。

本章我们将简要回顾急性主动脉综合征的主要类型及其诊断方法,并着重介绍包括心脏超声检查方法在内的常用影像学诊断方法的优势和局限性。

一、分　　型

AAS指一组因主动脉血管壁受强烈剪切力作用而导致的急性主动脉疾病,其共同特点是致死性主动脉破裂,风险极高。AAS的不同类型可以同时存在或发生转换。如IAH可进展至经典型主动脉夹层,而PAU常常伴随着壁间血肿,并可能发展为主动脉夹层的起始点。不完全性主动脉夹层特指不伴有内膜剥脱的主动脉壁撕裂,并可能最终进展至经典型主动脉夹层。从手术治疗的角度出发,AAS可以根据其受累部位的不同分为两组类型:近端AAS指主动脉疾病累及升主动脉和主动脉弓,而远端AAS病变则局限于降主动脉。

AAS是急诊科胸痛患者常见的致死性疾病之一。AAS和急性冠脉综合征(acute coronary syndrome,ACS)往往难以区分,特别当ACS是AAS的后果时更是如此。因此准确及时地作出诊断并启动治疗是决定AAS预后的重中之重。当患者以胸痛入院,且既往有长期重度高血压病史时,应高度警惕本病。中重度高血压是AAS最重要的危险因素。患者往往会主诉胸部或腹部急性疼痛或悸动,伴背部、臀部、腹股沟或腿部放射痛,或“破裂感”。与ACS疼痛程度逐渐加重不同的是,AAS的胸痛特点是起病突然,且在起病初期疼痛最为剧烈。胸痛放射至颈部、咽喉或下颌提示升主动脉可能受累,而放射至腰背部和腹部则提示累及降主动脉可能。

CT、磁共振和经食管超声心动图检查(transthoracic echocardiography,TEE)是诊断本病的重要方法。诊断或除外本病需要非常谨慎,因此往往需要不同方法的检查结果相互印证补充,某些特殊病例甚至需要进行有创动脉造影检查以进行确认(表25-1)。AAS患者影像学检查的目的包括明确诊断、分型和主动脉病变的类型,破口定位、确定并发症(如主动脉瓣反流、侧支血管受累、冠状动脉受累等)以及尽早发现提示需进行急诊手术治疗的征象(如心包、纵隔或胸腔出血)。但目前尚无关于AAS患者最佳影像学诊断方法的共识发布,选择何种方法应综合考虑患者的转运风险和医疗机构的实际情况综合考虑。

表 25-1　急性主动脉综合征的影像学检查比较

	TTE/TEE	CT	磁共振	血管造影	血管内超声
敏感性	++	++	+++	++	+++
特异性	+++	++	+++	++	+++
分型	+++	++	++	+	++
破口定位	+++	−	++	+	−
主动脉瓣反流	+++	−	++	++	−
心包积液	+++	++	++	−	−
纵隔血肿	++	+++	+++	−	−
侧支受累	+	++	++	+++	+++
冠脉受累	++	−	+	+++	++
X 线暴露	−	++	−	+++	−
患者耐受	+	++	+	+	+
随访研究	++	++	+++	−	−
术中应用	+++	−	−	+	+

注：TTE，transthoracic echocardiography，经胸超声心动图；TEE，transthoracic echocardiography，经食管超声心动图。

值得注意的是，急性主动脉综合征一旦继发低血压或休克具有重要的临床意义，提示可能出现主动脉破裂。有研究表明，约 8% 的主动脉夹层患者会出现低血压或休克表现，而其中 95% 的患者循环衰竭的原因是夹层累及升主动脉。因此，经胸超声心动图（transthoracic echocardiography，TTE）凭借其安全、便捷、即时、准确的特点，在出血（如心包积血或填塞）、主动脉瓣反流、升主动脉扩张等急性主动脉综合征重要并发症的评估中具有重要作用。特别是对于血流动力学不稳定、转运高风险的患者，上述 TTE 检查结果较其他方法更加快捷，往往能提示需要立即行手术治疗，节约诊断时间。而当患者麻醉并建立人工气道后，进一步行 TEE 可以更为全面有效地对 AAS 进行评估和诊断，并在手术中实时评估治疗干预效果。TTE 和 TEE 对于诊断胸主动脉病变均有很好的敏感性和特异性。但应注意升主动脉远端和主动脉弓近端 TEE 成像条件可能不佳。

（一）经典型主动脉夹层

经典型主动脉夹层的典型表现是主动脉内带有内破口的内膜片形成。压力驱使血流通过破口纵向剥离主动脉内膜，并将主动脉分割成真腔（循环血流）和假腔（血流停滞）。主动脉内膜的外层部分构成了假腔外壁的外膜，而主动脉内膜的其余部分成为撕脱的游离内膜片。破口一般位于血流应力最集中的区域：升主动脉右外侧壁或降主动脉近端。真假腔之间沿降主动脉分布可能会存在一些交汇点和反向破口。主动脉真腔往往比假腔要小，而后者常常伴有黄色凝胶状血栓堵塞管腔。

除了寻找主动脉破口，还需要确定夹层的范围，判断其是否累及升主动脉，还是仅局限于降主动脉。DeBakey 分型将经典型主动脉夹层分为三型：Ⅰ型，同时累及升主动脉和降主动脉；Ⅱ型，仅累及升主动脉；以及Ⅲ型，夹层局限于降主动脉。而 Stanford 分型则根据其是

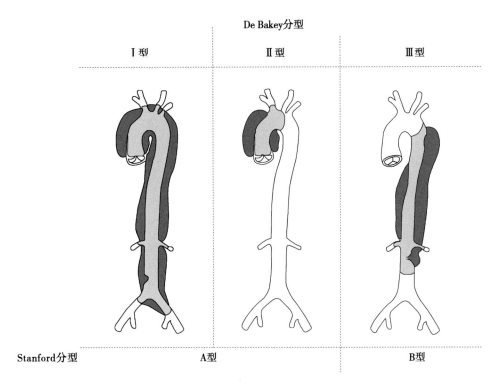

图 25-1 主动脉夹层分型

否累及升主动脉将其分为 A 型或 B 型(图 25-1),A 型指夹层动脉瘤累及升主动脉,甚或累及主动脉弓、降主动脉,相当于 DeBakey 分型的 I 型和 II 型;B 型指夹层动脉瘤的范围仅限于降主动脉。

经食管超声心动图检查能够完整显示出胸主动脉全长及腹主动脉上段。有研究表明,使用多平面 TEE 检查方法诊断经典型主动脉夹层的敏感性和特异性超过 95%。TEE 诊断主动脉夹层的关键在于识别分隔真假腔的主动脉内膜片。主动脉夹层膜片常常表现为主动脉腔内的细长线性结构。

内膜破口表现为内膜片连续性中断。由于彩色多普勒技术的应用,超声心动检查在经典型主动脉夹层的内膜破口定位中具有独特优势。由于每个心动周期内顺时压力梯度的变化不同,内膜破口处的血流可以是单向或双向的。准确的定位内膜破口有助于迅速制定后续治疗方案(如升主动脉夹层手术入路的选择,或降主动脉夹层支架置入术的术中引导)。TEE 检查还有助于识别和评估 A 型主动脉夹层的早期并发症,如主动脉瓣反流或心包积血。

假腔破裂是经典型主动脉夹层患者最常见的死亡原因。主动脉破裂常常发生在升主动脉邻近内膜破口的位置。因此心包积血(甚至继发心脏压塞)是提示患者可能出现致死性出血的危急表现。某些情况下,由于主动脉壁撕脱后拉伸变薄,血液缓慢渗出积聚可形成主动脉旁血肿;这一征象同样提示主动脉破裂的可能。伴有主动脉旁血肿的患者常常表现为血流动力学不稳定。这一并发症是急性主动脉夹层死亡率增加的独立危险因素。主动脉夹层患者真腔受到假腔压迫还会导致腹主动脉分支或髂动脉灌注不良。肠系膜血管灌注不良也是死亡率增加的独立危险因素。

（二）主动脉壁间血肿

IAH 是经典型主动脉夹层的一个变种,表现为内膜破口缺失,即非交通性主动脉夹层。主动脉内膜内出血可能源于异常的主动脉滋养血管破裂,也可能是动脉粥样硬化斑块破裂,或主动脉壁创伤的结果。IAH 在 AAS 总体中约占 10%~30%。

IAH 的超声心动图检查结果包括主动脉壁半环形或环形增厚(>5mm)并伴有血栓样回声增强,主动脉管腔直径变窄,以及内膜钙化内移。与经典型主动脉夹层不同的是,彩色多普勒成像未能找到内膜破口或血流是区别两者的关键之处。超声心动检查可能会发现小的壁间无回声区。IAH 与伴有假腔血栓栓塞的经典型主动脉夹层、伴有附壁血栓的主动脉瘤以及复杂动脉粥样硬化斑块的鉴别并不容易,有时会需要长期随诊观察病变进展。

（三）主动脉穿通性溃疡

多数动脉粥样硬化性主动脉溃疡是偶然发现的稳定病变,不具有临床意义。PAU 特指穿透内弹力板,破入中膜的主动脉溃疡性病变。主动脉溃疡一般是局灶性病变,常常位于胸降主动脉,但也会进展至其他主动脉段。PAU 常常合并有不同程度的主动脉壁间血肿,以及其他动脉粥样硬化性主动脉病变,如降主动脉动脉瘤。

超声心动图检查的典型表现为主动脉壁内的深弹坑样结构;该结构可由血栓部分或完全填充,同时可伴有壁间血肿形成。彩色多普勒成像有助于发现动脉粥样硬化性溃疡。有时能观察到钙化内膜移位,提示存在壁间血肿或局限性假腔。

（四）不完全性主动脉夹层

不完全性主动脉夹层指不伴有内膜明显分离的内膜中层撕裂。急性期常表现为外膜下血肿(即外膜和内膜间出现血液积聚)。随后出现内膜中层破口回缩,并被纤维组织填充。不完全性主动脉夹层常常出现在升主动脉。破口一般位于升主动脉后壁,紧邻左冠状窦口。

由于临床症状并不典型,诊断不完全性主动脉夹层较为困难。其与经典型主动脉夹层的不同之处在于无法找到分隔两个主动脉管腔的内膜片。目前常用的检查手段也很难观察到内膜中层断裂的征象,如发现破口附近存在明显的偏心突起则可诊断本病。多数病例会伴有升主动脉扩张和主动脉瓣关闭反流。

不完全性主动脉夹层患者行超声心动检查可发现受累主动脉壁呈星形或线形连续性中断,主动脉壁碎片游离于主动脉腔内,或主动脉后壁收缩期隆起。某些患者 TEE 检查可提示主动脉壁偏心局限性增厚,并伴有外膜下血肿形成。因此不完全性主动脉夹层与 IAH 的鉴别也很困难:IAH 患者的主动脉管腔一般会缩小,而不完全性主动脉夹层则不然。

二、结　论

AAS 是一组各具特点的急性主动脉疾病。如 AAS 累及升主动脉,则继发主动脉破裂,出血甚至死亡的风险极高。因此近端 AAS 患者必须立即接受手术治疗,而仅累及降主动脉的远端 AAS 则可以考虑行保守治疗。如近端 AAS 出现出血征象(如心包积血)则需立即接受手术治疗(图 25-2)。AAS 的诊断需要综合应用不同的检查方法,而及时准确的诊断和治疗是改善本病预后的关键。

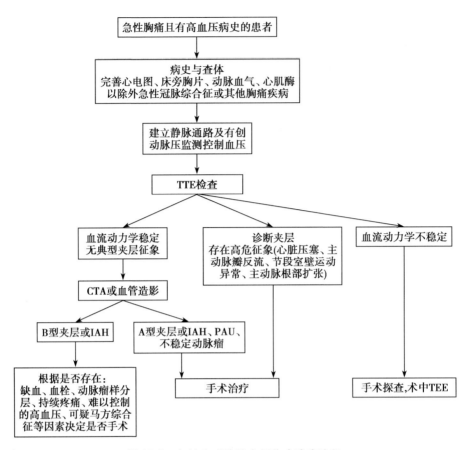

图 25-2　急性主动脉综合征临床诊疗流程

（李冬凯　汤铂　王小亭）

第二十六章

心脏外科患者围手术期
心脏超声的应用

　　心脏外科是将手术改变或改善结构作为主要治疗手段的外科。心脏外科围手术期的血流动力学紊乱是其最常见的问题。患者常常是术前存在解剖结构的改变、心功能障碍;手术复杂、时间长,常需要深低温、体外循环;而术后由于结构的改变、冠状动脉供血的改变、手术损伤等原因,其术后的血流动力学甚至可以出现与术前完全不同的变化。且常常受到心肌抑顿、解剖结构改变程度的制约,其复杂程度,治疗难度远高于其他疾病。因此,对结构、功能的评估监测尤为重要。

　　超声,尤其是经食管心脏超声,由于能够提供清晰的心脏结构、功能和丰富的血流信息,并能够在术中证实或校正术前诊断,评价疗效,发现并发症,因而是心脏外科围手术期最重要的监测工具。而重症超声以临床问题为导向,用功能、血流去评估结构的异常和变化,用结构去印证功能的状态和发展,为围手术期管理提供了功能与结构一体化的、动态的监测和指引。

　　重症超声在心外围手术期应用中,一般分为经食管超声心动图(TEE)、心外膜超声心动图(EE)和经胸超声心动图(TTE)三种超声技术。随着超声设备的普及,超声心动图已经成为传统的血流动力学监测技术之外主要的高级监测工具(57.7%使用TEE,53.5%使用TTE)。表26-1列举了其使用的适应证。

表 26-1　心脏外科围手术期超声心动图应用适应证

适应证
生理的评估(assessment of physiology)
容量状态和充盈情况(volemic status and filling)
收缩性(contractility)
心排血量(cardiac output)
瓣膜功能(valvular function)
收缩功能(diastolic function)
监测肺动脉压(pulmonary artery pressure measurement)
病理生理学的评估(assessment of pathophysiology)
低血压(hypotension)
灌注不足的证据(evidence of poor tissue perfusion)
左心室流出道梗阻(left ventricular outflow tract obstruction)
疑似心包积液和积血(suspected pericardial collection and hematoma)
心律失常和起搏(arrhythmias and pacing)

TTE 常用于术前、后的评估,但常因肋骨、肺和伤口敷贴的遮挡而受到限制。TEE 常用于术中。而当 TEE 图像质量因遮蔽、反射或结构离探头的距离而受到限制时,可以选用无菌探头进行心外膜显像。理论上,心外膜探头可以更好地调整角度,以测量主动脉瓣狭窄血流速度;在实际操作中,探头放置仍受开胸手术的限制,心尖放置探头的可能性很小,而且时间限制也基本排除这种方法。

本章节重点介绍 TEE 在心脏围手术期中的应用。

一、术前血流动力学评估

择期手术时,在术前应当明确诊断和手术方案、评估血流动力状态。由于心功能的限制,越是病情危重,越是无法完美地保证组织灌注。因此,术期不应片面追求最佳灌注,而是应采取心脏保护导向的血流动力学管理策略,即保证基本灌注的情况下,最大限度地保护心功能(恢复或接近基线状态、优化容量状态和心腔充盈压)。结构决定功能,除其他诊断手段外,术前诊断性 TEE 常常是必不可少的一部分,以保证获取最佳手术方案。同时,留下患者基线状态的图像,为术中、后研究提供比较。

术前的血流动力学评估应包括容量状态、左室收缩功能、舒张功能,肺动脉压力、右心功能、冠脉供血情况及主要的结构异常。

对于心脏瓣膜病和先天性心脏病,从技术角度看,经胸超声心动图(TEE)仍是术前评价瓣膜狭窄的最佳方法,因为可从多个角度成像,以保证记录到最大血流速度。TEE 的探头位置受限通常导致狭窄程度的低估。从生理角度看,麻醉期间负荷状态的改变,例如后负荷减少,可能造成反流程度的低估。

心脏手术麻醉时的急性血流动力学障碍并不少见。即使在左心室功能正常的患者中,如果麻醉药物引起的血管扩张,减少了静脉回流量,不能维持相对高的动脉压,那么患者将不能耐受麻醉,在这种情况下,表现为小而高动力的左心室。肥厚型心肌病患者对(绝对或继发于血管舒张的)血容量不足耐受性差。在这些患者中,前负荷降低导致 LV 充盈不足和心排血量突然的下降,会造成病情急剧变化。其超声特征为,小而肥厚的左心室。既往左心室功能正常的患者在心肺旁路术前发生急性左心衰竭是不常见的,但有时也可能是由于低血压后急性心肌缺血引起的。罕见的情况是,心脏基底部收缩力保持不变、球形心尖和运动不足,提示麻醉诱导触发的心肌梗死型心肌病(心室造影和冠状动脉造影证实)。麻醉药物常常会加重严重主动脉瓣狭窄患者的病情,这些患者的低血压风险众所周知,治疗主要需要血管收缩剂;如果 LV 功能出现严重抑制,TEE 可能会帮助选择和调整血管活性药物。

另一方面,即使在麻醉诱导之前,需行急诊手术常常与血流动力学不稳定性有关。在心肺转流术开始前进行术中 TEE 检查、并迅速获取 TEE 图像可能是最理想的。在这些情况下,超声心动图操作者应当确保诊断正确,评估并发症,并立即把情况告知手术医师。

在高度不稳定的患者中,通常在手术室进行 TEE,而患者已经处于全身麻醉状态,以避免清醒受试者食管插管应激的潜在并发症。心肌梗死的机械性并发症往往与休克有关,可以通过 TEE 来确定。破裂的乳头肌造成二尖瓣大量反流,游离壁破裂、压迫室间隔导致急性右心室超负荷。即使围手术期死亡率非常高,急诊手术通常是这些情况的最佳选择。

二、术中临床应用

术中和操作中 TEE 的临床应用随着时间不断发展演变。在此简要讨论一些这种方法临床应用的范例。在外科手术或经皮操作期间进行 TEE 检查的超声心动图操作者应当接受额外的训练并酌情查阅额外的参考文献。

（一）监测心室功能

对行心脏或非心脏外科手术的高危患者行术中 TEE 监测非常有用。LV 图像可帮助监测下列内容：

1. 心室前负荷（LV 容积）。

2. LV 整体收缩功能。

3. 节段性 LV 功能。

4. RV 功能。

总的来说，心室大小是心室充盈量的直接反映，可用于优化前负荷。由于术中大多进行定性评估，快速测量舒张末期和收缩末期内径可提供有用的信息，而大部分患者充盈容积和压力的增加与心室容积的增加相关。相反，对限制型心肌病、心包受限、严重右心功能不全或在高收缩状态的患者，尽管充盈压很高，心室大小仍可能是小的。

整体收缩功能通常在经胃短轴切面目测估计。心室大小的面积变化可提供快速准确的射血分数。尽管 Simpson 法测量的 EF 值很准确，但因为时间的限制，这种方法很少使用。同样包括在主动脉和肺动脉使用多普勒测量心排血量。

经胃短轴切面对于监测局部心室功能也是有益的，因为这包含了所有的主要冠状动脉供血的心肌部分。节段性心室功能的急性改变提示冠状动脉缺血，但并不总是由心外膜的冠状动脉引起。局部功能不良的其他原因包括低血容量、传导异常以及心肺转流术引起的心肌顿抑。在逆转缺血的介入治疗期间，TEE 监测心室功能可评价治疗效果。

RV 收缩功能的评价很重要，因为由于心脏停搏不充分或空气栓塞，当撤除心肺流转术时，将首先影响右冠状动脉而可能出现功能不良。冠状动脉旁路移植桥血管分布区域的冠状动脉缺血也可能由于机械闭塞或静脉桥血管内的弯曲扭结或动脉桥血管的痉挛所致。

（二）心脏瓣膜病

1. 二尖瓣修补术　拟行择期二尖瓣修补术的患者，术中 TEE 可提供关于基线二尖瓣解剖和反流机制及严重程度的额外详细信息。在四腔和长轴切面也可以测瓣环大小。

标准的二尖瓣解剖术语有助于超声心动操作者与外科医师的交流沟通。前叶和后叶在内侧和外侧瓣膜接合部对合，后叶比前叶伸展环绕更多二尖瓣环。二尖瓣后叶通常有三个不同的扇叶，以外科医师从 LA 侧看瓣膜的透视图来做标记，中间为中部（P2），前叶用相应的术语。探头位置在食管中段做旋转扫描，四腔和长轴切面均显示两个瓣叶的中部扇叶（A2 和 P2）。图像平面从 0°~45° 旋转时，首先显示 A3 和 P1，然后再进一步旋转，通常旋转角度 60°~90° 时，可在"双接合部切面"同时看到 P3 和 P1。该切面可同时显示内侧和外侧接合部，后叶 P3 和 P1 扇叶位于其与二尖瓣环的连接处。前叶中部（A2）扇叶居于瓣环的中部，随心动周期进出图像。

另一种观察二尖瓣扇叶的方法是从四腔切面开始，然后要么向上倾斜图像平面，要么稍微后撤探头,以显示更靠前/外侧的扇叶(A1 和 P1),接下来向后倾斜或推进探头,以显示后/内侧的扇叶(A3 和 P3)。从两腔或双接合部平面,将图像平面转向患者右侧可显示前叶全部三个扇叶,转向患者左侧可显示后叶全部三个扇叶。二尖瓣水平经胃短轴切面也有帮助。

因二尖瓣反流行外科手术修补的患者,三维超声心动图可很好地显示二尖瓣的解剖。TEE 探头的位置在二尖瓣之后,超声显像声束与关闭的瓣膜平面相对垂直,因此图像质量优异并能在图像范围内包括全部瓣膜。因为 3D 成像变得愈加普及,格式上允许实时或快速图像重建,所以二尖瓣的 3D 成像可能会成为手术室中评价的标准方法。

进行二尖瓣修补的患者,其反流机制可能是原发性瓣膜疾病,最常见的是黏液性疾病,风湿性瓣膜疾病较少。对于原发性瓣叶疾病,要根据厚度、冗长和活动度描述每一瓣叶扇叶的解剖,并描述任何范围的钙化或腱索融合和缩短。脱垂是指瓣叶在收缩期脱入 LA,由于腱索连接未受损伤,故收缩期呈弧形。连枷样节段是指腱索断裂,破裂的节段顶部在收缩期直接进入 LA。继发性二尖瓣反流通常是由缺血性疾病所致。由于 LV 扩大和局部室壁运动产生的牵拉效应,继发性二尖瓣反流瓣叶活动通常受限,导致收缩期瓣叶对合不充分。风湿性瓣膜病或扩张型心肌病也会出现瓣叶活动受限。

彩色多普勒成像有助于确定二尖瓣反流的机制。跨瓣反流束的起源位置表示对合不全的区域。心房内反流束的方向往往在后叶功能不全时朝前,前叶功能不良时朝后,功能性反流时为中心性。反流机制超过 1 小时,可能看到复杂的或多个反流束。

由于负荷情况改变的潜在影响,在手术室中评价反流严重程度最好在麻醉前进行。但是,需要测量反流严重程度的基线水平来与修补后的图像比较。反流束的大小和形状不是反流严重程度的可靠指标,因为它们受很多因素的影响,包括驱动压、腔室大小和顺应性以及心脏节律。在手术室中推荐的反映反流严重程度的基本测量指标包括:

(1) 流颈宽度。

(2) 相对于前向血流的 CW 多普勒信号强度。

(3) 肺静脉收缩期逆向血流。

一个简单可靠的测量反流严重程度的方法是流颈宽度,注意测量反流束在瓣膜心室面加速近端和在 LA 扩展区域内最窄处的直径。采用图像放大、快速帧频和仔细校准可使准确性增加。与前向血流相比,CW 多普勒信号强度也可以提供反流严重程度的快速定性测量。尽管对于偏心性反流有需要全部四条肺静脉的问题,在窦性心律时,肺静脉收缩期逆向血流提示重度反流。非窦性心律时,肺静脉血流模式因节律而发生改变,不能准确反映反流的严重程度。如果需要进一步定量,可在手术室中采用近端等速表面积法。由于截角限制与时间约束,测量通过两个瓣膜的容积流率很少采用。

外科瓣膜修补并撤除心肺流转术后,重复进行二尖瓣成像和多普勒检查。应尽可能调整负荷状态使之与基线检查水平相匹配,采用相同的成像平面,并用相同的仪器设置记录多普勒血流。最常用的二尖瓣修补是后叶扇叶矩形切除、重新对接及缝合切除边缘一个瓣环成形术的环。精确的修补因患者而异;更复杂的修补包括前叶改良、人工腱索应用以及腱索转移或缩短。泵后的 TEE 评价需要知晓确切的修补情况,以保证将预期术后改变与异常发现区别开来。术中 TEE 的应用使二尖瓣修补术有更高的成功率。

TEE 可探查到的二尖瓣修补术的并发症包括：

（1）持续的二尖瓣反流。

（2）二尖瓣前叶收缩期前向运动。

（3）二尖瓣狭窄。

（4）心室收缩功能异常。

（5）旋支动脉损伤。

（6）三尖瓣反流。

成功的二尖瓣修补术后没有或仅有极微量的残余二尖瓣反流。优化负荷状况后超过微量的二尖瓣反流可能提示要考虑额外修补或瓣膜置换。过度缩小二尖瓣环可能产生二尖瓣收缩期前向运动，进而导致 LV 流出道和二尖瓣反流，但在目前的外科技术条件下这种并发症并不常见。有些修补会出现功能性二尖瓣狭窄，通过检测瓣膜修补术后二尖瓣前向血流速度易于发现。因心脏停搏产生的心室功能异常可能是短暂的；持续的功能异常提示术前功能异常在二尖瓣功能改善后更加明显，或因手术并发症如冠状动脉空气栓塞所致。二尖瓣疾病通常伴有三尖瓣反流，基线和修补术后检查均应对其进行评价。

2. **瓣膜狭窄**　在任何可能的情况下，主动脉瓣狭窄均应在患者进入手术室前进行充分评估。如果经胃长轴切面能记录到左心室流出道和主动脉血流速度，在某些患者用 TEE 连续方程法测量瓣膜面积是可能的。遗憾的是，这种方法可能严重低估狭窄程度，因为不能使多普勒声束于 TEE 检查的血流方向平行，导致速度测量数据不准确。TEE 瓣膜短轴切面对于查明瓣膜解剖是准确的，用平面描记法测量瓣膜面积在许多患者是可能的。在另外一些患者，瓣口复杂的 3D 几何学和瓣膜解剖变形使测量具有挑战性；用 3D 成像有助于确保在最小的瓣口处测量。不管用二维或是三维方法，瓣膜钙化产生的反射和遮蔽可能影响平面描记法的准确性。

一些采用术中 TEE 评价是尤其有帮助的特殊情况包括：

（1）二叶瓣的检测。

（2）瓣膜钙化的程度。

（3）主动脉窦和升主动脉扩张。

例如，接受冠状动脉旁路移植术的患者，有中度或重度无症状主动脉瓣狭窄时主动脉瓣置换是合适的。对于有争议的患者，TEE 发现主动脉瓣、二尖瓣或广泛的钙化可能会使平衡相瓣膜置换倾斜。反之，一个轻微化且仅有轻至中度狭窄的三叶主动脉瓣可能不需要干预。二叶主动脉瓣疾病常伴有主动脉扩张。术中 TEE 可提供更佳的图像并更好地测量主动脉窦和升主动脉。如果存在以前没有发现的明显的主动脉扩张，外科手术方法可能会被修改，从而包括主动脉根部置换。经皮或杂交方法进行主动脉瓣置换时，操作中 TEE 用于监测操作过程，确保瓣膜放置正确，并可对瓣膜功能进行即时评价。

二尖瓣狭窄的操作最常经皮进行，对这些操作常规行心内或 TEE 评价狭窄或关闭不全的程度。对于风湿性二尖瓣狭窄行外科瓣膜修补的患者，TEE 可用于测量跨二尖瓣压力阶差和压力减速时间，因为在食管中部四腔切面多普勒声束易于血流方向一致。在急性调整期，平均压差比压力减半时间瓣膜面积更有用，因为 LA 和 LV 容积和顺应性同时发生快速变化。任何二尖瓣操作均应评价反流的严重程度。

3. 心内膜炎　术中 TEE 对因心内膜炎行瓣膜手术的患者是必需的。TEE 检查应包括下列内容的评价：

（1）赘生物的存在和定位。

（2）瓣膜功能障碍的机制。

（3）反流的严重程度。

（4）瓣周脓肿。

（5）其他并发症—瘘管、假性动脉瘤。

鉴于心内膜炎瓣膜破坏的形式，与外科医师仔细复习图像，对计划手术修补是必需的。即使已有全面的术前评价，在那次检查和外科手术之间的时间内仍有可能发生额外的变化。所以超声心动操作者应当做一个完整的检查。基线术中检查也可提供与术后图像的对比。

4. 人工瓣膜功能障碍　人工瓣膜植入术后，TEE 评价有助于确定其功能正常。人工瓣膜除了正常的轻度反流外，植入术后马上出现少量的瓣周反流并不少见。但是，显著的瓣周漏提示缝线开裂可能需要立即干预。偶尔，过多保留的二尖瓣叶组织或其他解剖因素会使机械瓣运动受损。人工瓣前向血流速度和跨瓣压力阶差将与已经发表的该种类型和大小的人工瓣膜的正常值对比。通常，因为肾上腺素能张力增加以及高输出量状态，术后早期条件下的速度和压力阶差要高于预期。在这种情况下，区别人工瓣狭窄或患者-人工瓣不匹配与正常的瓣膜功能很具有挑战性。

5. 主动脉瓣病

（1）主动脉夹层：对于升主动脉的主动脉夹层（A 型）来说，TEE 可以提供有关血流动力学不稳定机制的极有价值的信息。通常，术前 TTE 提供的信息常不够全面，不足以优化患者的管理。显然，心包积液的存在高度提示心包积血和潜在的填塞。主动脉瓣反流在主动脉夹层中很常见，重要是了解其精确的机制：中心瓣膜反流是主动脉瓣环被动扩张的结果，通常通过主动脉根部置换来纠正，而偏心射流原因多是小叶脱垂，并要求主动脉瓣也要更换。局部室壁运动异常提示内膜剥离向冠状动脉的延伸导致急性心肌缺血。即使手术前进行了 TEE，在手术过程中它仍然非常有用的，不仅如此，TEE 还可以确保动脉插管（通常是股动脉）在旁路过程中将血流传送到主动脉的真腔。注射回声造影剂（用少量空气搅动的盐水或明胶）可以确定套管在真腔中：在收缩期扩张，流速通常比假腔中的速度快。有时，旁路循环导致假腔急剧扩张，可能引起灌注不全综合征，迫切需要改变插管策略或其他特定的管理方式。

完整的主动脉检查包括食管中段主动脉窦和升主动脉长轴及短轴切面，确保从瓣环缓慢后撤并探头向上，尽可能远地检查主动脉。于舒张末期，从黑/白界面的内缘到内缘，在瓣环、窦、都管接合处及升主动脉中部测量主动脉内径。在食管内缓慢后撤探头，从经胃到高位食管切面可对胸部降主动脉成像。序列短轴切面确保观察到整个心内膜面。宜在每一水平增加长轴切面，尤其是当存在异常发现时，但是采用这种方法时长轴平面内侧或侧面的异常可能漏诊。在降主动脉近段、中段和远段测量降主动脉内径。高位 TEE 可看到主动脉弓，旋转并倾斜成像平面以显示主动脉弓的长度。在每个切面，调整深度和增益以使夹层皮瓣、黏膜内血肿或动脉粥样硬化斑块显示最佳。当存在夹层时，彩色多普勒有助于显示真腔和假腔内的血流模式。当存在高度主动脉瓣反流时,在降主动脉长轴记录到的频谱多普勒模式显示全舒张期血流逆流。

其他重要发现有:①因累及右冠状动脉出现节段性室壁运动异常;②因即将发生的主动脉破裂而出现的心包积液。修复后,夹层皮瓣通常持续存在于降主动脉,修复后的 TEE 图像可作为以后随访研究的资料。如果主动脉瓣被再次悬浮,则修复术后对瓣叶开放和反流进行多普勒评估时必不可少的。

(2) 主动脉粥样硬化:心脏外科手术通常牵涉到插管和主动脉的处理,这与主动脉粥样硬化斑栓塞所致不良神经病学事件相关。检测到突出的、活动的或者大的(大于 3mm)动脉粥样硬化斑块是风险增加的标志物。尽管主动脉周扫描可提供更高的准确性,因为可获得升主动脉全部内皮表面更完整的图像,但 TEE 也可检测到主动脉粥样硬化斑块。推荐的最少的主动脉周检查包括:三个升主动脉短轴切面(近段、中段和远段)和两个长轴切面(近段和远段)。任何斑块的位置都应描述,测量斑块厚度并标记任何活动组分。

(3) 主动脉瓣再悬术与冠状动脉再植入:当急性主动脉夹层行升主动脉人工血管置换时,主动脉瓣可被在人工血管吻合部位近端的三个接合部"再悬浮"。对这些患者,泵后 TEE 评价主动脉瓣解剖和多普勒血流对确保瓣膜功能正常是很重要的。对于结缔组织疾病患者(如马方综合征),人工血管吻合部位近端在主动脉瓣环,置换主动脉窦以及升主动脉,并用自体主动脉组织的小"按钮"将冠状动脉开口重新植入到人工血管。自体主动脉瓣可被再悬浮于管状人工血管移植物,或者可以使用组合人工瓣和管道。这些患者的泵后 TEE 评价包括看到冠状动脉开口,如果可能,还要确定开口通畅并且没有扭曲,并评价瓣膜功能。

6. 心肌病　肥厚型心肌病:术中 TEE 用于指导因肥厚型心肌病有 LV 流出道梗阻患者的心肌切除程度评价,包括:

(1) 间隔肥厚的程度和部位。

(2) 即时血流动力学结果。

(3) 手术并发症。

根据距主动脉瓣的距离和心肌节段仔细评价肥厚的程度和部位,可调整心肌切开—心肌切除的深度、宽度和长度。探头从食管中部和经胃两个部位进行显像,应用多成像平面全面评价室间隔解剖。彩色多普勒在 LV 流出道血流加速部位定位梗阻水平,并用于检测和评估相关的二尖瓣反流。可用 CW 多普勒从深部经胃切面或经胃长轴切面记录 LV 流出道压力阶差,但由于非平行截角而可能被低估。

术后 TEE 可评价残余流出道梗阻并检测并发症,例如室间隔缺损。由于二尖瓣收缩期前向运动导致的 LV 流出道梗阻通常伴有显著的二尖瓣反流,当二尖瓣运动恢复正常时,这一问题也得到解决。术后 TEE 结果中大约 4%患者需进行另外的外科手术。

7. 心室辅助装置　当考虑植入心室辅助装置时,术中 TEE 可以确保先前无可能影响泵功能的情况。例如,显著的主动脉瓣反流将产生的后果是 LV 不能去负荷。另一个例子是 PFO,当左侧压力下降时,可能产生右向左分流,导致动脉氧去饱和或矛盾栓塞。主动脉粥样硬化斑块的存在可能影响主动脉流入导管的放置。还应当除外 LV 或 LA 血栓。

而且,术中 TEE 通过评价下列情况可帮助植入心室辅助装置:

(1) 流入和流出导管的植入。

（2）心室容积的收缩功能。

（3）多普勒流入和流出速度。

（4）泵使用前排气。

LV 辅助装置包括：应用插管的体外装置和驱使血流从心尖流入主动脉的外部泵。泵可提供脉冲血流或轴（连续性）流。有些装置可以经皮植入，驱使血液从 LA（通过经间隔插管）流入主动脉。也有嵌入心脏内的体内装置。因为这些装置目前仍在发展中，技术上经常有变化，所以超声操作者需要了解每一种特定装置的信息，包括插管的使用、装置或插管的最佳放置部位，以及预期的血流模式。心室辅助装置的并发症包括心内血栓形成、由于位置调整或血栓形成导致的流入或流出导管阻塞、泵瓣膜反流以及流量不足。非脉冲式装置用 TEE 评价有挑战性，对这些装置心室大小可能调整流率的一个因素。对连续血流装置，过度 LV 引流可产生心室腔塌陷，导致流入导管阻塞以及流率下降。

8. 心脏移植　心脏移植后，术中 TEE 用于评价主动脉和肺动脉吻合。也要评价 RA 和 LA 吻合，以确保没有体静脉或肺静脉回流阻塞，并作为以后诊断性检查的心房解剖的基线资料。对肺移植，要对全部 4 条肺静脉显像并记录多普勒血流以确保血流模式正常。心脏或肺移植术后评价 RV 大小和收缩功能尤其重要。

9. 先天性心脏病　术中 TEE 对外科或经皮治疗先天性心脏病患者是必不可少的。术后评价可以确保完全关闭室间隔和房间隔缺损，修补或置换瓣膜的功能状态，以及管道的畅通。除了简单的缺损，如孤立的房间隔缺损的关闭，术中 TEE 应由在儿童或成人先天性心脏病方面经过额外培训和拥有经验的超声心动图操作者来进行。

三、术后并发症

心脏术后患者常常出现很多的并发症，并常常合并原发或继发的血流动力学障碍。追踪其原因，一定要与术前情况相比较，并结合手术改变结构对其病理生理造成的影响，加以判断和干预。

（一）心包积液/积血

如果患者出现灌注不足、右心房压增高，并合并心包压迫症状，应考虑心包积液或积血。不同于其他疾病，心脏术后出现的心包积液往往是局部的。同时，发生积血时由于回声与心肌组织差别较小，应对可能的间隙和手术部位进行仔细的检查。

（二）心肌灌注及功能

心脏术后患者的心肌，尤其是冠状动脉手术的患者，常常出现不同阶段的变化。早期往往表现为心肌水肿、顿抑，随着时间推移和灌注改善，心肌功能逐渐增强。每日超声心动图检查可以帮助评估心肌功能以及灌注情况。另外，二尖瓣置换和修补手术常会造成回旋支和右冠状动脉损伤，一旦发现与术期不同或手术区域不一致的心肌功能障碍（如收缩），应考虑新发冠状动脉病变，以期早期干预。

心脏术后患者因心肌水肿、收缩力下降，常合并有舒张功能障碍，尤其是术前既往存在舒张功能障碍的患者，其发病率更高。

（三）心脏手术后动态左心室流出道阻塞

TEE 可用于识别动态左心室流出道（LVOT）梗阻，这常常是导致体外循环撤机失败的原因。梗阻是由于二尖瓣前叶收缩期向室间隔的前向运动(SAM),引起了血压和流量的下降。这种现象是解剖学和血流动力学联合的结果。动态 LVOT 梗阻的解剖危险因素包括:①LV 向心性肥大或局限性肥厚;②二尖瓣角度较小(<120°);③二尖瓣组织异常如后叶长度超过 15mm,并伴有易发生解剖因素的血流动力学条件——血容量不足和儿茶酚胺输注。两种机制可同时或单独参与 LVOT 梗阻。首先,当后叶太长或二尖瓣瓣环成形术选择的术环太小时,引起后叶融合的血流将前叶推至隔膜;然后,血流通过狭窄的 LVOT 时导致的流动加速度产生压力降(文丘里效应),将前叶吸向隔膜。这种文丘里效应可以因血容量减少或正性肌力药物而加重。彩色多普勒可以看到 LVOT 中的二尖瓣反流和高速血流,由于通过 LVOT 的压力梯度与血流速度成正比,因此可以使用连续多普勒估测压力梯度。二尖瓣置换术后的 SAM 并不少见,SAM 一旦明确,必须立即停止使用所有儿茶酚胺类药物,因为它们只会使情况恶化。可以使用 100~200ml 的液体进行容量负荷试验,如果每搏输出量未能增加,应该中断液体治疗。对于那些经常伴有舒张功能障碍和不耐受液体过负荷的患者中,少量的液体都可以导致急性肺水肿。相反,由后叶过多组织引起的 SAM 征需要手术矫正,通常是后叶的成形术和/或二尖瓣环更大的手术。

(王晓猛　张宏民)

第二十七章

重症超声在体外膜氧合中的应用

第一节　体外膜氧合原理及基础

一、ECMO 原理

体外膜氧合（extracorporeal membrane oxygenation，ECMO）是体外肺辅助（extracorporeal lung assist，ECLA）技术中的一种，用于部分或完全替代患者心肺功能，让心肺充分休息。ECMO 的主要原理是通过血泵（多为离心泵）提供动力，以静脉内导管把静脉血引出体外，然后经过体外氧合器（人工膜肺）进行氧合，氧合后的血液再重新通过静脉或动脉输回体内。

按照治疗方式和目的，ECMO 可分为静脉-动脉 ECMO（V-A ECMO）和静脉-静脉 ECMO（V-V ECMO）两种（图 27-1）。V-A ECMO 可同时支持呼吸和循环功能，V-V ECMO 适用于仅需要呼吸支持的患者。对于常规机械通气难以维持满意通气和氧合的重症呼吸衰竭患者，ECMO 可部分替代肺脏功能，在维持充分氧合和通气的同时，让肺脏充分休息，能最大限度地降低呼吸机支持水平以预防和减少呼吸机相关肺损伤的发生，为原发病的治疗赢得足够的时间。对于呼吸衰竭患者，V-V 方式的并发症和病死率比 V-A 方式低，临床最为常用。

1972 年，Hill 等首次成功应用 ECMO 治疗一例 22 岁 ARDS 患者。此后，很多学者都报

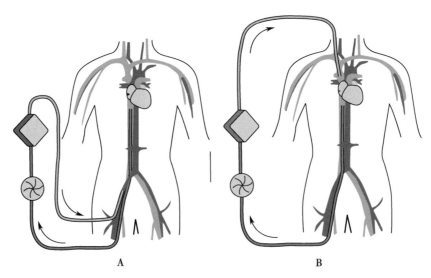

图 27-1　两种 ECMO 连接方式

注：A. 静脉-动脉 ECMO；B. 静脉-静脉 ECMO。

道了关于此技术在成人 ARDS 患者中被成功应用的病例,1979 年第一个关于 ECMO 临床应用的随机对照研究(RCT)产生。该研究共有 90 例重症 ARDS 患者随机接受传统通气治疗和 ECMO 治疗,但结果显示两组间病死率无明显差异(90% vs. 92%)。在沉寂 15 年之后(1994 年),由 Morris 等完成了第二个关于 ECMO 治疗重症 ARDS 的 RCT,但也未得出阳性结果。上述两个 RCT 研究都未能得到阳性结果,分析这可能与当时很多因素有关,如病例选择、机械通气策略、ECMO 相关设备及技术、参与使用 ECMO 治疗经验等。又一个 15 年之后,2009 年 *JAMA* 杂志上发表的一篇关于 ECMO 治疗因甲型 H1N1 感染导致的重症 ARDS 患者的临床观察研究,约 1/3 的机械通气患者(68 例)接受了 ECMO 治疗,患者的存活率高达 79%。几乎同时,Peek GJ 等在 *Lancet* 杂志发表了第三个 ECMO 治疗 ARDS 的多中心 RCT 研究(CESAR 研究),该研究从 2001 年 7 月到 2006 年 8 月间共入选 180 例重症 ARDS 患者,每组各 90 例,ECMO 组患者 ECMO 平均使用时间为 9 天。结果发现,ECMO 组 6 个月内存活且能生活自理者占 63%,而传统治疗组仅为 47%($P = 0.03$);对于重症 ARDS 患者,ECMO 能带来更好的成本效益。最近,体外生命支持组织(extracorporeal life support orgnization,ELSO)发表的报告表明,ECMO 治疗重症呼吸衰竭的成功率高达 52%。事实上,随着 ECMO 材料和设备技术的进步,人工肺的使用时间已从最初的 1~2 天延长至 14~30 天;而曾经需要外科医才能完成的 ECMO 置管技术,随着经皮穿刺技术的完善,大多数情况下可由熟悉常规血管穿刺置管的 ICU 医师完成,这使得 ECMO 已成为一项可于床旁完成操作的实用技术。

二、ECMO 基础

(一) ECMO 患者的选择

1. **ECMO 适应证**　严重急性心肺功能衰竭的患者,当给予最佳的常规治疗方式后,预期死亡率仍然极高时,可考虑使用 ECMO 支持治疗。当预期死亡率达 50% 时,可以考虑使用 ECMO,当死亡率预期高达 80% 时,则推荐使用 ECMO。应根据患者的年龄分组和器官衰竭程度,尽可能准确地评估其疾病的严重程度及死亡风险。

2. **ECMO 禁忌证**　对于需行 ECMO 的患者而言,绝大多数禁忌证都是相对禁忌证,是否行 ECMO,需权衡该项治疗可能存在的风险与患者的获益,最终做出决策。将昂贵的医疗资源应用于错误的患者,也是风险之一。相对禁忌证包括:①即使恢复后也不能正常生活的患者;②本身存在影响生活质量的疾病(中枢神经系统疾病,恶性肿瘤晚期,抗凝存在全身出血风险);③老年及过度肥胖的患者;④无抢救意义的患者:病情过重,已经接受了过长时间的常规治疗,或具有致命疾病的诊断。

(二) ECMO 所需的设备

1. **循环管路组件的选择**　体外组件应该能够为行 ECMO 的患者提供全面的支持,除非 ECMO 仅需要为特殊目的提供部分性支持(例如哮喘的患者行 ECMO 清除 CO_2)。

(1) ECMO 行心脏支持时的血流速:管路的置管方式通常为静脉-动脉入路。应选择血流速以达到 $3L/(m^2 \cdot min)$ 的管路元件[新生儿 $100ml/(kg \cdot min)$;儿童 $80ml/(kg \cdot min)$;成人 $60ml/(kg \cdot min)$]。如静脉血氧饱和度大于 70%,说明体循环可得到充足的灌注。血管入路的选择、引血管路的阻力以及血泵的性能决定了 ECMO 时能否达到预期的血流量。

(2) ECMO 行呼吸衰竭支持时的血流速及气体交换(V-A 入路或 V-V 入路):膜肺及血液流量所提供的氧输送和 CO_2 的清除量应至少等同于患者的正常代谢水平[如氧输送在新生儿达 $6ml/(kg \cdot min)$;儿童 $4~5ml/(kg \cdot min)$;成人 $3ml/(kg \cdot min)$]。在静脉-静脉入路时,相当于要求血流速在新生儿中达 120ml/(kg·min),成年人 60~80ml/(kg·min)。血液流速,血红蛋白浓度,引血端血红蛋白氧饱和度,以及膜肺的性能共同决定氧输送能力。当 ECMO 进行全效支持时,对 CO_2 的清除力度常超过对氧输送的支持力度。

如果 ECMO 仅用于清除 CO_2,入路可选择静脉-动脉,静脉-静脉或动脉-静脉的任意一种。标准的血流量约为心排血量的 25%,该水平足以清除机体代谢所产生的 CO_2[3~6ml/(kg·min)]。CO_2 的清除率取决于血流速、氧供气流流速(sweep gas rate)、引血端管路内的二氧化碳分压(PCO_2)以及膜肺的性能。

2. 体外循环管路的组件　体外循环管路的基本组件包括一台血泵,一件膜肺和一套管路。按照需要,还可以选择增加其他组件,包括热交换器、监测仪和报警器。

3. 血泵　血泵应该能够为患者提供如上文所述的足够的血液流速。任何类型的血泵,如带有入口压力控制的改良滚轮式泵、离心或轴向进气压力控制旋转泵、蠕动泵等,只要能达到上述要求,均可选用。

(1)引血端压力:当阻断引血端管路时,该端压力不应超过 -300mmHg。当引流端管路阻塞(抖动)时,压力可超过 -300mmHg,这将导致溶血。通过对血泵本身设计的改进,或者通过在血泵的引血端安装伺服控制的压力传感器,可以避免压力超过 -300mmHg。

(2)回血端压力:阻塞出口端时,该端压力不应超过 400mmHg(可通过泵本身设计或通过在血泵的引血端安装伺服控制的压力传感器来控制压力)。

(3)电源故障:血泵应该配备一台蓄电池,保证其至少运作 1 小时,在电力故障时,应配备手摇式系统来驱动血泵。

(4)溶血:大多数情况下血浆血红蛋白浓度不应超过 10mg/L,如果超过 50mg/L,则需要查找原因。

4. 膜肺　膜肺中进行气体交换的材料多为固体硅胶、微孔中空纤维膜(聚丙烯),或固体中空纤维(PMP,聚戊烯)膜。进行交换的膜的表面积和血液流经膜肺与气体交换的途径将决定该膜肺的最大氧合能力(额定流速条件下)。

当为患者提供全面支持时,膜肺需提供足够的 O_2 及 CO_2 交换能力。某件膜肺专有的气体交换能力可以使用"额定流速"或称为"最大氧输送"来表示。这 2 个术语从两个角度表示该膜肺每分钟内可以将多少去氧饱和状态(氧饱和度为 75%)的血液转化为近乎完全氧合(氧饱和度为 95%)的血液。

额定流速是指静脉血(氧饱和度 75%,血红蛋白 120g/L)通过膜肺后在回血端能转化成氧合充分的血液(氧饱和度 95%)。最大氧输送指额定流速条件下每分钟的氧输送量。最大氧输送等于回血端与引血端的氧含量之差(一般 4~5ml/dl,与正常肺脏产生的氧合基本一致)乘以血流速。例如,某个膜肺的额定流速为 2L/min(最大氧输送 100ml/min),当对患者进行全面支持时,血流速需 1L/min(最大氧输送 50ml/min),则该膜肺足以胜任。如果全面支持需要 4L/min 的血流速,则一个膜肺不能满足需求,此时需要在体外循环管路上并联两个膜肺,或一个额定流速可以达 4L/min 的膜肺。

在静脉-静脉连接模式中,回血端注入的血液可以被引血端吸入,发生再循环,导致引血端管路内血液的血氧饱和度高于 75%。在这种情况下,单位血流量下回血端-引血端的氧饱和度之差会减少,此时,提高血流速度,调整套管位置,增加患者的血容量或提高红细胞比容可提高氧输送量。

5. 氧供气流(sweep gas)　大多数情况下,氧供气流为 100% 的 O_2 或 Carbogen(5%CO_2

及 95%O$_2$ 组成的混合气),氧供气流流速等于血流速度(1∶1)。增加氧供气流流速可以增加 CO$_2$ 的清除,但不会影响氧合。水蒸气可凝集于膜肺内,间断提升氧供气流的流速,可以促进水分的排出。

如果 ECMO 仅用于清除 CO$_2$,血流速度低至 0.75L/(min·m^2)。与行全面支持相比,可以选用较小的膜肺,氧供气流常选用氧气,气流血流比例常为 10∶1。

避免膜肺造成的空气栓塞:当氧供气流的气体压力超过管路中的血压时,或管路内的血液压力低于大气压时(常见于血流停止或血压丧失,血液从膜肺向管路引流依赖重力进行时,空气通过膜肺进入血流时),空气或氧气气泡通过膜肺进入血液。这在微孔中空纤维膜制成的膜肺中比较常见,但也可发生于存在细微缺损的固体硅胶膜肺和聚甲基戊烯膜肺。维持膜肺中血流侧的压力高于气流侧以防止空气栓塞的发生。在氧供气流的气体供应管路上安装压力释放阀,或压力伺服调节控制器,保持膜肺的高度低于患者,这些方法在血泵停止工作时,可以使空气通过膜肺进入血流的风险降至最低。即使是固体硅胶和聚甲基戊烯PMP 膜肺,保持膜肺的水平高度低于患者始终是最安全的安装方法。

6. **管路预冲**　组装管路的预冲应在无菌条件下进行,使用与正常细胞外液浓度相同的等渗电解质溶液进行预冲,其中应含有 4~5mmol/L 的钾离子。预冲液通过一个储液袋进行循环,直到管路中的气泡被全部排出。在注入预冲液前在管路中注入 100%的 CO$_2$ 可以加速预冲和排气过程。微孔性膜肺预冲速度快,因为膜肺内的气体可以通过微孔直接被清除。可以在需要使用时预冲管路,或者在使用之前几天就完成预冲。不建议在预冲完成 30 天之后再使用管路。如果提前进行预冲,必须严格执行无菌消毒技术。

将管路与患者连接之前,应开启水箱对管路中液体进行预热。在 ECMO 通常使用晶体液进行预冲。在管路与患者血液接触前,很多医学中心使用人血白蛋白预冲,使其"包被"于管路的内表面。对于婴儿,可以在预冲液中加入红细胞,将红细胞比容提升至 30%~40%。当血液与预冲液混合时,应给予肝素抗凝(1U 肝素/ml 预冲液),随后给予钙剂替代库存血中与柠檬酸结合的钙离子。如果时间允许,在开始血液转流前,应测定预冲液中的电解质浓度构成和钙离子浓度。对于急诊插管行 ECMO 的患者,可以在开始转流后,再对晶体预冲液造成的稀释效应进行处理。

7. **热交换器**　如果需要将血液温度和患者的体温控制在某一特定水平,则需要使用热交换器。热交换器内的体外水浴箱可以对进入其热交换装置中的水进行循环加热(或冷却)。一般情况下,水浴温度应保持在 40℃ 以下,通常保持在 37℃。循环水流和循环血液极少发生直接接触,但当在循环水中发现少量血细胞或蛋白时,或出现无法解释的溶血时,须警惕发生血液与循环水的混合。水箱中的水不是无菌的,并可能被病原微生物污染。所以水箱须定期反复使用脂质消毒剂进行清洗、消毒。

8. **监测器**　监测器设计用于测量管路的功能状态,提示操作者存在异常状态。大多数管路均已安装监测器:

(1) 通常使用超声波探测器直接测量血流量,对于使用标准管路的滚压泵,也可以通过血泵容量和每分钟的转数计算血流量。

(2) 使用最大压力伺服调节控制器可以避免膜肺前血压和膜肺后血压的过度升高。

(3) 可以使用伺服调节系统来防止血泵的泵前静脉引流管路压力(避免血泵产生过度的负压)过大造成的过度吸引。

(4) 膜肺前后氧合血红蛋白饱和度测定:静脉血红蛋白氧饱和度对管路的管理和监控

具有重要价值,特别是选用 VA 入路时。膜肺后氧合状态监控器可以识别膜肺是否按额定流量在工作,判断膜肺功能是否发生恶化。可以在氧合器前和氧合器后的管路上通过感应器对血气进行连续监测,也可抽取血样测定。监测血气的主要目的(与仅在管路上监测氧饱和度相反)是通过测定输入口和输出口的 PCO_2 来评估膜肺的功能,测定血 pH 来判断患者的代谢状态。

(5) 管路中用于监测、采血和输液的接口:Liier 连接器和三通是接入管路中血液的接口。应尽量减少管路入口的数目,但至少应保留两个接口(位于膜肺前和膜肺后)。接口应避免位于患者与血泵引血端之间,因为该处空气容易进入管路。目前认为可以使用管路进行各种采血和输液操作,但是某些医疗中心还是主张直接通过静脉管路为患者输液。

9. 报警 膜肺前后压力测定和报警:根据膜肺前后压力测定可确定膜肺两端的跨膜压梯度。跨膜压梯度增加提示氧合器中存在血栓形成。

许多医学中心在回血端管路上安装气泡探测器。根据压力探测器和气泡探测器报警可夹闭管路,并打开或关闭血泵,以自动调控上述安全因素。

10. 血液循环套管 管路的长度和直径决定其产生的血流阻力。选择的套管应该可以保证静脉端引血通畅,并避免在回血端管路中发生阻力压力的骤然下降。血流通过套管并且压力梯度降低 100mmHg,其与套管内径的关系分别如下所述。1/8:1.25L/min;1/4:2.5L/min;3/8:5L/min;1/2:10L/min。

连接于动脉与静脉之间,近患者端的"连接桥"是回路重要的组成部分,尤其在关闭通路,撤离 ECMO 或急诊时。但是,当夹闭连接桥时,这一段血流停滞,易于发生栓塞形成并易导致感染。总之,如果应用连接桥,在 ECLS 运行的绝大多数时间里应该保持关闭状态,并配备冲洗系统,在连接桥未用时对其中的血液进行冲洗。

11. 择期置管与急诊置管的比较 各组件的特点已如上所述,在患者需要时,应在数分钟内准备好急诊置管,管路应该使用晶体液预冲完毕,当患者插管完毕后应可以立即与管路连接。管路中应该配备安全保障组件以防止引血端出现过高的负压以及输出端的出现过高的正压,从而避免急诊置管和连接管路过程中发生的错误。急诊置管的管路包括:一件微孔膜肺(便于预冲),一台离心泵(高压力限制,在最初设置时不需要安装监控器和报警器)。

(三) 血管通路的建立

通常对颈部或腹股沟的大血管进行穿刺建立血管通路。静脉引流端插管内的血流阻力将决定整个回路所能输送的总血流量。回血端插管内的血流阻力将决定膜肺后回血管路中的压力,该压力与血流量相关。

1. 血管入路的模式

(1) 静脉-动脉(VA)入路:应用于心脏支持,也适用于呼吸支持。

(2) 静脉-静脉(VV)入路:不提供血流动力学支持,主要用于呼吸支持,因为该方式可避免损伤大动脉,并可避免发生体循环栓塞。

(3) AV-动脉静脉入路:仅应用于对血流量要求较低时,特别是用于清除 CO_2。

"插管(cannula)"一词专用于表示直接插入血管进行 ECMO 的导管置入,以区别于所有其他装置中的导管。血管入路插管的血流阻力与管路的长度成正比,与半径的四次方成反比。因此,插管的内径是决定血流阻力的最主要因素。其他因素诸如侧孔和尖端变细也会影响血流阻力,并且血流阻力会随着流量的增加而增加。因此,在插管前要熟悉每套导管的特点。选择恰当的导管以提供指定的血流量。

2. 穿刺置管方法　可以通过以下方式进行穿刺置管:①切开置管;②经皮血管穿刺,导丝定位和逐级扩张(Seldinger 技术);③联合使用切开暴露和 Seldinger 套管植入术;④开胸术后将套管直接置入右心房和主动脉。在新生儿及年龄较小的儿童,通常必须行颈静脉切开套管置入术。经皮穿刺套管置入术常用于两岁以上的儿童和成人的静脉-静脉 ECMO 中。直接心脏套管置入术用于在手术室中不能脱离体外循环(CPB)的患者。

静脉-静脉入路可以使用双腔穿刺导管建立通路,或者在两条不同的静脉穿刺置管建立通路。

3. 穿刺置管技术　置入套管之前需给予冲击剂量肝素(通常 50~100U/kg),即使患者凝血障碍并且正在出血。

(1) 直接切开套管置入术:套管置入通常在 ICU 中进行,应进行充分的无菌消毒,并应该由手术室的置管小组来进行。有必要给予患者深度镇静/麻醉和肌松,抑制自主呼吸,从而避免致空气栓塞。给皮肤行局部麻醉,切开暴露血管,尽量不要直接按压血管,以避免血管发生痉挛。局部给予利多卡因,减少血管痉挛。在套管置入点的上方和下方分别将两根结扎线绕过血管。静脉给予肝素(50~100U/kg)后,结扎血管远端。血管近端用血管钳夹闭。切开血管,置入套管。如果血管非常小,如果套管置入困难,或者如果血管发生痉挛,在血管的近端边缘处给予牢固的加固缝合非常有益。将血管包绕在套管上,并进行结扎,导管常通过一个"鞘管"结扎在血管内,以便于后期拔除导管。在股动脉穿刺时使用非结扎的置管方法(参见下文的 Semi-Seldinger 穿刺置管法)可确保充足的血流经套管周边流向动脉远端,以确保远端组织的灌注。

(2) 经皮套管置入术:套管置入通常在 ICU 中进行,应进行充分的无菌消毒准备,不必由手术室的置管小组来完成置管。但是,应该有所准备,当经皮穿刺置管发生并发症时,则需手术小组进行血管切开置管。首先放置常规小型血管内套管,这往往是最安全方式。通过回抽血和测定血管内的血压以证实导管位于血管内。充分的无菌消毒处理之后,将通过穿刺套管送入导丝,取出穿刺导管,使用扩皮器逐级扩皮。最后使用的扩张器相当于待置入套管的管芯。在使用现有设备的条件下,经皮穿刺套管置入术需两个人操作:一人将扩张器套在导丝上并递送扩张器,另一人在更换扩张器期间按压住血管以防出血。当使用 Seldinger 技术穿刺,并使用大号套管和扩张器时,在每次扩张后均需检查导丝,这非常重要。当导丝扭结或弯曲时应抽出并更换新导丝。应用超声和 X 线透视有助于套管定位。当主导丝置入后,可随时给予冲击剂量的肝素。

(3) Semi-Seldinger 技术:该技术可在 ICU 中进行,患者需要麻醉,并需在无菌条件下进行。切开后暴露血管,将一根小型静脉输液导管(20G)经切口远端穿入皮肤并穿透血管。回抽有血液流出证实穿刺管位于血管内,此后给予肝素。此后可以通过这根导管置入大号导丝,逐级使用扩张器,最终置入 ECMO 套管。此后,将创口皮肤覆盖于套管之上并缝合,外观上看似标准的经皮穿刺置管。这种技术相对单纯经皮穿刺置管的优势在于其速度快,可以准确判断血管的管径大小,并且可以灵活选择操作方式。

4. 远端血管的处理　如果采用颈部血管切开入路,需根据供给脑组织和自脑组织回流的侧支循环来决定如何在穿刺点远端结扎动脉和静脉。一些医学中心常规放置管尖指向头侧的套管,这是各医疗单位的习惯性行为,而非必需的操作。如果选用股静脉入路,其侧支循环充分,但股动脉常常发生闭塞。如果供应下肢远端的血流量不足,可以直接切开远端浅表股动脉,在此置入独立的灌注通路,或者将灌注通路置入胫骨后动脉进行逆行灌注。

5. 增加或更换插管　如果静脉端引血不充分,并且受到引血端套管血流阻力的限制时,首先,可以另外选择一根血管置入引血套管,从而增加了一条静脉引血管路。将现有套管更换为更大型号的套管也是有可能的,但是撤除和更换套管极为困难。如果套管出现破裂、打结、损坏或者血栓形成时,则必须予以更换。如果套管是通过直接切开的方式放置的,首先打开切口,然后暴露血管,最后更换套管,通常需要将血管加固缝合在套管上。如果套管是通过经皮穿刺的方式放置的,沿套管送入一根 Seldinger 导丝以便于更换套管。

第二节　重症超声在体外膜氧合运行过程中的应用

ECMO 循环建立和运行之后,患者的全身血流灌注和氧输送得到了保障,(直接)低血压、低氧血症、高碳酸血症、(间接)酸中毒常可迅速改善,(结果)乳酸逐渐回落至正常、血管活性药物逐渐减量,呼吸机支持条件降低。在这全身情况看似"稳定"的表象之下,对于原发心肺疾病的积极治疗以及 ECMO 造成特殊的血流动力学状态所产生的不利影响不可忽视,因为这些是患者能否成功撤离 ECMO 和能否存活出院的重要决定因素,也真正考验一个ECMO 团队的精细化管理能力。重症超声在 ECMO 运行过程中的价值包括维持恰当的容量状态、目标导向的最适流量和压力调节、引导心肺病变治疗和最佳功能维护、合适的时机引导规范撤离。本文将对 V-V 和 V-A 两种 ECMO 模式下重症超声的应用重点做简要阐述。

一、V-V ECMO 模式

(一) V-V ECMO 下的血流动力学特点

需要 V-V ECMO 治疗的严重 ARDS 患者,两肺弥漫性间质渗出、肺泡塌陷和实变等病变导致通气/血流比例失调,即便行保护性机械通气联合肺开放也难以纠正顽固性低氧血症和/或高碳酸血症。研究显示,低氧血症、高碳酸血症、高气道内压力均可导致肺循环阻力急性升高、右心后负荷增加,严重时可出现急性肺源性心脏病(acute cor pulmonale, ACP)表现。

V-V ECMO 运行之后,从腔静脉引出的静脉血经过膜肺供氧和排出二氧化碳后回输给腔静脉或右房,对于右心来说血容量是净平衡的,所以右心前负荷没有变化。但是,由于低氧血症、高碳酸血症的纠正和气道压力的下降,增高的肺循环阻力会下降,即右心后负荷下降,因此 ACP 有所减轻;而 ACP 对室间隔的受压减轻,左室舒缩功能也有所改善、冠脉供血增多、左室舒张末容积增加,心排血量增多间接也改善了全身血流动力学状态。

(二) V-V ECMO 的管理特点

以肺和右心功能监测为导向。

1. 肺部病变管理　V-V ECMO 时膜肺提供了足够的气体交换功能,可以保证全身氧输送和二氧化碳清除,动脉血气分析结果常能迅速恢复到正常。有了 V-V ECMO 的支持,采取低气道压、低吸氧浓度和低呼吸频率的保护性肺通气策略(需简要说明一下采取此措施的理由和研究现状)变得可行,联合肺复张、俯卧位通气以及传统抗感染、液体限制等治疗,有助于肺部病变恢复。Grant 等 2017 年提出 V-V ECMO 患者的肺保护性通气方案 EMPROVE(ECMO for PROtective VEntilation)包括:$FiO_2 < 50\%$、PEEP $10 \sim 14cmH_2O$、RR $5 \sim 7$ 次/min、PIP$<30cmH_2O$ 和 Pplat$<25cmH_2O$(潮气量通常$<4ml/kg$ 预测体重),可供临床医师参考。

对严重 ARDS 患者来说,肺部病变的治疗依然是疾病恢复的基础。尽管肺部 CT 是目前诊断和评估 ARDS 严重程度的主流影像学手段,但 ECMO 治疗时由于受到转运的限制而无法频繁进行,床边胸部 X 线片发现肺部病变的灵敏度和特异性较低,所以真正能实时体现肺部感染渗出(B)、实变(C)、不张(C)、胸腔积液(P)和气胸(P)等病变以及正常通气(A)的检查手段只有床旁肺部超声。通过肺部超声扫查,可以快速判断病变程度和范围,准确性可与 CT 相媲美,而在动态监测上则更胜一筹。举个例子,可在超声直视下进行个体化的肺复张治疗:与传统肺复张方法相比,对以动态肺充气和以碎片征为主、容易复张的病肺可以采取更低的复张压力和时间,可直视 C 到 B 甚至 A 的超声征象转变;对于组织样变、预计复张困难的病肺,为了避免气压伤的发生可以采取限制性液体策略、俯卧位通气等方式帮助肺泡均一化而不是盲目增加复张压力。因为肺复张具有增加肺过度通气和气胸的风险,建议复张前后进行全肺扫查以早期发现和处理(图 27-2)。在实施俯卧位通气的过程中,肺部超声下重力依赖区实变的存在可以作为开始俯卧位的时机,而俯卧位持续时间可以通过监测肺部超声由 C 到 B 到 A 的征象变化做到个体化(图 27-3),避免时间过短影响俯卧位效果,时间过长导致低垂部位新发实变和不张以及给护理工作增加困难。

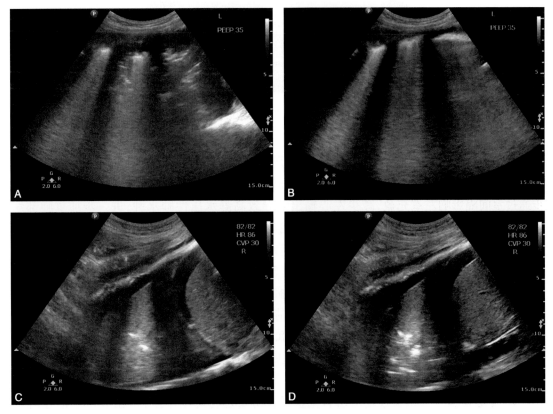

图 27-2 超声指导肺复张

注:A,B 是容易复张的肺实变,以碎片征为代表,仅需较低复张压力和时间即可开放(该患者应用 PEEP 法复张,35cmH₂O 持续 12 秒前后的对照);C,D 为复张困难的肺实变,以组织样征为代表,需更高复张压力和时间,且开放困难(该患者应用 PEEP 法复张,40cmH₂O 持续 30 秒前后的对照),考虑到安全性问题,可采取限制液体、俯卧位通气等方式帮助复张而不是盲目增加复张压力与时间。

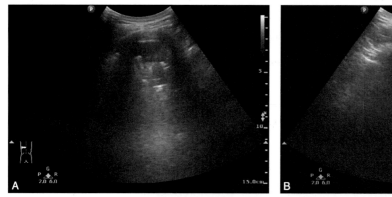
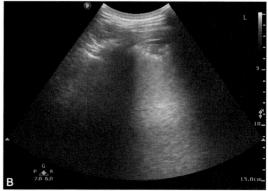
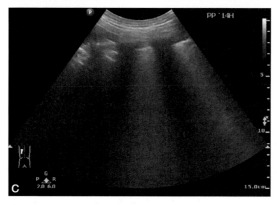

图 27-3　超声指导俯卧位通气

注:A、B、C 图分别显示俯卧位 0 小时、4 小时和 14 小时背部肺实变-渗出-通气良好的变化。

2. 右心管理　文献显示,即便在限制平台压力(Pplat)的保护性肺通气状态下仍有 20%～25%患者发生持续肺动脉高压和 ACP。ACP 时右心排血量减少,且随着 RV 压力增高进一步通过室间隔影响左室充盈,减少左心输出并导致高静水压性肺水肿,进一步加重肺部病变,因而 RV 功能障碍的患者预后不良。使用超声心动图监测 ARDS 患者 RV 功能十分有用,当存在以下情况中 2 个以上时可诊断 RV 功能障碍(图 27-4):RV 舒张末期直径≥35mm、三尖瓣环平面收缩期偏移(TAPSE)<1.5cm、射血分数(EF)差、室间隔矛盾运动或受压、严重三尖瓣反流、组织多普勒三尖瓣环收缩期运动(sTDI)<10cm/s。临床医师一旦发现 RV 功能障碍,需积极采取措施以降低右心负荷,包括增加 ECMO 血流量、供气氧浓度和气流量、肺复张和俯卧位通气、降低呼吸机平台压和驱动压、限制液体、使用扩张肺小动静脉的药物等,并通过心肺超声动态评估治疗效果。这些 ARDS 管理中的关键问题,在 V-V ECMO 气体交换功能改善的情况下依然需要重视。

3. 容量管理　容量管理是对所有危重患者都要进行的基本工作,在 ECMO 治疗时同样重要。ECMO 时体外循环的参与导致血流方向、速度和温度均发生了变化,因此传统的压力指标如 CVP,热稀释法 CO、GEDI 的可信度下降,肺动脉漂浮导管监测的右房压(RAP)和肺动脉楔压(PAWP)也可能受到 ARDS 升高的肺循环阻力影响而不能准确反映左室舒张末充盈压(LVEDP)即左心前负荷;动态指标 SVV/PPV 在 ARDS 小潮气量以及不完全机械通气情况下预测容量反应性的价值有所下降。此时,没有一个完美的指标来

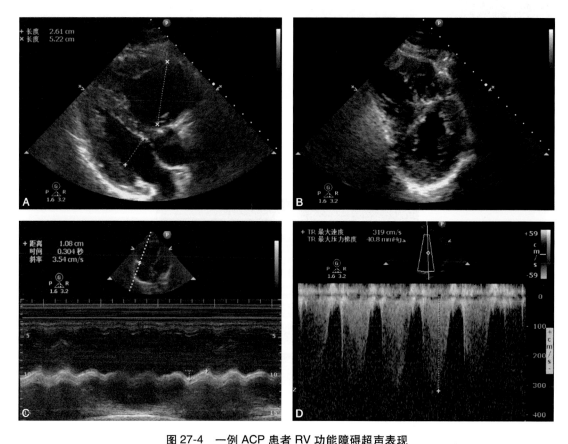

图 27-4　一例 ACP 患者 RV 功能障碍超声表现

注:A、B. 右室流出道直径 52mm、室间隔矛盾运动和受压;C. 右室收缩功能低下,TAPSE 1.08cm;
D. 三尖瓣大量反流,最高速度 319cm/s,估测肺动脉收缩压 50mmHg。

衡量前负荷状态,临床医师需要综合所有信息作出判断,容量管理变得困难。但无创的超声心动图可以快速提供关于前负荷的可靠信息(图 27-5),简单易行的是测量腔静脉直径。以引流管放置在 IVC 为例,在能满足目标体外循环引流量的情况下,建议 IVC 直径尽可能窄,尤其要避免出现扩张固定的 IVC,以减少右心和肺循环血量、减少肺渗出、减轻右心功能障碍;但是需要避免 IVC 过窄后引流管贴壁等文丘里效应,因为贴壁会导致引流量不稳定、静脉壁损伤和血细胞破坏。ARDS 患者通常实施限制性液体治疗策略,当出现引流管抖动、ECMO 流量不稳定时第一时间查看腔静脉,发现插管周围腔静脉塌陷迹象可快速给予液体治疗(如晶体液 250ml 左右后再滴定),这在 ECMO 支持期间并不罕见。其次是测定左室流出道或主动脉收缩期血流峰值流速变异(ΔVpeak)和速度时间积分变异(ΔVTI),研究显示 ΔVpeak>12%、ΔVTI>20% 是预测容量反应性阳性的有效指标。上游压力(CVP、RAP 或 PAWP)与左室舒张末容积之间的相关性存在诸多影响因素,但左心排血量大小和左室流出道血流变化是一致的,临床医师可以根据它们进行补液决策,直接测量补液前后心排血量的变化,并结合血流动力学变化和肺部超声来判断液体治疗的有效性和安全性。

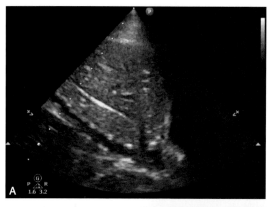
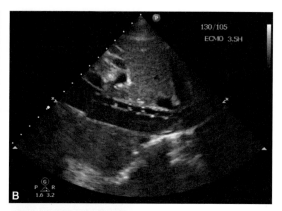
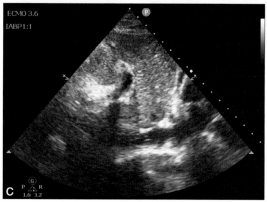

图 27-5　超声容量评估

注：A. IVC 过窄（直径 0.9cm），ECMO 流量不稳定，提示容量过少；B. IVC 充盈固定（直径 2.1cm），提示容量过多；C. IVC 直径适中（直径 1.4cm），引流通畅，流量稳定。

二、V-A ECMO 模式

（一）V-A ECMO 下的血流动力学特点

在 V-A 模式下，从腔静脉或右心引出的静脉血经过膜肺供氧和排出二氧化碳后回输给主动脉以维持全身灌注，该模式下右心前负荷明显降低，但由于回输血液是迎向主动脉瓣的，因而左室后负荷明显增加。在管理 V-A ECMO 患者时，需理解并牢记这一血流动力学特点。

（二）V-A ECMO 是以左心功能监测为导向的综合管理

1. 左心功能监测　左心功能监测主要涉及左室收缩/舒张功能评估和大小、结构变化。超声心动图是目前 V-A ECMO 时最能全面和准确反映心脏自身心排血量、心腔内容积和充盈压力、心脏结构形态的检查方法。

左室收缩功能通过在胸骨旁长/短轴上测量 EF（左室弥漫性运动减弱时选择）或心尖四腔心/两腔心上测量 Simpson's EF（左室节段性运动减弱时选择）获得。注意保持测量切面标准、心内膜面显示清晰。左室流出道速度时间积分（VTI）的动态测量十分重要，它体现了左室自身心排血量的变化，具体计算公式为：每搏输出量（SV）= π×（左室流出道半径）^{2}×VTI。EF 和 VTI 的进行性增加提示心脏收缩功能改善。

左室舒张功能尤其是左室充盈压(LVEDP)的判断很重要。当左室收缩功能下降时常伴随着左室舒张功能的减退,但仍需要对左室舒张功能障碍进行分级尤其是 LVEDP 做定性和定量评估。当出现跨二尖瓣左室舒张早期血流(E)/舒张晚期血流(A)>2、E/组织多普勒二尖瓣环间隔侧舒张早期速度(e')>10、新发二尖瓣中大量反流、房间隔明显右偏等征象时,提示 LVEDP/左房压(LAP)升高,其中 E/e'>15 和 LVEDP>15mmHg 相关性最好。在 V-A ECMO 时应用 Swan-Ganz 导管获取 PAWP 对估测 LVEDP 有价值,但是常常因为右心引流及心输出少而导致漂浮导管放置困难,且需要考虑肺循环阻力升高时 PAWP 可能高估 LVEDP,因此心脏超声心动图 E/e' 和 PAWP 在估测 V-A ECMO 时 LVEDP 的相关性值得进一步研究和证实。

外周 V-A ECMO 时,左心后负荷的增加需要特别警惕左室扩张的发生。左室扩张时心室内容积增加、室壁张力升高、血流速度减慢,会增加心肌耗氧、加重心内膜下缺血、导致心内血栓形成和顽固性肺水肿,阻碍心功能恢复甚至会导致患者死亡。左室扩张发生的原因有:①左室收缩功能极度低下,无法对抗主动脉内逆行血流产生的后负荷增加,射血量减少;②V-A ECMO 不可能做到 100% 的右心引流,右心系统仍不断输送血液至左心;③心脏小静脉、支气管循环和主动脉肺侧支血管也不断将数量可观的血液送回心脏;④主动脉反流血流增加舒张末容积;这些综合因素均导致左室舒张末容积越来越多,最终可能发生左室扩张。因此,需行超声直视下动态监测,防止发生左室扩张,监测要点如下:①确保主动脉瓣开放;②动态测量左室舒张末内径或容积变化;③警惕心腔内或主动脉内自发性红细胞显影。若出现主动脉瓣开放不良伴左室进行性增大、或左室血流淤滞,需行左室减负处理。左室减负措施有加用强心药物和 IABP(图 27-6)、减少血容量和 ECMO 血流量、介入房间隔造口或开放手术放置左心引流管、更换为中心插管 ECMO 模式、置入 Impella 等。心腔内或主动脉内出现自发性红细胞显影表明血液淤滞,有较高的血栓形成风险,需设法促进血液流动和加强抗凝。还需要肺部超声每日动态监测,当出现弥漫性肺渗出增加伴左心增大时,需首先考虑心源性肺水肿而非继发肺部感染,治疗上需要减轻左心容量和压力负荷,并上调呼气末正压(PEEP),减少肺泡渗出。左室结构变化的评估主要是监测室壁瘤的形成及室壁穿孔的发生,常规二维图像结合多普勒彩色血流较容易发现,必要时可以采用超声心腔造影进一步清晰显示心内膜和异常分流血流。

2. **容量管理**　V-A ECMO 时的容量管理原则与 V-V ECMO 基本一致,即满足全身灌注流量的最低容量负荷,但在监测上有其一些特点。V-A ECMO 时直接减少右心前负荷,肺循环和左心前负荷相应减少,在早期心功能极度低下时全身循环主要依靠 ECMO 体外血流量,自身心排血量甚至可以忽略。此时,容量状态能满足目标体外循环流量即可,建议 IVC 直径尽可能窄,以减少回心血量、心内压力和心肌氧耗并改善冠脉供血。IVC 下限是不发生贴壁和抖管,甚至可以将引流管插入至右心房(中心插管引流管一般在右心房)或 SVC(需要经食管超声 TEE 获取)进一步增加引流。然而,随着心功能的逐渐改善,自身心排血量增加,ECMO 体外血流量需求减少,用 IVC/SVC 直径或右心大小来评估容量状态会复杂一些,此时需要与自身心功能相匹配的容量负荷,以维持和促进残余心功能的恢复。我们的经验是将 IVC 直径维持在 1.3~1.8cm 这一相对安全的范围,避免容量不足和过多的风险,这样的参考值范围需要进一步临床研究数据来优化。当然,结合主动脉或左室流出道 ΔVpeak 和 ΔVTI(参考 V-V ECMO 容量管理的内容)来评估容量反应性是精细化容量管理所需要的(图 27-7)。

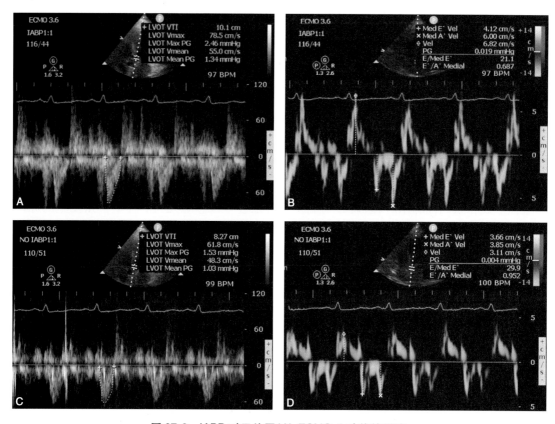

图 27-6　IABP 对于外周 VA ECMO 心功能的影响

注:IABP 工作(A、B)和关闭(C、D)时的对照,IABP 对左室流出道 VTI、TDSa、E/e' 的直接影响,提示
IABP 可以增加左室心输出量、收缩力,并降低左心充盈压。

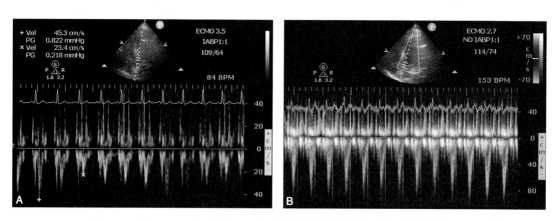

图 27-7　超声容量反应性评估(急性心肌梗死行 V-A ECMO 的患者)

注:A. ΔVpeak>12%、ΔVTI>20%,提示容量反应性阳性;根据心功能和组织灌注需求决定补液以增
加自身心输出量;增加液体摄入后患者自身心输出量增加,ECMO 流量由 3.5L/min 减为 2.7L/min,
循环稳定(BP 114/74mmHg);B. ΔVpeak 和 ΔVTI 均缩小,提示不存在容量反应性,暂停补液。

3. **ECMO 流量滴定(V-A 为例)** V-A ECMO 的插管策略包括中心和外周插管,外周插管因其经皮手术易于操作而得到越来越普遍的应用,但外周 V-A ECMO 的"阿喀琉斯之踵"是无法对左心室进行卸载和减压。因此,在早期(一般 24~48 小时)全流量辅助纠正代谢障碍、还清氧债(酸中毒纠正、乳酸恢复正常)、不需要大剂量升压药物维持血压,之后即应该根据心功能情况进行 ECMO 流量滴定。总心排血量(CO)= ECMO 提供的 CO+自身心脏 CO,两股血流既是"合作"的关系,又有"抗衡"的意味,而在自身心功能相对羸弱的情况下,临床医师需要起到"裁判"的角色,判断和协调两者关系,最终目的是保证全身氧输送的情况下帮助心功能逐渐恢复。想做好这个裁判,就需要利用好超声这个工具,实施起来并不复杂。我们知道,V-A ECMO 减流量时回心血量增加、左心后负荷降低,此时若心功能具有一定储备,可通过增强收缩将增加的血容量泵出,因此心超的价值主要在于直观地评估心脏的这种储备功能。尝试减少 0.5L/min 流量时大循环(主要观察平均动脉压)无明显波动,测定右心和左心没有发生内径明显增加、EF 和 VTI 能够有所增加,即认为减流量是可实施的。当然,需要观察一段时间以评估这种稳定性。如果减流量后大循环即出现明显波动如血压下降则说明心功能储备较差,或者发现心腔进行性增大或 EF/VTI 减少,或乳酸值增高,则需要将流量调回上一次水平。从某种意义上讲,做好贯穿 V-A ECMO 运行始终的流量滴定,是最大程度上的左心保护,可减少甚至避免后续出现左室扩张风险,也为逐渐进入 V-A ECMO 撤离做好了准备。

第三节 体外膜氧合并发症的超声表现

一、ECMO 并发症流行病学资料

尽管 ECMO 体外循环组件工艺技术、器官管理水平和抗凝策略在不断进步,但 ECMO 支持期间仍可能出现严重的并发症甚至危及生命。研究显示,ECMO 维持时间越长,并发症越多。据统计,ECMO 相关的常见并发症包括:出血 40.8%、肾功能衰竭需要连续静脉血液滤过 52%、严重感染 30.4%、氧合器功能障碍需要更换 29%、溶血 18%、肝功能不全 16%、腿部缺血 10%、静脉血栓形成 10%、中枢神经系统并发症 13%、弥散性血管内凝血 5%。ECMO 建立和运行期间,由于患者搬动受限,超声具有床边易得、无创、动态、可视化的优点,是最常用和有效的监测手段,有助于早期发现并发症并引导后续积极处理。

二、ECMO 常见并发症

(一) 血管穿刺和置管相关

1. **血管损伤(见文末彩图 27-8)** 包括穿刺部位损伤出血、血肿形成、血管破裂、假性动脉瘤、动静脉瘘等,超声是首选检查方法。当超声下无法在目标血管内探及留置的导丝或导管时,需要排除导丝或导管穿破血管进入组织间隙,此时可沿穿刺血管走行探查,在血管外探及导丝或导管影即可诊断,常伴血管周围血肿或腹盆腔积血、血肿表现。没有超声或 X 线全程引导的 ECMO 置管是不安全的,当连接 ECMO 循环后发现 ECMO 血流量极低甚至为零,循环无法维持,危及患者生命。此时,血管损伤出血甚至导管突破血管异位的可能性需首先考虑,超声快速查找损伤部位,重新置管以期迅速建立 ECMO 并维持循环,然后尽快行血管和组织修补。

　　2. ECMO 管道移位（见文末彩图 27-9）　需要在超声或 X 线下对 ECMO 引血管和回血管进行定位,尤其是确定导管尖端位置恰当,对保证 ECMO 引血顺畅和减少再循环至关重要。常见的 ECMO 管道移位包括静脉引血管过深、过浅甚至错位致引流不畅、血流不稳定,引血管和回血管太过靠近甚至重叠增加再循环,单管双腔插管回血口位置不佳影响氧输送、甚至可造成心肌梗死。Hitoshi Hirose 等人报道 Avalon 双腔插管致右心室破裂伴心脏压塞:一例病毒性肺炎行 V-V ECMO 治疗,在 Avalon 导管置入时,TEE 下原本可见的导丝丢失,患者出现频发室性早搏、新发大量心包积液很快出现心脏压塞,急诊行剑下心包引流,夹闭Avalon 插管并将患者迅速运送到手术室进行手术探查。发现 Avalon 插管在右心室心尖部穿破室壁,手术进行室壁修复,并通过 TEE 引导将 Avalon 套管定位到 IVC,启动 V-V ECMO,最终患者康复出院。这种并发症虽然少见,但发现或处理不及时常可致命,因此,超声全程可视化引导置管十分重要。

　　3. 远端肢体缺血　外周插管尤其是 VA-ECMO 模式下动脉插管的下肢远端易发生缺血性损伤,临床表现为皮肤苍白、发绀、皮温明显降低、足背动脉搏动消失,清醒者可主诉麻木、疼痛,持续可发展为远端肢体坏死。超声表现为股浅动脉及其分支,包括腘动脉、胫前动脉、胫后动脉、足背动脉内血流信号明显减弱或消失。静脉插管的下肢远端因回流阻力增大可发生淤血性病变,甚至深静脉血栓形成,严重者发生骨-筋膜室综合征。这些并发症常常和血管本身病变如狭窄、粥样硬化等有关,也和 ECMO 导管尺寸选择不当或全身抗凝把握不佳等因素有关。因此,穿刺置管之前对于血管条件的评估十分重要,导管尺寸的选择往往以 Fr=血管直径 D×3 来估计,有些 ECMO 中心选择常规放置灌注管来预防远端肢体缺血。

　　4. 其他导管异位（图 27-10）　ECMO 患者往往有全身多处血管内留有监测或治疗性导管（如 Swan-Ganz,IABP 等）,超声有助于临床医师及早发现这些管道是否存在异位,并引导及时处理。

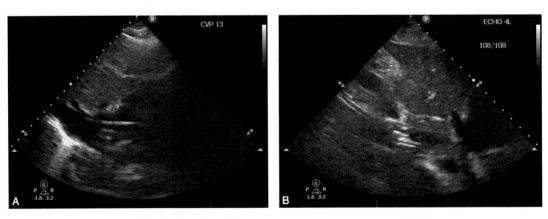

图 27-10　Swan-Ganz 被吸入下腔静脉（A）、IABP 误入下腔静脉（B）

（二）抗凝相关

　　ECMO 管道膜材等合成材料与患者血液直接接触、炎症反应、血管穿刺损伤等因素均会促发凝血级联反应（包括外源性和内源性凝血途径激活）加速血栓形成。为了维持 ECMO顺利运行,往往需要使用普通肝素、低分子肝素或凝血因子 X 抑制剂等抗凝药物,凝血指标中维持 ACT（激活凝血时间）在 180～220 秒,APTT 60～80 秒这一相对安全和有效的目标范围,以减少血栓形成和出血的风险。但接受 ECMO 治疗的患者常常原发病严重且存在多种病理生理紊乱的情况,因而出血和凝血事件仍时有发生。

1. **出血**　出血是 ECMO 期间最常见的并发症,任何创面、手术部位甚至内脏均可发生。浅表的出血易于被发现,但是深部的出血往往比较隐匿,加上 ECMO 运转期间各种病因导致血细胞破坏、外出检查受限等因素,使得深部出血不能第一时间被发现。因此,每日床旁重症超声筛查十分重要,对于胸腹腔出血、心包积血、腹腔脏器出血(图 27-11)具有较高的灵敏度。ECMO 期间大出血包括任何颅内、腹膜后、眼内和咽后出血;插管部位出血有时需要放射科或外科手术干预。

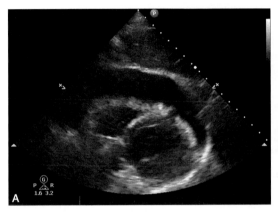 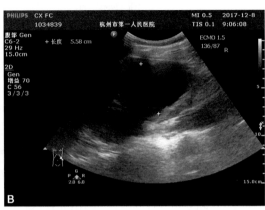

图 27-11　心包积血(A)、肾实质出血形成血肿(B)

2. **血栓形成**　ECMO 建立和运行期间尽管应用全身抗凝,但患者仍有血栓形成风险,这和凝血级联反应被激活、抗凝不充分、血管内皮损伤、血流缓慢、原有器官病变等因素有关。常见血栓形成部位有腔静脉、下肢深静脉、心脏内、颅内、ECMO 动脉回流管口和膜肺(见文末彩图 27-12)。下肢深静脉血栓形成后下肢可表现为肿胀、疼痛,严重者可发展为骨-筋膜室综合征,超声可见静脉内血流缓慢甚至彩色多普勒信号消失、血管内充盈缺损或管腔内见高回声团块。上腔静脉血栓发生率并不低,Zreik 等人的研究显示,使用 TTE 在 60 名 ECMO 患儿中检出 7 例上腔静脉血栓(其中 3 名有明显的腔静脉综合征临床表现),与无血栓形成患者比较,ECMO 的类型、插管大小、抗凝方案、ECMO 持续时间没有差异。鉴于无法预测哪些患者会发生上腔静脉血栓,作者推荐使用 TTE 对 ECMO 患儿进行常规筛查。ECMO 环路(如腔静脉、动脉回流管口或膜肺)中发生血栓常常会伴有环路压力和血流量的变化,如引流端负压增加、膜肺前或后压力升高、血流量下降。通过超声直接查看动静脉端可发现血栓表现或彩色血流信号变化。当发现体内血栓形成时,常提示抗凝不足,需要将目标 ACT 或 APTT 提高,尤其是在撤离过程中,随着 ECMO 血流量下降、血流缓慢、血栓形成风险大大增加,需调整抗凝治疗强度。

(1) 心内血栓(ICT):与 V-A ECMO 相关的心内血栓是罕见的,然而一旦发生则脑、肾、肠系膜栓塞风险大,死亡率极高。迄今为止,心内血栓的大部分信息来源于病例报告,发生率约 3.91%。行 V-A ECMO 治疗的患者由于心肌收缩力差、左室后负荷明显增加,常会发生主动脉瓣开放受限、心腔内血流缓慢甚至淤滞,若再合并抗凝不足的问题,容易形成血栓,最常见部位为左室内,也可能位于血流缓慢的主动脉根部。心脏超声床旁心脏超声可早期发现这一并发症,重症经食管超声往往可获取更清晰影像。超声下可见心腔内红细胞自显影现象,提示血流缓慢甚至淤滞不动,血栓形成后可见边缘不规则低回声或内部回声不均团块,与室壁附着或游离于心腔内,彩色多普勒血流见心腔内充盈缺损区(图27-13)。一旦心腔内血栓形成,患者死亡率极高,因而心腔内血栓重在预防。建议在ECMO运行期间应用心脏超声进行动态监测,早期发现主动脉瓣开放不良、心内血流缓慢、左室扩张等表现,指导左心减负、强心治疗、抗凝方案调整等措施,以减少心腔内血栓形成等严重不良事件。

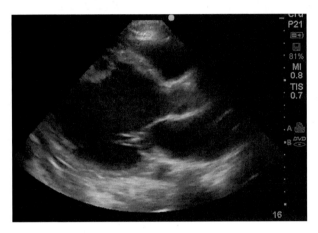

图27-13　左心室内血栓

(2) 脑卒中:包括出血性卒中(ICH)和急性缺血性卒中(AIS)。ICH死亡率高达70%~92%,是ECMO的最严重并发症之一。多变量逻辑回归揭示女性、血小板低于50 000细胞/mm³,血清纤维蛋白原低、机械通气和ECMO持续时间是最强的ICH预测因子。AIS是第二常见的神经系统并发症,死亡率≥50%,除了疾病相关因素包括凝血病、心房颤动引起的心源性栓塞、动脉血栓栓塞、低心排血量导致的脑灌注减少以及正性肌力药物使用之外,ECMO本身可能直接引起AIS。较轻的卒中患者可主诉头痛,伴呕吐、视乳头水肿、感觉和运动障碍,镇静或昏迷患者出现意识障碍加深、瞳孔散大、伴心率、血压和呼吸波动。排除药物和代谢因素所致新发的意识障碍,结合深浅反射、病理反射变化,怀疑脑卒中时需行头颅CT或MRI确诊。但ECMO患者往往接受镇痛镇静治疗或本身存在意识障碍,影响临床医师对患者意识变化的判断,且ECMO运行期间患者外出检查常受到限制,因此可使用经颅多普勒/经颅彩色多普勒超声(TCD/TCCS)这一床边无创、快速的检查方法。TCD/TCCS可以通过测量视神经鞘直径、脑血流频谱变化、脑实质回声改变、脑中线结构移位等来间接判断颅内病变(可参考二十八章《重症神经血流动力学治疗》),是脑卒中早期筛查和动态监测的有用工具。发现患者出血性卒中时需停用抗凝甚至手术治疗,缺血性卒中需增加抗凝强度、提高脑灌注等治疗,治疗过程中TCD/TCCS监测还有助于动态评估治疗效果。

三、特殊血流动力学相关情况

(一) 左室扩张

外周V-A ECMO时氧合的血液由髂动脉或腹主动脉回输,与心脏自身射血方向相反,因而会增加左室后负荷,在左心功能低下时这种后负荷的增加效应尤其显著。左心室一方面不断接受来自右心输出、主动脉瓣反流和支气管静脉回流的血液,一方面因主动脉瓣开放不良和射血无力,导致左室舒张末容积进行性增加、充盈压力逐渐升高、左心室进行性扩张。

左室扩张短期内可能导致左室血流淤滞甚至血栓形成、心律失常、顽固性心源性肺水肿,长期来看,由于心肌氧耗增加而冠脉供血减少,影响心功能恢复,室壁瘤和扩张型心肌病的发生率增加。因此,V-A ECMO 运行期间必须应用超声监测和避免左室扩张。左室扩张的超声表现有左室舒张末内径和容积的进行性增大、左室收缩功能极度低下、左室内血流缓慢可见红细胞自显影现象甚至血栓形成、主动脉瓣开放不良或不开放、左室流出道射血微弱或无射血、二尖瓣反流等。一旦发现有左室扩张迹象需要积极行左室减压处理,如控制容量负荷、使用或增加正性肌力药物、调整 ECMO 血流量、优化 MAP、联合 IABP、介入或手术放置左心减压管、更换为中心插管模式等。事实上,应用超声来优化 V-A ECMO 的日常管理,可以明显减少甚至避免左室扩张。

(二) 心源性肺水肿

行 V-A ECMO 治疗的患者大部分存在顽固性心源性休克,心功能尤其是左心功能差,左心充盈压力高,因而常存在不同程度的心源性肺水肿,这种肺水肿可因 ECMO 静脉引流、肺循环血量减少和正压通气而明显减轻,但在左心压力增高尤其是发生左室扩张时变得突出。患者常表现为呼吸急促伴氧饱和度下降、气道内大量粉红色泡沫痰或吸出大量淡血性渗血、双肺布满对称性湿啰音、胸部 X 线检查显示为两肺透亮度下降,严重者可见沿肺门呈蝶形分布的密度增高影,然而敏感性较低;肺部 CT 对肺水肿的诊断有价值但是需要将患者转运至 CT 室检查;PiCCO 可通过热稀释法测量计算血管外肺水(ELWI),是迄今为止定量肺水肿的较好指标,但在 V-A ECMO 时由于腔静脉引流、变温水箱等血流和温度的影响,ELWI 值的准确度受到质疑。因而,对 V-A ECMO 患者来说,床旁超声是快速诊断肺水肿的最佳工具,同时结合心脏超声有助于辨别肺水肿的病因并指导下一步治疗。肺水肿在肺部超声中表现为双侧对称性 B 线,在低垂部位如 P 点、膈肌点和后蓝点更为明显,具有一定重力依赖性,严重者可见两肺弥漫性 B 表现、碎片征,甚至大片肺实变和胸腔积液。肺水肿可通过控制液体量、增加呼吸机正压和上述左心减压等措施来改善,这个过程中可通过超声动态监测来判断治疗效果。还可以在肺部超声直视下进行肺复张,有助于选择最佳的复张压力和时间,增加肺复张的有效性和安全性。

(三) 脏器功能相关

1. 心脏压塞　行 ECMO 治疗的严重呼吸循环衰竭患者,由于炎症渗漏、出血、低蛋白血症、静脉回流阻力增高等因素,心包积液十分常见。但大量心包积液不等于心脏压塞,心脏压塞首先需要有相应的临床表现,如心率增快、脉压减小,甚至血压下降、听诊心音遥远等。是否发生心脏压塞,取决于心包积液量、产生速度和部位,在超声上表现为心包腔内出现液性暗区或者血凝块,造成心脏受压,尤其是右心室舒张期受压和右心房收缩期受压(图 27-14)。对于 ECMO 治疗的患者,需要超声动态跟踪积液量的变化和心脏受压情况,结合临床表现早期鉴别心脏压塞并引导引流减压,以改善循环和促进心功能恢复。然而,V-A ECMO 期间心脏处于部分旁路状态,血压主要依靠体外循环维持,左室收缩功能极度低下时脉压可能非常低甚至为平流状态,因而使用传统指标来判断这类患者中的心脏压塞存在一定困难,理论上不影响 ECMO 引血的情况下血压往往可以维持。此时,是否引流可结合临床情况决定,如需要减轻心脏压迫,或者需要明确是否出血等。对于处于 ECMO 撤离阶段的患者来说,大量心包积液常需要处理,因为它可能影响心功能恢复,对撤离后患者的血流动力学产生显著不良影响。

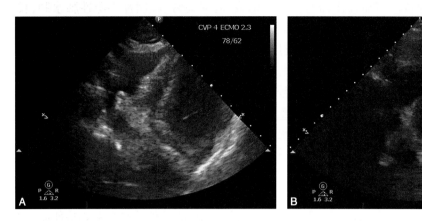

图 27-14　心脏压塞(A)、心包引流后表现(B)

2. 急性肾损伤(AKI)(可参考二十九章)　严重感染、低灌注、心力衰竭是 AKI 的常见病因,往往在患者接受 ECMO 治疗之前就已经罹患,随着 ECMO 治疗对于肾脏灌注的保证,右心压力减轻肾脏回流阻力下降以及感染的逐渐控制,很大一部分 AKI 患者肾功能可能逆转,少部分可能进展至慢性肾功能不全。ECMO 运行期间应用超声每日监测肾脏形态和大小、肾脏血流灌注、肾血管阻力指数,结合肾脏生物标记如 NGAL 或呋塞米应激试验(FST)等,有助于预测 AKI 的可恢复性。V-A ECMO 期间当左心功能极度低下时,脉压极小甚至为平流血流,此时肾脏血流亦为平流,表现为血流灌注良好但阻力指数很低。有研究认为,IABP 产生的搏动性血流对于肾血管内皮细胞的损伤小于平流血流状态,利于 AKI 恢复,这一结论有待于更多研究来证实。

3. 心脏穿孔　心脏穿孔(包括梗死后室间隔穿孔和心脏破裂等)是急性心肌梗死罕见但可致命的并发症,内科处理通常是徒劳的,一旦发现常需紧急手术治疗。心脏穿孔可发生在 V-A ECMO 建立之前,也可能在 ECMO 运行过程中发生,传统诊断方法包括心肌梗死患者突发心率加快、血压下降、听诊胸骨左缘收缩期杂音,可传导到腋部或伴震颤。确诊有赖于心脏超声、心室造影或心脏磁共振。心脏超声无创、床边即刻获得、灵敏度和特异性高,是首选的诊断方法。超声表现为室间隔或心室壁连续性中断,中断处可见异常血流通过(见文末彩图 27-15),根据左右心室内压力不同可表现为左向右分流、双向分流或右向左分流,破入心包者可见心包液性暗区、心脏受压。患者往往有急剧的血流动力学波动,结合病史诊断不难。

(朱英　曾琴兵　晃彦公)

第二十八章

重症神经血流动力学治疗

第一节 颅脑血流动力学的解剖结构特点

颅脑循环的血液供应来自颈内动脉系统和椎-基底动脉系统,在脑基底部形成脑底动脉环(Willis circle),由此再分出分支供应脑的不同部位。脑毛细血管通过细胞间液、脑脊液与脑实质进行物质交换,然后逐渐汇集成静脉。脑的深、浅静脉先回流至静脉窦,再经颈内静脉进入体循环,或者部分通过颅骨上的吻合支由颈外静脉流入体循环。与其他器官的血液循环相比,脑循环有其自己的特点。下面我们将着重介绍一下脑动脉系统、静脉系统、脑微循环系统和神经血管单元。

一、脑动脉系统

脑组织的动脉供血来自颈内动脉系与椎-基底动脉系。以顶枕沟为界,颈内动脉系通过颈内动脉、大脑前动脉和大脑中动脉系统供应大脑半球前 3/5 和部分间脑的血液,椎-基底动脉系统供应大脑半球后 2/5(枕叶和颞叶的底部)以及部分间脑、脑干和小脑的血液。两个动脉系统在脑底通过脑底动脉环相互交通,它们的分支在蛛网膜下隙内吻合成网。颈内动脉或椎-基底动脉都位于脑的腹侧面,然后绕行到脑的背侧面,沿途发出分支供应脑的各个结构。

(一)颈内动脉系

颈内动脉在甲状软骨上缘平面起于颈总动脉(75%),开始位于颈外动脉外侧,以后转向内侧上升至颅底,穿颈动脉管入颅,弯曲上行。颈内动脉的主要分支有眼动脉、后交通动脉、脉络膜前动脉、大脑前动脉及前交通动脉和大脑中动脉。大脑中动脉(MCA)是颈内动脉的延续。MCA 起自前穿质内侧部下方颈内动脉在视交叉外侧发出 MCA,近水平位向外,主干走行在岛盖深处,与大脑外侧沟方向一致,由前下斜向后上,再在岛阈附近分支。供应大脑半球外侧面大部分及额叶、顶叶深部结构(基底节区、内囊)。按 MCA 走行分 5 段:M1 段蝶骨段或水平段,M2 段岛叶段;M3 段侧裂段;M4 分叉段;M5 终末段。

(二)椎-基底动脉系统

椎动脉起源于双侧锁骨下动脉,经由第 6 至第 1 颈椎的横突孔上行,在寰椎与枕骨大孔中穿过入颅,入颅后左、右椎动脉向中线靠近,在脑桥延续连接处前面合成基底动脉,上行至脑桥与中脑交接处形成终末支大脑后动脉。

(三)脑底动脉环

脑底动脉环,又称 Willis 环,是由双侧大脑前动脉(anterior cerebral artery,ACA)第 1 段

（A1 段）、一条前交通动脉（anterior communicating artery，ACoA）、双侧颈内动脉终末段、双侧大脑后交通动脉（posterior communicating artery，PCoA）和双侧大脑后动脉（posterior cerebral artery，PCA）第 1 段（P1 段）组成的 1 个环形结构，位于脑底下方、蝶鞍上方，环绕视交叉、灰结节及乳头体周围。此环使两侧颈内动脉系与椎-基底动脉系相交通（见文末彩图 28-1）。

Willis 环使得左右颈内系统以及颈内动脉系统和椎-基底动脉系统这两组大动脉系统联通。供应脑的动脉几乎都由 Willis 环和椎-基底动脉系统动脉干发出，其分支大体上可分为中央支和皮质支两类。中央支主要发自脑底动脉和大脑前、中及后动脉近侧端，它们在中线的一侧近旁垂直穿入脑实质，供应基底核、内囊及间脑供应大脑半球深部组织，由于其末梢吻合支极为细小，侧支循环不充分，阻塞后极易发生脑缺血性梗死。皮质支由脑腹侧面发出，续行到脑背侧面，在进入软脑膜处时先形成一个广泛的血管吻合网，再发出细小动脉分枝，垂直入脑，供应大脑皮质及皮质下白质。同时皮质支末端有广泛的吻合支，阻塞时不易发生脑缺血。脑底动脉环的存在，对脑血液供应的调节与代偿起重要的作用。在正常情况下，颈内动脉系统和椎-基底动脉系统以及左右两侧脑动脉之间压力相等，血流并不交流，使血液可顺畅地分别到达所供应的脑组织。但当其组织中动脉中的一支阻塞或狭窄，另一侧压力相对增高时可出现血液分流，前、后交通动脉和其他动脉开放，血液由健侧代偿性地流入缺血区，减轻或消除血管阻塞或狭窄所引起的症状。值得重视的是，在健康人群中，仅有42%~52% 拥有完整的 Willis 环结构，中国 48% 的人群 Willis 环存在先天发育异常，例如缺乏前交通动脉，单侧或双侧 PCoA，或者其他的解剖变异，包括融合的血管、额外血管等。Willis环解剖变异使之在脑动脉阻塞后不能提供良好的侧支循环，而引起严重的缺血症状和体征。同时，构成大脑 Willis 环的各动脉干的管径变异极大，故它们的代偿功能也具有很大的区别。大脑前、后动脉的交通后段和大脑中动脉的口径较为恒定，且左右基本对称。大脑后交通动脉是 Willis 环解剖变异最多的血管之一，主要表现为双侧 PCoA 的管径、长度、内穿支和形态变异。Willis 环解剖结构特点决定了在对颅脑进行血流动力学评估时，需要评估全部血管以及血管的全长段。

（四）颅内动脉系统的解剖结构特点

1. 脑动脉组织结构　由于颅内动脉不需要抵抗外部的压力，脑动脉的管壁结构与人体其他部位的血管不同。颅内动脉属于小动脉及微动脉，为肌性动脉，内膜由内皮和内皮下层组成。内弹力膜比身体其他部位相同管径动脉的内弹力膜厚，其发达的内弹力膜增加了动脉壁的刚性，使管腔内的血液对管壁的冲击力得到缓冲，同时中层和外层壁较薄，没有外弹力膜，故用肉眼几乎看不到脑动脉的搏动，对脑具有一定的保护作用，也可避免因血管搏动影响脑功能。脑动脉中膜由平滑肌细胞围成的肌性环所组成，肌纤维呈小角度螺旋状排列，这种排列方式有助于维持管壁张力。

2. 侧支循环　脑血管有丰富的侧支循环。其最重要最基础的是 Willis 环，对脑血液供应的调节与代偿起重要的作用。与其他器官的血管系统相比，脑血管系统具有两个显著的特点，一方面通过长期的进化，形成了十分有效的血液供应和代偿保障机制，当一侧颈内动脉系统或大脑中动脉完全闭塞时可以全无症状；另一方面由于存在脑血管病的先天变异或发育不良，侧支循环开放的可能性和有效程度因人而异。侧支循环开放有效性取决于主血管闭塞的速度，从狭窄发展至闭塞越慢，侧支循环代偿功能越完全，甚至完全代偿而无任何临床症状。在不同的患者中，同一支动脉闭塞可以引起不同的症状，因此仅凭借临床表现来判断病变的血管是很困难的。

3. **神经纤维分布**　脑实质内、外动脉外膜富含神经纤维分布,这些神经有不同的起源。颅内延髓腹外侧中缝核的单胺能神经核团神经纤维释放 5-羟色胺,具有扩张和收缩血管的双重效应;蓝斑的儿茶酚胺能神经纤维释放去甲肾上腺素,收缩血管;颅外颈上神经节的交感神经纤维可释放去甲肾上腺素、血管活性肠肽、神经肽;翼状神经节、蝶腭神经节或耳神经节的副交感神经释放乙酰胆碱、一氧化氮、血管活性肠肽;三叉神经半月神经节和脊髓背根节的肽能神经元,释放 P 物质,神经激肽 A 等均有扩张血管效应。同时,局部血管神经纤维网络内还有能独立进行神经内分泌的神经元,可以自主分泌血管活性肠肽和神经肽调节血管收缩和舒张。颈内动脉系统比椎-基底动脉系统拥有更多的交感神经分布,这些都是脑血流调节中神经调节必要的解剖结构。

二、颅内静脉系统

颅内静脉系统在解剖上比动脉系统复杂。颅内静脉结构,静脉窦以及脑桥静脉均有其独特的解剖特点。颅内动、静脉多不伴行,脑内毛细血管逐渐过渡到管径 0.2~1mm 的小静脉,穿脑实质浅出,先在软膜上形成静脉丛,再集合成较大的静脉,在软膜内续行一段后进入蛛网膜下隙,穿过蛛网膜和硬脑膜内层,进入硬膜静脉窦。颅内静脉主要分为两组:浅组静脉主要收集皮质和皮质下髓质的静脉血,引入邻近的静脉窦;深组静脉主要收集深部髓质、基底核、间脑、脑室等处静脉血,汇集成一条大静脉注入直窦。脑静脉系统的静脉壁薄,主要由纤维组织组成,几乎没有平滑肌,仅有少量的弹力纤维。由于脑静脉系统缺乏平滑肌细胞,不能够像动脉一样强烈收缩,颅内压改变时,就只能被动调节发生中等程度的管径变化。为此,在高颅压时,大脑静脉容易被压缩、甚至压平。鉴于中心静脉压或者颅内静脉压的增高会导致上游大脑静脉系统流体静水压升高,并导致静脉引流量减少,管理颅脑损伤患者时要求低的颈内静脉压及低胸腔内压。同时由于颅内静脉没有静脉瓣,血液可在其中随压力的改变往返流动,容易形成血栓。

静脉窦(硬膜窦)是颅内静脉系统的重要解剖结构。硬膜窦位于颅骨下骨膜层与硬脑膜层之间,内面是一层内皮细胞,窦壁由致密的胶原纤维组成,坚韧无弹性、无瓣膜,包括上矢状窦、下矢状窦、直窦、横窦、乙状窦、窦汇和海绵窦等,最后穿出颈静脉孔,续为颈内静脉。在临床上,可把静脉窦分为有和无平滑肌两种,无平滑肌静脉窦血液回流是依靠脑静脉压与静脉窦压力梯度、脑静脉的虹吸作用以及上矢状窦后部海绵状间隙充盈与否来决定;而有平滑肌的静脉窦则依靠其自身的平滑肌交替舒缩和挤压作用以及颅内静脉的虹吸作用来促进颅内容量的调节。所以从形态和功能来看,脑静脉窦本身就是一较好的弹性容量器,在调节颅内容量上起着不可忽略的作用,而一旦颅内静脉窦血栓形成,颅内压可能明显增高。

脑桥静脉是连接大脑皮质表浅静脉与静脉窦的桥梁血管,颅内静脉血液经由该段血管引流出颅,进入上矢状窦,是颅内静脉系统的最后通路,该段血管在颅内处于重要的解剖位置。脑桥静脉壁薄,仅有少量平滑肌细胞,是可塌陷管道。在正常的生理压力下,脑桥静脉流出口狭部的直径仅为脑桥静脉直径的 1/2,其长度亦小于脑桥静脉,形态学上发现其胶原纤维基本呈环向排列,与桥静脉相比其胶原纤维更丰富。研究还发现,脑桥静脉流出口狭部中血流阻力约为脑桥静脉的 7 倍(在 0.6kPa 的应力下)。脑桥静脉流出口峡部特有的形态学狭窄导致脑桥静脉压力与矢状窦之间的压力陡降,血管内压力急剧下降产生高位势能形成静脉回流,即所谓的"血管瀑布现象"。静脉血管是可塌陷管道,而脑桥静脉流出口狭部起着一个限流阻力阀门的作用,调节颅脑桥静脉的血流。当跨壁压为正性时,静脉维持输送形态,当跨壁压接近零或负性时,静脉血管就会出现管道横截面积的显著减少、塌陷甚至完全闭塞。在生理状态下,随着颅内压的改变,跨静脉壁压改变,脑桥限流阻力阀收缩或者舒张,调节跨静脉壁压,使脑静脉能够保持管道的通畅,维持静脉流出量的恒定。例如:当上矢状窦内的应力陡降时,例如当从卧位变为直立时,流出口狭部的阻力增高,将阻止脑桥静脉中的静脉血迅速流出和颅内压迅速降低,维持了静脉流出量和颅内压力恒定。血管瀑布效应显示,静脉流出端通过被动方式调节它们的直径和流出阻力,以保持静脉流出稳定,而这种调节与管腔内外压力差无关。然而病理状态下,随着颅内压力升高,为了防止静脉塌陷,脑桥静脉流出口狭部的限流阻力阀门收缩,静脉跨壁压增高,静脉流出量相对减少,静脉淤血,同样静脉跨壁压增高,共同致使颅内压更高,从而进入恶性循环。当然静脉内压力随颅内压升高的反馈机制并不明了,同时静脉压的升高导致颅内压升高的程度也不明确,值得进一步研究。可能的机制是静脉也富含神经纤维分布,当颅内压轻度增加时,激活交感神经系统引起脑静脉收缩并驱使血液流出,从而抵消升高的颅内压。

大部分脑静脉血经脑深部静脉和脑静脉窦流入颈内静脉;但是有小部分脑静脉血经眼部翼状静脉丛,进入静脉导血管再到头皮,最后流入椎旁静脉系统。不同脑区的引流静脉血液有丰富的通路吻合,同时脑静脉系统有大量交通支静脉丛,即使两侧颈内静脉都被阻塞,大脑静脉血仍可经椎静脉和颈外静脉系统完成其回流。所以静脉系统的阻塞引起颅内高压的机制仍值得探讨。

三、颅脑微循环

颅脑微循环是指外径在 $300\mu m$(内径 $100\mu m$)以内的血管系统,即脑血管中的穿通支动脉、软脑膜血管等小动脉系统、毛细血管及小静脉。颅脑微循环系统在生理状态下主要作用是调节脑血流、为脑组织提供营养代谢,在病理情况下处于损伤的核心地位。毛细血管在不同脑区疏密不一,其密度与突触和神经元数量呈紧密的平行关系。灰质神经元较白质轴索和树突需要更多的血液供应,以维持其高代谢的需求。因此,在灰质内神经元周围有致密的毛细血管网,而白质内的毛细血管网稀疏,灰质脑血流是白质的 $3\sim5$ 倍。脑毛细血管网对各种刺激的反应与内脏器官不同。在窒息状态下,由于缺氧,全部内脏毛细血管收缩,而脑毛细血管却舒张。因为神经元活动导致二氧化碳、热、代谢底物(组胺和前列腺素)的蓄积需要足够的脑血流量带走,然而氢离子和碳酸根离子不能通过血脑屏障,但二氧化碳可以通过小动脉弥散,改变血管周围的 pH、其他细胞外离子的浓度(钙和钾),导致血管平滑肌细胞超极化,血管扩张,其主导调控脑血流量的是代谢调节。当血压在一定范围内时,微小动脉扩张或者收缩,使灌流量稳定在一定水平,来满足代谢的需求。当脑灌注压超过或者低于阈值区间时,就出现低或者高灌注。例如:动脉压升高时,动脉壁血管平滑肌被牵拉,小动脉收缩,毛细血管前括约肌早期关闭,导致外周阻力增加,脑血流量降低。脑的全部毛细血管网还有一个重要特点是,它们几乎经常开放,没有交替性收缩和舒张。传导性毛细血管血流的持续存在,有利于维持血流速度和毛细血管交换物质的进行,使脑微循环免于灌注衰竭。

动脉压升高时,动脉壁血管平滑肌被牵拉,小动脉收缩,毛细血管前括约肌早期关闭导致外周阻力增加,脑血流量降低。脑动脉是肌性动脉,动脉压升高时,动脉壁血管平滑肌被牵拉,小动脉收缩,毛细血管前括约肌早期关闭导致外周阻力增加,脑血流量降低。此外,毛细血管血脑屏障是脑毛细血管所独有的特征性结构。血脑屏障由毛细血管内皮细胞及其细胞间紧密连接、毛细血管基底膜及星形胶质细胞足突、周细胞和极狭小的细胞外间隙共同组成。血脑屏障严格限制血液中的神经毒性物质、炎症因子、免疫细胞等进入中枢神经系统，并将中枢神经系统中的代谢产物和神经毒性物质排出脑外。通过对血液和脑内物质交换的精密控制，维持中枢神经系统中的离子、水以及神经递质和激素等动态平衡，进而维持大脑微环境的稳态，保证神经系统功能的正常发挥。在病理情况下，血脑屏障通透性增加或者降低，使脑和脊髓的神经细胞直接受到各种致病因素的攻击，启动了一系列的病理生理改变，将导致脑水肿、脑出血、免疫异常等脑损伤。

四、神经血管单元(neurovascular unit, NVU)

神经-血管单元主要是由神经元、星形胶质细胞、血脑屏障(包括微血管内皮细胞、内皮细胞间的紧密连接、基底膜、星形胶质细胞的足突、周细胞)以及维持脑组织内环境完整性的细胞外基质组成。脑血管与神经元及胶质细胞等周围成分之间存在广泛的交流，以维持中枢神经系统的正常形态和功能。此概念的提出旨在强调三者之间相互联系及相互影响的重要性，以神经元作为单一研究目标具有局限性，将上述三者放在一个微小的三维环境中进行研究，为整体研究脑损伤的病理生理机制，寻找新的视角，为临床治疗的新靶点提供依据。

(黄立　张丽娜)

第二节　颅脑血流动力学的病理生理特点

脑是人体最重要的器官，但它缺乏储备功能，必须依靠持续性的脑血流灌注来提供所需的代谢底物，例如氧和葡萄糖，以满足基本功能需求。脑通过自身的调节机制，精细调节脑血流使之与脑代谢相匹配，从而维持脑的稳态和功能的执行。因此，了解颅脑血流动力学的病理生理特点，对于重症神经患者的管理至关重要。

一、脑血流动力学的基础概念

(一)脑灌注压、颅内压

1. **脑灌注压(CPP)**　取决于脑动静脉间的压力梯度，即入颅动脉压和出颅静脉压之差，它代表脑血流的驱动压力。由于后者难以测量，同时生理调节下压力可以通过蛛网膜下隙传导到静脉，故临床上用较接近且容易测量的颅内压(ICP)替代。将动脉测压换能器置入外耳道水平(零点)，入颅动脉压相当于平均动脉压(MAP)，那么计算脑灌注压的公式为：$CPP = MAP - ICP$。在病理状态下，ICP的增高和/或MAP的下降会造成CPP下降，从而影响脑灌注。MAP取决于心排血量(CO)及外周血管阻力，影响CO和外周血管阻力的因素势必影响脑灌注压，下面重点讨论颅内压的影响因素。

2. **颅内压(ICP)**　指颅内容物对颅骨的压力，颅内容物(约1 500~1 700ml)由四部分组成：脑组织约占1 200ml；脑脊液(CSF)和细胞外液(ECF)约占100~150ml；脑血容量(CBV)100~150ml。脑位于坚固的半封闭的颅骨以及膜性的硬脑膜中，其扩张的空间是有限。任何一个成分容积改变，必然伴随其他一种或者几种成分的容积代偿性改变，这就是Monro-Kellie假说，它构成了颅内压与脑容量相互影响的基础(图28-2)。正常的ICP随着呼吸和心动周期而周期性变化，并且体位改变，咳嗽和紧张等情况也可能引起ICP的瞬时变化。仰卧位测量，成人中ICP的正常范围为5~15mmHg。当脑容积增加时，首先是通过CSF进入脊

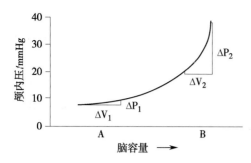

图 28-2　Monro-Kellie 曲线

注:1. 平坦段:由于有效的 Monro-Kellie 稳态而使体积变化时颅内压(ICP)保持低水平。在曲线的这一部分,由于压力曲线的斜率较低(顺应性=1/斜率=dV/dP),所以颅内组成是高顺应性的;2. 代偿机制不再充足的陡峭段:顺应性逐渐降低,即 dV/dP 增加;3. 失代偿期:表明脑血管反应进入不可逆的终末衰竭期,ICP 接近平均动脉压,脑灌注压非常低。

柱间隙来补偿,同时伴随着脑血容量(CBV)的减少,颅内血管最大收缩可以使 CBV 减少近 40ml,当 CBV 不能继续减少时,就会发生脑组织结构移位脑疝。另外值得我们关注的是,病理状态下,颅内压可能无法代替出颅静脉压。在前述颅内静脉解剖结构中有提及,当颅内压力升高到一定程度时,为了防止静脉塌陷,脑桥静脉流出口狭部的限流阻力阀门收缩,静脉跨壁压增高,静脉流出量相对减少,静脉淤血。此时,静脉跨壁压高于颅内压,而出颅静脉压也应就高于颅内压,灌注压将不再等于平均动脉压与颅内压的差值。如果此时再用平均动脉压减去颅内压,会高估脑灌注压。同样,颈静脉回流受阻也会导致颅内压增高,所以抬高床头,头正中位以增加静脉引流(静脉势能回流,避免压迫颈内静脉),降低胸腔内压,可以缓解颅内压增高。

(二) 脑血流量与脑血容量

1. 脑血流量(CBF)　分为全脑和局部血流量。大脑接受 15% 的心排血量(成人 700ml/min),静息局部 CBF 约为 50ml/(100g 脑组织·min)。不同脑区 CBF 和代谢率不完全相同,大脑通过自身调节以维持充足的 CBF 来匹配脑代谢。脑功能发生变化时,局部 CBF 随脑功能和脑代谢水平改变而出现相应不同的改变。如左手反复握拳,其右侧大脑半球运动区的血流量较左侧明确增加。由于脑无能量储备,当 CBF 降低至约 30ml/(100g 脑组织·min)时,几秒钟内意识丧失;降到 10ml/(100g 脑组织·min),30 分钟后出现脑细胞坏死。为此,临床了解脑血流量的影响因素非常重要。以泊肃叶定律方程来说明影响脑血流量的因素,如下所示:$Q = \pi \times R^4 \times \Delta p / (8\eta L)$,Q 在这里代表脑血流量,$\Delta p$ 是指脑灌注压、R 是指血管半径、η 代表血液黏度,L 为血管长度。血管的长度是不能测量的,血液黏度是血流内的摩擦力,难以测量。值得注意的是血细胞比容是血液黏度和氧含量的主要决定因素。CBF 与全血黏度呈反比,血细胞比容在正常范围内时对 CBF 影响最小。在某些情况下,当 CBF 病理性降低(例如蛛网膜下隙出血后的脑血管痉挛)时,通过血液稀释法减少血细胞比容可能会改善 CBF。假定血黏度和长度保持不变,决定 CBF 的主要因素是脑灌注压和血管半径。CPP 与 CBF 之间复杂的非线性关系将在下面详细讨论。血管半径的变化具有四次方的影响力,意味着理论上,将血管半径减半可导致脑血流量降低 16 倍;血管直径若较基线收缩 20%,那么脑血流量可以减少 60%。

2. 脑血容量　是由脑血流量和容量血管直径共同决定的。血管扩张,脑血流量增加,脑血容量增加,但当处于某种病理状态下,它们有可能成反比。全脑血容量包括脑静脉占 70%,动脉占 5%,毛细血管占 25%。静脉血容量占相当高的比例,可用于调节的容量更大,所能发挥的调节作用自然会更明显,且其变化不会影响动脉系统而降低脑灌注压。但是脑静脉调节属于被动调节,目前研究发现颅内压增高引起了脑桥静脉流出阻力增加导致血流速度变慢和血管扩张,意味着颅内静脉系统对颅内压增高的反应不但不是促进静脉血液的流出以减少颅内容物体积,而是增加脑桥静脉流出端阻力,减少静脉血液的流出,使得脑血容量增加,形成 ICP 增高的恶性循环,这一现象与机体受到其他外部损害产生的良性代偿是不同的,需要进一步研究探讨脑静脉调节功能。

(三)　脑代谢

正常生理静息状态下,局部脑血流量与脑血容量,氧摄取分数(OEF),脑氧代谢率(CMRO$_2$)和脑葡萄糖代谢率存在某种线性比率关系,这种相互匹配关系称为血流-代谢耦联。一旦 CPP 降低到调节下限时,就会相继发生 CBV、CBF、CBV、OEF、CMRO$_2$ 的序列应答,显示出血流-代谢的不匹配,从而出现脑缺血,脑细胞死亡。当 CPP 轻度下降时,血管扩张,提高 CBV 来维持 CBF;CPP 进一步下降时,当小动脉达到最大程度扩张,保护脑结构和功能的血流动力学储备耗尽,CBF 下降,可以通过提高 OEF 来维持低灌注状态下的 CMRO$_2$;当 CPP 更进一步下降时,CBF 下降,通过提高 OEF 也不能维持 CMRO$_2$ 时,发生不可逆的损害,出现脑梗死。

二、脑血流调节的机制

脑灌注压、脑血流量、脑代谢及脑功能四者之间存在密切的关系。目前它们之间紧密连接的机制尚未完全阐明。脑血流调节是一个复杂的整合过程,不仅涉及神经元、胶质细胞、血液成分、脑脊液、细胞外间隙和间质,还涉及血管壁各层。尚无一种假说能够涵盖或确切地一元化解释脑血流调节的全部生物学机制。目前认为的主要机制包括:

(一)　肌源性调节

脑动脉是肌性动脉,动脉压升高时,动脉壁血管平滑肌被牵拉,小动脉收缩,毛细血管前括约肌早期关闭导致外周阻力增加,脑血流量降低。脑灌注压力增加时血管平滑肌反应性收缩,并在压力降低时反应性松弛。这种脑血管系统的特性可使得脑灌注不受压力的影响,被称为 Bayliss 效应。利用膜片钳技术发现血管平滑肌细胞内存在机械活化离子通道的微小电流,并证明了该电流是血管平滑肌细胞对牵张的特异性离子应答。

(二)　神经源性调节

脑血管上含有丰富的去甲肾上腺素能、多巴胺能和胆碱能等神经纤维网。这些神经能够分泌血管活性物质调节血管舒张和收缩。实验证明:切除颈上神经节,软脑膜血管扩张;刺激颈交感神经节,同侧软脑膜血管收缩,CBF 减少。刺激迷走-神经干的中枢端,引起双侧软脑膜血管扩张。刺激脑实质内蓝斑核团,会导致脑实质内小动脉的神经末梢释放去甲肾上腺素,血管收缩,CBF 减少。不同神经在不同脑区的分布密度不一样,同一交感神经在不同脑区也分布不一样。这种不同的神经分布密度对脑血管生理效应的影响也不一样。例如血压急剧升高,由于肌源性调节脑小动脉先是持续而显著痉挛,继之发生被动性或强制性扩张,引起毛细血管床压力增加,血浆和红细胞渗出进入细胞外间隙。这种血管渗透性增加引起血管源性脑水肿,更容易损伤后部脑白质,导致可逆性脑后部白质综合征。由于颈内动脉系统相对于椎-基底动脉系统更富含交感神经支配,可以在血压急骤升高时帮助维持脑血流的自我调节能力,较少发生此现象。

(三)　内皮源性调节

内皮细胞作为血脑屏障的重要组成部分,不仅仅是机械阻挡屏障的功能,更作为物理感受器,将机械能如跨壁压(牵张)和流速(切应力)的变化及时转换为血管张力。它能释放内皮衍生舒张因子(一氧化氮、前列环素,内皮衍生超极化因子舒张因子等)和内皮衍生收缩因子(氧自由基,及血管紧张素Ⅱ等),直接调节血管张力。在正常生理状态下,两者保持动态平衡,使血管始终处于适当的张力。

（四）代谢性调节

局部脑代谢是调节脑血流量和脑血流分布的主要因素。神经元活动导致 CO_2、热、代谢底物(组胺和前列腺素)的蓄积,氢离子和碳酸根离子不能通过血脑屏障,但 CO_2 可以通过小动脉弥散,改变血管周围的 pH 值及其他细胞外离子的浓度(钙和钾),导致血管平滑肌细胞超极化,血管扩张。脑动脉和小动脉的管径对血管周围的 pH 值改变非常敏感,酸中毒导致血管扩张,碱中毒则使血管收缩。pH 值每变化 0.1,小动脉直径可改变 7%。正如功能 MRI 显示人手活动时,对侧大脑相应的皮质区出现脑血流和脑代谢的迅速增加,由于脑组织代谢增加伴随对氧和葡萄糖的需求增加,使得 CBF 增多,以迅速清除 CO_2、热和代谢产物。

尽管不能用单一假说来解释大脑精密的血流调节能力,但是可以看到所有机制的靶点均是血管的收缩和舒张,也就是脑血管阻力。所以脑血管阻力的改变对脑血流调节功能状态至关重要。

三、如何调节脑血流

生理上,一定的脑代谢需求总是要配合一定的脑血流量供给;病理状态下,脑血流的量和质与脑代谢之间的失衡是造成继发脑损伤的重要因素,那么临床可以通过一些扩展的评估来全面了脑血流动力学的病理生理改变,以便找到合适的治疗靶点,当然这也是临床治疗上的重点、难点和关键点。

（一）心排血量调节

合适的脑灌注压受 CO 及外周血管阻力影响,影响 CO 和外周血管阻力的因素势必影响脑灌注压。研究发现 CO 与 CBF 呈正相关,CO 每增加 1%,CBF 相应增加 0.35%。对于慢性心力衰竭患者,CO 下降,交感神经兴奋,肾素-醛固酮-血管紧张素系统被激活,血管收缩,脑血管阻力增加,CBF 下降。予多巴酚丁胺强心后,CBF 增加。对蛛网膜下隙出血患者的研究亦显示,用多巴酚丁胺强心后 CBF 增加。越来越多的研究发现在这类患者中精确指导血流动力学治疗可能对预后有益。

（二）脑血流自动调节能力

脑血管系统随灌注压改变而收缩或舒张,保持脑血流量稳定不变的能力称为脑血管自动调节能力(cerebral autoregulation,CA)。从本质上理解,是脑为了维持与脑代谢需求相适应的脑血流量供给作出的代偿调节反应。在正常情况下,当平均动脉压在 60~160mmHg 波动时,脑血流量恒定保持在 50ml/(100g 脑组织·min),每分钟从 700ml 血液摄取 50ml 氧。不适当的灌注压会造成不适当的脑灌注,意味着脑缺血或充血。当然能够改变或者可能改变脑代谢的各种因素都会影响 CA。脑损伤患者如脑血管疾病、蛛网膜下隙出血、代谢性脑病及脓毒症相关性脑病,CA 受损,使其合适的脑灌注压区间缩窄,此时寻找合适的脑灌注压区间阈值至关重要。如果血压水平维持在血管自动调节功能范围内时,脑血管系统具有了保持脑血流量稳定不变的能力,即是较为安全的以脑灌注为导向的临床血流动力学管理目标。大脑中动脉血流速度随血压波动改变而改变的能力常常被用于检测脑血管自动调节功能。临床常用压颈试验的瞬时充血反应速度比值(transient hyperaemic response ratio,THRR)定性评估脑血管自动调节功能。THRR 即解除压迫后的血流速度与基线血流速度的比值,>1.09 提示脑血管自动调节能力正常。MCA 脑血流速度仅回到基础水平,没有瞬时增高,表明脑血管自动调节功能丧失。临床实施压颈试验时需注意压迫的位置在锁骨上窝水平颈总动脉近端,不要在甲状软骨水平以避免压迫颈动脉球部,引起不良反应,同时压迫时间以 6~10 秒为最佳,否则可能出现假阴性结果。当然此方法对于脑血流自动调节能力的评价还仅局限于静态定性和动态手段改变后的静态评估,没有做到如压力反应指数(PRx),平均血流指数(Mx),组织血氧指数(TOx)等实时连续的脑血流调节功能监测动态评估,在部分重症患者具有一定的局限性。

(三) 脑血管反应性

脑血管反应性指脑血管平滑肌张力在血液中 CO_2 浓度发生改变时产生调节反应的能力。当自动调节能力接近丧失时,脑血流稳定性开始下降,而此时的血管仍可对 CPP 的下降或 CO_2 浓度的改变保持相当的反应能力。简言之,血管反应性可以在稳定脑血流以外的范围继续发挥作用,即超出脑血流自动调节能力。正常情况下,$PaCO_2$ 在 20~60mmHg 之间时,CBF 呈线性增加,$PaCO_2$ 每改变 1mmHg,CSF 大概有 3% 的变化。通气不足会导致血管扩张,从而增加脑血流量和流速,过度通气则导致血管收缩和流速下降。脑血管反应性是评价脑储备功能的重要指标。$PaCO_2$ 增加与降低,本身导致血管扩张与收缩,在此基础上会导致脑血流自动调节的血压区间阈值的改变,换句话说,不同 $PaCO_2$ 水平其最佳脑灌注压是不一样的。同样血压水平也会影响 $PaCO_2$ 对脑血流的改变程度。目前常用的检测方法包括:屏气试验、CO_2 吸入法以及乙酰唑胺法。在重症机械通气患者中,调控 $PaCO_2$ 水平,观察大脑中动脉血流速度改变非常容易实施,如每单位 $PaCO_2$ 改变导致大脑中动脉血流速度改变程度>4%提示脑血管反应性正常。脑血管反应性的检测有助于对患者脑储备功能的评价,并进一步指导临床治疗。

(四) 神经性调节

越来越多的研究证实神经性调节在脑血流精密调节中的重要地位。交感神经使血管扩张,副交感神经使血管收缩。在正常静息状态下,自主神经对血管张力的作用微弱,只有当 $PaCO_2$ 增高或者动脉血压超出生理范围时才发挥重要作用。$PaCO_2$ 增加,CBF 增加,但 $PaCO_2$ 增加,交感神经兴奋,血管收缩会抵消一部分 CBF 增加。在去交感神经的动物试验中已经证实 CBF 增加更明显。目前关于外周化学感受器在脑血流中的作用仍有争论,部分动物发现切除双侧颈动脉窦神经,脑血流对 $PaCO_2$ 的反应减少 60%,对低氧的反应完全消失。但另一些动物实验发现这些动物下丘脑血流对低氧和高 $PaCO_2$ 的反应无明显改变,具体机制有待探讨。

(五) 神经血管耦联

神经血管耦联的基础结构是神经血管单元,由 3 个主要组成部分组成:血管平滑肌、神经元、星形胶质细胞。神经元活动导致局部血流量的变化通过星形胶质细胞介导的传递,这种相互作用被称为"神经血管耦联",它描述了神经元活动和脉管系统之间的耦联。神经元与血管间的相互协调作用对大脑活性的维持具有重要意义,大脑局部神经活动增加会导致该区域氧耗量的增加,此时大脑的代偿机制是通过局部小动脉的扩张来增加血源性能源物质以满足代谢所需。早在 120 年前,人们就发现当闪光刺激实验动物的视网膜时,脑视觉区温度升高,血流和代谢加快。1987 年,对健康受试者中反复光刺激及暗刺激,光刺激时 TCD 显示大脑后动脉流速增加,暗刺激时其流速减慢,但双侧大脑中动脉无任何明显改变。但是,在高颈段病变的患者中无论是光刺激及暗刺激,其大脑后动脉的流速都未增加。感觉刺激时,功能 MRI 提示丘脑和感觉皮质及后中央回的区域性脑血流量增加。神经血管耦联的机制十分复杂,不可简单地解释为神经活动导致血管活性物质的释放最终引起小动脉的扩张,其中星形胶质细胞在该机制中占有重要地位。星形胶质细胞包绕着神经元突触,同样它们紧紧地包绕85%血管壁,这为星形胶质细胞与血管的物质交换提供了有效的结构基础;其还表达多种神经递质的功能性受体,以配体与受体结合的方式感受神经活动的改变。最近研究发现,周细胞在神经活动介导的血流改变中起到关键调节作用:周细胞的反应性收缩可以调节毛细血管直径。不论什么原因引起的脑损伤,其神经血管耦联都会损伤,使脑代谢活动不能拥有相应的匹配的脑血流,从而导致脑缺血及充血。临床上降低体温,减少躁动,减少应激,控制癫痫特别是非惊厥性癫痫,控制阵发性交感亢进,控制播散性去极化等,目的是减少脑代谢,在仅保留部分脑血流调节能力的情况下,寻找合适的脑灌注压使脑血流匹配脑代谢。

(六) 其他影响调节的因素

CBF 直接随氧气输送的变化而变化,直到 PaO_2 达到 50mmHg 的阈值后保持不变,低于此阈值则 CBF 显著上升。体温 41℃时,CBF 增加 30%;反之,体温下降 1℃,脑代谢率降低 6.7%。癫痫持续状态可以使脑代谢增加 2 倍。因此,在临床管理中,目标性体温管理和预防、控制癫痫对于脑保护具有重要作用。

四、不同病理生理改变的脑血流动力学变化特点

(一) 脑缺血

脑缺血指脑血流量减少已经超过维持细胞正常结构和功能所需要的最低水平。可以分为全身性缺血如心搏骤停后缺血缺氧性脑病、休克相关性脑病;部分性缺血如脑梗死和脑栓塞。局部缺血表现为中心是坏死区,周围是缺血半暗带,仍能维持能量代谢,如果及时恢复CBF 仍能恢复其功能。缺血半暗带依赖于梗死中心邻近区域的侧支循环灌注。当脑灌注压下降,侧支循环打开增加脑血容量来维持灌注;侧支循环仍不足以代偿时,脑动脉扩张,脑血流调节机制开始发挥作用;当脑动脉扩张仍不能维持脑组织灌注即脑血流调节失效时,氧摄取分数 OEF 增高,脑代谢储备机制开始起作用;当脑代谢储备机制也失效时,将会发生脑梗死。缺血性脑血管疾病的脑血流调节通常是受损的,因此以脑灌注为目标导向的血流动力学管理至关重要。

(二) 脑血管痉挛

颅内动脉痉挛常见于蛛网膜下隙出血,也可见于颅脑损伤,脓毒性脑病等。动脉痉挛,动脉持续性收缩,近端动脉狭窄,成为一个继发性阻力系统,近端 CPP 下降,毛细血管前小动脉开放,血管扩张,CBV 增加,ICP 增高;同时 TCD 可见血流速度增快,CPP 下降,CBF 下降,OEF 增加,$CMRO_2$ 降低,脑梗死。

(三) 脑充血

脑充血与脑血容量升高和远端脑血管阻力下降有关。许多驱动因素,如乳酸、神经肽和腺苷等引起血管扩张的代谢产物,被认为是导致远端脑血管阻力下降的一部分。当压力自动调节机制完整时,会观察到 CBF 和小幅增加的代谢之间恰当的耦联。当压力或容积自动调节障碍可引起脑充血,它与颅高压和不良预后相关。如果充血与血脑屏障破坏同时存在,扩张的血管床发生了毛细血管渗漏,可能会引发脑水肿。后者,由于血管扩张与血脑屏障破坏引起的 CBF 和 CBV 增加可能导致血管充血和脑水肿的进一步恶化,最终导致"恶性脑肿胀",发生不可逆的颅内高压。如果血管收缩级联是完整的、反应性正常,则可考虑过度通气策略,以降低 $PaCO_2$ 水平,对于治疗脑肿胀也许有效。

无论是神经重症还是重症相关性脑病患者,其脑血流调节能力例如脑血流自动调节能力,脑血管反应性以及神经血管耦联等都可能存在不同程度下降。因此,对重症神经患者进行颅脑血流动力学的定性、定量、动态、连续监测,基于病理生理学特点进行分析,寻找最适合灌注压,将有助于为脑损伤相关疾病的临床治疗干预提供精准治疗决策。

（黄立　张丽娜）

第三节　重症神经患者颅脑血流动力学评估和脑保护治疗

重症神经患者常常出现血流动力学紊乱,其原因可能是原发性神经系统损伤导致急性应激性心肌病或者心肌顿抑,也有可能是循环衰竭导致急性颅脑功能损伤。无论是哪种疾病,血流动力学管理都至关重要。随着血流动力治疗理念从群体化目标治疗向器官化目标治疗的认识进展,在颅脑损伤管理中,以脑灌注为导向的血流动力学管理需求越来越大。本节将主要介绍重症神经患者颅脑血流动力学评估的方法和脑保护治疗策略。

一、颅脑血流动力学的评估

（一）颅内压评估

颅骨作为相对封闭的硬性结构,其内部主要有三种组分:脑组织、脑脊液和血液。颅骨内的总体积是一定的,若其中一种组分体积增加,将引起颅内压力的升高,并使得另外一种或两种组分的体积减少,临床中表现为脑血流减少或脑组织疝出。例如高碳酸血症时脑血流增多、颅脑创伤时的脑组织肿胀,脑脊液生成或吸收异常,均可引起颅内压升高,继发脑灌注压不足,导致脑缺氧。因此,颅内压评估是颅脑血流动力学管理的重要组成部分之一。目前认为脑室内导管测压是颅内压监测的金标准。但需要有创性置入颅内压监测探头,临床应用受到一定程度限制。视神经是中枢神经系统的一部分,眶内段视神经外由视神经鞘包裹,视神经鞘是硬脑膜的延续,视神经及鞘膜间隙与蛛网膜下隙交通,脑脊液在其间自由流动。当ICP增高时,脑脊液将积聚于视神经鞘内,使鞘内压力增加,从而导致了视神经鞘直径扩张。与硬脑膜结构不同,视神经鞘具有超强的弹性,允许快速扩张。正是视神经鞘的这一解剖结构特点,决定了ICP急剧变化后几分钟内,视神经鞘便会出现扩张,因此通过视神经鞘直径(ONSD)的动态变化可以非常及时反映ICP变化,是颅脑血流动力学颅内压评估的重要方法之一。

（二）脑血流监测

脑血流评估是颅内血流动力学评估的核心目标。脑血流量(CBF)依赖于:①脑动脉供血的正向压力即动脉血压(ABP);②脑静脉系统的反向压力,通常接近颅内压(ICP);③阻力,与脑小血管的直径相关,表现为脑血管阻力(cerebral vascular resistance,CVR)。脑血流动力学模型可以简化为:

$$CBF = \frac{ABP - ICP}{CVR}$$

该模型为调节脑血流灌注的生理因素提供了重要视角。大循环、颅内压和脑血管状态都是脑循环的重要调节因子。多种方法可以间接估测颅脑血流量。直接测量全脑血流量需要进行双侧颈动脉插管,部分还需要进行动物实验。而功能性-经颅多普勒技术、近红外光谱技术、功能性磁共振技术等可以监测局部颅脑血流量,临床更为常用。由于无创、可连续监测,经颅彩色多普勒超声(TCD/TCCD)是目前ICU内无创监测脑血流的重要方法之一,可监测颅内动脉血流速度和灌注指数等指标。

1. **颅内动脉血流速度** 颅内动脉血流速度的计量单位为cm/s,包括峰值流速(peak velocity或systolic velocity,Vp或Vs)、平均血流速度(mean velocity,Vm)、舒张末期流速(end diastolic velocity,Vd)三个测量指标。大脑中动脉(MCA)的M1段流经同侧大脑半球40%的脑血流,因此是临床中最常选择的TCD监测位点。平均血流速度的改变是颅脑血流动力学评估的重要指标,国人研究表明,大脑中动脉平均血流速度的正常范围TCD在(55±12)cm/s,TCCD(64.2±14.8)cm/s。一般情况下,当Vm>85cm/s时界定为平均血流速度增高,当Vm<30cm/s时定义为平均血流速度降低。而当患者存在基线水平的TCD资料时,应以基线情况为准。

2. **搏动指数(PI)** 血管搏动指数是评价颅内动脉弹性和血管阻力及脑血流灌注状态高低的主要指标。PI是通过峰值流速、平均血流速度和舒张末期流速的测量,运用公式PI=(Vs-Vd)/Vm计算而来。正常颅内动脉血流频谱形态与外周血管相比呈相对低阻力型频谱,即收缩期血流速度较舒张末期血流速度大致为2:1,搏动指数(PI)通常在0.55~1.05之间,一般认为PI>1.2提示搏动指数增高。搏动指数正常或增高在不同的平均血流速度情况下,代表了不同的内涵。通过对平均血流速度的监测并结合血管灌注指数的改变,可以定性判断颅脑血流的状态是与全身大循环流量不足相关,还是颅内缺血或者全脑充血状态。

(三)脑血流调节能力的评估

脑血管系统随灌注压改变而收缩或舒张,保持脑血流量稳定不变的能力称为脑血管自动调节能力。在正常情况下,当MAP在60~160mmHg时,脑血流量恒定保持在每100g脑组织50~60ml/min,每分钟从700~800ml血液摄取50ml氧。在此范围之外时,流速随压力成比例改变,潜在导致低灌注或高灌注。为此,脑血流调节能力的评估对颅脑血流动力学管理非常重要,目前常用的颅脑血流调节能力评估方法主要包含以下几方面。

1. **脑血管反应性评估** 评价脑血管流速随二氧化碳分压(PaCO₂)改变而改变的自身调节能力,又称为二氧化碳反应性。正常情况下,PaCO₂在20~60mmHg之间时,脑血流量大概随着每1mmHg二氧化碳分压改变有3%的变化。通气不足会导致血管扩张,从而增加脑血流量和流速,过度通气则导致血管收缩和流速下降。脑血管反应性是评价脑储备功能的重要指标。常用方法包括:屏气试验、二氧化碳吸入法以及乙酰唑胺法。这些方法的机制均为脑血管在高碳酸血症时发生反应性扩张,被总称为TCD-CO₂试验,被广泛应用于临床研究,评价不同生理病理状态下的脑血管反应性。在重症机械通气患者中,调控PaCO₂水平观察MCA血流速度改变非常容易实施,如每单位CO₂改变导致MCA血流速度改变>4%,提示脑血管反应性正常。脑血管反应性的检测有助于对患者脑储备功能的评价,并进一步指导临床早期治疗,临床实施过程中需注意,在进行二氧化碳反应性评估前应确认已纠正低血压,否则会影响到评估的准确性。

2. **脑血管自动调节功能评估** 脑血流自动调节功能监测分为间歇性/半间歇性脑血流自主调节测量技术和连续性脑血流自主调节测量技术。间歇性/半间歇性脑血流自动调节技术是开展连续性脑血流调节技术的根基,并且由于其具有无创,可重复,易开展等特性,在ICU脑血流自动调节功能监测中占有非常重要地位。常见的间歇性/半间歇性自主调节测量技术包括:计算机断层扫描灌注(CTP)/氙-CT(Xe-CT),正电子发射断层扫描(PET),磁共振成像(MRI),动静脉氧分压差(AVDO$_2$)技术,大腿袖带放气试验(TCDT),短暂性充血反应试验(THRT),直立性低血压试验(OHT),平均血流指数(Mx)和傅里叶变换自动调节指数(TF-ARI)等。除了 Mx 和 TF-ARI 是基于脑灌注压或平均动脉压的自主波动改变以外,所有其他间歇性技术的前提都是通过药物(如血管加压药)或机械(如大腿袖带压力或颈动脉压颈)手段改变全身血压/血容量,观察脑血流量或速度的改变。常见的连续性脑血流自动调节功能测量技术包括压力反应指数(pressure reactivity index,PRx),激光多普勒血流仪(LDF),近红外光谱(NIRS)技术,脑组织氧张力(PbtO$_2$)和热扩散(TD)。所有连续性测量技术都聚焦在灌注压/平均动脉压的缓慢波动与颅内压,LDF,NIRS 信号,PbtO$_2$ 或者 TD 等间接或直接测定脑血流量变化的动态连续相关性分析上。重症神经患者脑血流自动调节可能在短时间内发生变化,因此脑血流自动调节的实时连续监测方法更为临床所需,但是目前普遍应用上受到设备限制。这里重点介绍临床重症患者床旁可行的几种评估方法。

(1) 短暂性充血反应试验:即通过压颈试验造成大脑中动脉血流速度稳定下降到基线值 30%~50% 维持 3 秒,然后解除压迫,观察血流速度与基线血流速度(THRR)的比值。THRR>1.09 提示脑血管自动调节能力正常。如果脑血管自动调节功能丧失,大脑中动脉脑血流速度仅回到基础水平,没有瞬时增高。近年来有 6 项创伤性脑损伤(TBI)研究应用THRT 方法进行脑血流调节功能评价,发现 70% 患者存在脑血流调节功能受损。

(2) 直立性低血压试验:OHT 方法通过改变床头位置(平卧与 3 秒内快速抬高床头 30°~80°)观察脑血流速度变化以评估脑血流调节功能。床头抬高后脑血流速度下降 20% 以上者认为存在脑血流调节功能异常。OHT 的优势在于可以反复多次进行评估,但对于TBI 患者也有很多应用的局限性。目前关于 OHT 用于 TBI 患者脑血流调节功能评估的研究不多,且结论并不一致,还有待于进一步研究观察。

(3) 平均血流指数(Mx):Mx 属于半间歇性脑血流自动调节能力评估方法,是基于 TCD持续监测大脑中动脉平均血流速度与灌注压变化的相关性而进行的脑血流调节功能评估。通常需要持续进行 TCD 监测 30 分钟以上方能减少系统性误差。Mx 值介于 -1 到 1 之间,正值提示脑血流自动调节能力受损,但如何界定脑血流调节功能的具体 Mx-cutoff 值尚不清楚。有研究发现 Mx 与 TBI 患者的死亡率和 6 个月神经系统预后评分相关。Mx<0.05 提示存活和良好的预后可能性大,而 Mx>0.3 提示死亡和不良神经系统预后结局。双侧大脑 Mx 指数存在明显差异同样提示预后不良。由于 Mx 要求同步监测颅内压和平均动脉压,并且需要计算平均血流速度,为此衍生了一系列更加无创、便捷的参数,例如直接观察平均动脉压与脑血流速度的相关性指标(Mxa),灌注压与收缩期流速的相关性指标(Sx),平均动脉压与收缩期流速的相关性指标(Sxa),灌注压与舒张期流速相关性指标(Dx)以及平均动脉压与舒张期流速相关性指标(Dxa)。

(4) 压力反应指数(PRx):在一些情况下,可以使用 ICP 作为脑血容量的替代物来估计脑自主调节。在这种方法中,与 Mx 类似,ABP 的 30 个连续的 10 秒片段平均值与 ICP 相关以产生压力反应性指数(PRx)。PRx 的优点是可以通过实时 ICP 监测器、动脉压力线和适当的分析软件,在任何患者中连续便捷地测量。在正常自动调节的正常范围内,血压和 ICP呈负相关。也就是说,在脑血流量增加之后是脑血管收缩,从而减少颅内血室的体积,降低ICP,个体化的最佳脑灌注压(CPPopt)是 PRx 最低值对应的脑灌注压(CPP)。PRx 对于已经接受 ICP 监测的患者是有利的,因为不需要额外的侵入性操作。对于重度 TBI 患者(GCS≤8),脑创伤基金会指南推荐进行 ICP 监测。因此,对于重度 TBI 人群,PRx 提供了关键的自动调节信息,而不需要额外的侵入性设备,可通过 PRx 滴定 CPPopt。一项重症 TBI 患者的大型回顾性队列研究显示,CPP 维持在 CPPopt 的 5mmHg 以内的患者 6 个月的格拉斯哥预后评分更好。CPP 低于 CPPopt 的患者的死亡率显著高于 CPP 大于 5mmHg 的患者。在后续的单中心前瞻性试验研究中,DIAS 等人证实了 CPPopt 导向治疗的可行性,并重新确认 CPP 中位数低于 CPPopt 之下 6.6mmHg 的患者在 6 个月时格拉斯哥预后评分较差。在 aSAH 患者中,尽管有研究表明 PRx 可预测迟发性脑缺血,但其效用尚未确认。据我们所知,PRx 在成人心脏骤停患者中的应用尚未得到评价。PRx 的局限性包括需要能够计算 CPPopt 的附加软件。此外,该软件可能无法确定所有患者的 CPPopt。

（5）基于近红外光谱分析技术的脑血流调节功能评估:近红外光谱分析技术的应用产生了很多评估脑血流自动调节能力的新指标。根据制造商不同,近外光谱技术通过测量包括血红蛋白（HbO_2 或 CO_2Hb）、脱氧血红蛋白（HHb 或 CHb）和总血红蛋白浓度（HbT = HbO + Hb）、血红蛋白差值（Hbdiff = HBO-HHb）反映从颅内动脉到静脉系统的血液运输情况。与 PRx 和 Mx 相似,在监测 MAP/CPP 时,监测 NIRS 脑氧合（HbO、HHb、HbT、TOI、THI、Hbdiff）改变,可以计算出基于总氧合指数（TOI 或者 rSO_2）的组织血氧指数（TOx）或脑血氧定量指数（COx）,基于总血红蛋白指数（THI 或者 HbT）的组织血红蛋白指数（THx）参数反映脑血流自动调节功能。目前关于两个参数的具体阈值尚不确定。很少量的小样本研究发现,TBI 患者 TOx 或者 THx 指数正值时提示脑血流自动调节功能受损,负值代表脑血流调节功能正常。

（四）脑组织氧合的评估

脑组织氧监测可以提供可广泛用于评估多种重症相关脑功能损伤的情况,引入"脑组织氧代谢导向"的目标导向治疗,因此流程化诊断和治疗方案的形成是大势所趋。脑组织氧监测主要包括脑组织氧分压监测,局部和全脑脑氧饱和度监测。

1. 脑组织氧分压（$PbtO_2$）监测　颅内监测装置直接测定脑组织氧分压,一种有创的脑氧监测手段,测量准确且监测稳定,但仅反映局部氧合水平。这种监测方法较多应用在颅脑创伤患者中,Narotam 等为期 5 年的临床应用数据表明,以 $PbtO_2$ 为目标（$PbtO_2 > 20mmHg$）导向的重症治疗可以给患者带来更多获益。

2. 局部脑氧饱和度（$rScO_2$）监测　脑氧饱和度监测基于近红外光谱技术（NIRS）,是一种非侵入性装置,其原理类似于指端脉搏血氧仪,但不依赖脉动血流,NIRS 通过在不同波长处红外光的相对吸收来测定脱氧血红蛋白与氧合血红蛋白的比例,从而计算出局部脑氧饱和度。其中,最重要的结构微动脉的脑氧饱和度,影响因素虽然较多,但具有简单、床旁、无创的无可比拟的优势。

3. 颈静脉球氧饱和度（$SjbO_2$）监测　颈静脉球是颈内静脉在颅底的膨大部分,不含颅外静脉回流的血液,是较能反映全脑氧供需平衡的血氧饱和度的监测部位,$SjbO_2$ 是评价脑氧供需平衡的间接指标,可反映整个脑的氧供需平衡。正常值为 55%~75%,低于全身混合静脉血氧饱和度,由动脉血氧饱和度、脑氧耗量、脑血流量、血红蛋白浓度共同决定。多研究已证明 $SjbO_2$ 目标值应维持在 50% 以上,当 $SjbO_2$ 低于目标值时提示该患者存在相对氧供障碍,往往预后不佳。

$SjbO_2$ 监测方法包括经颈内静脉向头的方向穿刺,逆向置管至颈静脉球部,经导管取血进行血气分析。大量尸体解剖显示大多数脑皮质区域静脉回流至右侧,故临床上常选取右侧颈静脉置入导管。局限性主要包括有创操作、感染及血栓形成风险、稳定性较差。

（五）脑功能状态评估

1. **临床评估** 临床中有多种评分系统可用于评估脑损伤程度,其中格拉斯哥昏迷评分（Glasgow coma scale,GCS）已有超过 40 年历史,目前仍在临床当中广泛应用。Majdan 等开展的队列研究提示,早期联合 GCS 评分与瞳孔反应性可以准确预测颅脑创伤患者的长期预后。Richmond 镇静躁动评分（RASS 评分）和谵妄评估量表（CAM-ICU）广泛应用于监测患者镇静和意识水平,其变化也不同程度反映了脑功能状态。

2. **客观评估**

（1）脑电图（EEG）:持续脑电监测可监测脑组织电活动,识别癫痫发作和组织缺氧,是基于脑血流动力学的脑功能监测重要方法之一。脑电活动与脑血流密切相关,随着脑血流逐渐减少,EEG 首先表现为快波减少,之后慢波逐渐增多,提示严重缺氧导致神经元跨膜电位消失,发生细胞死亡,进而脑组织梗死。ESICM 关于重症患者 EEG 监测的系统回顾提示,对于 SAH 患者,qEEG 的异常改变提示延迟脑梗死,其敏感性和特异性分别为 90% 和 75%,并可以较其他诊断方法提前 24~48 小时识别;对于急性缺血性脑梗死患者,脑灌注压下降将引起 EEG 快波减少,而通过甘露醇或扩血管治疗增加脑灌注后,EEG 活动可得到快速改善。尽管现有循证证据暂不支持对此类患者常规应用 EEG 监测大脑缺氧和以脑灌注压为导向进行治疗。但 EEG 监测可在神经损失不可逆转之前及时识别脑缺氧,值得临床关注。

（2）脑电双频指数（BIS）:BIS 最早应用于手术麻醉深度的评估,也可在 ICU 中用于定量监测患者的镇静深度,或用于重症患者转运过程中意识水平的评估。BIS 联合重症监护室疼痛观察工具（CPOT）可帮助判断脑损伤患者机械通气过程中的疼痛程度。监测位置一般放置于额叶、眶上位置,偶尔由于可控性问题放置于眶下,结果均未出现明显不同,但放置于额叶眶上的位置受患者的位置移动和异常信号影响。Miao 等的临床研究结果提示,BIS 最大值可较好预测经复苏治疗后的缺氧脑损伤者的预后（截点值为 71.5,特异性和灵敏度分别为 60%、100%）。Hu 等基于 BIS 监测制定的 ABMB 评分系统可较好预测严重缺血性脑梗死患者的意识恢复情况,AUC 0.931（95%CI 0.882~0.980）。另外对于严重颅脑创伤患者,BIS 可在诊断初期以及治疗过程中,动态监测治疗反馈情况。

（六）颅脑微透析监测脑代谢评估

脑微透析是一种侵入性监测手段,需要在脑实质中插入一根小导管,有创监视器通常插入右额叶,进而抽取样本测量内源性分子的浓度。常见的微透析分析测量谷氨酸、葡萄糖、乳酸和丙酮酸。谷氨酸是一种兴奋性神经递质,可以增加大脑活动和代谢需求。乳酸和丙酮酸是新陈代谢的两种副产物。丙酮酸是糖酵母的最终产物,在无氧呼吸的情况下,丙酮酸转化为乳酸。乳酸与丙酮酸的比率给出了关于细胞有氧呼吸的氧输送总体状态的信息。乳酸与丙酮酸比率升高（>40）可能提示缺血、缺氧、低葡萄糖可用性和线粒体功能障碍。脑血流减少可导致缺血并随后导致代谢危机。进一步的研究工作,将有望实现有害氧化应激的定量和最终治疗。微透析的开展是劳动密集型的,此外,侵入性操作带来出血、感染等风险。然而,微透析提供了一个窗口,可以了解个体病理生理学基础的脑损伤和继发性损伤。微透析在重症神经患者治疗中的全面转化作用尚待观察。

二、重症神经患者血流动力学治疗的脑保护理念

重症神经管理的核心是脑保护,而治疗往往从优化脑灌注开始。优化脑灌注的首要任

务是评估脑血流状态,而是否存在氧需氧耗匹配障碍,则需要对脑组织氧合进行监测。脑血流和氧需氧耗匹配是否合理,直接影响脑功能状态是否正常,同样,脑功能状态的改变也会反向反馈至氧合状态以及血流调整(图 28-3)。

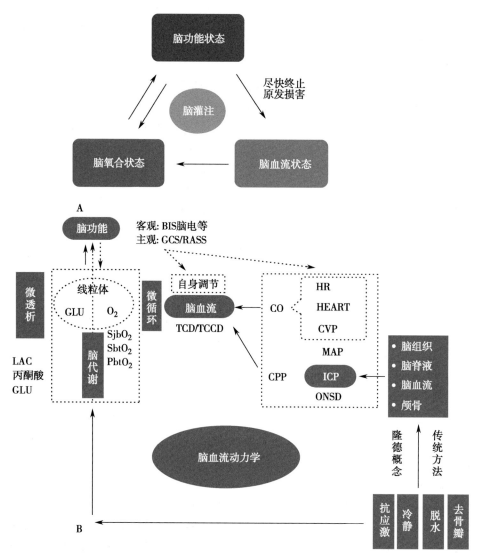

图 28-3 优化脑灌注的主要影响因素(A 图)和脑保护的血流动力学管理思维(B 图)
注:BIS,脑电双频指数;GLU,葡萄糖;LAC,乳酸;SjbO₂,颈静脉球氧饱和度;SbtO₂,脑组织氧饱和度;PbtO₂,脑组织氧分压;CO,心排血量;HR,心率;HEART,心脏;CVP,中心静脉压;CPP,脑灌注压;MAP,平均动脉压;ICP,颅内压;ONSD,视神经鞘直径。

(一)脑血流是重症神经患者血流动力学治疗核心

不同疾病状态下的颅脑血流调整都是为了维持合理的颅脑血流量与灌注压力,从而避免继发性脑损伤。大循环是决定脑血流的基础,脑血流动力学管理的前提一定是大循环状态达到重症管理的基本标准。在此基础上再进行脑保护的血流动力学管理。脑保护的脑血流重点在于首先明确不同疾病状态下的脑血流状态,然后根据脑灌注导向的血压滴定管理两部分。

1. 明确不同疾病状态下的脑血流状态是首要环节

（1）脑血流减少：脑血流减少因素包含机械性梗阻因素和非机械性梗阻因素。其中机械性梗阻因素包括急性动脉血流受阻（常见病因包括急性脑梗死、急性血栓形成、蛛网膜下隙出血致局部动脉痉挛等）、不同体外循环模式影响、急性颅内静脉窦血栓等；非机械性因素是指除机械性因素以外导致双侧或局部颅脑血流减少的情况。常见于全身流量减少以及重症患者血管张力异常、自调节功能受损，或者颅内压力增加等原因而导致的颅脑灌注压力下降等因素。

（2）脑血流增多：脑血流增多主要包含脑充血状态和继发性代偿状态两种情况。液体复苏早期或处于高动力状态情况下，患者存在过度的应激状态和高灌注压力，表现为每搏输出量明显增加，总流量和压力明显都升高；在脑血流自动调节功能受损情况下，颅脑血流就可能处于过度灌注情况。轻度脑充血状态，灌注压力仅轻度升高，较好的灌注水平使静脉回流也同步增加，颅内压仅轻度升高，此时脑充血仅仅导致头痛等局部症状。但是当患者存在严重脑血流调节能力受损，处于严重脑充血状态时（如脓毒症、肝功能衰竭、重度创伤性颅脑损伤、蛛网膜下隙出血等），脑过灌注状态可导致严重的继发性颅脑损伤。此时维持最低的脑血流量和灌注压力，同时保证静脉回流引流通畅，是治疗的核心。脑血流增多的另一种情况是继发性代偿状态。主要见于脓毒症等高动力状态，表现为全身大动脉血管血流速度普遍增快。也可见于部分急性血流梗阻患者。由于梗阻相关分布区域的缺血，导致对侧局部脑血管的代偿性血流速度增快。

2. 脑灌注导向的血压滴定策略　将脑灌注压或血压维持在脑血流自动调节能力下限与上限水平之间，维持患者最佳脑灌注压（CPPopt）可能对于重症神经患者脑保护有作用。有研究发现，当 CPPopt 在 $60\sim80$ mmHg 范围内时，临床将 CPP 保持在高于 CPPopt 10mmHg 范围的轻度高灌注状态以及当 CPPopt>80mmHg 时，临床将 CPP 保持在 CPPopt 上下 5mmHg 范围内，均可获得较好的预后。在缺氧缺血性脑损伤患者中，脑血流自动调节的稳定范围变窄，将 MAP 控制于脑血流自调节功能范围以内，可显著减轻缺血及再灌注损伤。心外术后患者动脉血压在最佳 MAP 之上的大幅度波动可引起更多更严重的围手术期谵妄；而若 MAP 较长时间处于脑血流自调节范围低限以下，则围手术期脑梗死的风险显著增加。目前尚缺乏高质量数据支持临床实践中的推荐。但是以脑灌注导向的血压滴定以及脑血流充足性的评估管理策略仍是器官血流动力学研究的重要方向。

（二）脑组织氧监测指导脑血流量充足性的判断

休克本质上无论是被描述成有效循环血量急剧减少，还是氧输送不足，均是在阐述流量（血流量或氧流量）的改变。脑细胞正常工作需要的氧也是通过颅脑血流输送而来。保持机体足够的血流量及其携氧不仅是患者出现神经功能损伤治疗策略的理论核心部分，也是重症患者临床治疗的基本准则。颅脑血流携带的氧是否充足或氧供与消耗维持是否稳定，理应成为颅脑血流量是否充足的评价标准。脑氧饱和度监测是临床常用的无创了解脑组织氧的方法。Deschamps 等对心外手术患者脑氧情况的临床观察提示，有较高比例患者出现脑氧饱和度的下降。Kurtz 等研究提示，SAH 患者进行液体复苏以增加心排血量，可显著改善脑氧。但是脑氧饱和度异常时，不应仅仅只考虑脑血流是否充足，需要谨慎考量：①是否存在脑血流供应血流不足问题；②或血流充足，携氧含量是否发生异常；③携氧含量正常，是否存在脑组织氧摄取问题，其中包含氧摄取过多及氧摄取障碍等情况；④脑组织耗氧量是否异常，包括颅内压异常、异常放电、高碳酸血症等氧耗增加情况，或存在脑组织坏死、细胞凋亡等氧消耗减少情况。

（三）脑功能与脑血流的双向作用关系

脑血流与脑功能之间存在相互影响。脑血流改变会导致脑功能变化,例如 Merceron 等通过观察昏迷患者的脑血流与脑电活动,发现脑血流速增快与无症状性癫痫发作的发生显著相关,以平均血流流速或收缩期峰流速预测无症状性癫痫的发生,其 ROC 曲线的曲线下面积分别为 0.76 和 0.78,二者的截点值分别为 31cm/s、40cm/s。同时,脑功能的改变同时也反馈有脑血流的改变。Pierrakos 等研究发现,ICU 患者出现认知功能损害者,PI 偏高而脑血流指数更低。由此可见,动态监测脑功能和脑血流间的相互作用将有助于指导重症神经患者脑保护血流动力学管理策略的具体实施。

（四）重症神经的脑保护血流动力学管理思维

重症神经管理的核心是脑保护。脑保护血流动力学管理思维(图 28-3B)需要从优化脑组织的灌注开始。脑血流状态的评估是治疗中最首要的任务,针对不同的脑血流状态进行病因和血流调节,继而通过对全脑或局部脑组织氧监测判断氧需氧耗是否匹配,进行脑血流充足性评估。合适的脑灌注和充足的脑血流就会表现为临床正常的脑功能状态。从血流动力学管理流程上,一方面调整脑血流和氧合位于合理水平、血流频谱状态和脑功能相关指数在合理范围变化;另一方面当脑功能监测发生异常时,例如脑电活动处于爆发抑制或典型癫痫波等状态,又反馈重新进行血流调整。整个管理过程主要强调大循环稳定后,从了解不同疾病状态的脑血流状态出发,以脑血流自动调节功能滴定理想灌注压,以脑氧作为脑血流是否充足的目标,同时监测脑功能和脑代谢指标的血流动力学管理方案。整个管理流程中,将监测信息与重症病情紧密整合,分析本质,给予病因治疗和对应性治疗调整,从而实现脑保护的血流动力学管理。

（陈焕 黄立 张丽娜 王小亭）

第四节 超声导向的颅脑血流动力学快速评估流程

重症神经是重症医学学科领域中的重要组成部分,其中包含两层内涵,一类是原发神经系统疾病的神经重症患者例如重度颅脑损伤、蛛网膜下隙出血、急性脑出血、脑梗死等;另一类是非神经系统疾病患者在重症状态时出现脑功能障碍,例如脓毒症相关性脑病、缺血缺氧性脑病、休克相关性脑功能障碍、代谢性脑病等。无论是神经重症还是重症相关性脑病患者,救治过程中脑功能的监测与评估都非常重要,而颅脑血流动力学的评估与调控是其中最为重要的环节。如何快速评估颅脑血流动力学变化是临床的关键治疗节点。重症超声被誉为"看得见的听诊器",可以从头到脚进行实时无创可重复性评估,其在循环衰竭和呼吸困难患者中的病因快速筛查流程更是近些年重症领域的重要进展。那么如何利用好重症超声对重症神经患者颅脑血流动力学进行快速评估,国内外还未见相关流程报道。中国重症超声研究组(CCUSG)在多年经验累积基础上提出了超声导向的颅脑血流动力学快速评估流程(图 28-4)。本节将详细介绍和解析流程的具体细节。

一、颅内动脉的结构评估

超声导向的颅脑血流动力学评估流程,第一步需要排除颅内动脉的结构异常如颅内动脉狭窄和颅内动脉闭塞等。TCD/TCCD 在发现颅内动脉解剖结构异常上具有重要作用,可通过血流速度增快的绝对值、比较不同动脉血流速度之间的差值及频谱形态改变,判断被检

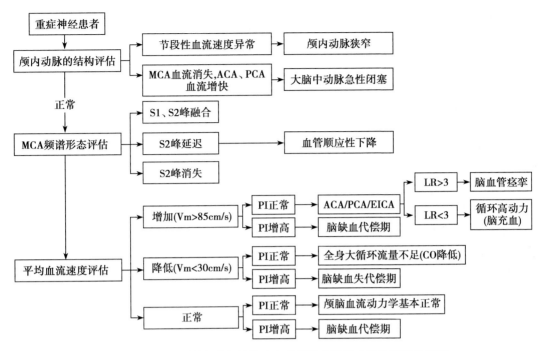

图 28-4　TCD/TCCD 导向的重症患者颅脑血流动力学快速评估流程

动脉是否存在狭窄或闭塞,尤其是对于前循环颅内动脉狭窄具有较高的敏感性和特异性。颅内动脉狭窄的血流频谱特征性表现是节段性血流速度异常。随狭窄程度的增加,频谱基线上下出现湍流及弧形或索条状对称分布的血管杂音所特有的高强度血流信号形成的特征性频谱。频谱音频可出现低调或高调粗糙杂音以及乐音性或机械样血流杂音形成的音频特征。TCCD 监测会更容易发现血管狭窄,可见狭窄处彩色血流变细,有异常色彩即混叠现象,严重者出现血流信号中断。色彩异常部位收缩期最大流速>正常值 2 个标准差以上,并且流速高于狭窄前后部位 30cm/s 以上。

大脑中动脉(MCA)是动脉狭窄的高发部位,当存在节段性血流速度改变,且平均动脉血流速度在 80~120cm/s,尤其是>120cm/s,可临床诊断大脑中动脉狭窄。根据脑血流动力学 Spencer 曲线,颅内动脉狭窄时血流速度增快,但是动脉狭窄程度和血流速度之间的关系也受狭窄长度和是否为大动脉远端多支分支狭窄的影响。近年来对于多支颅内动脉狭窄或闭塞、单支动脉的多个远端分支狭窄或闭塞又称为弥漫性颅内动脉狭窄,也有了较为公认的诊断标准,动脉平均血流速度(Vm)<30cm/s、搏动指数(PI)>1.2 对诊断弥漫性颅内动脉狭窄具有极高的特异性和敏感性。

大脑中动脉急性闭塞患者的症状、体征和血流频谱表现也比较典型。TCD/TCCD 检测时探测不到大脑中动脉血流,同时发现同侧的大脑前动脉(ACA)和大脑后动脉(PCA)血流速度(尤其是后者)明显增快可明确诊断。

二、以大脑中动脉为核心的血流频谱评估

在排除了颅内动脉明显的解剖结构异常后,进入以大脑中动脉为核心的血流频谱评估。大脑中动脉是颈内动脉的直接延续,在颈内动脉的分支中最为粗大,也是颅内动脉血管中血

流最为丰富的动脉。由于大脑中动脉走行特点以及重症患者的体位影响,大脑中动脉是
TCD/TCCD 最容易准确、快速获取和动态连续监测的颅内血管。因此,超声导向的颅脑血流
动力学快速评估流程中,在排除了明显颅内血管狭窄等解剖结构异常后,我们选择通过对双
侧大脑中动脉 M1 段血流频谱监测进行流程评估。在本流程中大脑中动脉血流频谱的快速
评估主要从频谱形态、平均血流速度和血管搏动指数(PI)三方面进行。

(一) 血流频谱形态评估

血流频谱的形态反映血液在血管内流动的状态,正常情况下血液在血管内流动呈规律
的层流状态,处于血管中央的红细胞流动最快,周边逐渐减慢;正常频谱的周边显示为明亮
的色彩,表明流速高的细胞运动状态;中间接近基线水平为相对低流速状态,显示为蓝色"频
窗"的规律层流频谱。收缩期血流上升支陡直,舒张期下降平缓;在收缩期形成的波峰上,由
于心动周期产生的动脉反应性收缩搏动而通常出现两个波峰,即 S1 峰和 S2 峰,通常 S1 峰
流速大于 S2,在舒张早期,由于动脉内压力较高,可以出现一个波峰,即 D 峰,D 峰较 S 峰要
相对圆钝低平。在快速评估中,如果见大脑中动脉血流频谱 S1 峰、S2 峰融合,S2 峰延迟或
S2 峰消失,提示颅内血管顺应性下降(图 28-5),存在颅内压增高可能,需启动脑血流调节能
力的评估,寻找最佳平均动脉压和 $PaCO_2$ 范围。

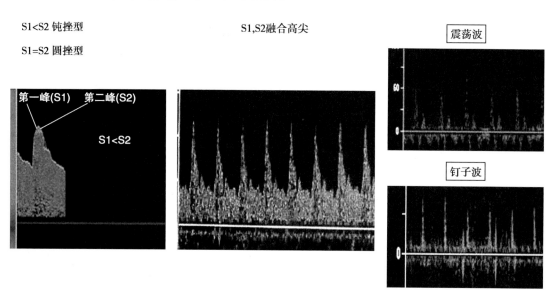

图 28-5 几种常见的颅内血管顺应性下降血流频谱图

(二) 平均血流速度评估

颅内动脉血流速度的计量单位为 cm/s,包括峰值流速(peak velocity 或 systolic velocity,
Vp 或 Vs)、平均血流速度(mean velocity,Vm)、舒张末期流速(end of diastolic velocity,Vd)三
个测量指标。平均血流速度的改变是颅脑血流动力学评估的重要指标,国人研究资料表明,
大脑中动脉平均血流速度的正常范围 TCD 为(55±12)cm/s,TCCD 为(64.2±14.8)cm/s。本
流程中将 Vm>85cm/s 界定为平均血流速度增高,当 Vm<30cm/s 时定义为平均血流速度
降低。

(三) 血管搏动指数评估

血管搏动指数是评价颅内动脉弹性和血管阻力及脑血流灌注状态高低的主要指标。PI

是通过峰值流速、平均血流速度和舒张末期流速的测量,运用公式计算而来[$PI=(Vp-Vd)/Vm$]。正常颅内动脉血流频谱形态与外周血管相比呈相对低阻力型频谱,即收缩期血流速度:舒张末期血流速度大致为2:1,搏动指数(PI)通常在0.55~1.05之间,一般认为PI>1.2提示搏动指数增高。在不同的平均血流速度时,搏动指数正常或增高代表了不同的内涵。通过对平均血流速度的监测并结合血管灌注指数的改变,可以定性发现颅脑血流的状态是与全身大循环流量不足相关,还是颅内缺血或者全脑充血状态。

三、大脑中动脉平均血流速度增加患者的评估

如果大脑中动脉平均血流速度增加,需进一步根据灌注指数改变分为PI正常和PI增高的患者。对于PI正常患者需要考虑脑血管痉挛和循环高动力状态(脑充血)。通过评估大脑前动脉,大脑后动脉以及颅外段颈内动脉(EICA)血流速度鉴别脑血管痉挛和循环高动力状态。如果血流速度明显增高,并且Lindegaard指数(Vm MCA/Vm EICA,血管痉挛指数,即颅内大脑中动脉平均流速与颅外段颈内动脉平均流速比值,正常人为1.7±0.4)>3时考虑血管痉挛,Lindegaard指数(LR)≤3则是循环高动力全脑充血状态。对于平均血流速度增高而PI增高患者提示颅内压增高,脑缺血代偿期。由于颅内高压可能掩盖血流速度增加,此时需注意结合病史分析鉴别脑血管痉挛的假阴性情况。

四、大脑中动脉平均血流速度降低患者的评估

如果大脑中动脉平均血流速度降低,同样需进一步根据灌注指数改变分为PI正常和PI增高的患者。对于PI正常患者,需要考虑全身循环血流量不足导致的颅脑低灌注状态,此时可在临床中尝试提升心排血量,动态监测大脑中动脉血流频谱改变。对于平均血流速度降低而PI增高患者提示颅内压增高,存在脑缺血,并且可能已处于失代偿期。此时需要立即启动处理颅内压增高的流程,排除占位效应和外科干预指征,进入脑血流调节功能评估,精细并动态调控颅脑血流动力学改变。

五、大脑中动脉平均血流速度正常患者的评估

如果大脑中动脉平均血流速度正常,PI正常,频谱形态正常,说明颅脑血流动力学基本稳定,无需特殊干预。而当平均血流速度正常,而PI增高,说明存在颅内压增高风险,需警惕脑缺血发生,动态连续监测变化,并进入脑血流调整功能评价。

当然,重症患者病情复杂,变化迅速,超声导向的颅脑血流动力学评估流程在临床救治中还可能面临很多问题。例如从理论上说,以大脑中动脉为核心的颅脑血流动力学评估流程更适用于无中枢神经系统基础病变的重症相关性脑病患者。对于原发中枢神经系统疾病,尤其是急性脑梗死患者由于涉及需要对不同支病变血管进行评价,单纯从大脑中动脉评估可能无法全面了解病情改变。对于此类患者应用流程时需考虑到局限性,实施动态连续评估更有指导价值。同样,对于流程中平均流速、舒张期流速和PI等指标的具体界值以及是否应该纳入收缩期流速改变进行分析都还有待于进一步的临床验证。中国重症超声研究组也会进一步开展多项临床研究进行验证和不断完善理念流程。

综上所述,重症神经患者治疗过程中,通过超声导向的颅脑血流动力学评估流程,首先在排除颅内动脉狭窄和闭塞等解剖结构异常后,通过对双侧大脑中动脉血流频谱形态评估,

平均血流速度和灌注指数的评价,可以快速区分出脑血管痉挛、循环高动力状态(全脑充血)、脑缺血严重情况,为临床进一步早期干预治疗提供方向,并且可以实施动态连续监测,明确治疗效果。

(陈焕　黄立　张丽娜)

第二十九章

肾脏血流动力学评估

第一节　肾脏病理生理

急性肾损伤(acute kidney injury,AKI)是一种涉及多学科的临床常见危重病症,可由多种病因所致,是不良预后的独立危险因素。成人和儿童住院患者 AKI 的病死率分别达到 23.9%和 13.8%,即使存活下来的患者,每年仍有 25.8%进展为慢性肾脏病(chronic kidney disease,CKD),8.6%进展为终末期肾病。究其原因,可能是临床缺乏有效的、针对 AKI 的早期诊断和治疗手段。而重症超声在 AKI 的早期识别、诊断以及肾灌注评估方面的作用日益受到关注,更重要的是,由于超声的无创、快捷、床旁动态实时监测以及费用较低等优点,使得临床对 AKI 重症患者实施超声指导下、以肾灌注为目标导向的个体化治疗成为可能。

肾脏的结构、功能与肾血流调节

(一) 形态
肾脏呈卵圆形,按形态可分为上下两极、内外两缘和前后两面。
(二) 位置
肾脏位于腰部脊柱两侧,腹膜后肾窝,右肾略低于左肾约一个椎体。
(三) 结构
肾脏最外一层为肾被膜,包括纤维膜、脂肪囊和肾筋膜;肾内结构包括肾实质(皮质、髓质)和肾窦(肾盂、肾盏、肾血管、脂肪)。
(四) 肾血管
肾动脉分为五级,即主肾动脉、段动脉、叶间动脉、弓状动脉和小叶间动脉。肾静脉无阶段性,互相连通成静脉网,最后在肾窦汇合成粗大的肾静脉,进入下腔静脉。左肾静脉较长,绕过腹主动脉前方,穿过肠系膜上动脉与腹主动脉之间的间隙向右汇入下腔静脉。
(五) 肾脏的血流供应
肾脏血液供应丰富。正常成人安静时每分钟约有 1 200ml 血液流经两侧肾脏,约占心排血量的 1/5~1/4,其中 90%左右的血液分布在肾皮质,10%左右分布在肾髓质。肾血液供应要经过两次毛细血管网。肾小球内毛细血管网的血压较高,有利于肾小球滤过;而肾小管周围毛细血管网的血压较低,有利于肾小管重吸收。
(六) 肾血流量的调节
肾血流量的稳定对于稳定机体水、盐平衡以及保证肾小球结构正常是至关重要的,肾血流量的调节包括自身调节和神经体液调节。

1. **自身调节**　平均动脉压在一定范围(80~180mmHg)内波动时,肾血流量基本保持恒定,这种现象称为肾血流的自身调节。至少存在2种机制,包括快反应的肌源调节机制和相对慢反应的管球反馈调节机制,二种机制共同存在,很难截然分升。

2. **神经体液调节**　一般情况下,肾交感神经的缩血管作用不明显。肾上腺素、去甲肾上腺素、抗利尿激素、血管紧张素等对肾血管有收缩作用;前列腺素对肾血管有扩张作用。通常情况下,动脉血压在一定范围内变动时,肾脏主要依靠自身调节来保持血流量的相对稳定,并维持正常的泌尿功能。紧急情况下,通过交感神经兴奋与去甲肾上腺素的作用,使全身血液重新分配,肾血流量减少,从而保证脑、心等重要器官的血液供应。

第二节　肾脏血流动力学的超声评估方法

一、二 维 超 声

传统二维超声可以提供有关肾脏解剖结构的有价值信息,包括肾脏大小形态、有无积水和积水程度以及是否有结石、钙化、囊肿、固体物质等,有助于快速识别重症患者肾脏的基础病变和功能。肾脏超声检查通常使用频率为3~5MHz的凸面探头,检查平面包括长轴平面、冠状平面和水平平面,相对应的肾脏形态分别为椭圆形、凸椭圆形和圆形,正常的肾脏超声声像图见图29-1。

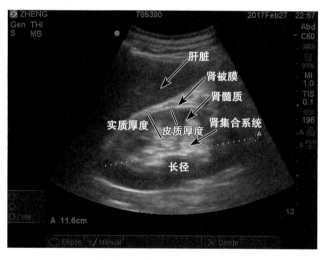

图 29-1　肾脏正常超声图

正常肾彩色血流图(见文末彩图29-2A)或能量多普勒图(见文末彩图29-2B)可见彩色肾血管树,自主肾动脉、段动脉、叶间动脉、弓状动脉直至小叶间动脉及各段伴行静脉均能显示。彩色血流分布直达肾皮质,呈充满型。肾动脉起自腹主动脉,有搏动,内径约5~6cm,管壁平滑整齐,宽度一致;肾静脉位于肾动脉前方,汇入下腔静脉,宽度差异较大。

相较于其他放射性测量方法,很多研究证实超声测得的肾脏大小与手术实际测量的结果一致,可以用以下公式来估算肾脏最大直径:

$$肾脏最大直径 = 49.18 + 0.21×体重 + 0.27×身高$$

公式中肾脏最大直径、体重和身高的单位分别是 mm、kg 和 cm。肾脏最大直径一般为90~120mm。肾脏直径和肾皮质厚度与肾功能之间有显著的相关性,最大肾脏直径是 CKD的一个形态学指标,随着肾小球滤过率(glomerular filtration rate,GFR)的降低而降低,与 CKD的分期相关性较好,可以用于评价 CKD 的分期和进展;CKD 患者肾脏体积缩小,最大直径低于正常值,肾实质变薄、回声增强(图 29-3)。但是,AKI 患者肾脏形态学的改变是非特异性的,大多数 AKI 患者肾实质回声和厚度是正常的,有的患者肾脏体积增大、肾实质增厚、回声轻度降低(图 29-4)。

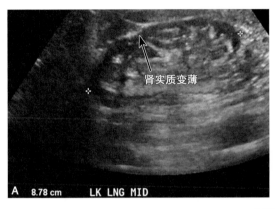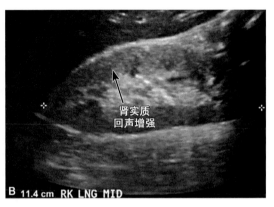

图 29-3　慢性肾脏病超声图

注:A.慢性高血压肾病:肾脏体积缩小(8.78cm),皮质变薄;B.慢性高血压肾病:肾脏体积正常,皮质厚度正常,回声增强。

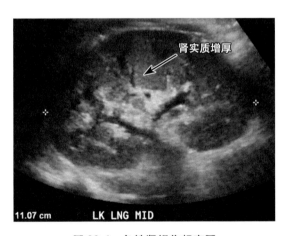

图 29-4　急性肾损伤超声图

二、多普勒超声

传统二维超声测得的肾脏形态学改变通常是滞后且非特异性的,肾血管阻力指数(renal resistive index,RRI)与循环、肾实质异常之间存在一定相关性,被证实可以用于预测 AKI 发生、进展和判断预后及评估肾灌注。

(一)RRI 的生理意义

正常肾动脉血流频谱为低阻型,收缩早期频谱上升陡直,而后缓慢下降,在收缩早期可有一切迹称为收缩早期切迹。此切迹使收缩期频谱形成双峰,第一峰为收缩早期波峰,第二峰为收缩晚期波峰。

RRI 通过测得肾内动脉多普勒频谱中收缩期血流峰值速率(peak systolic velocity,PSV)和舒张末期血流速率(end-diastolic velocity,EDV),并根据以下公式进行计算:

$$RRI = (PSV-EDV)/PSV$$

RRI 表达的是肾血管内 EDV 相较于 PSV 下降的比例,其范围在 0~1 之间,正常 RRI 在0.58(±0.05)~0.64(±0.04)之间(RRI<0.7),双肾 RRI 的差异<5%,并受到年龄因素影响。

对于年龄<4岁和>60岁的肾功能正常受试者,RRI可以>0.7。

正如其名称所云,RRI最初被认为是肾血管阻力的指标,但逐渐受到质疑。Tublin等观察到,当去氧肾上腺素使兔的离体肾血管阻力升高5倍时,RRI仅有轻度增高(由0.45增加到0.5)。这种现象在子宫动脉、颈动脉、视网膜动脉的研究中也得到证实,而在后两者,血管收缩时RRI却是降低的,在移植肾的研究中也看到了RRI和肾血管阻力之间的这种负向相关性。

肾血管阻力仅仅是影响RRI的几个肾内因素(血管顺应性、间质压力和静脉压力)和肾外因素(脉压、心率)之一,而且还不是最重要的一个影响因素(图29-5)。

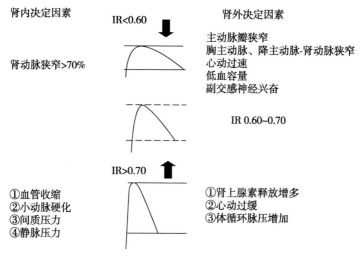

图29-5　肾血管阻力指数的肾内外决定因素

注:IR,阻力指数。

肾内因素中,肾毛细血管楔压(间质压力+肾静脉压力)是RRI的主要决定因素。炎症反应导致间质本身水肿(如急性肾小管坏死)、输尿管梗阻或由于肾外在压迫,如腹腔内压增高、肾周围肿物等,引起肾间质压力和肾静脉压力增加,即肾毛细血管楔压增加,导致RRI增高;导致肾毛细血管楔压增高的另一重要因素是中心静脉压(central venous pressure,CVP),增高的CVP阻碍肾静脉血液回流,肾间质压力增高,可致GFR降低、RRI增高,从而形成了恶性循环。肾毛细血管楔压增高的肾动脉多普勒频谱表现为舒张期血流流速降低(图29-6A)、消失(图29-6B),或表现为"钉子"波形(图29-6C),甚至会出现静脉血流逆向流动。

肾外因素中,脉压是RRI的主要决定因素,而脉压与心功能和收缩期动脉顺应性相关。Kuznetsova等的研究证实,RRI与收缩期左室流出量(左室流出道峰值流速和每搏量)和舒张期左室流入量(舒张早期、晚期跨二尖瓣血流峰值流速)相关。如果大动脉顺应性好,可以更多储存左室收缩期射出的血,在降低收缩压的同时增加舒张压,脉压降低,所以,RRI与脉压呈正相关,与血管顺应性呈负相关。如果脉压增高,高灌注搏动性血流周期性作用于肾动脉床,导致肾血管损伤,肾动脉多普勒频谱表现为高收缩期峰值流速和低舒张末期流速以及高RRI;相反,如果脉压很低,导致肾灌注显著性降低,肾动脉多普勒频谱表现为"小慢波",RRI降低(图29-6D)。另一个肾外主要因素是年龄,随着年龄增大,主动脉进行性硬化,动脉脉压大幅度增加,肾血管损伤,RRI增高,机制同前。

上述机制在移植患者中也得到充分证实。研究显示,RRI与移植肾受者年龄和脉压相

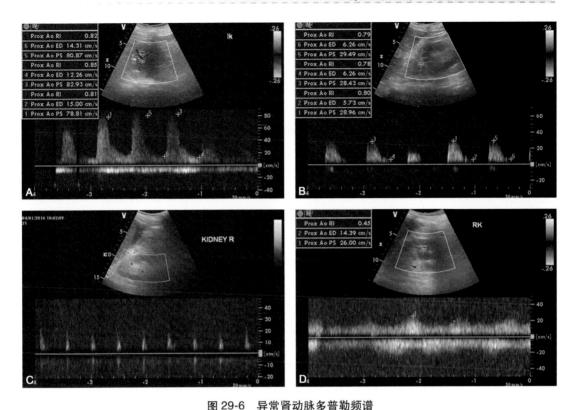

图 29-6　异常肾动脉多普勒频谱

注：A. 肾积水，肾叶间动脉多普勒频谱，舒张期血流速降低，RRI 增高，0.84；B. 急性左心衰竭，中心静脉压力 15mmHg，肾叶间动脉多普勒频谱，舒张期血流消失，RRI 增高，0.79；C. 急性胰腺炎腹腔间隔室综合征，腹腔内压 22mmHg，肾叶间动脉多普勒频谱呈现"钉子"波形；D. 低血容量，脉压 25mmHg，肾叶间动脉多普勒频谱，小慢波，RRI 降低，0.45。

关，而与供者的年龄、移植肾组织病理学和原有肾功能不相关；高 RRI 与移植肾受者病死率相关，而与供者结局不相关。此现象充分证明了 RRI 这个肾脏指标能够反映体循环血流动力学状态，这也解释了为什么通过肾脏的一个 RRI 指标，能够预测患者的临床预后。

根据以上机制，衍生出了一个新的指数，脾肾血管阻力差值（difference of resistive indices in spleen and kidney，DI-RISK）：

$$DI-RISK = 平均\ RRI - 平均\ SRI$$

其中，SRI：脾阻力指数（spleen resistive index，SRI）。DI-RISK 是 RRI 作为肾脏血管阻力特异性指标的校正指数，用于判断 RRI 的变化是肾内特异性，还是肾外因素作用的结果。

（二）RRI 检测技术

RRI 检测方法无创、简单、可重复性好，数值不受血流角度影响，即使是没有经验的非超声专业人员，经过半天的培训也可以很好掌握。RRI 检测方法包括以下 10 个基本步骤：①大多数选用 2~5MHz 凸面探头；②选用二维超声模式获取肾脏平面；③应用彩色多普勒或能量多普勒显示肾内血管；④选择叶间动脉或弓状动脉；⑤应用脉冲多普勒：取样容积为 2~5mm；⑥获得 3~5 个相似的多普勒频谱；⑦分别测量每个频谱的收缩期峰值速率和舒张末期速率；⑧根据公式计算 RRI，取平均值；⑨取肾的上极、中部和下极 RRI 的平均值，即是每个肾脏的 RRI；⑩随后用相同方法测量对侧肾的 RRI。

（三）RRI 和肾脏疾病

1. RRI 与梗阻性肾脏疾病　对怀疑有梗阻性肾脏疾病患者，RRI>0.70 诊断肾梗阻的敏感性和特异性分别为 92% 和 88%。

2. RRI 与非梗阻性肾脏疾病　将 RRI 作为评价肾功能的工具始于 1990 年,在这项初步研究中,肾间质、肾小管或血管炎症患者的 RRI(0.73~0.87)显著升高;孤立肾患者 RRI(0.58)正常;RRI 与间质纤维化、肾小管萎缩、慢性同种异体移植肾病及慢性同种移植物动脉病存在显著的相关性。这些结果提示,RRI 不能鉴别基础肾病,但能够帮助临床评价肾的血管和肾小管-间质的损伤程度,并能够评价慢性肾病的进展和预后。

3. RRI 在危重病领域的应用　Lerolle 等于 2006 年在脓毒症和危重病领域应用 RRI,在这个前瞻性队列研究中共入选了 35 例感染性休克患者,在入选的 24 小时内均应用多普勒超声测定 RRI,第 5 天有 18 例患者发展为 AKI,其第 1 天的 RRI(0.77)较其余 17 例未发生 AKI 的患者(RRI:0.68)显著增高;如果患者最初几小时内 RRI>0.74,可能预示着肾功能障碍的发生,即 RRI 有助于鉴别感染性休克患者发生 AKI 的高危人群,可以作为发生 AKI 的预测因子。随后的研究证实 RRI 不仅能够预测 AKI 发生,而且显著性优于 AKI 新型生物标志物胱抑素 C 的预测能力;如果在诊断 AKI 时 RRI>0.85,则预示 AKI 患者短期内肾功能难以恢复,在出院时很有可能仍然存在肾功能障碍;如果初始 RRI 为 0.77,则预测患者死亡的敏感性和特异性分别为 81% 和 51%。这些研究提醒我们应该常规将 RRI 用于危重患者,尤其是 AKI 高危患者,如糖尿病、高血压、充血性心力衰竭以及长期口服肾素-血管紧张素受体拮抗剂、应用造影剂等,要做到早期识别、早期诊断和早期干预。

保证肾灌注是预防和治疗 AKI 的重要措施之一。Corradi 等报道,创伤患者血压正常且没有低灌注时,下腔静脉(inferior vena cava,IVC)内径和腔静脉指数均正常,RRI>0.7 预示在随后的 24 小时内发生出血性休克的可能性较大;相较于容量指标 IVC 内径和腔静脉指数,高的 RRI 能够较好预测出血性休克。

良好的组织灌注需要维持恰当的平均动脉压(mean arterial pressure,MAP),休克患者初始复苏目标之一要求 MAP≥65mmHg,但是很难定义最理想的血压目标,尤其当患者器官血流自主调节受损的时候。比如一项大型随机对照研究发现,将感染性休克患者的 MAP 由 65mmHg 提高到 85mmHg,其 28 天和 90 天病死率没有显著改善,但是,合并高血压者需要肾脏替代治疗的比例下降了。肾脏多普勒超声有助于寻找合适的血压目标。Deruddre 等应用去甲肾上腺素将感染性休克患者 MAP 由 65mmHg 提高到 75mmHg,RRI 显著降低了,而尿量明显增加;将 MAP 进一步升高至 85mmHg,却没有发现上述现象。因此对于感染性休克患者,将 MAP 维持于 65mmHg 不应作为治疗终点,建议尽早应用 RRI 以优化对这些患者的治疗。另一临床研究发现,应用"小剂量"多巴胺后,相较于非 AKI 患者,AKI 患者 RRI 显著性增高,提示"小剂量"多巴胺有可能加重肾损害,同时进一步证明了 RRI 在重症患者中的应用价值。但是有研究发现 RRI 和机体大循环、肾脏大循环指标之间的相关性并不完全一致,提示将 RRI 用于指导最佳血压目标有一定局限性,需要寻求其他监测手段,比如增强超声造影(contrast-enhanced ultrasound,CEUS)、磁共振成像技术,同时也提示正确解读 RRI 指标的重要性。

(四) 彩色多普勒血流显像和速度能量图

彩色多普勒血流显像和彩色多普勒速度能量图(power doppler ultrasound,PDU)(见文末彩图 29-2B)均能够较为直观地显示血流的性质和流速在血管内的分布情况。彩色多普勒速度能量图是利用血液中红细胞的能量来显示血流信号,彩色信号的颜色和亮度代表多普勒信号的能量,该能量大小与产生多普勒频移的红细胞数量有关。这两种方法均不受血流方向及血流与声束夹角的影响,PDU 在评价肾实质血流灌注方面,比彩色多普勒更优越,尤其有利于低能量、低流速血流的检测。

　　临床上可以使用 PDU 获得肾脏的整体灌注图像,然后采用半定量评分标准评估肾脏灌注,比 RRI 更简单,而且能够提供相似的信息。半定量评分标准如下:

　　0 级:未检测到肾脏血流;

　　1 级:肾门可见少许血流;

　　2 级:可见肾门及大部分肾实质内的血流;

　　3 级:可见肾血流至肾皮质。

　　遗憾的是,无论是 RRI 还是彩色/能量多普勒均不能检测到较小的血管,难以实现对肾脏微循环灌注的评估。

三、增强超声造影

　　1987 年,Lang 等尝试将微气泡自实验动物狗的降主动脉注入,通过肾脏超声观察缓激肽和去甲肾上腺素对肾动脉血流速率的影响。今天,CEUS 已经常规用于评价组织微循环灌注。经外周静脉(肘静脉)或中心静脉注入造影剂后,由于微气泡的存在改变了超声波与组织之间的吸收、反射、折射和散射等作用,使微泡造影剂所在部位回声信号增强,可以显著提高二维超声的信号强度,也可以显著增强大小血管的多普勒信号强度,通过时间强度曲线、曲线下面积、平均通过时间等来反映肾脏血流量变化,用于评估肾脏大循环和微循环灌注,反映肾脏功能的变化(图 29-7)。由于微气泡平均直径为 2.5μm,可通过肺循环到达包括肾

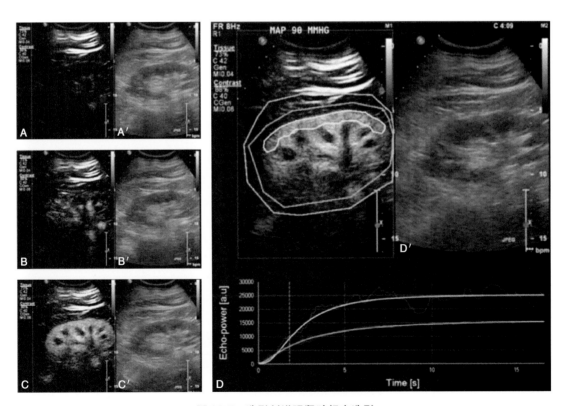

图 29-7　造影剂增强肾脏超声造影

注:A~C.注入造影剂后不同时相肾脏血流灌注情况;D.监测区域血流灌注曲线;A′、B′、C′、D′分别为相应的二维超声。

脏在内的全身各脏器与组织。超声造影剂无肾毒性,不会影响甲状腺功能,发生危及生命的过敏反应概率约为 0.001%,远低于增强 CT 检查,与增强 MRI 相当。

Schneider 等应用 CEUS 技术观察去甲肾上腺素作用下不同血压目标时感染性休克患者肾脏微循环的灌注情况,发现肾脏微循环灌注存在异质性以及不同患者之间的显著差异性,与特利加压素作用下肾微循环灌注的研究结果相似。这些研究结果提示,仅以血压为目标导向的肾灌注监测和治疗是不够的,而实时以肾脏微循环灌注为导向的个体化治疗可能更有意义,这就需要 CEUS 的帮助。

尽管 CEUS 具有无创、安全和实时的优点,但超声仪器需配备专用的造影成像软件,仪器和造影剂均较昂贵,而且操作相对复杂,限制了其广泛应用。

传统二维超声通过对肾脏组织形态学的检查,可以快速发现重症患者肾脏的基础病变和肾功能水平;RRI 检测可以识别 AKI 高危人群,预测 AKI 发生、进展和预后,RRI 还可以评价全身血流动力学以及肾脏本身对肾脏血流动力学和肾功能的影响,并由此进行目标导向的血流动力学治疗;彩色多普勒和能量多普勒具有 RRI 相似的作用;CEUS 能够提供常规多普勒超声不能检测到的小血管灌注情况,进一步评价肾脏微循环状况。将"传统二维超声、多普勒超声和 CEUS"结合起来,取长补短,有助于实现以肾灌注为目标导向的个体化治疗,且有可能成为 AKI 领域重要的发展方向。

(刘丽霞　刘海涛　陈秀凯)

第三十章

重症消化器官血流动力学评估

腹腔消化器官的循环是一个复杂的系统。人体重要的器官肝、脾、胰腺、胃肠道都在其中，许多重要的生理功能都取决于其正常运行，包括肠道内营养的消化和吸收，胃肠黏膜屏障的维持等等。虽然腹腔消化器官有如此的重要性，但是在临床的治疗中，我们的重视程度远远低于其应有的地位。临床上关于其血流动力学、病生理学状态的定量信息十分缺乏，因为大部分的常规测量都非常困难。在此，我们总结目前的评估手段并结合重症超声的特点进行一些分析。

一、腹腔消化器官的血流动力学特点

（一）血管解剖特点

从解剖学角度分析，腹部胃肠器官包括胃，肝脏，脾脏，胰腺，小肠和大肠。它包括腹主动脉的三个主要分支；腹腔干（CA）、肠系膜上动脉（SMA）；和肠系膜下动脉（IMA）（见文末彩图30-1）；经过组织后的大部分静脉血液进入门静脉系统流向肝脏。

腹腔动脉（coeliac artery，CA）：腹腔动脉是腹主动脉的第一个主要分支，在 T_{12} 处沿水平方向分支，大约 1.25cm 长度。它又分为三个主要部分，如左胃动脉，肝总动脉和脾动脉，是胃，上十二指肠，脾脏和胰腺的主要血液供应血管。

肠系膜上动脉（superior mesenteric artery，SMA）：SMA 通常来自第 1 腰椎前方的腹主动脉，腹腔干下方 1cm。SMA 主要供应十二指肠，空肠，回肠，盲肠的下半部分，阑尾，升结肠和三分之二横结肠。SMA 是最大的内脏动脉血管，拥有超过 10% 的心排血量灌注，因此若出现栓塞，会出现严重的肠系膜缺血。

肠系膜下动脉（inferior mesenteric artery，IMA）在腹主动脉第 3 腰椎的前方分支，在肾动脉和髂动脉分叉的中间。IMA 的主要的分支是左侧结肠动脉，乙状结肠分支，和上直肠动脉。它与中间结肠动脉形成分水岭，为横结肠，降结肠和上直肠的最后三分之一提供血供。

大约四分之一的内脏动脉血流通过肝动脉直接进入肝脏；其余的四分之三在灌注门静脉前器官后经门静脉到达肝脏。门静脉和肝动脉进入肝门，并逐渐分叉在排入肝窦之前的较小血管。后窦状血液通过小静脉，小叶静脉和肝静脉，汇入下腔静脉。

（二）血流特点

1. 血流量大　内脏系统通过三条大动脉接收了近 25% 的心排血量（见文末彩图30-1）。这些内脏器官占体重的 10%，但它们却含有 25% 的血液总量，其中的近三分之二的内脏血液（即 800ml）可以调节后几秒钟内进入全身循环，因此，内脏血管系统还是循环系统的重要血液储存器，对全身的血流动力学有着举足轻重的作用。

休息的内脏血流量(SBF)通常为 30ml/(min·100g),相当于心排血量的 25%。在低心排血量状态可以下降至<10ml/(min·100g),或在餐后达到 250ml/(min·100g)的峰值。因此,内脏循环具有高度的适应性。SBF 的血流调节的生理机制复杂,目前主要集中在三个循环决定因素:内在(局部代谢与肌源性),外在(自主神经系统)和体液(局部或循环血管活性物质)。

门静脉系统回到肝脏,且压力低。如文末彩图 30-2 所示,肝脏供血的大部分来自于门静脉系统,而门静脉系统的压力在 7~9mmHg,相比动脉系统容易收到外界压力变化的影响,从而影响到肝脏的灌注。同时肝脏内阻力的增加也会影响到门前器官的静脉回流。由于肝静脉距离右心较近,且回流血流量较大,因此右心功能及中心静脉压的变化也会非常敏感的影响肝脏的血流,从而引起肝功能异常。

二、病理状态下的腹腔器官血流动力学改变

(一) 腹腔高压

2008 年的一项 ICU 前瞻性调查表明,31%患者入 ICU 时就存在腹腔高压(IAH),33%患者在入 ICU 后发展为腹腔高压,腹腔高压是影响 ICU 患者病死率的独立影响因素,并且与器官功能衰竭和 ICU 住院时间长短息息相关,而腹腔高压时对内脏器官血流动力学的影响是其中关键的环节之一。

腹腔内高压(intra-abdominal hypertension,IAH)是指腹内压病理性持续或反复增高>12mmHg。持续的腹内压>20mmHg 同时伴有 IAH 相关的新的器官功能障碍/衰竭为腹腔间室综合征(abdominal compartment syndrome,ACS)。

IAH 和 ACS 会对全身的循环产生影响。由于腹腔内压(IAP)增高导致膈肌抬高,可使胸腔内压显著升高,导致 CVP、肺循环血管阻力升高。CVP 的升高会减少全身回心血量,减少心脏的前负荷。肺循环血管阻力的升高会引起右心后负荷显著增加,引起右心收缩功能下降,严重时会出现急性肺源性心脏病,并影响左心室的舒张,导致心排血量(CO)进一步降低。IAP 的升高可直接压迫下腔静脉和门静脉,使下肢回心血量明显减少,静脉血栓形成的危险性增加,促使下肢水肿的形成。

生理情况下,腹腔是一个封闭的内腔,正常的腹腔压力在 0.665kPa。腹腔灌注压(abdominal perfusion pressure,APP)等于平均动脉压减去腹腔内压,即:APP = MAP−IAP,正常值在 7.98kPa 以上,临床获得 APP 最常用的办法是通过测量腹腔内压来间接计算 APP。腹腔灌注压考虑到了平均动脉压和静脉阻力,比单独的腹腔压力更准确反映腹腔内脏器灌注的情况。有研究表明,与 IAP 比较,APP 是更好的预后指标。腹腔器官的血流供应依赖着 APP,充足的 APP 是腹腔器官功能的保障,APP 取决于动脉血流静脉回流以及腹腔间隙对肠内容物增加的应答。

腹腔高压会明显减少肝脏的灌注。IAH 时由于 CO 下降,肝动脉血流减少;另一方面,APP 不足可导致肝动脉门静脉以及肝微循环的血流量显著减少,血管阻力亦可以等显著增加,对肝功能产生不同程度的损害,当肝脏存在原发性病变时,腹内压升高引起的血流灌注不足对肝脏的影响尤为突出。Malbrain 等以吲哚菁绿的血浆清除率作为肝血流灌注和功能的指标,发现与 APP 显著正相关,随着腹腔 APP 的降低而降低,一旦恢复正常的 APP,随之也恢复正常。肝脏血流减少导致肝脏功能障碍,引起肝酶及胆红素的升高。最近的研究还发现,腹内高压还会影响肝部分切除术后肝细胞的再生。

　　腹腔高压更会对腹腔器官产生直接的血流动力学效应。胃、肠道是对 IAH 升高最敏感、受 IAH、ACS 影响最早的器官。动物模型进行连续性观察发现,当 IAP 达 10mmHg 时,小肠黏膜血流灌注即减少 17%;IAP 达 20mmHg 时血流灌注减少 36%;IAP 达 40mmHg 时血流灌注减少 67%,而此时肠系膜上动脉血流减少 69%,胃组织血流减少 45%。在维持平均动脉压正常的情况下,IAP 升高至 25mmHg 并持续 60 分钟,可导致肠黏膜血流量减少 63%,还可引起细菌易位至肠系膜淋巴结。当 IAP>20mmHg 时肠道通透性显著增加,门静脉血内毒素含量可显著升高,肠道细菌可易位至肠系膜淋巴结及肝脏。而且,IAP 升高除了降低动脉血流之外,还直接压迫肠系膜静脉及门静脉系统,从而造成门静脉高压,引起组织间隙水肿和肠壁毛细血管压力增加使内脏水肿进一步加剧,从而进一步加重 IAP,因而导致恶性循环,以致胃肠血流灌注减少,组织缺血,肠黏膜屏障受损。

　　(二)脓毒症

　　脓毒症是美国的危重患者死亡的主要原因。每年有 750 000 人发展到脓毒症阶段,其中超过 210 000 人死亡。而且脓毒症是世界范围内常见,致命和昂贵的疾病。虽然脓毒症早已得到认可,但因为缺乏有效的抗菌药物和支持性治疗,脓毒症患者之前一直没有足够长的存活时间来研究或发展到器官功能障碍的阶段。所以直到 20 世纪末才主要在临床上定型。

　　在 20 世纪 90 年代初,美国胸科医师学会和重症监护医学协会(SCCM)发表了一个共识声明,这个声明通过临床症状和实验室异常指标,定义了全身性炎症反应综合征(SIRS),脓毒症,严重脓毒症和脓毒性休克。2016 年 2 月,欧洲重症监护医学会 SCCM 发布了脓毒症新的共识定义和相关临床标准。最重要的变化是:①消除了 SIRS 和严重脓毒症这两个术语。②脓毒症现在被定义为由感染引起的宿主反应失调所引起的危及生命的器官功能障碍。③器官功能障碍是根据新近确定的 SOFA 评分(sequential organ failure assessment)来评估的。④感染性休克被定义为脓毒症的其中一部分,潜在的循环和细胞层面的代谢异常非常严重,大大增加死亡率。

　　关于脓毒症的病理生理机制已经有了很多的研究。在心血管循环层面,脓毒症时会降低外周血管阻力,引起器官灌注压力下降减少器官灌注。同时容量血管的张力下降伴随血管通透性改变增加有效循环容量到组织的渗透,造成有效循环容量的不足,导致心排血量的下降,从而进一步减少器官的灌注流量。在微循环层面,微循环改变包括微血管的受损及对局部刺激的反应下降,以及微血栓和白色栓塞阻塞微血管腔,广泛的组织因子表达、纤维蛋白沉积和抗凝血剂受损机制可以产生弥散性血管内凝血(DIC)。在分子层面上,脓毒症时,内皮细胞发生深刻的变化,还包括白细胞增多、粘连,促凝血状态,血管扩张,并且血管内皮丧失了屏障功能。这一切都导致了广泛的器官、组织缺氧、水肿,包括腹腔消化器官,随着细胞凋亡和黏膜通透性增加,肠道完整性在危重疾病中受损。腹腔器官的缺氧、水肿会降低胃肠道的黏膜屏障功能,引起细菌的移位、入血,引起肠源性的脓毒症,进一步加重脓毒症的表现。因此脓毒症状态下,腹腔内消化器官的血流动力学状态会发生明显改变,同时在其进展过程中发挥重要作用。

　　脓毒症时患者的胃肠道功能下降,胃肠蠕动下降,内容物或者气体潴留,增加肠道内容物,增加腹腔内压。腹腔器官的血管渗透性增加,器官水肿,腹水产生进一步加重腹腔高压。脓毒症进展会引起的右心功能不全,使得 CVP 升高,血流回流压力梯度下降,全身组织静水压升高,进一步增加了腹水产生,加重腹腔高压。不仅脓毒症及脓毒性休克的病理生理过程会改变腹腔消化器官的血流动力学,我们的治疗也会对其产生重要的影响。目前脓毒症患者治疗的基本策略仍然是容量复苏,然而短时间内大量的容量复苏,尤其是晶体液的复苏,会加速循环内容量向腹腔渗出,并加重腹腔器官的水肿及功能障碍。脓毒症的液体复苏对患者腹腔消化器官所产生的负面影响,这方面目前得到的关注还是十分不足的。

在脓毒症早期或晚期,由于肠道特异性炎症反应、容量状态的改变和在晚期感染性休克的全身性低血压,由于肠道微血管变化,如内皮肿胀和微血管血栓形成,肠道的微循环血流可减少50%。并且证明了肠道毛细血管血流量的减少和功能毛细血管密度的降低。即使有正常的黏膜血流流动,但逆流导致的分流和毒素对黏膜细胞的直接细胞毒作用都可能导致黏膜酸中毒。局部微循环灌注压力的变化及其毒素对毛细血管膜的直接影响引起了肠道毛细血管渗漏,引起了细菌移位的风险。

肠道黏膜上皮为人体隔离肠腔内的病原体及其毒素提供了重要屏障。上皮可以直接影响肠道内的脂多糖(Lipopolysaccharide,LPS)而表达 Toll 样受体。因此,上皮屏障的破坏本身也可能导致败血症。肠道缺血和休克时的肠道黏膜上皮的缺血以及再灌注时的恶化,引起的中性粒细胞活化和反应性释放氧代谢物,会引起上皮细胞的丢失,进而出现上皮屏障的破坏,从而加重脓毒症并继续加重肠道血运的障碍,形成恶性循环。

(三) 急性呼吸窘迫综合征(ARDS)

ARDS 是 ICU 内常见的临床综合征,发生率较高,其中相当部分需要机械通气的支持,而机械通气对于肠道微循环的改变也是需要我们关注的。

在大鼠的动物实验中,ARDS 时的机械通气会引起大鼠体内的炎性因子增加并且影响血管的功能。机械通气后,大鼠肺泡灌洗液中的白介素-6,血管内皮生长因子,巨噬细胞炎性因子-2 较血浆中明显升高,在 24 小时最高,从大鼠上取下来的大血管,使用 NE 刺激下的血管收缩功能,和乙酰胆碱刺激血管舒张功能来测试血管功能,同样血管的反应性在第 24 小时最差,与炎性因子是时间相关的。这说明 MV 本身通过炎性因子影响了血管功能。

对猪进行机械通气后观察内脏的血流及灌注发现,肝组织 PO_2 和肠黏膜 pH 值均明显下降,且和 PEEP 数值有相关性,肝动脉、门静脉、肠系膜动脉血流均出现减少,ARDS 时的机械通气本身对于肠道血流的影响是非常明显的。

(四) 创伤性脑损伤(TBI)

创伤性脑损伤(TBI)可导致多种生理并发症,包括胃肠功能障碍,而消化道的应激性溃疡也是 TBI 的常见并发症。引起胃肠道功能障碍及应激性溃疡的发病机制理论有多种,影响到胃肠道血流的机制如下:①TBI 早期的交感神经兴奋性增强,应激反应下促使胃肠道黏膜的血管收缩,内脏器官的血流明显下降,胃肠道黏膜缺血进而促使应激性溃疡的产生,严重者可发生上消化道大出血;②颅脑损伤后的常见并发症是凝血机制异常,部分患者会出现DIC,弥漫的血管内血栓会减少内脏血流灌注;③重型颅脑损伤后出现高血糖现象,血糖增高促进体内无氧代谢加快进展,产生大量的氢离子和乳酸,加重了胃黏膜的损害;④TBI 可以诱导肠道通透性的增加,这可能导致细菌移位和脓毒症,从而影响胃肠道血流的供应。TBI后肠道通透性增加的确切机制尚不清楚,有研究显示迷走神经刺激可防止 TBI 后肠道通透性增加。

(五) 右心功能不全

随着重症血流动力学治疗的理论与实践的发展,我们认识到重症疾病中右心功能容易受累,由于右心特殊的解剖和生理功能,重症相关的各种疾病如肺部病变、不同原因致肺血管收缩、急性呼吸窘迫综合征(ARDS)或不合理的机械通气等均导致急性肺动脉压升高,右心后负荷过高;左心功能不全时通过肺血管传递,引起肺循环阻力增高,增加右心后负荷;不合理的液体治疗或由于肾功能不全,液体无法排出时导致的急性容量过负荷;右心冠状动脉缺血、脓毒症、药物毒物损伤、心肌病或外科手术直接损伤等均可导致右心收缩、舒张和前后负荷的改变,而出现右心功能不全。

在正常生理情况下,右心主要的功能是维持较低的 CVP,保证静脉回流。而当存在右心功能不全时,右心舒张功能明显降低,少量的液体可能导致 CVP 明显升高。根据 Guyton 理论,血液在循环系统内流动并不完全依靠心脏搏动,还依靠外周静脉和右心房的压力梯度,即静脉回流的压力梯度=平均体循环充盈压-右房压,因此右房压是逆向压力。当平均体循环充盈压=右房压时,静脉回流量是零,当平均体循环充盈压和右房压相差较大时,静脉回流量增加。该压力差正常状态下数值并不大,但其实将静脉血推送回心脏的主要内驱力,所以右房压较低时利于静脉回流量增加。如果静脉回流受阻,器官灌注的下游压力升高直接导致器官灌注减少,进而器官灌注血流减少,出现器官功能损害。

同理,右心功能不全引起的高 CVP 会引起肝脏淤血,从而增加门静脉系统回流阻力增大,引起门静脉系统回流受阻,引起门脉前器官的组织水肿,进而影响器官功能,如胃肠道水肿、功能下降等。腹腔的内脏器官对 CVP 的变化非常敏感,有研究证实,心外科术后右心功能不全患者,肾功能受损先于心排血量降低出现。这也证实了右心功能不全对于腹腔内脏器官的影响。

过高的 CVP 是微循环血流灌注损害和器官功能损害独立危险因素的观点,刘大为等提出的 CVP 越低越好的理论已得到越来越多的共识。

(六)腹腔内病变

腹腔内的占位可以通过对腹腔压力的影响来改变腹腔的血流动力学,同时对局部组织的压迫也会引起局部的缺血缺氧。

炎性肠病是一种可以发生在肠道多处的特发性慢性炎症性疾病,临床表现为腹痛、腹泻、血便等,肠道壁会发生器质性的改变。已经在炎性肠病(IBD)中证实了动脉和静脉床中的内脏血流增加。多普勒超声能够对肠系膜上动脉(SMA)中的内脏动脉流入和门静脉中的静脉流出进行非侵入性评估。通过多普勒 US 评估门静脉血流的平均速度(Vmean)和 SMA 的阻力指数(RI)。在 IBD 活动性疾病患者的门静脉血流 Vmean 显著高于对照组和非活动性疾病患者;活动性疾病中 SMA 的 RI 显著低于对照组,但活性和非活性 CD 之间没有显著差异。

三、腹腔消化器官的血流动力学评估方法

腹腔作为一个封闭的人体构造,在保护了重要的器官同时也使得对于他们的评估十分困难。临床上对于腹腔器官的血流动力学评估是十分匮乏的。

(一)腹腔消化器官血流动力学的超声评估方法

超声技术测量近年来引起了极大的关注,因为它似乎是满足了大部分要求的理想方法。多普勒超声具有安全的、非侵入性的、连续的、定量的、不影响血液流动的特点,且具有较好的准确性和可重复性。下面会详细介绍超声技术在腹腔消化器官中的评估方法。

1. **门静脉** 门静脉系统是腹腔中大部分消化器官的静脉回流通道,而门静脉系统又是肝脏的主要灌注血管,门静脉的血流变化受到了门前器官的血流动力学改变的影响,同时也决定着肝脏的灌注,因此对腹腔消化器官具有举足轻重的作用。门静脉系统的压力较低,一

般在 7~9mmHg,因此容易受到腹腔压力变化的影响。门静脉的血流动力学参数的测定是腹腔血流动力学评估的重要环节。

门静脉主干是由肠系膜上、下静脉和脾静脉汇合而成。在肝门处门静脉分为左右两支,分别进入左、右半肝,进肝后再逐渐分支,其小分支和肝动脉小分支的血流汇合于肝小叶的肝窦,然后流入肝小叶的中央静脉、肝静脉,进入下腔静脉。所以门静脉系统是位于两毛细血管网之间,一端是胃肠脾胰的毛细血管网,另一端是肝小叶的肝窦。肝脏的血液供应 70%~80% 来自门静脉。

对门静脉系统检测时,使用 3~5MHz 凸阵或扇形探头(见文末彩图 30-3),方法如下:

门静脉主干:平卧由脾静脉向肝门方向扫查或右季肋部以肝为声窗,显示门静脉主干。在 IVC 前方测量门静脉主干的内径。门静脉左支:右肋缘下斜切并侧动探头可显示左支横部、矢状部及其分支。门静脉右支:探头置于 7、8 肋间,声束朝向内下方可显示门静脉右支长轴,侧动并旋转探头可显示门静脉右前、右后分支。脉冲多普勒(PW):检测门静脉主干、脾静脉的血流频谱,并测量最大血流速度与平均血流速度及门静脉血流量。

动物实验中门静脉血流动力学参数测量多为门静脉直接置管或侵入性腹腔内门静脉旁放置激光多普勒探头,这些技术都是有创操作,在临床应用受限。

传统的 B 型超声检查和多普勒超声检查是用于筛查检测门静脉高压症的有效方法。有研究显示,在 MAPSS 的动物模型中,门静脉扩张、门静脉血流的速度降低、扩张的左性腺静脉可以提示门静脉高压的存在。

Piscaglia 等对 51 例慢性肝病患者(40 例肝硬化患者和 11 例慢性肝炎患者)进行了前瞻性的研究,对门静脉循环的各种多普勒参数在诊断相关门静脉高压症(胃食管静脉曲张的存在)中的准确性进行了验证。发现脾动脉 RI 和门静脉高压指数[门静脉高压指数=(肝动脉阻力指数×0.69)×(脾动脉阻力指数×0.87)/门静脉平均流速]有最高准确度(均为 75% 左右),因此,这似乎是临床上最有利的参数。

对比增强超声检查(contrast-enhanced ultrasonography,CEUS)也可以尝试用来评估门静脉高压症。肝硬化患者会存在有几种肝内和肝外血流动力学的变化,如肝动脉化,肝内分流,动静脉分流和高动力循环状态。这些血流动力学变化有助于使用 CEUS 通过测量门静脉早期的肝静脉到达时间(hepatic vein arrival time,HVAT)来评估门静脉压力。Morishita 等进行了一项前瞻性研究。将导管放置在手术中每只狗的门静脉。通过导管以 5 天间隔门静脉内注射微球(10~15mg/kg)诱导门静脉高压。继续进行微球注射,直到产生多个获得性门体分流。通过导管测量门静脉压。在高压模型建立前后进行了对比增强超声检查。统计分析的是 HVAT,到达峰值的时间(time to peak,TTP),达到峰值时间(time to peak phase,TTPP)和冲刷比率。发现,门脉高压后伴有 TTP 和 TTPP 显著降低。回归分析显示 TTPP 和 PVP 之间存在显著的负相关。虽然也有报道说 HVAT 与门静脉压力没有相关性,但 CEUS 已被用于评估人类门静脉高压严重程度的替代非侵入性方法。

2. 动脉

(1)腹腔干:腹腔干为脾脏、胰腺和胃提供血供,均为门静脉前器官,同时也分出肝动脉直接进入肝脏,因此肝脏和门静脉对于腹腔干血流的影响较大。

我们使用 3~5MHz 凸阵或扇形探头来寻找腹腔干(图 30-4)。腹腔干的纵切位置位于肝左叶后方,相当于胰腺上缘处呈一粗短的管状无回声区,从腹主动脉前壁向上成角状突起,长约 1~2cm,上端常微倾向于头侧。横切面在胰腺上缘后方,以短小的管状无回声区。自腹主动脉前壁发出斜向右侧。多普勒频谱呈低阻的二相波形。

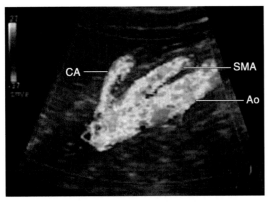

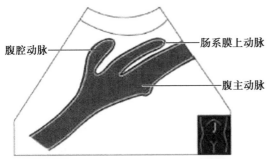

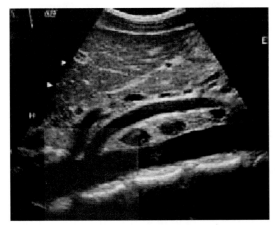

图30-4　腹腔干超声图像

GAO 等采用彩色多普勒超声检测 115 例正常人，46 例 PH 患者和 43 例断流术前患者的腹腔动脉，肝动脉和脾动脉的直径和血流动力学，以及 PH 断流术后（PD）腹腔干及其分支的血流动力学。结果：与正常人相比较，PH 患者的肝动脉血流量（HAF）较正常人降低并减慢（$P<0.01$）。脾动脉直径扩大，脾动脉血流量增加（$P<0.01$）。断流术后肝动脉血流（HAF）增加（$P<0.05$），腹腔干血流减少（$P<0.05$）。因此，门脉高压患者的肝动脉血流（HAF）会减少，断流术后 HAF 增加。

（2）肠系膜上动脉：肠系膜上动脉（superior mesenteric artery，SMA）主干较长，血供范围广泛，包括部分十二指肠、空回肠、盲肠、升结肠和大部分横结肠。肠系膜上动脉是内脏最大的供应血管，所供应肠道长度也是最长的，目前 SMA 的超声监测在消化科主要用于免疫性肠病的检查及治疗随访。受肠气干扰及小肠解剖学特点影响，目前的研究主要针对 SMA 主干的超声检测，但是受试者口服混合型小肠超声造影剂后，排除肠气干扰，也可以对 SMA 主干及各级分支进行彩色多普勒超声检查，全面获得 SMA 主干及各级分支的彩色血流图像（见文末彩图 30-5）。

肠系膜上动脉在胰腺的后方，相当于第一腰椎水平，从腹主动脉前方有一管状无回声区总结在腹腔干起点下几毫米至 1cm 处的腹主动脉前壁分出斜向足侧多普勒频谱为三相波。

SMA 的彩色多普勒超声探测步骤与检查注意事项：①患者取仰卧或半仰卧位，分别在禁食 8 小时后及进食后进行检查，对比观察 SMA 血流状况与进食前后的关系；②找到 SMA 起始部，观察其走行、管壁状况，调整声束方向尽量使其与管壁垂直并于起始部 1.0cm 处测量管腔内径。③测定血流参数时，在距起始部 1.0~2.0cm 处取样，多普勒检测时取样 0.2~0.3cm，校正声束与血流方向夹角<60°，取样线应与射流方向而不是与血管壁平行。④SMA 超声检查受肠腔气体和肥胖等多种因素影响，应注意选择探头频率和重视探头加压，有助于改善 SMA 的显示。正常 SMA 是层流波形，为三相波，由收缩期的前向波峰，舒张早期的反向波和舒张中晚期的低速前向血流组成。

SMA 血流量 Q 的计算公式: $Q = Vm \times A \times t$ (Vm 为平均血流速度; A 为管腔横截面积; t 为时间)。血流量单位为 ml/min。由于血流量受心率影响明显, 故至少应分析 6 个以上心动周期的血流量。平均血流速度和管腔横截面积也受多种因素的影响, 较细血管的内径测量误差较大; 平均血流速度的准确测量十分依赖声束与血流方向的夹角, 此夹角越小误差越小。尽管一些较粗的血管内径测量误差较小, 但难于获得较小的声束与血流方向的夹角, 仍存在一定误差, 故所测血流量只有相对意义。CDFI 检测其主要表现为, 二维图像可发现动脉管壁增厚, 或合并强回声斑块或血栓等。CDFI 显示 SMA 狭窄处及其下游呈杂色血流信号; 若为闭塞, 则闭塞段管腔内无血流信号。频谱多普勒显示 SMA 患有狭窄, 禁食时狭窄处峰值流速明显高于正常人, 舒张早期反向血流消失。

进食对 SMA 的血流动力学参数影响较大。既往有研究统计表明, 正常人 SMA 血流双功能超声检测结果, 禁食时, SMA 内径为 (0.60 ± 0.09) cm, 血流量为 (378 ± 156) ml/min; 收缩期峰值流速为 (119.60 ± 22.80) cm/s, 舒张早期流速为 (-0.40 ± 20.10) cm/s, 舒张末期流速为 (15.80 ± 7.80) cm/s, 平均流速为 (22.20 ± 7.50) cm/s。进食 45 分钟时, 峰值流速变接近原来的 2 倍 $(189\% \pm 50\%)$, 舒张早期流速则为 (63.50 ± 23.50) cm/s, 舒张末期流速高于原来的 3 倍 $(350\% \pm 175\%)$, 而此时血管内径、平均速度、血流量均增加至最高点。1998 年 Robert 等用腹腔镜超声证实, 食物进入十二指肠后将导致腹腔动脉收缩和 SMA 舒张, 但不影响腹主动脉血流量。这项实验结果显示, SMA 峰值流速由基础状态下的 119cm/s 增加到进餐后的 142cm/s, 增加了 19%; 舒张早期流速由 23cm/s 增加到 37cm/s, 增加了 62%; 舒张末期流速由 9cm/s 增加到 21cm/s, 增加了 121%; 搏动指数和阻力指数在餐后分别降低了 23% 和 5%。同时也证明肠道血流量的大小依赖于食物刺激, SMA 血流量增加是为了给肠道输氧参与消化。

克罗恩病(Crohn's disease)可侵及胃肠道的任何部位, 最多见于回肠末段。因 SMA 供应回肠及部分结肠, 因此, 多普勒超声对 SMA 血流量的测定, 对判断可疑或已知患有克罗恩病患者是否处在活动期有一定潜在诊断价值, 但不能区分处于静止期的克罗恩病和正常人群。

SMA 供应的均为门静脉前器官, 因此门静脉系统和肝脏的会影响到这些器官, 从而改变 SMA 的血流动力学。Piscaglia 等利用 SMA 的搏动指数和阻力指数的变化, 来判断慢性肝病的严重程度和门脉循环情况, 结果表明肝硬化早期 SMA 搏动指数即开始下降, 下降数值与肝脏衰竭程度和门脉高压严重程度呈正相关, 同时其也可反映侧支循环的程度。近年来, 超声对比剂的临床应用, 为更好地观察内脏动脉提供了帮助。

3. 实质器官

(1) 脾脏: 脾脏位于左侧季肋区(图 30-6), 形态不规则(三角形、圆形、长圆形等), 表面光滑, 质软而脆。脾脏超声的探头为凸阵或线阵探头, 3~5MHz, 患者右侧卧位: 上举左上肢扩大肋间隙, 探头置于 8~11 肋间隙; 患者仰卧位时: 探头置于腋后线的肋间, 此体位可补充右侧卧位脾脏扫查的不足, 尤其适用于危重患者的检查。左肋间斜断面(图 30-6): 脾长轴断面, 典型断面呈半月形, 显示实质、脾门及脾门血管, 脾与左横膈、胃、胰尾、肾上腺、左肾上极的关系(见文末彩图 30-7)。

腹腔高压时脾动脉的血流也会变少, 脾脏作为门静脉前器官, 脾动脉阻力指数和门静脉压力之间也有相关性。如上所述, Piscaglia 等对 51 例慢性肝病患者进行的前瞻性的研究发现脾动脉 RI 升高可以预测门静脉高压。

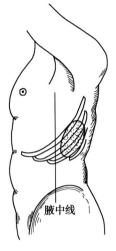

图 30-6 左肋间斜断面

（2）肝脏：肝脏是腹腔内最大的实质器官，也是人体最大的消化腺，大约四分之一的内脏动脉血流通过肝动脉直接进入肝脏；其余的四分之三在灌注门静脉前器官后经门静脉到达肝脏。因此，绝大部分的消化器官血流都会经过肝脏，在消化器官血流动力学中，肝脏具有核心调节作用。临床对肝脏血流动力学的评估是消化器官评估的重中之重。肝脏的供血血管有肝动脉和门静脉，血流回流主要为肝静脉，这三个血管也是使用超声技术进行肝脏血流动力学评估的主要途径。

对肝脏血管血流变化的超声评估目前主要应用于肝硬化等原因引起的门脉高压患者及慢性心功能不全患者，以及肝脏移植术后患者。

使用多普勒超声可以测定门静脉及肝静脉、肝动脉血管的内径、平均流速、血流量、阻力指数、搏动指数等指标。

门静脉血管血流指标测定方法：取仰卧位，平静呼吸，测量时暂屏气，超声束与被检血管长轴夹角小于60°。门静脉的测定点在门静脉主干的中点，即在远离冠状静脉汇入点的肝侧。取 4~5 个心动周期均匀一致的多普勒频谱，CDFI：观察扫查血管充盈状态、血流方向、呼吸对血流的影响、有无异常血流信号及其部位。PW：检测门静脉主干的血流频谱，测量内径（D）、峰流速（Vmax），舒张末期流速（Vmin），平均流速（V）。正常门静脉超声测量参考值见表30-1。

表 30-1 正常门静脉超声测量参考值

部位	内径/mm	频谱形态	最大流速 V/（cm·s⁻¹）	流量/（ml·min⁻¹）	备注
门静脉主干	<13，呼气末<16	连续进肝，随呼吸波动	12<V<40	882±87	进食后内径可增加 1mm，流速增快，深吸气时直径增加>20%
脾静脉	<8	连续	吸气时流速增快		
肠系膜上静脉	<10	连续	进食后流速增快		
胃左静脉	<5				

测量上述数据后通过公式来计算血流量（Q）：血管面积（S，cm²）= 1/4πD²，Q（ml/min）= V（cm/s）×S×60

阻力指数（resistance index，RI）：RI =（Vmax−Vmin）/Vmax

搏动指数（pulse index，PI）：PI = 2（Vmax−Vmin）/（Vmax+Vmin）

RI 和 PI 代表了血管的阻力及血管壁的顺应性。

门静脉系统的压力较低，因此门静脉血管内压力的变化对于血流量的影响是明显的，门脉的血流量与压力呈负相关。有人尝试在门脉高压患者中使用门静脉血流来估测门静脉压

力的研究,门静脉压力与门静脉血流的关系:

$$Ppv = 1.814\ 8 + 0.001\ 2Qpv$$

门静脉高压症超声诊断标准如下。确诊条件(具备条件之一):

1) 门静脉双向或离肝血流。

2) 确认有门-体侧支循环。

提示条件(具备条件之一):

1) 门静脉主干血流速度低于 10cm/s。

2) 门静脉狭窄或闭塞,门静脉海绵样变。

3) 附脐静脉再通且直径>2.5mm,并见出肝血流。

4) 胃左(冠状)静脉增粗、迂曲,直径>5mm。

5) 门静脉多普勒频谱随呼吸的波动消失。

6) 脾大,脾静脉直径>10mm(排除肝和门静脉系统外疾病)。

(3) 胰腺:胰腺位于腹膜后,是无包膜的脏器,分头、颈、体及尾四部分,胰腺长 12~15cm,宽 3~4cm,厚 1.5~2.5cm。血液主要由胰十二指肠上、下动脉和脾动脉的分支供应。

主胰管起自胰尾向右贯穿胰体,至胰头转向右下方,于十二指肠降部壁内与胆总管汇合成肝胰壶腹,开口于十二指肠大乳头,主胰管内径 2~3mm。副胰管短小且细,局限于胰头部,单独开口于十二指肠小乳头。

胰腺的超声扫查一般使用凸阵(2~5MHz)探头。最常用切面为胰腺长轴切面。腺长轴切面下,胰腺主要分为 3 种形态:蝌蚪形占 44%,哑铃形占 33%,腊肠形占 20%。

胰腺长轴切面操作方法:患者仰卧位,探头横置于剑突下,探头标记朝向右下方。探头由剑突向下方平行移动,在脐上 5~10cm 的范围内作连续横断扫查,可显示胰腺长轴切面(图 30-8)。

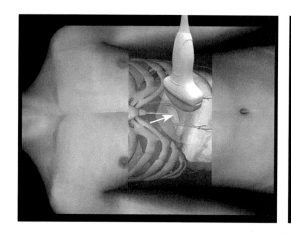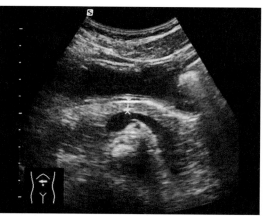

图 30-8 胰腺长轴切面

在下腔静脉前方测胰头前后径,在胰头中部测量横径,两条测量线应垂直,前后径应包括钩突,但不能超过胰切迹。在腹主动脉前方测量胰体前后径,左肾前方测胰尾前后径。前后径的测量线必须和胰腺长轴垂直(表 30-2)。

表 30-2　胰腺超声测量正常值(cm)

	正常	可疑	异常
胰头	<2.0	2.1~2.5	>2.6
胰体、胰尾	<1.5	1.6~2.0	>2.1

一般蝌蚪形胰腺胰尾前后径小,哑铃型胰腺胰尾前后径可以超过2.0cm。正常胰腺在超声显示下,表面光滑,大小形态正常,实质回声均匀,呈稍强回声(与周围脏器比较:肾窦>胰腺>肝>脾>肾实质)。

使用超声可以发现胰腺的急性、慢性炎症、肿瘤、囊肿及创伤。在ICU中主要用于发现急性炎症及创伤判断。

急性胰腺炎的超声诊断:急性胰腺炎的胰腺形态可有不同程度的肿胀和饱满,可呈腊肠形甚至球形。由于胰腺肿胀,下腔静脉形成压迹,肠系膜上静脉和脾静脉受压、不易显示。胰腺没有包膜,只有被膜,水肿型胰腺炎大多数光整、清晰;而坏死型大多数边界毛糙、不规则,与周围组织分界不清晰。胰腺的内部回声:急性水肿型胰腺炎时,由于它的病理变化以水肿和充血为主,因而胰腺内部回声减弱,呈低回声。急性坏死型胰腺炎因有出血、坏死以及脂肪坏死后的皂化等各种混杂的病理变化,形成了胰腺及其周围组织的不均质改变。内部回声增多、增强,呈斑片状或点状混合回声。急性胰腺炎时少数主胰管轻度扩张,尤其是胆源性胰腺炎时。

除了超声下的直接征象,还有一些间接征象提示胰腺炎可能:①胰腺周围弱回声(胰腺周围积液);②胆系异常;③腹腔积液、胸腔积液;④胰腺区呈气体强反射。

急性胰腺炎的超声诊断需要直接征象结合间接征象,在胰腺炎诊断中有重要的意义,同时超声可以及时发现外伤时胰腺损伤后的形态改变及出血,是ICU中及时发现诊断的有效方法。

目前一般认为多普勒超声能精确地检测血流量,重复性亦较好。但这种方法亦有局限性,有几个主要误差来源:①超声束与血流间的夹角,一般要求夹角要小于60°。②用最大速度推算平均速度:最大速度和平均速度的关系依赖于速度剖面分布。③血管横断面积的测量:如假设一个椭圆的门静脉为圆形,会产生20%~30%的误差。④超声和组织的相互作用:声波被组织吸收有很强的频率依赖性,即声波穿透组织时频率依赖的衰减效应。这样脉冲系统接收信号的中心频率比透射信号低,导致平均多普勒频率下移。

虽然多普勒成像技术与灰阶超声相比,已经明显提高了血管病变的鉴别诊断能力,但超声造影剂联合改良的扫描技术,还可以改善以上问题。能显著提高血管内信号强度,改善低速血流的显示。

使用超声来评估重症患者消化系统血管的血流动力学改变,虽然拥有可视化、无创等优点,但是应用目前还处于探索阶段,同时需要注意的是,消化系统血管的血流参数受到的影响因素较多,例如胃肠营养供应、机械通气、血管活性药物使用、心脏功能,尤其是右心功能的改变、腹腔压力的改变等。在临床实践中,如何鉴别多种影响因素是比较困难的,但利用影响因素多的特点,对血流参数进行导向性的治疗是存在潜在研究位点的。

（二）其他常规评估方法

除了超声,还可以通过多种方式测量内脏灌注,但是,由于各种各样的问题,监测在临床实践中还不常见。

1. **使用指示剂**　稀释吲哚菁绿（ICG）被使用已经超过 40 年了。ICG 的特点是仅通过肝细胞从血液中消除。注射后,吲哚菁绿（ICG）通过血流分布并被肝细胞排出胆汁。ICG 不进入肠肝再循环并且完全由胃肠系统排泄。因此,ICG 的消除由心脏输出量（CO）、肝血流和肝细胞吸收的决定。虽然排泄到胆汁中可能会受损,血浆清除率（the plasma disappearance rate of indocyanine green,PDRICG）可以不受影响。Malbrain 等证明吲哚菁绿的 PDRICG 是肝功能和肝内灌注的良好替代指标。该团队还通过对 40 名危重患者测量,发现 PDRICG 与经典的肝脏损伤指标之间无显著相关性,但 PDRICG 确实存在与 APP 有显著的正相关关系（R=0.62）,并与 IAP 呈负相关（R=−0.52）。提示了 IAP 的增加可能会损害肝脏内脏灌注。在动物实验中,我们还可以肝脏静脉导管插入术以测量 ICG 的肝脏后浓度。并且利用斯图尔特-汉密尔顿的应用方程（最初用于计算心排血量）可用于计算 SBF。流量等于注射量除以肝后面积浓度曲线。

2. **胃黏膜内 pH 测量作为监视器已被广泛研究于内脏的灌注**　该技术需要放置胃导管来测量胃黏膜内的二氧化碳浓度和碳酸氢盐。使用 Henderson-Hasselbalch 方程,可以计算胃黏膜内 pH（pHi）。IAP 增加,将减少腹腔灌注压,使肠系膜上动脉血流减少,特别是黏膜血流量下降。进而导致胃黏膜 pH 下降。Eugum 等报道,ACS 时 IAP 与胃黏膜 pH 值成明显负相关（r=0.61）;IAP 为 10mmHg 时,胃黏膜 pH 值下降至 7.0;lAP 升高到 20mmHg 时,pH 值则为 6.8;而当 IAP 达到 30mmHg 时,pH 值下降至 6.5。故他们认为胃黏膜 pH 值可作为预测发生 ACS 的一个因子。

3. **激光多普勒技术**　激光多普勒可以监测整个微循环系统的血液灌注量,包括毛细血管（营养血流）、微动脉、微静脉和吻合支。该技术基于发射激光通过光纤传输,激光束被所研究组织散射后有部分光被吸收。击中血细胞的激光波长发生了改变（即多普勒频移）,而击中静止组织的激光波长没有改变。这些波长改变的强度和频率分布与监测体积内的血细胞数量和移动速度直接相关。通过接收光纤,这些信息被记录并且转换为电信号进行分析。可应用组织有:皮肤、肌肉、骨骼、牙齿、脑、肝、肾、胃肠道（黏膜、浆膜）、肠系膜等几乎所有组织/器官的血流。该技术被用于测量内脏器官及血管的血流已经有三十余年的时间。但是需要侵入性有创操作,在临床应用于患者存在很大的局限性。

4. **放射标记的微球颗粒测量法**　该方法是将放射性标记的微球（15μm）注射到血管中。用这种方法可以在大小动物中测量心排血量和器官血流量。这个方法是基于在心室内注射期间以恒定速率注射放射性微球（参考样品法）,然后对组织放射性和动脉血样进行比较。GROSZMANN 等通过这种技术对门脉高压的大鼠模型进行了内脏血流动力学的分析。

5. **SDF 技术**　侧流暗视野成像（sidestream dark field,SDF）技术应用的是由发光二极管发出的波长 530nm、与视频帧速率同步的光线,通过一个偏振镜成像。实验证明 SDF 技术便捷、无创、可视等优点,同时 SDF 技术还具有其独特的优势:由频闪观测仪的发光二极管发出的光源有利于消除因组织表面污染而导致的对监测结果的影响,并且该光线可以照入组织,监测深部血流情况,对微循环中的红细胞和白细胞分辨率也更高,由于 SDF 技术具有微循环

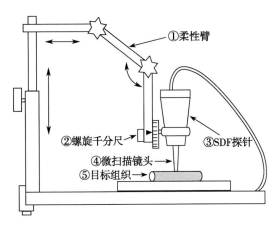

①柔性臂

②螺旋千分尺

③SDF探针

④微扫描镜头

⑤目标组织

图30-9 侧流暗视野成像（SDF）

成像的高对比度和清晰的特点,故被广泛地应用于大量实验研究和临床中。SDF技术一般应用于舌下微循环的评估,但ČERNÝ等已经证实了SDF技术来评估肝脏微循环的可能性(图30-9)。

腹腔内消化器官的评估一直是重症治疗中没有被足够重视的部分,但在大手术后、脓毒症的复苏、胃肠喂养等重症的常见治疗场景中,消化器官的血流动力学改变对全身血流动力学的影响是肯定的。腹腔内消化器官的血流与灌注评估是推进血流动力学治疗发展的潜在方向,而使用超声评估是最安全、直接、可操作的方法,将重症超声理念应用于腹腔消化器官是提高患者治疗预后的急切需要。

（周元凯 武钧 李奕冉）

第三十一章

超声血流动力学评估的临床应用原则

重症患者通常面临着多系统的问题,低血压、低氧、呼吸窘迫、心搏骤停、急性肾损伤等紧急情况需要在床旁进行实时评价。而其中,循环系统的评估显得尤为重要。而在所有的血流动力学监测手段中,重症心脏超声是唯一的一个可以从形态和功能两个方面提供循环系统有关信息的工具。对于血流动力学受累的重症患者而言,重症心脏超声不仅能够有效的分析心脏的结构与功能,甚至可以成为挽救生命的工具。重症超声可以迅速地判断患者休克的原因,从而为临床医师选择正确的治疗方案提供决定性的信息。因此,重症心脏超声已经成为了重症患者血流动力学监测的一个里程碑式的工具,重症超声的正确应用也成为了重症医师所必须考虑的问题。本文总结了在应用重症心脏超声过程中的十一条原则,希望能够对大家有所帮助。

一、心功能的定性评估很有用

很多初学者会被心脏超声复杂的测量技术所吓倒,从而认为心脏超声难以被用于重症患者的心功能评估。然而,定性的心脏超声检查可以提供足够的信息来帮助重症医师对血流动力学不稳定的患者进行处理。心功能的定性评估简单易学,通过适当的培训学习即可掌握。有研究表明,重症医师经过仅6个小时的有关图像获得以及解读的培训,即可以通过手持超声机评估重症患者的左心功能,其准确性均在80%以上。

除了判断患者的左心收缩功能是否正常以外,定性的重症心脏超声还可以区别下腔静脉内径随着呼吸是否会显著改变,右室是否扩张以及初步诊断肺栓塞,其准确性不亚于复杂的定量检查。在休克的早期诊断以及提示早期的病理生理紊乱方面,重症超声也有着重要的辅助作用。

二、心脏的定量评估是血流动力学连续与动态评估的基础

连续性与动态性是血流动力学治疗的基本特征。不同类型的休克可以共同存在,相互转化,心功能的评估也需要连续与动态,因此,心脏的定量评估也很重要。与传统的心脏超声不同的是,重症心脏超声的定量评估不要求面面俱到,而是紧扣心排血量,收缩功能,容量状态以及心脏的充盈压等几个重要的环节进行评估。

心排血量为每搏输出量与心率的乘积,每搏输出量可以通过分别测量左室流出道面积与左室流出道的速度时间积分来获得,其数值与通过肺动脉漂浮导管测得的结果接近。在胸骨旁长轴或者短轴分别测量左心室的收缩末内径与舒张末内径,可以得到左室的缩短分数,从而间接获得左心室的射血分数、左室收缩功能的定量指标。呼气末下腔静脉内径的绝对值可以提示患者的容量状态,根据心肺相互作用所得出的下腔静脉内径的变异度更可以为患者容量反应性的判断提供有益的信息。另外,心脏的充盈压的定量测量对于明确血流动力学治疗的压力目标也有着重要的意义,下腔静脉的宽度和塌陷度的测量使估测右房压

的重要手段。肺动脉压的测量可以用来评估肺动脉高压的严重程度,其在急性呼吸窘迫综合征相关的急性肺源性心脏病的作用也越来越得到大家的重视。左房压的评估也在诊断心源性的脱机困难方面起着关键的作用。

三、常规平面评估是重症心脏超声的重要组成部分

重症超声的特点就在于其重在重症,是超声与临床的有机结合,不能仅凭超声的结果即得出结论。当常规的定性与定量检查得到的结果与临床上所获得血流动力学信息相矛盾时,需考虑使用非常规平面进行评估,甚至进行经食管超声。比如当超声发现患者心脏大小正常,容量状态满意,收缩功能正常,临床上表现为严重的心排血量下降,循环难以维持时需要考虑到心内分流的可能性,这时需要通过分别测量左室和右室的每搏输出量来明确诊断,并通过经食管超声来进一步寻找可能存在分流。重症超声是在重症理念指导下所进行的超声,而当常规的检查平面获得的结果无法解释临床时,需懂得去借助非常规平面的评估明确。

四、心功能评估应从右心开始

多年以来,心脏功能的评估通常是以左心为核心,而右心作为心脏评估中的重要环节却常被人忽视。右心是静脉回流的终点,所有的血液都需要经过右心克服肺动脉阻力后才能递呈至左心。右心与左心共用一个室间隔,右心的容积或压力的升高均通过室间隔传递给左心,从而影响左心的射血。因此重症心功能评估应首先评估右心功能,明确右心对于左心的影响乃至对于整个循环的系统的影响显得尤为重要。

急性压力过负荷,急性容量过负荷,急性收缩功能的下降以及急性舒张充盈的降低都会导致急性的右心功能不全,其具体原因见(表31-1)。值得注意的是,ARDS 是导致 ICU 患者右心功能不全的重要原因,研究表明,高达 20% 左右的 ARDS 患者合并急性右心功能不全。除了肺塌陷所引起的肺动脉阻力的增加以外,高的 PEEP 水平也会通过减少静脉回流及增加右室后负荷来影响右心功能。

表 31-1　引起急性右心功能不全的原因

原因	具体内容
急性压力过负荷	
	肺静脉压力增加:左心功能不全
	肺动脉压力增加:急性呼吸窘迫综合征
	机械通气
	CO_2 潴留
	右室流出道梗阻
急性容量过负荷	
	高容量状态
急性舒张充盈降低	
	心脏压塞
	缩窄性心包炎
急性收缩功能降低	
	脓毒症
	缺氧
	药物
	右室心肌梗死

五、右心功能的评估从大小开始

与左心室不同的是,右心室的游离壁主要由横行肌纤维(transverse muscle fibers)构成,明显薄于左室,这种独特的解剖结构使得右心室对于压力和容量的负荷均比较敏感,前负荷和后负荷的增加都会导致右室内压力升高,使得右室体积增加。正因为如此,右心室相对于左心室的大小可以作为右心功能不全的指标。

通常情况下,在心脏超声的心尖四腔心切面,右室与左室舒张末期面积的比值(RVEDA/LVEDA)小于0.6,当RVEDA/LVEDA大于0.6时,已经出现了右室的扩张,而当比值大于1时,即可认为右室存在重度扩张。有很多学者将RVEDA/LVEDA的比值与室间隔的矛盾运动一起作为急性肺源性心脏病的超声诊断指标。当患者出现RVEDA/LVEDA大于0.6并存在室间隔的矛盾运动时,即可诊断肺源性心脏病。而当右室的压力进一步增加并超过左室压力时,在胸骨旁短轴即可看到"D"字征(图31-1)。

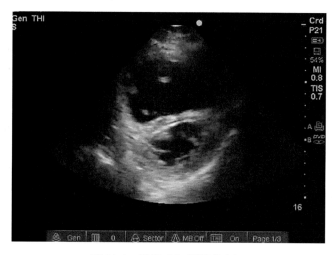

图31-1　胸骨旁短轴"D"字征

六、左室功能的评估从舒张开始

舒张功能是心脏功能中较为敏感的环节。在任何心脏病变的最早期均会出现舒张功能的异常,即所有的心脏疾病都会导致某种程度的舒张功能不全,而超声所发现的舒张功能不全已经处于相对较晚的阶段。心脏作为一个泵血的器官,相对于收缩功能,舒张功能容易被大家所忽视,然而在脓毒症心肌抑制患者中,超声所发现的左室舒张功能不全的比例可高达50%。而舒张功能不全与收缩功能不全的治疗方式存在很大的差异,因此,首先判断患者是否存在舒张功能不全具有很重要的意义。

舒张功能的超声诊断指标较为复杂,不易掌握。但重症超声可以通过定性的方法来快速识别患者是否存在舒张功能不全,并作出初步的严重程度评价。首先定性评估在存在以下三种情况时,可能存在左心舒张功能不全:①左心室心肌肥厚;②左心室明显收缩功能不全;③缺血性心肌病或左室结构异常。如同时存在左房明显增大时,常提示已经伴有左心充盈压力的升高。

七、心室舒张功能与充盈压力相关

临床上,充盈压力经常被用于患者心室舒张功能的监测与治疗。舒张期的充盈压包括左室的舒张末压以及平均左房压,其中左房压代表了左房舒张期的平均压力,由于临床上它可以用肺动脉楔压来监测而显得尤为重要。心室的舒张功能障碍通常表现为松弛时间的减少及顺应性的下降,这使得在相同的容量状态下充盈压升高,而这种充盈压的升高与心室壁是否增厚没有相关性。

另外,左房的充盈压可以用来评估患者舒张功能障碍程度,E/E'是常用的评估充盈压的指标,当 E/E'>15 时提示左房的充盈压升高。研究表明,E/E'的绝对值与肺动脉楔压有一定的相关性,因此,其也可以用于指导呼吸机的撤离。当 E/E'小于 8 时,提示患者的左房压正常,当 E/E'>15 时,患者出现心源性脱机失败的可能性增加。

八、左室收缩功能的评估应先看节段

重症患者心功能抑制的原因多种多样,严重的感染、酸中毒、心搏骤停、急性的心血管事件以及负性肌力药物的应用都会对患者的收缩功能产生影响。根据受累区域的不同,我们将左室的收缩功能障碍分为弥漫性与节段性收缩功能障碍两种类型。由感染、药物、酸中毒等全身因素所导致的收缩功能障碍常表现为弥漫性的心功能抑制,而节段性的收缩功能障碍最常见于急性冠脉综合征。

但值得注意的是,应激性心肌病在 ICU 中也并不少见。作为一种节段性的收缩功能障碍,应激性心肌病的发病机制和临床表现与急性的冠脉综合征并不相同。目前考虑应激性心肌病的发病可能与神经或者精神异常有关,可以表现为心尖型(81.7%)、心室中段受累型(14.6%)、基底型(2.2%)以及局灶型(1.5%)四种类型。由于应激性心肌病会合并左室流出道梗阻、可逆性的中到重度的二尖瓣反流、右心功能不全、血栓形成等等并发症,早期对于应激性心肌病的诊断与分类对于重症患者有着重要的意义。

九、不是所有的急性肺栓塞都有"D"字征

在急性肺栓塞时,右心压力急剧升高,可能会导致室间隔的位移,在超声图像上表现为胸骨旁短轴切面的"D"字征。因此,在无法行 CTPA 检查时,心脏超声常被认为是诊断肺栓塞的重要手段。但需要注意的是,急性肺栓塞的诊断需要结合患者的临床表现,高危因素以及影像学结果等多个因素进行判断,CTPA 是其诊断的金标准。并不是所有的肺栓塞都已经会导致严重的肺动脉高压,而仅在肺动脉明显升高导致右心压迫左心时才会出现"D"字征,因此是否存在"D"字征仅能作为肺栓塞诊断的一个参考。

有研究将肺栓塞时心脏超声的多个征象与 CTPA 进行了对比,发现右室与左室的舒张末直径的比值对诊断急性肺栓塞有着较好的预测效果,但其敏感性和特异性也仅为 66% 和77%,而"D"字征并不是诊断肺栓塞的可靠指标。然而在休克的患者中,如果超声没有发现"D"字征,至少可以除外大面积的肺栓塞的可能,此时,可以提示临床医师继续寻找其他休克的可能。

十、心脏压塞是临床诊断，局限性心脏压塞尤其值得注意

心包积液是重症患者心脏评估中较为常见的一个征象。通常根据心包积液的量的多少将其分为少量，中量与大量。需要注意的是，心包积液所产生的效应主要与其产生的速度有关，而与积液的量无关。当心包腔内的压力升高，甚至高于心房或者心室内的压力时，就会产生心脏压塞的表现，在超声上主要表现为心腔的塌陷，通常见于右侧心腔，另外下腔静脉也会因为心腔压力的升高而呈现扩张固定的表现。但并不是心脏超声发现了心包积液合并心腔塌陷或下腔静脉扩张的证据即可诊断心脏压塞，关键还在于评估其对血流动力学的影响。对于一些亚急性的心包积液患者，即使超声明确发现心脏受压的证据，临床上也可以没有任何血流动力学受累的表现。

另外，对于重症患者尤其是心外科术后患者而言，包裹性的积液或者局部的血肿、血块也可以引起局部的心脏压塞（图31-2），此时，仅有特定的心腔会被压缩，也可能并不存在心脏压塞典型的体征与临床表现，但其往往会造成严重的血流动力学后果，甚至死亡。这种局限性的心脏压塞往往通过常规的经胸超声很难发现，一旦怀疑可及时行经食管超声明确诊断。

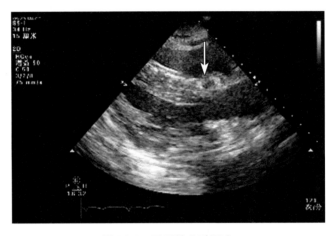

图31-2 局限性心脏压塞

十一、心脏超声对休克评估的价值在于窄化诊断

作为血流动力学监测的重要手段，重症超声在休克评估中的作用已经越来越得到广泛的肯定，甚至有学者建议，任何出现休克的患者都应该尽快行重症超声检查。重症超声使心腔，瓣膜以及心包可视化，心脏超声的评估有助于重症医师迅速找到休克的原因。一个缩小的心室（亲吻征）以及变窄的下腔静脉提示患者可能存在着容量不足；右室的扩张提示可能会存在大面积的肺栓塞；大量心包积液的存在提示着可能会存在心脏压塞；而左心室的收缩乏力可能是心功能障碍的征象（图31-3）。

心脏超声不仅可以提供诊断休克的线索，还有助于除外一些休克的类型，从而窄化诊断。当心室收缩正常甚至增强时，基本可以除外心源性休克；当右室不存在扩张的表现或者没有看到心包积液时，大面积肺栓塞或心脏压塞等梗阻性休克的因素可暂不考虑；当患者心腔变化不大，下腔静脉扩张固定时，至少输液并不是一个好的选择。这种除外性诊断的价值有时较明确诊断更为重要。

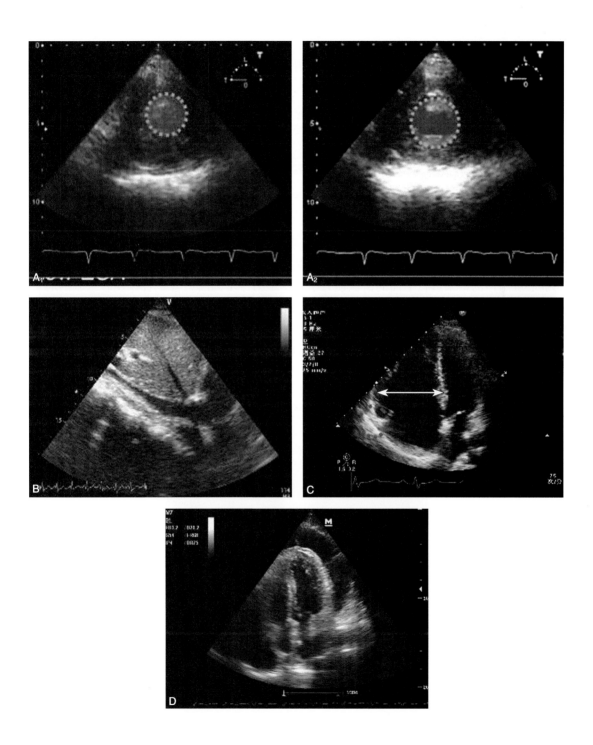

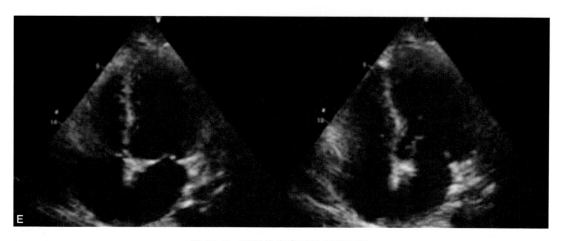

图 31-3　不同休克类型的超声表现

注:A_1、A_2. 乳头肌亲吻征;B. 变窄的下腔静脉;C. 右室扩张;D. 大量心包积液;E. 左心收缩乏力。

　　总之,心脏的改变是重症患者血流动力学受累的一面镜子。通过重症心脏超声的检查,可以清楚地了解到血流动力学各个环节的变化,我们建议采用一种"六步法"的分析方法对重症心脏超声的结果进行全面的血流动力学解读。第一步判断患者是否存在着基础的心脏疾病以及基础疾病当前诊断的影响;第二步判断患者的容量状态,了解患者存在着低血容量;第三步评估右心功能,明确是否存在着慢性或者急性的右心功能不全;第四步评估左心功能,明确患者是否存在舒张功能障碍或收缩功能障碍,心脏受累的区域是节段还是弥漫;第五步评估患者的血管张力,通过除外性诊断可以判断患者是否存在着分布性的因素;第六步结合判断患者的组织灌注及器官功能,通过观察肾脏的灌注以及肺部的征象来评估器官受累的情况。只有重症心脏超声的评估与血流动力学治疗理念相结合,才能使其在临床应用中发挥更大的价值。

(王小亭　丁欣)

第三十二章

血流相关的超声血流动力学
评估:FREE 流程

重症超声被誉为"看得见的听诊器",近年来在重症患者中的应用越来越广泛。无论在2014 年欧洲血流动力学监测共识,还是 2015 年的血流动力学北京共识中,都提出在需要进一步的血流动力学评估和治疗中,首选超声心动图方法。为此,近些年在急性循环衰竭评估中涌现出 FATE,SIMPLE,CCUE 等很多实用流程,但其中大多数为快速诊断的筛查流程。在快速筛查的过程中存在很多细节问题无法解决,例如当患者快速扩容后,心排血量无明显增长,那么问题的根本环节在哪里? 是右心功能不全,还是肺动脉压力增高,亦或是左心舒张和/或收缩功能不全? 期间每一个环节可能导致相同的结果表现。而此时血流的评估就非常关键。中国重症超声研究组(CCUSG)在前期的临床实践经验基础上提出了血流相关的超声血流动力学评估流程,其最大特点就是按照血流的方向逐步进行评估,全方面了解患者血流动力学信息,体现了重症血流动力学治疗内涵(图 32-1)。本文将就血流相关的超声血流动力学评估流程(FREE)进行具体解析。

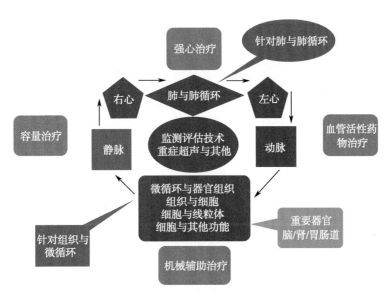

图 32-1 重症血流动力学治疗内涵

一、FREE 流程

（一）腔静脉评估

腔静脉是血液流入心脏前的最后一站。在自主呼吸或正压通气情况下,静脉流量的动态变化例如下腔静脉直径、上腔静脉直径、颈内静脉直径的动态改变都可以反映静脉回流驱动压力瞬间改变而导致的容量变化,从而评估右心室储备能力。腔静脉的评估包含了直径大小,形状/形变指数和变异度三个方面(图 32-2)。

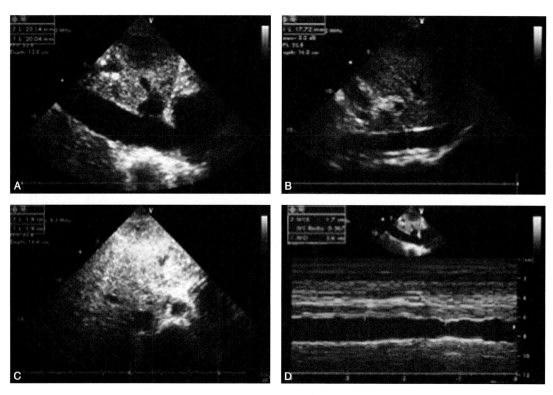

图 32-2　腔静脉

注:A.剑下下腔静脉长轴;B.经肝中心静脉长;C.剑下下腔静脉短轴;D.腔静脉变异度。

腔静脉绝对直径大小可以间接反映患者容量状态。例如当下腔静脉绝对直径大于 20mm,随呼吸固定不动时提示容量过负荷,无容量反应性可能性大,而下腔静脉绝对直径< 10mm 时提示前负荷不足,具有容量反应性可能性大;腔静脉绝对直径受到很多病理状态影响,且操作者依赖性明显。腔静脉形状和形变指数是腔静脉评估的另一个重要内容,与腔静脉绝对直径结合可有效综合立体评估容量状态。以往有研究显示剑突下和右侧腹腋中线的下腔静脉纵切面内径值无法相互替代,只有当剑突下纵切面呼气末下腔静脉内径值>2cm 时两个部位的测量才具有一定的相关性。从解剖学角度这点很容易理解,多数情况下动脉是充盈的,理论上纵切面超声测量不同部位同一位置的动脉内径值应是相同的。如果取横切面,动脉形状接近圆形,在不同部位测量的内径也基本相同;然而静脉与动脉不同,静脉是容量血管,静脉的形状与血管内的容量直接相关。容量充足或过负荷时静脉是饱满的,横切面超声测量的下腔静脉形状是圆形或接近圆形;容量相对不足或低容量状态时静脉是塌陷的,下腔静脉横切面是椭圆形,如果容量极度缺乏,超声可见静脉壁可以相互粘贴呈线状。为此通过计算同一部位下腔静脉长径与短径的比值得到的下腔静脉内径形变指数(shape change index,SCI)可以反映患者容量状态。下腔静脉内径 SCI 比值越接近 1 说明下腔静脉内径形状接近圆形,容量处于过负荷情况;大于 1 说明下腔静脉内径形状呈椭圆形,比值越大下腔静脉内径变形越明显,即下腔静脉塌陷程度严重,表明容量不足。腔静脉变异度评估已经是临床医师较为熟悉的内容,临床须注意其应用的局限性,保障指标的合理应用。

(二) 右心功能评估

右心功能在重症患者管理中地位愈来愈重要,从结构上来说,右心是静脉回流的终点,为左心呈递容量的动力,还是肺脏的灌注血管,同时右心必须与左心匹配才能保障血液在心脏的正常流动。右心功能的评价主要在右房大小,右室大小和厚度、运动以及室间隔评估上。当患者存在小而高动力的右心时,需警惕"心脏压塞"。此时如果患者有心包积液和特征性的超声征象(右心房收缩期塌陷和/或右心室舒张期塌陷),并且存在血流动力学的临床表现,则可以诊断典型的心脏压塞;而如果此时患者无心包积液,则需结合肺部超声排除气胸、严重肺过度充气等胸腔填塞情况。如果右房面积超过 18cm^2,纵径超过 53mm,横径超过 44mm,应视为右房扩大。当右室基底横径(舒张期三尖瓣环径)>42mm 或右室中部横径(右室中部相当于左室乳头肌水平)>35mm 提示右室扩大;需要注意的是当右室面积大于左室面积 2/3,即使测量值正常也提示右室扩大。当右心室与左心室比例大于 0.6,TAPSE<16mm 时临床可初步诊断右心功能不全。右心功能不全首先需明确急慢性。如患者存在明显的右心房增大或右心室增大并伴有室壁增厚(>5mm)提示存在慢性基础心脏疾病,可进一步寻找如肺源性心脏病、先天性心脏病、瓣膜病等慢性疾病的病因;当患者存在扩大而低动力的右室,室壁无明显增厚时,提示存在急性右心功能不全。急性右心功能不全在临床中通常由严重 ARDS 或呼吸机相关性右心损伤、急性肺动脉栓塞、容量过负荷以及左心源性右心功能不全导致,可进一步评估并结合临床信息明确病因。例如患者同时合并左心功能不全,结合患者临床病史、心电图、肌钙蛋白、BNP 等检测可考虑脓毒症、心肌炎、心肌梗死、扩张型心肌病等慢性基础疾病导致的双心室功能衰竭;当患者合并左室下壁运动障碍,结合心肌酶学、肌钙蛋白动态变化可诊断右心室心肌梗死;而当患者合并右心室受压,室间隔移位等急性肺动脉高压表现时提示患者存在急性肺源性心脏病,临床需结合病史、下肢血管超声、胸部 X 线、肺部超声以及肺动脉造影等明确肺动脉栓塞或 ARDS 导致的急性肺源性心脏病。

(三) 肺动脉收缩压力评估

肺动脉收缩压力是重症患者循环血流评估中的重要环节。肺动脉收缩压增高>30mmHg 提示存在肺高压。肺高压的超声表现包括右房和/或右室增大、左心受压呈"D"字形(偏心指数>1)、肺动脉增宽(肺动脉主干直径≥28mm)、三尖瓣大量反流,肺动脉瓣反流、肺动脉收缩压力测量增高(图 32-3)。在没有右室流出道梗阻和肺动脉狭窄情况下,通过三尖瓣反流压力和右房压可定量评估肺动脉收缩压诊断肺高压。以往的循环管理策略常常认为肺高压患者需要大量补充液体维持心脏灌注。而实际上液体治疗的决策需要结合肺动脉收缩压力的高低以及其对左心功能的影响而制定。当肺动脉收缩压力明显增高,收缩和舒张期左心室均明显受压时,盲目的补液治疗可能带来致命性后果。同时根据肺动脉收缩压力测定,左心舒张功能评价、肺部超声、血管超声以及临床病史和资料等还可以帮助我们区别肺高压的病因,如各种类型的肺动脉高压(动脉性肺动脉高压、缺氧和/或肺部疾病引起的肺动脉高压、慢性血栓栓塞性肺动脉高压、多种机制和/或不明机制引起的肺动脉高压)和肺静脉高压(常见如左心疾病所致肺高压),从而制定出病因导向的治疗策略。

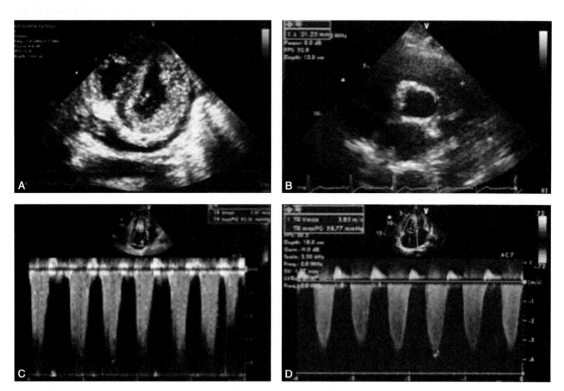

图 32-3　肺动脉高压的超声表现
注:A."D"字征;B.肺动脉增宽;C.三尖瓣大量反流;D.肺动脉收缩压增高。

(四) 左心功能评估

血流经过右心,流经肺循环,就到达了左心。左心功能一直是临床关注的重点。左心功能评估包括左房评估与左室评估两个部分,目的主要是反映左室舒张功能和左室收缩功能。首先判断患者是否存在舒张功能不全具有重要意义。心脏超声可通过定性的方法快速识别患者是否存在舒张功能不全。心肌肥厚患者、心房颤动患者、左室收缩功能障碍患者通常存在舒张功能不全。上述几种情况下,左房通常增大。为此,左房评估主要是大小,当左房舒张期最大直径>40mm 时提示左房增大,预示患者存在慢性基础心脏疾病以及舒张功能不全。

左室功能评估包括大小、厚度、充盈压力与运动度评估。其中大小、厚度和充盈压力主要用于舒张功能评估。左室舒张末直径大于 50mm,提示左室增大,预示慢性基础心脏疾病;左室壁舒张期厚度>10mm,提示左室增厚,预示可能存在高血压心脏病,肥厚型心肌病,主动脉狭窄等基础疾病,并可定性舒张功能不全。左室充盈压力评估是左心舒张功能评估的重要组成部分(具体充盈压评估指标测量详见图 32-4)。2016 年美国舒张功能超声评估指南从临床实用性角度简化了评估方法,用四个变量即二尖瓣环 e'(间隔<7cm/s、侧壁<10cm/s)、平均

$E/e' > 14$、左房最大容积指数$> 34ml/m^2$、TR 峰值流速$> 2.5m/s$ 评估患者舒张功能具有较好的敏感性和特异性。舒张功能不全在重症患者具有较高的发生率,对于临床容量治疗决策和脱机困难患者管理中均具有重要意义。

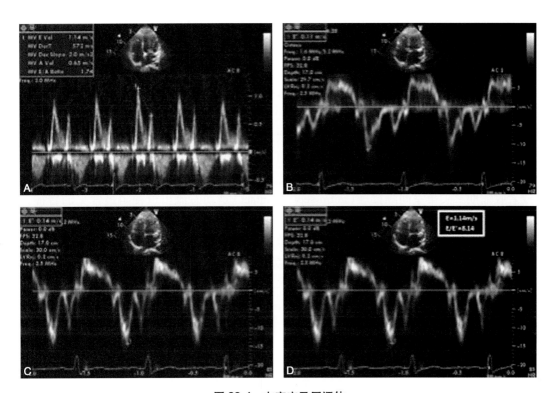

图 32-4　左室充盈压评估
注:A. E/A;B. 间隔二尖瓣环 e';C. 侧壁二尖瓣环 e';D. E/e'。

左心室收缩功能评估主要是运动度评估包括了定性和定量两部分。从定性角度左心室运动度可分为弥漫性运动增强、弥漫性运动抑制、节段性运动障碍;节段性运动障碍又区分为冠脉相关性和非冠脉相关性即应激性心肌病(图 32-5)。不同类型的左心收缩功能不全有着不同的病因,明确左心收缩功能不全的类型直接决定了进一步的治疗方案。例如冠脉相

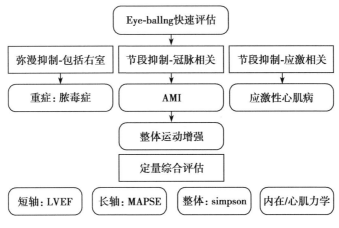

图 32-5　左心收缩功能基础评估

关的节段性障碍则需要立即启动冠脉再通治疗,而应激性心肌病的治疗应尽可能减少应激状态,给予 β 受体阻滞剂,尽可能避免正性肌力药物。简单的左心收缩功能定量评估有益于动态监测治疗效果,也利于了解容量反应性的潜在可能性和液体耐受性程度。临床推荐通过 EF 值定量测量以及长轴 MAPSE 测量分级心脏功能。

(五) 左室流出道评估

血流从左心室流出,通过最后一道关卡——左室流出道进入主动脉,心脏就完成了一次射血。为此,左心室流出道评估是重症患者血流评估的重要组成部分。左心室流出道评估包括流出道梗阻评估和 CO 测量两部分(图 32-6)。左室流出道梗阻分为动态梗阻和静态梗阻(fix obstruction)两种类型。左室流出道梗阻首先是在肥厚型心肌病患者中发现,而静态梗阻通常是由于解剖结构异常或固定病变造成的梗阻。超声检查是诊断左室流出道梗阻和类型鉴别最常用方法。当静息或刺激等情况下跨左室流出道(LVOT)峰值压大于 30mmHg就可以诊断左室流出道梗阻。不对称性心室肥厚导致的 LVOT 机械性梗阻、合并 SAM 征表现或者收缩期二尖瓣室间隔接触(mitro-septal contact)是动态流出道梗阻最常见的特征,其代表性波形称为"龙虾爪",即多普勒血流曲线流速加速始于收缩早期,并持续加速于中晚期。任何原因造成的左室流出道梗阻都会导致患者出现血流动力学不稳定,临床需要关注,尤其是动态流出道梗阻。有研究报道在重症患者尤其是感染性休克患者,动态左室流出道梗阻非常常见,必须重视。

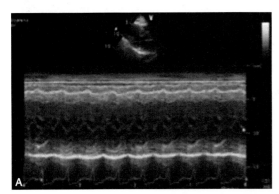
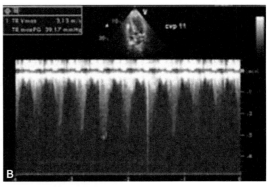
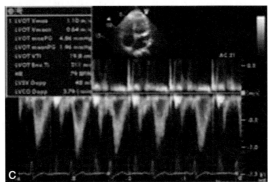

图 32-6　左室流出道梗阻
注:A. SAM 征;B. 左室流出道梗阻流速;C. 正常心排血量测量。

目前认为动态左室流出道梗阻常同时具备两个因素:解剖结构上的易发因素及可以促进梗阻发生的一些病理生理状态,即诱发因素(图 32-7)。重症患者经常在解剖结构易感性基础上因为一些促进因素存在而发生流出道梗阻，是一种动态现象，甚至有时无解剖结构的易感因素也会因为促进因素存在而发生。解剖结构相关因素包括：肥厚型心肌病、高血压或主动脉狭窄患者、左室肥大、S 型室间隔、前壁心肌梗死、二尖瓣置换或修复及二尖瓣瓣下结构异常、应激性心肌病等。促发因素包括任何原因导致的：前负荷降低、后负荷降低、心率增快、收缩力增强、节段性收缩异常等。重症患者常见因失血失液导致低血容量，疼痛发热等导致心率增快和心律失常，强心药或血管活性药物不恰当应用以及合并应激性心肌病等导致收缩力增加或节段性收缩异常，镇静镇痛药物应用或脓毒症导致后负荷下降。这些因素都会导致重症患者常常合并左心室流出道梗阻，进而出现或加重循环衰竭。若对左室流出道梗阻引起的低血压和低心排血量进行常规正性肌力药物或血管活性药物治疗，会导致病情恶化。因此超声评估左室流出道动态梗阻情况是血流动力学评估的必需手段和内容。

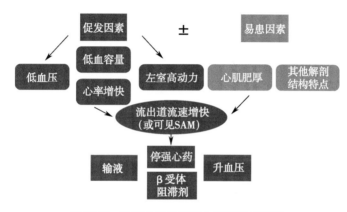

图 32-7　重症患者的动态左室流出道梗阻

除了评估是否存在左心室流出道梗阻外，左室流出道评估另一个重要内容是通过 LOVT 直径和 VTI 积分测量，计算出心排血量。众所周知超声测量 CO 主要通过 VTI 与 LVOT 测定计算，其计算公式，$CO=SV×HR=CSA[\pi×(LOVT/2)^2]×VTI×HR$。可见 VTI 和 LVOT 直径是 CO 测量的基础，并且 CO 测量准确性受 LVOT 的影响更大，而同一患者 LVOT 直径基本恒定，在中国人基本在 2cm 左右，因此通过 VTI 的测量即可间接定量 CO，尤其是监测动态变化，并且相对准确。推荐 VTI 测量在心尖五腔平面，为减少二尖瓣血流干扰，多普勒取样容积定位于主动脉瓣后 0.5cm 描记左室流出道频谱。

（六）大体结构（心包/瓣膜/穿孔/主动脉等其他）评估

血流相关的血流动力学评估最后一步是大体结构（心包/瓣膜/穿孔/主动脉等其他）评估，尤其是当前几步血流动力学评估均正常或无法解释临床循环不稳定病因时，需要特别关注是否存在心包异常、严重瓣膜异常、心室结构异常、腱索断裂、室间隔穿孔、急性主动脉病变等。急性主动脉病变发病隐匿，常常容易被忽略，超声评估可快速通过胸骨上窝，胸骨旁，剑下平面检查，获得主动脉弓，升主动脉长短轴，升主动脉根部，降主动脉长短轴，腹主动脉长短轴图像，通过观察主动脉各节段的宽度、走向、内膜情况、有无异常通道以及血流情况，判断是否存在主动脉夹层，主动脉壁内血肿以及穿透性粥样硬化性主动脉溃疡等急性病变或主动脉先天解剖结构异常（图 32-8）。

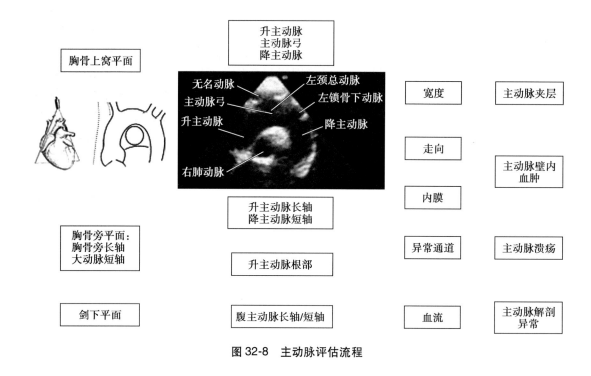

图 32-8 主动脉评估流程

二、FREE 流程的操作方案

FREE 流程操作方案包括三个区域共 12 个平面(three-four protocol,图 32-9)完成。第一步骤为剑下区域包括剑下四腔、剑下下腔静脉长轴,经肝下腔静脉长轴,下腔静脉短轴。第二个步骤为胸骨旁区域包括胸骨旁左室长轴、胸骨旁左室短轴(包含二尖瓣水平、乳头肌水平、心尖水平)、右室流出道平面、肺动脉分支长轴平面。第三个步骤为心尖区域包括心尖五腔、心尖四腔、心尖三腔、心尖二腔平面。临床实施过程中需熟悉每个平面的标准图像特点和自身特色,同时始终坚持两个平面确认一个结果的原则。

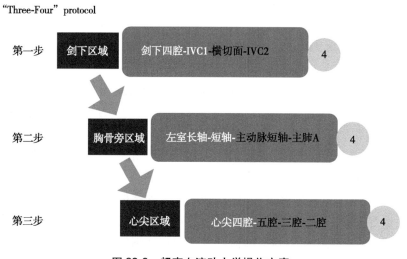

图 32-9 超声血流动力学操作方案

三、心脏慢性基础疾病对血流动力学治疗的影响

重症患者慢性基础疾病很常见,例如高血压心肌肥厚、慢性阻塞性肺疾病、慢性肺动脉高压、老年性瓣膜改变。将慢性改变误判为急性病变,可能影响血流动力学治疗行为,导致严重后果。例如急慢性心功能不全和急慢性肺动脉高压等在病因分析和治疗上存在显著不同;由于慢性基础心脏病变的影响,容量反应性评估常常跟预想不一致;输液或脱机过程中很容易出现肺水肿。所以临床需特别关注对慢性心脏基础疾病的评价。FREE 流程的每一步均包含慢性基础评估,最大可能避免误诊和漏诊。

心脏慢性基础疾病评估过程中需掌握几条原则:

1. 右心室是唯一可以急性明显扩张的心室;

2. 其他腔室明显增大经常是慢性的;

3. 心肌明显增厚经常是经历慢性压力过负荷的表现;

4. 心脏的特殊大体结构改变(例如室壁瘤)提示存在慢性基础病变;

5. 心房颤动患者双房增大提示慢性病变;

6. 血管的明显扩张例如明显扩张的腔静脉、明显增宽的主动脉和肺动脉提示可能存在慢性病变。

总之,慢性心脏基础病变常常与结构异常同时存在,需要特别关注瓣(瓣膜)、壁(心室壁、心房壁、血管壁)、腔(心室腔、心房腔、血管腔)相互联动相互影响,进而带来的血流影响。

由此可见,血流相关的超声血流动力学评估流程其核心内涵是按照血液流体动力学的规律,沿着下腔静脉、右心、肺循环、左心、左室流出道到最后的心脏射血而进行。FREE 流程(表 32-1,图 32-10)可以全方位覆盖了解重症患者血流动力学信息,并且更为重要的是在评估同时,直接进行了血流动力学治疗决策的制定,远远超过评估的本身意义,临床需重视其在休克治疗中的应用价值。

表 32-1　FREE 方案

	类别	项目	具体内容	价值
Step1	腔静脉	直径大小	下腔静脉绝对直径大于 20mm 或下腔静脉绝对直径 <10mm	容量状态与容量反应性
		形状和形变指数	同一部位下腔静脉长径与短径的比值	容量状态
		变异度	控制呼吸:下腔静脉绝对直径在 10~15mm,呼吸扩张率 >18%; 自主呼吸:下腔静脉绝对直径<10mm,呼吸扩张率>50%	容量反应性
Step2	右心功能	右房大小	右房面积>18cm^2 纵径(四腔心)>53mm 横径(四腔心)>44mm	右房增大,慢性疾病

	类别	项目	具体内容	价值
Step2	右心功能	右室大小	右室基底横径>42mm 右室中部横径>35mm RVEDA/LVEDA>0.6	右室增大
		右室厚度	>5mm	右室增厚,慢性疾病
		运动度(TAPSE)	RVEDA/LVEDA>0.6,TAPSE<16mm	右心功能不全
Step3	肺动脉压	室间隔情况	"D"字征	肺高压征象
		主肺动脉宽度	>28mm	肺高压征象
		三尖瓣反流	三尖瓣反流流速压力测量结合右房压(>30mmHg)	定量肺动脉收缩压力
Step4	左心功能	左房大小	>40mm	左房增大,慢性疾病,定性舒张功能不全
		左室大小	>50mm	左室增大,慢性疾病
		左室壁厚度	>10mm	左室壁增厚,慢性疾病(高血压性心脏病,主动脉狭窄),定性舒张功能不全
		充盈压力	二尖瓣环 e'(间隔<7cm/s,侧壁<10cm/s)、平均 E/e'>14、左房最大容积指数>34ml/m^2、TR 峰值流速>2.5m/s	定级左室舒张功能不全
		运动度	增强,弥漫性抑制,节段性运动障碍	定性评估左心收缩功能不全
			EF,TAPSE	定量评估左心室收缩功能
Step5	左室流出道	左室流出道压力	左室流出道峰值压>30mmHg"龙虾爪"征/收缩期前向运动(SAM)征	左室流出道梗阻 动态流出道梗阻
		VTI	心尖五腔平面,多普勒取样容积定位于主动脉瓣后0.5cm描记左室流出道频谱	计算心排血量
Step6	大体结构	心腔结构	心包/瓣膜/腱索/穿孔/主动脉等	心包积液、严重瓣膜疾病、腱索断裂、室间隔穿孔、急性主动脉病变等

注:RVEDA,右心室舒张末期面积;LVEDA,左心室舒张末期面积,TAPSE,三尖瓣环收缩期位移;VTI,血流速率时间积分。

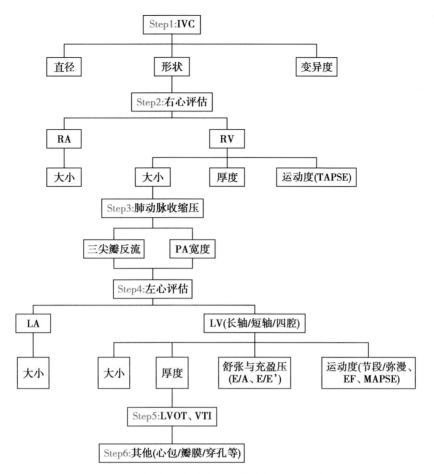

图 32-10 超声血流动力学评估流程(FREE 流程)

注:IVC,下腔静脉;RA,右房;RV,右室;TAPSE,三尖瓣瓣环位移;PA,肺动脉;LA,左房;LV,左室;MAPSE,二尖瓣瓣环位移;LVOT,左室流出道;VTI,速度时间积分。

(张丽娜 尹万红 王小亭)

附录

超声血流动力学评估的操作流程

获取标准的超声图像是重症超声临床应用最基本的要求,标准图像的获取需做到快速获得图像质量好且稳定,内容标准的图像信息。标准图像是对重症超声结果准确解读的前提,也是重症超声质量控制的第一步。而临床当中,重症患者的病情瞬息万变,常常是呼吸循环同时受累,在血流动力学监测的过程中,往往需要获取患者的容量状态、右心功能、左心舒张功能、左心收缩功能、肺部超声等信息,因此单个切面信息或者不完整的超声图像信息远不足以准确判断患者的病理生理状态。基于临床思维及临床目的需要,应有最优化的操作方案以获取完整的信息,如以心肺为核心的问题导向检查——CCUE方案,创伤者适用的e-FAST方案等。对重症超声结果的流程化评估分析是重症视角的重症超声临床解读,需有一定重超应用经验和严密的重症思维,流程化解读可提高解读的准确性和高效性,根据解读结果及患者的临床信息,多系统整合分析患者的呼吸循环障碍的病理生理原因及临床病因,从而指导临床治疗。

不同的临床情况需要不同的检查方案,其中CCUE(e-FATE+BLUE)方案是经典的心肺超声检查方案,也是初学者须掌握的检查方案,与之对应的定性评估流程是血流动力学诊治六步法。超声血流动力学评估是在定性评估的基础上,对血流动力学进行精细化评估,其检查方案在e-FATE方案基础上扩展了部分切面,我们称之为"3 * 4protocol",顾名思义,是指在剑突下及经肝区域、胸骨旁区域、心尖区域,每个区域获取4个切面,根据获取的12个切面的图像及测量结果解读,对患者的血流动力学做出准确的病理生理分析。与之对应的评估流程是血流相关的超声血流动力学(flow related echodynamic evaluation,FREE)评估流程,在血流动力学六步法的基础上,增加了定量评估、心功能精细化评估、肺动脉压力评估、左室流出道的评估等。本章着重讲解"3 * 4protocol"。

一、剑突下区域及经肝区域

剑突下区域的四个切面包括:剑突下四腔心切面(附图1-1)、剑突下下腔静脉长轴切面(附图1-2)、剑突下下腔静脉短轴切面(附图1-3)和经肝腋后线下腔静脉长轴切面(附图1-4),其中剑突下四腔心切面是剑突下四切面之首。在获得标准的剑突下四腔心切面后,通过摇、倾、转等手法可获得剑突下下腔静脉长轴及短轴切面,两者是必须掌握的下腔静脉切面,是容量及容量反应性评估的基本切面,短轴切面还可计算下腔静脉的形变指数。获取该区域图像时,要求图像增益合适(无过暗或过亮)、稳定性好(皮肤软组织及肝脏无晃动),图像深度将在各个切面分别讲解。

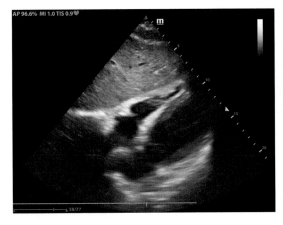

附图 1-1 剑突下四腔心

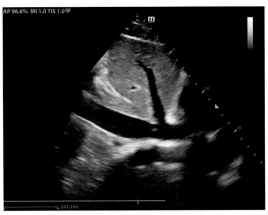

附图 1-2 剑突下下腔静脉长轴

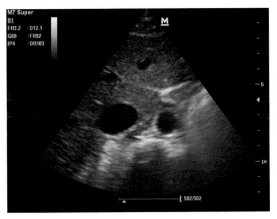

附图 1-3 剑突下下腔静脉短轴

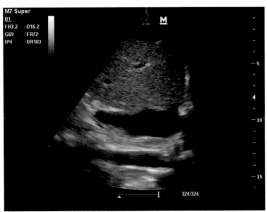

附图 1-4 经肝腋后线下腔静脉长轴

（一）剑突下四腔心切面（附图 1-1）

1. **切面获取手法** 患者仰卧位,检查者以握持式执探头,指示点朝向受检者左侧,将探头由上腹部向剑突下滑动,轻轻加压,超声探头尾部向足侧倾斜,显露剑突下四腔心切面。

2. **图像质量** 深度:可显示完整剑突下四腔心的最浅深度。

3. **图像标准**

（1）整个心动周期完整显示双房、双室。

（2）同时显示二尖瓣、三尖瓣。

（3）心房、心室腔完全展开,心尖无沿长轴收缩运动。

4. **评估内容**

（1）观察有无心包积液。

（2）观察左房、左室、右房、右室有无增大。

（3）观察心肌有无增厚,此切面是评估右室室壁厚度的最佳切面。

（4）观察二尖瓣及三尖瓣的结构与运动,瓣膜血流情况。

（5）此切面是观察房间隔缺损的最佳切面。

（二）剑突下下腔静脉长轴切面（附图1-2）

1. **切面获取手法** 在标准的剑突下四腔心切面基础上,将右心房摇至屏幕中央,原位逆时针旋转探头90°,完整的显示剑突下下腔静脉长轴切面。

2. **图像质量** 深度:可显示完整剑突下下腔静脉长轴的最浅深度

3. **图像标准**

（1）下腔静脉横卧于扇形图像远处2/3的位置。

（2）清晰的显示下腔静脉汇入右心房,肝静脉汇入下腔静脉。

（3）显示下腔静脉的全长,且前后壁内膜清晰、锐利。

4. **评估内容** 通过测量下腔静脉的直径以及变异度评估容量及容量反应性。

（三）剑突下下腔静脉短轴切面（附图1-3）

1. **切面获取手法** 在标准的剑突下下腔静脉长轴切面基础上,将下腔静脉汇入右房入口2cm处摇至屏幕中央,原位顺时针旋转探头90°,获取剑突下下腔静脉短轴切面。

2. **图像质量** 深度:下腔静脉短轴位于屏幕上2/3位置。

3. **图像标准**

（1）短轴切面位于右房入口2cm处。

（2）腹主动脉正圆。

（3）两者下方可见成拱形的半圆形脊柱征象。

4. **评估内容**

（1）观察下腔静脉短轴形态,根据其形态判断容量状态。

（2）测量下腔静脉形变指数。

（四）经肝腋后线下腔静脉长轴切面（附图1-4）

1. **切面获取手法** 患者仰卧位,检查者握持式执探头,指示点指向受检者头侧,在右侧肝区置于腋后线,平行向腋中线滑动,纵切下腔静脉,远场可见与其平行走行的腹主动脉。

2. **图像质量** 深度:完整显示下腔静脉及腹主动脉的最浅深度

3. **图像标准**

（1）下腔静脉及腹主动脉横卧于屏幕远场。

（2）可见下腔静脉汇入右心房。

（3）下腔静脉内膜清晰锐利,腹主动脉管壁平行。

4. **评估内容** 通过测量下腔静脉的直径以及变异度评估容量状态。

二、胸骨旁区域

胸骨旁区域的4个切面包括胸骨旁长轴切面、胸骨旁短轴切面(乳突肌切面及主动脉短轴切面)、肺动脉分支长轴切面和右室流入道切面(附图1-5~附图1-8)。胸骨旁长轴切面是四个切面之首,通过旋转和倾斜探头可以获得其余切面。胸骨旁长轴切面可评估心脏腔室大小、测量左室射血分数、观察瓣膜形态结构与血流。胸骨旁短轴切面可观察室间隔形态、室壁运动状态、肺动脉内径、三尖瓣及肺动脉血流等,从而精细评估右心功能、肺动脉压力,而右室流入道切面还可观察三尖瓣前后叶功能和右室前壁及下壁运动状态。获取该区域图像时,图像要求增益合适(无过暗或过亮)、图像稳定性好(胸膜线以上组织及肋骨尤晃动),图像深度将在各个切面分别讲解。

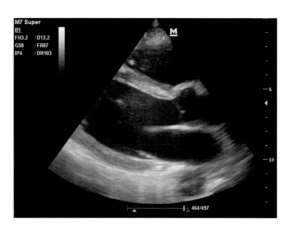

附图 1-5　胸骨旁长轴

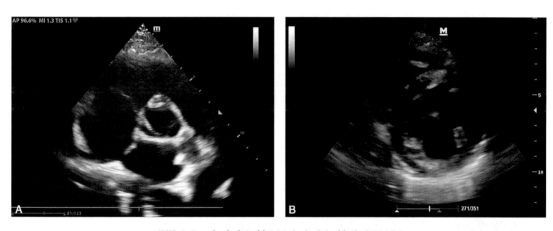

附图 1-6　主动脉短轴（A）和左室短轴乳头肌（B）

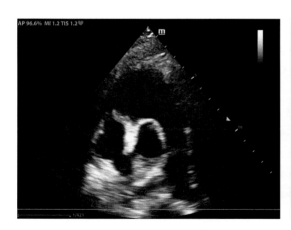

附图 1-7　肺动脉分支长轴

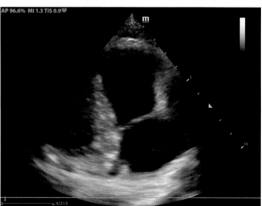

附图 1-8　右室流入道长轴

（一）胸骨旁长轴切面（附图 1-5）

1. 切面获取手法 患者仰卧位或左侧卧位,检查者以执笔式执探头,指示点指向受检者右肩,超声探头声束指向受检者后背,在胸骨旁左缘 2~5 肋间滑动探头,找到胸骨旁长轴切面,可通过摇、倾、转等动作以获得最佳切面。

2. 图像质量 深度:显示降主动脉的最浅深度。

3. 图像标准

（1）右心室呈梭形。

（2）左心室长轴、主动脉根部水平横于图像中间。

（3）室间隔和左室后壁几乎平行。

（4）主动脉瓣显示清楚,主动脉根部呈管状,纵切升主动脉。

（5）二尖瓣及主动脉瓣、左房显示清楚。

（6）心尖无横向运动。

4. 评估内容

（1）在心包斜窦位置观察有无心包积液。

（2）观察右室、左房、左室大小,观察室壁有无增厚或变薄。

（3）观察左室流出道形态结构及内径测量。

（4）观察主动脉瓣、二尖瓣形态改变及血流。

（5）观察室间隔、左室后壁运动,评估有无收缩功能下降或增强及节段运动障碍。

（6）无节段运动障碍时,测量左室射血分数。

（二）胸骨旁短轴切面（附图 1-6）

1. 切面获取手法 在标准胸骨旁长轴切面基础上,将二尖瓣摇至屏幕中央,顺时针旋转探头 90°,此时超声探头标记点朝向左肩,获得二尖瓣水平短轴切面。将超声探头尾部向足侧倾斜,可获得主动脉短轴切面（附图 1-6A）,将超声探头尾部向头侧倾斜可分别获得左室短轴乳头肌切面（附图 1-6B）和左室短轴心尖切面。

2. 图像质量 深度:显示完整左室短轴的最浅深度

3. 图像标准

（1）右心室呈"C"形,左心室呈"O"形。

（2）乳头肌平面左心室内壁两点乳头肌凸起,未与室壁分离。

（3）主动脉短轴切面主动脉位于图像中央,左房、右房、右室、肺动脉依次环绕在其周围;三尖瓣、肺动脉瓣、主动脉瓣显示清楚;主动脉瓣关闭时呈"Y"字形,打开时呈三角形。

4. 评估内容

（1）观察右心室有无增大,室壁有无增厚。

（2）观察室间隔有无增厚,是否受压,是否有"D"字征存在及存在的时相,观察室间隔运动状态。

（3）观察左心室室壁运动状态,评估是否存在节段运动障碍。

（4）在无节段运动障碍时,测量左心室缩短分数。

（5）主动脉短轴切面评估内容。

1）观察右室前壁基底部及右室流出道形态结构。

2）在近主动脉瓣 12 点方向测量右室流出道近端直径。

3）观察三尖瓣和肺动脉瓣瓣膜的形态结构,测量二者的血流频谱。

4）测量右心室心排血量。

5）评估肺动脉压力（收缩压、舒张压及平均压）。

（三）肺动脉分支长轴切面（附图1-7）

1. **切面获取手法**　在标准的主动脉短轴切面基础上,探头继续向前向左上倾斜,显示肺动脉及肺动脉分支,肺动脉分支呈倒"Y"字形。

2. **图像质量**　深度:显示肺动脉分支长轴的最浅深度。

3. **图像标准**

（1）主动脉位于屏幕中央,右房、右室、肺动脉、肺动脉右侧分支依次环绕在其周围。

（2）肺动脉分支呈倒"Y"字形。

（3）肺动脉瓣显示清楚。

4. **评估内容**

（1）观察肺动脉主干及肺动脉分支形态结构,测量肺动脉及肺动脉分支内径,评估有无肺动脉主干及其分支增粗或狭窄。

（2）测量肺动脉瓣环内径,评估有无肺动脉瓣环增粗或狭窄。

（3）观察漏斗部及肺动脉瓣血流信号及血流频谱测量。

（4）在近肺动脉瓣瓣根处测量右室流出道远端内径。

（四）右室流入道切面（附图1-8）

1. **切面获取手法**　在标准的胸骨旁长轴的基础上,顺时针旋转探头少许,探头尾部向受检者右肩部倾斜,声束指向剑突方向,显示右室流入道切面。

2. **图像质量**　深度:显示右室流入道的最浅深度。

3. **图像标准**

（1）图像位于屏幕右侧。

（2）右房、右室、三尖瓣前瓣及后瓣显示清楚。

（3）右房左下方显示冠状静脉窦长轴和下腔静脉汇入口。

4. **评估内容**

（1）观察右房右室大小。

（2）观察三尖瓣前后叶的形态、结构及血流信号。

（3）测量肺动脉收缩压。

（4）观察右室前壁、下壁运动,评估有无收缩功能下降或增强及节段运动障碍。

三、心尖区域

　　心尖区域可获得心尖四腔心切面、心尖二腔心切面、心尖三腔心切面以及心尖五腔心切面（附图1-9~附图1-12）。其中,心尖四腔心切面是首要切面,其余三个切面在心尖四腔心切面的基础上旋转或倾斜探头获得。心尖切面可提供很多信息,心尖四腔心切面可通过测量左室射血分数、二尖瓣瓣根的位移评估左室收缩功能,可通过测量三尖瓣瓣根位移评估右室收缩功能,通过测量二尖瓣及三尖瓣的血流信号和瓣根的组织多普勒评估左右心的舒张功能、估测左房压。心尖五腔心切面可测量VTI,估测左室CO。心尖二腔心及心尖三腔心则是结合胸骨旁短轴切面评估冠脉分布的节段运动障碍的切面。获取该部位图像时,要求图像增益合适（无过暗或过亮）、稳定性好（胸膜线以上组织及肋骨无晃动）,图像深度将在各个切面分别讲解。

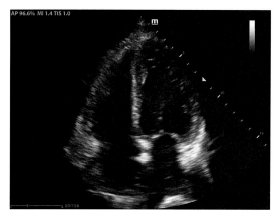

附图 1-9　心尖四腔心

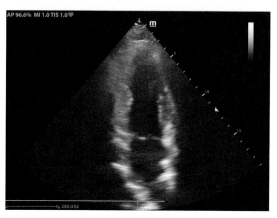

附图 1-10　心尖两腔心

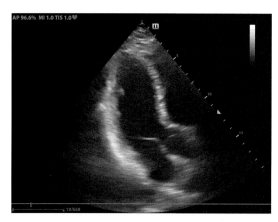

附图 1-11　心尖三腔心

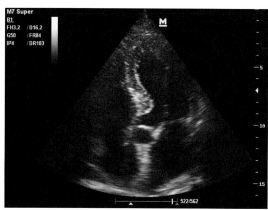

附图 1-12　心尖五腔心

（一）心尖四腔心切面（附图 1-9）

1. **切面获取手法**　在标准的胸骨旁长轴的基础上，沿长轴滑动探头至室间隔刚好消失时，顺时针旋转探头 90°~120°，随后向前倾斜探头，使声束指向右肩，获得心尖四腔心切面，通过轻微的摇、倾、转获取标准图像。

2. **图像质量**　深度：显示完整心尖四腔心的最浅深度。

3. **图像标准**

（1）室间隔完全竖直于屏幕中央，与房室分隔呈十字交叉。

（2）在整个心动周期完整显示双房、双室、二尖瓣、三尖瓣。

（3）右室三角形，左室子弹形，右室与左室的面积比小于 0.6。

（4）心尖无轴向运动。

4. **评估内容**

（1）观察有无心包积液，观察双房、双室的大小；观察心肌有无增厚、变薄；测量右室与左室的面积比，评估有无右心增大。

（2）观察心室壁运动，评估有无收缩功能减弱或增强，评估左室侧壁、后间隔及右室壁有无节段运动障碍。

（3）观察二尖瓣及三尖瓣的形态、结构及血流。

（4）测量二尖瓣及三尖瓣的前向血流频谱,评估左右室的舒张功能。

（5）测量左室射血分数。

（6）测量二尖瓣、三尖瓣瓣根收缩期位移,评估左右心的收缩功能。

（7）测量二尖瓣、三尖瓣瓣环组织多普勒,结合前向血流频谱评估左右心的舒张功能,估测左房压。

（二）心尖二腔心切面（附图1-10）

1. 切面获取手法　在标准的心尖四腔心切面的基础上,逆时针旋转探头60°~90°,获得心尖二腔心切面。

2. 图像质量　深度:显示完整心尖二腔心的最浅深度。

3. 图像标准

（1）在整个心动周期完整显示左房、左室、二尖瓣。

（2）左室子弹形。

（3）心尖无轴向运动。

4. 评估内容

（1）观察二尖瓣瓣膜形态、结构及血流。

（2）观察左室前壁及下壁有无节段运动障碍。

（3）测量左室射血分数。

（三）心尖三腔心切面（附图1-11）

1. 切面获取手法　在标准的心尖二腔心切面的基础上,逆时针旋转探头约30°,获得心尖三腔心切面。

2. 图像质量　深度:显示完整心尖三腔心的最浅深度

3. 图像标准

（1）右室位于图像右侧。

（2）左室流出道呈管状结构,主动脉瓣显示清楚。

（3）左室、左房、二尖瓣显示清楚。

（4）心尖无轴向运动。

4. 评估内容

（1）左室、左房大小。

（2）观察二尖瓣形态、结构及血流。

（3）观察主动脉瓣形态、结构及血流,评估有无左室流出道梗阻。

（3）观察左室室壁运动,评估左室后壁与前间隔有无节段运动障碍。

（四）心尖五腔心切面（附图1-12）

1. 切面获取手法　在标准的心尖四腔心切面的基础上,向受检者头侧倾斜探头,显示左室流出道。

2. 图像质量　深度:显示完整心尖五腔心的最浅深度。

3. 图像标准

（1）心尖四腔心标准图像内容。

（2）主动脉瓣显示清楚。

（3）主动脉根部管壁平行,且显示长度大于1cm。

4. 评估内容

（1）观察左室流出道与室间隔关系，评估有无左室流出道梗阻。

（2）观察主动脉瓣形态、结构及血流。

（3）测量左室流出道速度时间积分。

二维图像是发现异常的基础，可定性评估心脏功能，在此基础上可通过 M 型超声检查、血流多普勒等测量方式，对容量状态、心功能进行定量评估。方案化检查在提供完整的图像信息的同时，也可提高检查效率，减少无效内容，是重症超声规范应用的必要步骤，也是超声血流动力学监测的基本要求。"3 * 4Protocol"是超声血流动力学监测的操作方案，通过标准图像提供的定性信息及精细测量提供有效信息。在此基础上，应用 FREE 流程可以精细地评估血流动力学状态，从而给临床诊治提供依据，同时在治疗后需及时评估疗效，提供反馈信息，从而及时调整治疗方案。

（秦瑶　尹万红）

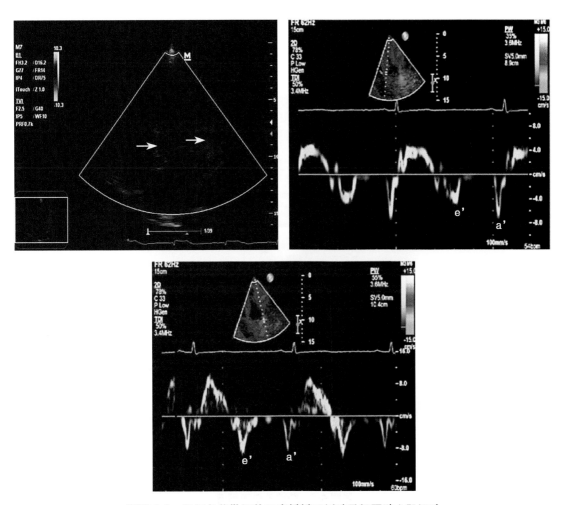

彩图 4-6　组织多普勒评估二尖瓣瓣环侧壁及间隔壁心肌运动

肺静脉血流测量

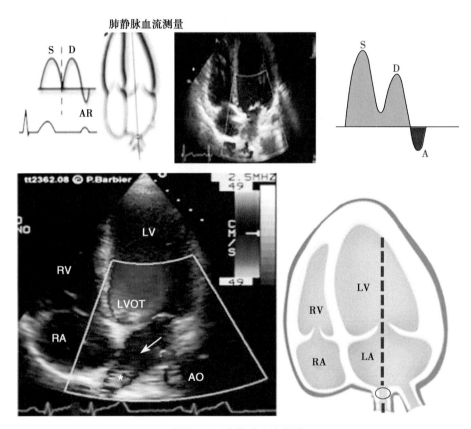

彩图4-7 肺静脉血流频谱

注:LV,左室;LA,左房;RV,右室;RA,右房;AO,主动脉;LVOT,左室流出道。

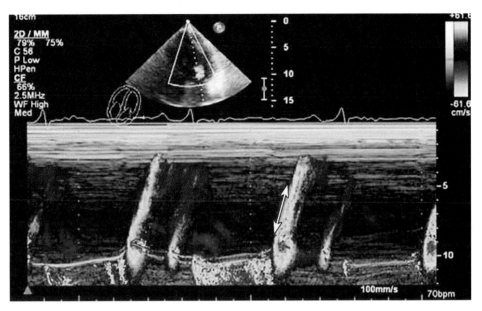

彩图 4-8　二尖瓣前向血流的彩色 M 型多普勒图谱

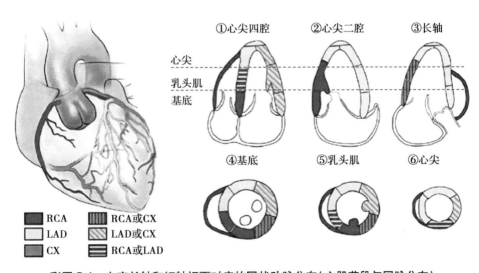

彩图 5-1　左室长轴和短轴切面对应的冠状动脉分布（心肌节段与冠脉分布）

注：RCA，右冠脉；LAD，左前降支；CX，左旋支。

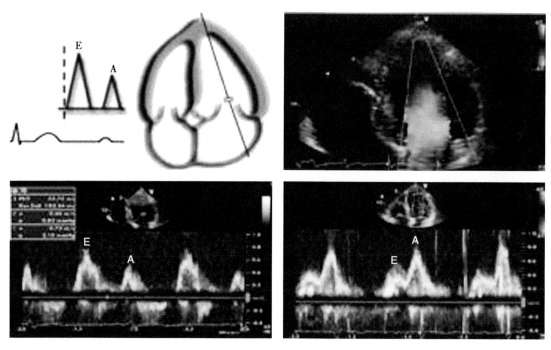

彩图 11-3　二尖瓣口血流频谱的评价方法

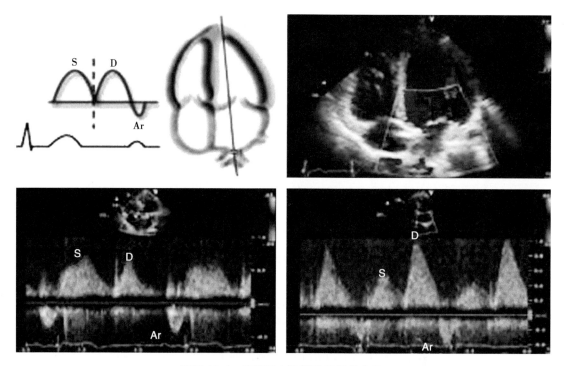

彩图 11-4　肺静脉血流频谱的评价方法

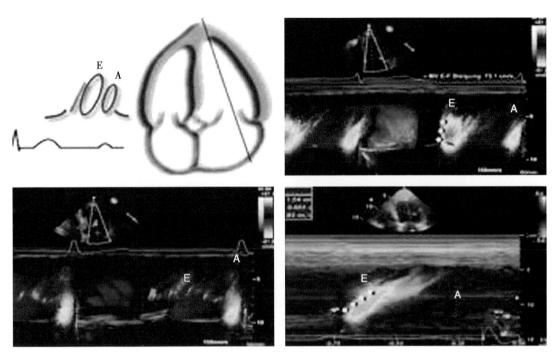

彩图 11-5　二尖瓣血流彩色 M 型的评价方法

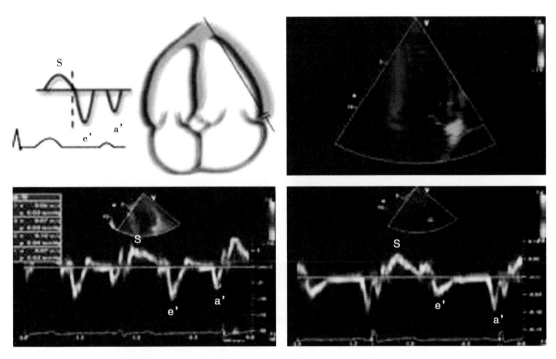

彩图 11-6　组织多普勒舒张早、晚期瓣环速度的评价方法

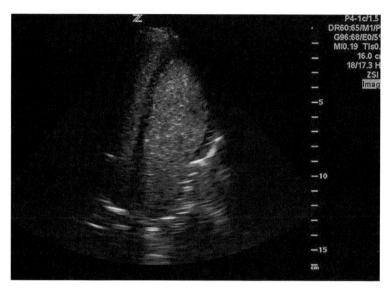

彩图 12-4　心肌超声造影

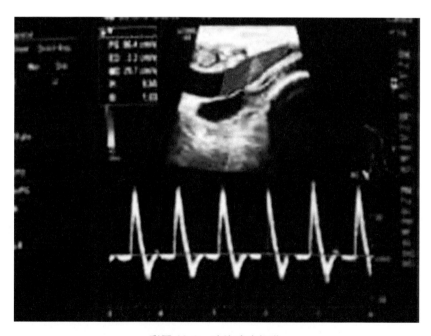

彩图 13-3　髂外动脉频谱

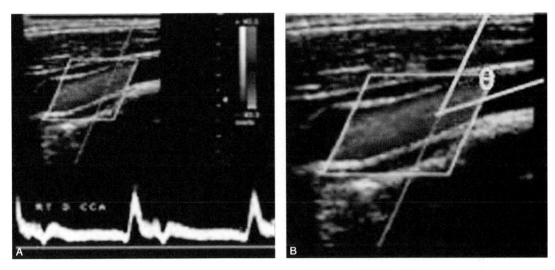

彩图 13-4　脉冲多普勒取样线、取样容积和多普勒角度校正

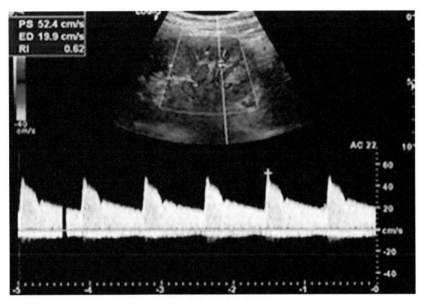

彩图 15-12　肾血管阻力指数（RRI）

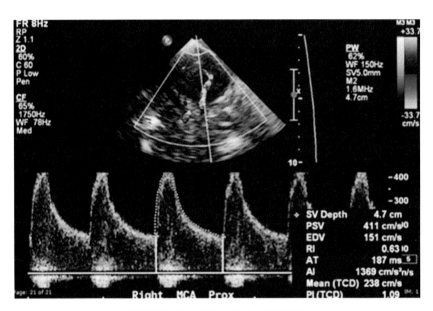

彩图 15-14　大脑中动脉血流频谱

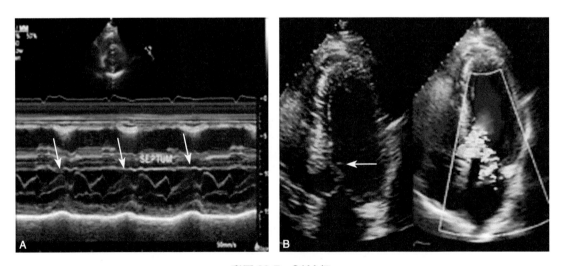

彩图 23-7　SAM 征

注:A.M 型显示的 SAM 征和二尖瓣叶接触室间隔(箭头);B. 二维超声心动图显示 SAM 征(箭头),
同一切面,彩色多普勒显示 LVOT 彩色镶嵌的高速血流信号及指向后侧壁的二尖瓣偏心反流信号。

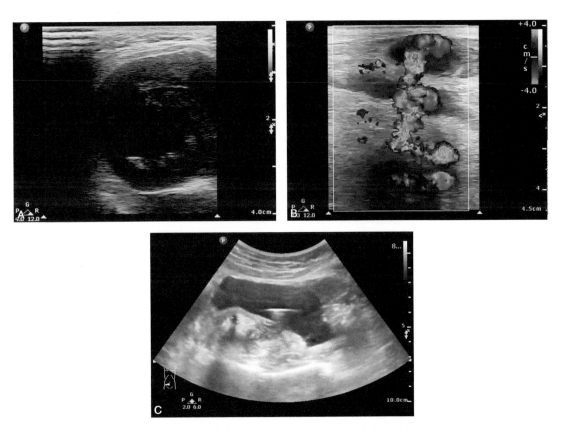

彩图 27-8　穿刺部位血肿（A）、假性动脉瘤（B）、血管损伤表现（C）

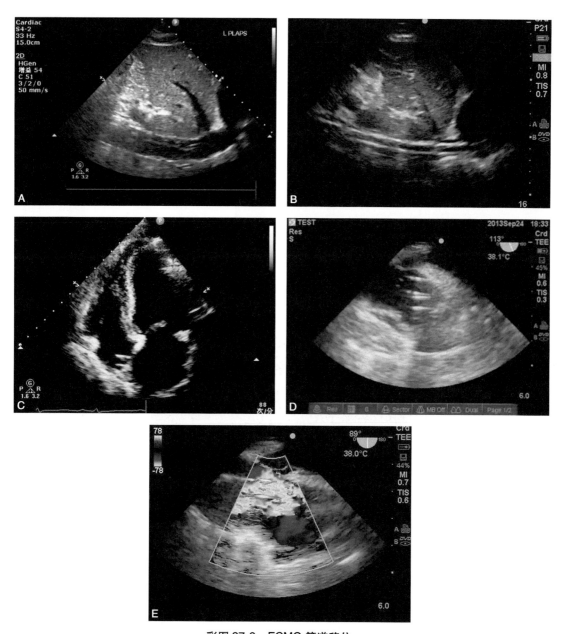

彩图 27-9　ECMO 管道移位

注:A. 引血管过浅,引流管尖位于肝静脉远心端;B、C. 引血管过深,引流管尖位于右心房内;D、E. 引血管和回血管重叠,可见两根导管的轨道征重叠,彩色多普勒见两股高速血流。

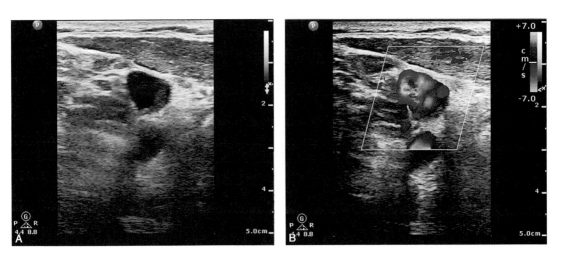

彩图 27-12 深静脉血栓形成

注:A. 可见静脉内回声增强影;B. 彩色多普勒示局部充盈缺损。

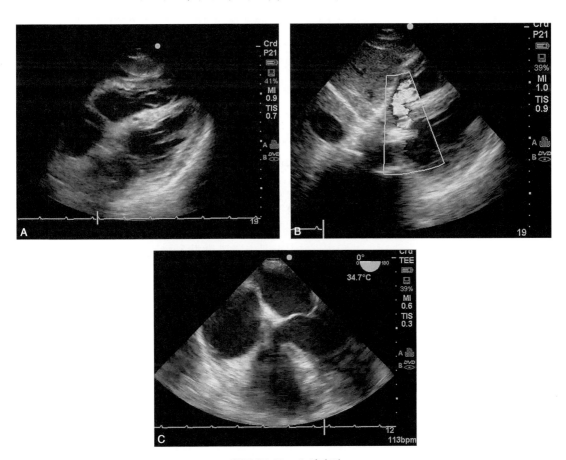

彩图 27-15 心脏穿孔

注:A. 室间隔穿孔超声表现:急性心肌梗死患者;B. 剑下四腔心见室间隔水平双向血流信号,提示室间隔穿孔可能;C. TEE 证实室间隔穿孔的存在。

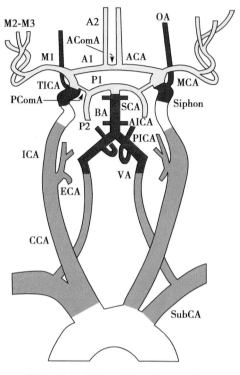

彩图 28-1　Willis 环解剖结构示意图

注：AComA，前交通动脉；ACA，大脑前动脉；OA，眼动脉；MCA，大脑中动脉；TICA，颈内动脉终末段；PComA，后交通动脉；BA，基底动脉；VA，椎动脉；ICA，颈内动脉；CCA，颈总动脉；ECA，颈外动脉；SCA，大脑后动脉；SUBCA，锁骨下动脉。

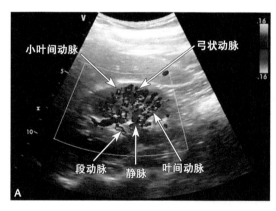
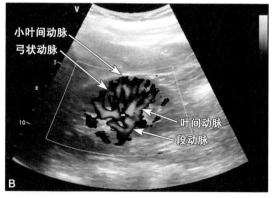

彩图 29-2　肾脏血管超声图

注：A.彩色多普勒；B.能量多普勒。

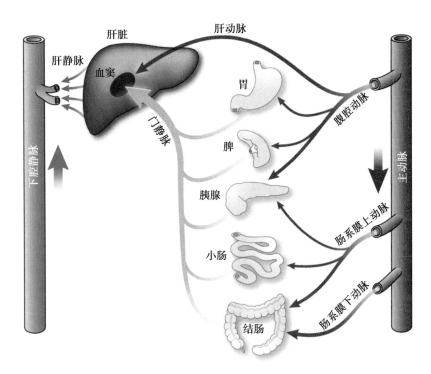

彩图 30-1　腹腔消化器官血管解剖

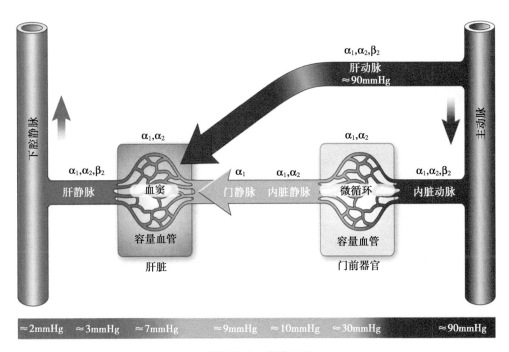

彩图 30-2　肝脏血流

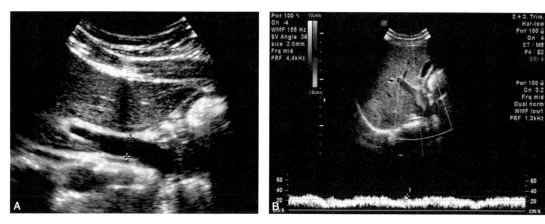

彩图 30-3　门静脉系统检测超声

注:A.门静脉超声图像;B.入肝血流,连续带状频谱,平均流速 18~25cm/s。

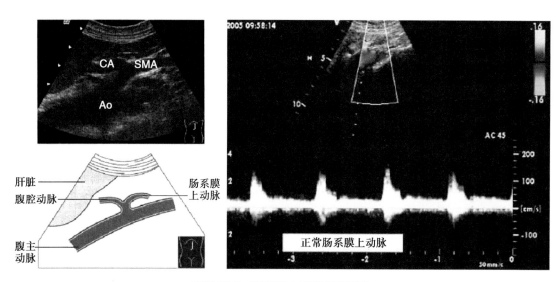

彩图 30-5　肠系膜上动脉超声图像

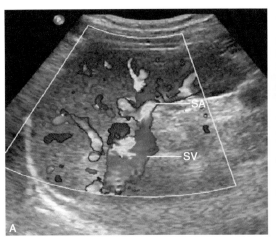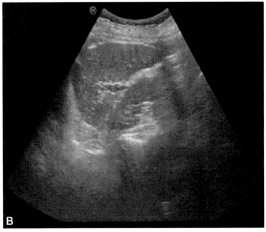

彩图 30-7　正常脾脏超声